알기쉽게 정리한

바이오의약품
임 상 약 리 학

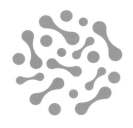

저자 소개

최 병 철
약학박사, 신약평론가, 미국 캘리포니아 약사 보드
중앙대학교 약학대학 졸업
현 건강보험심사평가원 상근심사위원

저서)
임상약학챠트(2000년)
건강전문직을 위한 약리학(공저, 2010년)
일반약임상약학(2007년, 2012년 개정판)
임상약리학(2013년)
임상독성학(공저, 2014년)
임상약리학과 치료학(2017년)
약료정보학(공저, 2021년)

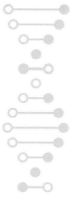
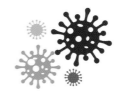

알기쉽게 정리한

바이오의약품
임 상 약 리 학

BIOLOGICS & CLINICAL PHARMACOLOGY

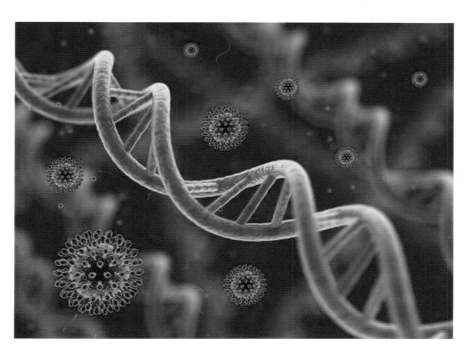

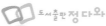
도서출판정다와

발간에 즈음하여

　최근 암, 자가면역질환, 희귀난치성질환 및 만성질환의 치료에서, 합성의약품은 한계에 도달했다고 합니다. 이를 극복하기 위해 바이오의약품(생물의약품)의 많은 연구·개발이 더욱 중요해졌습니다.

　바이오의약품은 합성의약품과 달리 유전자재조합 기술, 단클론항체조합 기술 등을 도입하여 부작용을 최소화하고 효과를 극대화할 수 있으며 개인별 맞춤식 의약품으로도 활용할 수 있습니다.

　바이오의약품은 사람이나 다른 생물체에서 유래된 것을 원료 또는 재료로 하여 제조한 의약품으로 이에는 생물학적 제제, 유전자재조합 의약품, 세포배양 의약품, 세포치료제, RNA 치료제, 유전자치료제 등이 있습니다. 이러한 바이오의약품은 1, 2 및 3세대로 구분할 수 있는데, 1세대에는 백신, 인슐린, 인터페론 및 성장호르몬 등이 있으며 주로 동물세포의 배양을 통해 원하는 치료용 단백질을 대량생산해낼 수 있는 유전자재조합 기술을 바탕으로 제조됩니다.

　2세대인 항체의약품은 면역세포와 무한 증식이 가능한 암세포의 융합을 통해 선택적으로 작용하는 항체를 생성하는 기술인 하이브리도마 및 형질전환 기술 등을 바탕으로하고 있어 1세대 의약품과는 다른 차원의 바이오의약품이라고할 수 있습니다.

　3세대는 최근 유전자에 대한 이해가 진전되면서 RNA 치료제, 유전자치료제 등과 같은 새로운 개념의 바이오의약품도 등장하고 있습니다. 이는 바이오의약품의 특성상 DNA 조작기술, 대량 발효기술, 고도의 단백질 정제기술 등 첨단기술을 요구합니다.

　바이오의약품은 1973년 Stanley Cohen과 Herbert Boyer의 유전자 재조합 기술에 의하여 바이오의약품의 개발이 가시화되었고, 1982년 인슐린 Humulin®이 최초로 소개되면서 바이오의약품의 역사의 새로운 장이 열렸습니다. 이어 1985년 인간성장호르몬 Protropin®, 1986년 인터페론 Intron-A®, 1989년 빈혈치료제 Epogen® 등 획기적인 제품들이 지속적으로 출시되면서 바이오의약품의 한부분으로 자리매김하게 되었습니다.

　이후 1975년 Georges J. F. Köhler와 Cesar Milstein이 하이브리도마 기술을 통해 최초로

마우스단클론항체를 개발하였고 현재 완전 인간단클론항체인 Humira® 등 많은 단클론항체 의약품들이 바이오의약품 시장을 주도하고 있습니다.

최근에는 유전자치료제로 단 1회 척수성근위축증치료제 Zolgensma®가 소개되었고, 코로나19 바이러스 감염백신 및 항체치료제들이 개발되어 주목을 받고 있습니다.

위와 같이 바이오의약품은 엄청난 속도로 발전되고있지만 우리가 알 수 있는 정보는 단편적이고 또한 이러한 정보를 전부 이해하기에는 여러 어려움이 있다고 생각합니다.

이에 저자는 '알기쉽게 정리한 바이오의약품 임상약리학'이란 책을 집필하게 되었습니다.

이 책은 다른 전공서적들과는 달리 전공자가 아니더라도 이해할 수 있도록 내용을 쉽게 집필하였으며, 임상약리학을 중심에 두고 바이오의약품을 13가지로 구분하여, 각 PART 별로 해당 약제에 관한 전반적인 이해, 약리 기전, 주요 약제의 특성, 현재 국내에 승인되어 있는 약제 현황 등으로 구성하였고, 'HIGHLIGHTS'에는 최근 연구되고 있는 신약 관련 내용을 소개하였습니다.

이 책은 여러 임상자료, 보고서, 간행물, 인터넷 자료 등을 참조하여 집필하였습니다. 하지만 책 내용 중 포함되어 있는 여러 약제들의 제품명은 특별한 의도 없이 저자가 무작위로 선정하였음을 밝힙니다. 아울러 혹시 책 내용에 잘못된 부분이 있으면 언제라도 주저하지 마시고 지적해 주시면 다음 개정판에서 수정 · 보완하도록 하겠습니다.

이 책이 나오기까지 수 년간 묵묵히 물심양면으로 후원해 주신 정다와 대표 정동명 박사님, 편집과 그림 및 도표 제작을 위해 수고하여 주신 편집진과 관계자 분들에게 감사드립니다. 또한 다방 면에서 많은 힘이 되어주신 케이파이 대표 양덕숙 박사님께도 감사드립니다.

마지막으로 이 책이 바이오의약품에 관심이 있는 분들에게 조금이나마 도움이 되길 바랍니다. 감사합니다.

2022년 11월

신약평론가 최 병 철 드림

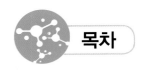
목차

PART 7. 재조합 당뇨병약제

PART 12. 유전자치료제   418

바이오의약품 임상약리학 그림과 도표

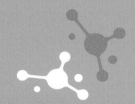

바이오의약품 임상약리학

PART 1

바이오의약품 총론

PART 1
바이오의약품 총론

I. 의약품과 바이오의약품의 정의

의약품의 정의는 약사법에 따라 사람이나 동물의 질병을 진단, 치료, 경감, 처치, 예방 등의 목적으로 사용하는 대한민국 약전에 실린 물품으로 외약외품이 아닌 것을 말한다.

의약품은 분류 방법에 따라 일반적으로 원료의약품과 완제의약품으로 분류하며, 제조 방식에 따라 천연물의약품, 합성의약품, 바이오의약품으로 분류할 수 있다.

천연물의약품은 천연물신약 연구개발 촉진법에서, 천연물은 육상 및 해양에 살고 있는 동물·식물 등의 생물과 생물의 세포 또는 조직 배양 산물 등 생물을 기원으로 하는 산물을 말한다. 천연물성분은 천연물에 함유되어 있는 물질로서 생체에 직접적·간접적으로 영향을 미치는 등 생물활성을 가지는 물질을 말한다. 천연물신약은 천연물성분을 이용하여 연구·개발한 의약품으로서 조성 성분, 효능 등이 새로운 의약품을 말한다.

합성의약품은 일반적으로 천연물에서 찾은 성분을 유기화학 합성으로 제조한 천연물 유래 의약품을 말하며 저분자 화학합성 의약품으로도 불리운다.

바이오의약품은 우리나라 약사법령 중 「식품의약품안전고시 생물학적 제제 등의 품목허가·심사 규정」 제2조에 따라 '바이오의약품'으로 통칭한다. '바이오의약품(생물의약품)'은 사람이나 다른 생물체에서 유래된 것을 원료 또는 재료로 하여 제조한 의약품으로서 보건위생상 특별한 주의가 필요한 의약품을 말한다.

또한 '첨단 바이오의약품'은 「약사법」 제2조 제4호에 따른 의약품으로서, 세포치료제, 유전자치료제, 조직공학제제, 첨단 바이오융·복합제제, 그밖에 세포나 조직 또는 유전물질을 함유하는 의약품으로서 총리령으로 정하는 의약품을 말한다.

세부 유형으로는 생물학적제제, 유전자재조합의약품, 세포치료제, 유전자치료제, 동등생물의약품, 개량생물의약품, 조직공학제제, 첨단 바이오융·복합제제가 포함되며 세포치료제, 유전자치료제, 조직공학제제, 첨단 바이오융·복합제제는「첨단 재생의료 및 첨단 바이오의약품 안전 및 지원에 관한 법률」에 따라 첨단바이오의약품으로 구분된다. 국내 바이오의약품 각 유형별 정의는 다음 표와 같다.

표 1-1. 의약품 및 바이오의약품의 정의

구분	정의	관계 법률 및 규정
의약품	• 대한민국 약전에 실린 물품 중 의약외품이 아닌 것 • 사람이나 동물의 질병을 진단·치료·경감·처치 또는 예방할 목적으로 사용하는 물품 중 기구·기계 또는 장치가 아닌 것 • 사람이나 동물의 구조와 기능에 약리학적 영향을 줄 목적으로 사용하는 물품 중 기구·기계 또는 장치가 아닌 것	「약사법」 제2조4호
바이오의약품	• 사람이나 다른 생물체에서 유래된 것을 원료 또는 재료로 하여 제조한 의약품으로서 보건위생상 특별한 주의가 필요한 의약품을 말하며, 생물학적제제, 유전자재조합의약품, 세포배양의약품, 세포치료제, 유전자치료제, 기타 식품의약품안전처장이 인정하는 제제를 포함함	「생물학적제제 등의 품목허가·심사 규정」 제2조
첨단 바이오의약품	• 「약사법」 제2조 제4호에 따른 의약품으로서 세포치료제, 유전자치료제, 조직공학제제, 첨단 바이오융·복합제제, 그밖에 세포나 조직 또는 유전물질 등을 함유하는 의약품으로서 총리령으로 정하는 의약품	「첨단 재생의료 및 첨단 바이오의약품 안전 및 지원에 관한 법률」 제2조

II. 합성의약품과 바이오의약품과의 차이

바이오의약품은 합성의약품과 비교하여 몇 가지 특징을 가지고 있다. 바이오의약품은 생물체에서 유래한 물질을 기반으로 개발되기 때문에 일반적으로 물리화학적 특성이 명확한 저분자 구조인 합성의약품에 비해 분자 크기가 크고 정확한 특성 분석이 어렵고 생물체를 이용하여 복잡한 제조 공정을 거쳐야 하므로 온도, 빛, 산성도 등 외부 환경 변화에 민감하다. 예를 들어, 대표적 합성의약품인 아스피린 분자량은 180 dalton인 반면 인슐린은 5,808 dalton, 단클론 항체의약품의 분자량은 150,000 dalton으로 아스피린 분자량의 800배 이상이기 때문에 그 구조가 복잡하여 명확한 구조를 밝히거나 특성을 규명하는 것이 어렵다. 따라서 간단한 화학적 합성을 통해 대량 생산이 가능한 합성의약품과는 달리 제조 과정이 복잡하고 대량으로 생산하는 것이 어려우며 원료, 공정, 설비의 변화가 의약품 자체를 변화시키기 때문에 제조공정의 변화에 따라 큰 영향을 받기 때문에 공정 관리가 매우 중요하다. 그리고 상대적으로 낮은 비용으로 오리지널 의약품의 복제가 가능하지만 바이오의약품은 근본적으로 오리지널 의약품의 복제가 불가능하고 그 제조 비용도 높게 소요된다. 대부분

합성의약품은 경구투여가 가능하지만 바이오의약품은 단백질을 이용해 제조된 의약품이기 때문에 경구투여 방식을 취하게 되면 소화액에 의해 분해되기 때문에 약효를 발휘하기 어려워 대부분 정맥 또는 근육에 주사하는 방식으로 투여된다.

반면, 바이오의약품은 생물체 유래물로 만들어지기 때문에 독성은 합성의약품 대비 독성이 낮아 부작용이 적고 질환의 발생 원인에 직접적인 효능을 발휘하여 치료 효과가 뛰어나며 특히 희귀 · 난치성 만성 질환의 근본적 치료가 가능하다.

표 1-2. 합성의약품과 (첨단)바이오의약품과의 차이점

	합성의약품	(첨단)바이오의약품
원료	합성화학물질	생물체 유래물질(세포, 조직, 유전물질)
원료의 고려 사항	품질(시험분석으로 확인 가능)	시험분석으로 확인 가능한 품질 외에 공여(기증)자의 동의 등 윤리성, 감염질환 확인 등 안전성 확보 필요
구조	물리화학적 특성이 명확한 저분자 구조	정확한 특성 분석이 불가능하고, 활성과 구조가 일정하지 않음
제품의 안정성	대부분 온도 · 빛 등 환경에 안정적	온도 · 빛 · pH 등 외부 환경에 민감. 미생물 오염에 취약
	대부분 36개월	(세포치료제 사례) 대부분 3일 이내 (유전자치료제 사례) 영하 135℃에서 24개월
제조	간단한 화학적 합성으로 대량 생산	복잡한 제조과정의 맞춤형 소량 생산
	원료, 공정, 설비 변화가 품질에 영향이 비교적 적음 (제조 공정의 변이성이 매우 낮음)	원료, 공정, 설비의 변화가 의약품 자체를 변화 (제조공정의 변이성이 매우 높음)
	상대적으로 복제가 쉽고 낮은 제조비용	복제가 불가능하고 높은 제조비용
치료효과	비교적 명확한 약리기전. 대다수 사람에게 일관적 효과 기대	(세포치료제)약리기전이 불확실 (유전자치료제)복합적인 기전 환자에 따른 맞춤형 치료 가능
	대부분 질병의 증상 개선에 그침	질병의 근본적인 원인치료 가능
안전성	약물 특이적이거나 약물 대사와 관련된 이상 반응	생물체 유래물로 고유독성은 낮으나 면역 거부반응, 종양발생 등의 이상반응이 있음. 특히 장기 안전성 결과는 매우 부족
비임상	동물시험을 통하여 약물의 독성 및 효과를 시험 예측 가능	동물시험으로 인체 결과를 예측하는데 한계
투약방법	대부분 경구 · 주사 등 일반적 투여경로	대부분 주사 또는 주입, 이식 등 시술을 동반한 투여

자료: 식품의약품안전처(첨단바이오의약품법안 검토 보고서. 의안정보시스템. 2017.11)

III. 바이오의약품의 발전

세계적으로 1940년대 백신, 혈액제제 중심의 바이오의약품 시장이 시작되어 1980년대 인슐린을 포함한 재조합단백질의약품, 1990년대 항체의약품 시장이 본격화되기 시작하였다. 바이오의약품은 인슐린, 성장호르몬, 백신 등 가장 먼저 개발된 유전자재조합단백질의약품은 1세대 바이오의약품으로 구분할 수 있으며 1세대 바이오의약품은 분자 구조가 단순해 낮은 비용으로 비교적 쉽게 개발이 가능했다. 2세대 바이오의약품은 세균 및 바이러스 등 외부 물질인 항원에 대항하는 항체 반응을 이용하는 항체의약품으로 복잡한 배양 및 정제 공정으로 인해 생산기간이 길고 생산 비용이 많이 소요되어 초기에는 생쥐 등 마우스항체(mouse antibody)를 이용해 생산했는데, 1990년 키메릭항체(chimeric antibody)를 시작으로 시장이 성장한 이후 인간화항체(humanized antibody)와 완전 인간항체(fully human antibody)로 기술이 발전하였다.

재조합 단백질(1세대), 항체(2세대) 제품군을 이어 차세대라 불릴 수 있는 바이오 의약품은 세포치료제(cell therapy), 유전자치료제(gene therapy) 등이 될 것으로 예상되어 왔다. 세포치료나 유전자치료의 경우 이론적으로 볼 때 보다 근본적인 치료가 가능하므로 암뿐만 아니라 신경퇴행성 질환이나 유전질환 등 난치성 질환 치료를 가능하게 할 기술로 기대되었지만 단백질 기반 제품들과 달리 내 주입 시 부작용, 체내에서의 효과 발현 미흡, 생명윤리와 관련된 이슈 등 요인으로 인해 세포치료제나 유전자치료제의 경우 연구개발과 상업화에 많은 어려움을 겪었다. 그러나 최근 들어 세포 배양·조작 기술, 유전자 분석·조작 기술 등이 발전하면서 기술적 이슈들이 조금씩 해결되고 있고, 세포치료제·유전자치료제 제품들이 미 FDA나 유럽 EMA에서 승인되고 있다.

IV. 바이오의약품 분류별 정의

바이오의약품은 세대별로 구분하여 1세대는 세포(동물) 배양 기술을 통한 유전자재조합 기술로서 인슐린, 인터페론, 백신 등이 개발되었다. 2세대는 단클론항체를 통한 유전자재조합 기술로 항체의약품이 개발되었다. 3세대는 세포 배양 및 조작, 유전자조작 기술을 통해 세포치료제 및 유전자치료제가 개발되고 있다.

1. 생물학적제제

생물학적 제제는 생물체에서 유래된 물질이나 생물체를 이용하여 생성시킨 물질을 함유한 물리적·화학적 시험만으로는 그 역가와 안전성을 평가할 수 없는 제제로서 각종 백신, 혈장분획제제 및 독소·항독소 등이 포함된다.

최초의 바이오의약품이라고 할 수 있는 백신은 항원, 즉 병원체를 약하게 만든 후 인체에 주입하여 저항, 면역성을 가지게 하는 의약품이다. 즉, 감염성 질환의 예방을 목적으로 투여하는 미생물체(바이러스, 세균) 또는 항원단백질을 말하며 제조 방법에 따라 크게 약독화 생백신과 불활성화 백신으로 분류되며, 기술 발전에 따라 최근에는 유전자를 활용하는 DNA 백신, 재조합벡터 백신 등이 개발되고 있다. 1세대 백신에는 바이러스 및 세균의 병원성을 약화시킨 형태인 약독화 생백신(live attenuated vaccine)과 병원체를 배양한 후, 열 또는 화학물질 처리로 불활성화 시킨 백신으로 사백신으로도 불리는 불활화 백신(inactivated vaccine)이 있다. 2세대 백신에는 면역체계를 활성화시키는 항원단백질을 분리 · 정제 또는 다당을 결합해 면역체계를 활성화 시켜주는 아단위 및 결합백신(subunit and conjugate vaccine)과 세균 분비 독소를 열 또는 화학처리로 비활성화시켜 만든 백신인 톡소이드 백신(toxoid vaccine), 유전자재조합 기술로 생산한 항원을 이용한 백신인 재조합 백신(recombinant vaccine)이 있다. 최근에는 유전자를 활용하는 차세대 3세대 백신이 개발되고 있는데, 병원균의 항원을 코딩하는 유전자가 포함된 플라스미드 DNA를 숙주세포에 삽입하는 백신인 DNA 백신(DNA vaccine), 인공적으로 뉴클레오사이드를 변형시켜 제작된 mRNA 분자가 체내에서 항원단백질을 생성하면서 인체의 면역기능을 강화시키는 백신(messenger RNA vaccine), 병원성이 없거나 약한 바이러스를 벡터로 특정 미생물의 항원유전자를 재조합하여 만든 백신인 재조합 바이러스 벡터 백신(recombinant viral vector vaccine) 등이 해당한다.

표 1-3. 백신의 종류

구분	세대	종류	내용	예시
전통적 백신	1세대	약독화 생백신	질병을 일으키는 바이러스 및 세균의 병원성을 약화시킨 형태	DTP, MMR
		불활화 백신 (사백신)	병원체를 배양한 후 열 또는 화학물질 처리로 불활성화 시킨 백신	인프루엔자
	2세대	아단위 및 결합 백신	(아단위) 병원균의 단백질 중 면역 체계를 활성화시키는 항원단백질을 분리 · 정제한 백신 (결합) 다당류 껍질을 가진 박테리아를 인식하기 위해 단백질에 다당을 결합시켜 면역 체례를 활성화	폐렴구균, 간염
		톡소이드 백신	박테리아가 분비하는 독소를 열 또는 화학물질 처리로 비활성화시켜 질병을 유발하지 못하도록 하는 백신	HPV
		재조합 백신	유전자재조합 기술에 의해 생산된 항원을 이용하여 제조된 백신	암, 수두

차세대 백신	3세대	DNA 백신	병원균의 항원을 코딩하는 유전자가 포함된 Plasmid DNA를 숙주 세포에 삽입하면 스스로 항원 물질을 만들어 면역 반응을 활성화시킴	
		재조합 바이러스 벡터 백신	병원성이 약하거나 없는 바이러스를 벡터로 활용하여 특정 미생물을 항원유전자를 재조합해 체내로 전달하면 바이러스가 증식함에 따라 면역기능이 활성화되는 백신	에볼라, 코로나19
		mRNA 백신	항원유전자를 mRNA 형태로 주입해 체내에서 항원 단백질을 생성해 면역반응을 유도하는 백신	코로나19

출처: 생명공학정책연구센터(2019), 히트뉴스(2021.1.7)

2. 유전자재조합단백질의약품

유전자재조합단백질의약품은 인체에서 여러가지 유용한 역할을 담당하는 펩타이드, 단백질 또는 당단백질 중에서 치료용 목적으로 유전자 재조합 기술에 의해 미생물이나 동물세포를 유전자 재조합하여 생물 반응기를 이용해서 대량 생산하는 치료용 의약품으로 정의할 수 있다.

단백질의약품은 유전자 재조합 기술이 1970년대 보편화됨에 따라 대량 생산이 가능해지고 개발이 확대되었고 이를 이용해 1982년 최초의 인슐린인 휴물린과 에리스로포이에틴(EPO)와 같은 다양한 의약품이 개발되었다.

이 후 증가하는 수요를 맞추기 위해 저비용 대량 생산을 위한 세포주(cell line) 개발, 세포배양 기술, 바이오 공정 기술의 최적화가 이루어졌고, 2000년대 이후에는 효능을 개선할 수 있는 약물의 지속성을 높인 서방형 제제 및 효과를 개선시킨 바이오베터 위주의 개발이 이루어지고 있다.

이러한 재조합 단백질들을 초기에는 혈액 또는 소변, 조직 등에서 분리·정제하는 방식으로 인슐린, 호르몬 등을 확보하여 이용하기도 하였지만 확보 대상 선정의 어려움, 높은 오염 위험성, 제조공정 관리의 어려움, 높은 비용 등으로 인하여 대부분 재조합 방식을 적용하여 생산하는 기술로 전환하게 되었다.

재조합 단백질 의약품의 종류는 다양하며 크게 면역세포가 분비하는 단백질을 통칭하는 사이토카인(cytokine), 인터페론(interferon), 조혈성장인자(hematopoietic growth factor), 성장인자(growth factor), 호르몬(hormone), 혈액 관련제품(blood product), 치료용 효소(therapeutic enzyme), 그리고 단클론항체(monoclonal antibody)로 구분할 수 있다.

또한 세포배양의약품은 세포주 등 세포배양 기술을 이용하여 주로 인공 항체를 제조하는 의약품으로서 항체의약품 등이 포함된다.

3. 항체의약품

항체의약품은 매우 안정한 항체의 구조를 지닌 재조합 단백질로서, 질병과 관계된 면역세포 신호전달체계에 관여하는 단백질 항원이나 암세포 표면에 발현되는 표지인자를 표적으로 하는 단클론항체(monoclonal antibody)를 제작하고, 인체 적용 시 부작용을 최소화할 수 있도록 단백질을 개량해 질병의 개선 및 치료 효과를 발휘하는 의약품이다.

항체의약품은 암과 류마티스관절염 등의 질환에서 표적 치료를 기반으로 하며 현재 바이오의약품 뿐만 아니라 전체 의약품 시장을 주도하고 있는 약제로서 휴미라(Humira®, Adalimumab)가 있다.

1975년 쾰러(Köhler, G)와 밀스테인(Milstein, C.)이 B 세포(쥐의 면역세포)와 골수종 세포를 융합시켜서 하이브리도마(hybridoma)라는 새로운 형태의 세포를 만드는 방법을 보고한 이후로는 여러 종류의 단클론항체(monoclonal antibodies) 의약품이 개발되고 있다. 하지만 하이브리도마 기술은 특정 항원에 반응하는 단클론항체 제작을 가능하게 하였으나 쥐에서 만들어진 항체의약품에 대한 인간항체가 환자에게서 생성되어 약효 감소 및 부작용이 나타났다.

이러한 문제점을 해결하기 위해 유전자재조합 기술을 이용한 1980년대 키메릭단클론항체, 1990년대 CDR-grafting 기술을 이용한 인간화단클론항체, 2000년대 파지 디스플레이(phage display) 기술 또는 형질전환 쥐(transgenic mice)를 이용한 100% 인간단클론항체 제작 기술까지 발전하게 된다.

최근에는 항체에 합성 약물을 결합시킨 항체-약물 접합체(antibody-drug conjugate, ADC), 동시에 2개의 항원을 인지하는 이중특이항체(bispecific antibody, BsAb), 단클론항체의 글리코실화 또는 아미노산 패턴이 변형된 것으로 종양살해능력을 향상시키거나 반감기를 개선하기 위한 조작항체(engineered Ab), 표준 항체로부터 선택 및 분리를 통해 소형화한 항체 절편(antibody fragment), 도메인 절편과 단일사슬 가변영역 절편(또는 재조합 미니 항체, scFv), 항체와 유사한 특성을 가진 작은 분자를 제공하는 대체 스캐폴드 포함하는 항체 절편등 차세대 항체도 활발하게 개발되고 있다.

4. 세포치료제

세포치료제란 세포의 조직과 기능을 복원시키기 위하여 살아 있는 자가(autologus), 동종(allogenic), 또는 이종(xenogenic) 세포를 체외에서 증식·선별하거나 기타 다른 방법으로 세포의 생물학적 특성으르 변화시키는 등의 일련의 행위를 통하여 치료, 진단 및 예방의 목적으로 사용되는 의약품이다.

세포치료제에 사용되는 세포의 종류는 분화 정도에 따라 체세포와 줄기세포(미분화된 세포)로 나눌 수 있으며 세포가 얻어지는 유래에 따라 피부세포, 연골세포, 면역세포[T 세포(종양침윤 T 세포, CAR-T 세포, TCR-T 세포), 자연살해세포, 수지상세포] 등으로 분류할 수 있으며 줄기세포의 경우에는 배아줄기세포, 역분화줄기세포, 성체줄기세포로 분류할 수 있다. 체세포치료제는 피부, 연골, 지방 세포 등 이미 분화가 완료된 세포 자체를 이용해 조직 재생 목적으로 제조하는 의약품을 말하고 국내·외 상업화된 주요 세포치료제들의 약 80%는 연골 및 피부 재생용 체세포치료제가 주를 이루고 있다.

면역세포치료제는 생체 내에 존재하는 면역세포를 질병 치료의 목적으로 활용하는 치료제로 가장 일반적인 면역세포치료제 적용 방법은 환자의 혈액에서 면역세포를 체외로 분리하고 사이토카인이라는 단백질을 이용하여 활성화시킨 후, 환자에게 다시 이식하는 방식이다. 줄기세포치료제는 기능이 저하된 또는 손상된 조직을 재생 과정을 통해 질환을 치료하는 재생의학 분야에서 줄기세포의 복제, 미분화 유지 및 다분화 능력을 세포 및 조직의 재생에 활용하는 치료제이다.

그리고 세포치료제를 유전자 조작 유무를 기준으로 치료 효능을 발휘할 수 있는 세포를 체내에 단순 주입하는 경우(in vivo)와 체외에서 유전자 조작을 통해 체내로 주입된 세포로 치료 효능을 발휘하도록 하는 경우(ex vivo)로 구분할 수 있으며, 최근에는 좀 더 근본적인 치료가 가능하고, 표적 치료의 성격에 가까운 유전자 조작 기반 세포치료제 연구가 진행되고 있다.

5. 유전자치료제

우리나라에서는 유전자치료제를 '질병 치료 등을 목적으로 인체에 투입하는 유전물질 또는 유전물질을 포함하고 있는 의약품'으로 정의하고 있고 미 FDA에서는 '살아 있는 세포에 유전물질을 도입하는데 기초한 의료기술', 유럽 EMA에서는 '유전자 서열을 조절, 수정, 대체, 추가 또는 소실시키기 위하여 인체에 투여하는 재조합 핵산을 활성 성분으로 함유하는 의약품'으로 규정하고 있다.

따라서 유전자치료제는 유전자의 결함을 교정하거나 유전자의 작용을 억제 및 증폭하여 각종 난치성 질환을 근본적으로 치료하는 치료제를 총칭하는 것으로 유전자재조합 방법 등의 유전자 조작을 이용하여 정상 유전자 및 치료 유전자를 환자의 세포 안으로 이입시켜 결손 유전자를 교정하거나 세포에 새로운 기능을 추가하여 유전자 결함을 치료 또는 예방할 목적으로 제조된 의약품을 말한다. 유전자치료제는 크게 체세포 유전자치료와 생식세포 유전자치료로 구분되는데 전세계적으로 생식세포 유전자치료는 법률로 엄격히 금지하고 있어 일반적인 유전자치료는 체세포치료를 의미한다.

유전자치료제는 유전자의 전달 방법에 따라 Ex vivo 치료법과 In vivo 치료법으로 구분된다. Ex vivo 치료법은 환자의 몸에서 유전자를 전달하고자 하는 세포를 채취한 뒤에 세포에 치료 유전자를 전달한 다음 다시 세포를 환자의 몸 안에 주입함으로써 치료 효과를 얻게 하는 방법이다. 즉, 환자의 세포를 직접 추출해 유전자조작을 거쳐 재도입해야 하기 때문에 하나의 완제 의약품이라기 보다는 공정 전체를 의미한다.

반면, In vivo 치료법은 치료 유전자를 포함하고 있는 유전자 전달 벡터를 환자에 몸에 직접 주입하면 주입된 유전자 전달 벡터가 타깃 세포로 들어가서 치료 유전자가 활성화됨으로써 치료 효과를 얻는 방법이다.

세포치료제와 유전자치료제는 치료에 활용되는 재료가 다르다는 점에서 엄연히 구분되지만, 유전자 치료의 매개체로 세포를 이용하는 기술이 개발되면서 이 둘을 어떻게 구분할지 판단이 어려운 경우가 발생하는데, CAR-T 세포치료제와 같이 세포가 운반하는 CAR 유전자 부위가 실질적인 치료 역할을 하는 경우는 세포치료제로도, 유전자치료제로도 볼 수 있다.

6. 바이오시밀러(Biosimilar, 동등생물의약품)

바이오시밀러는 이미 제조 판매 · 수입 품목 허가를 받은 품목과 품질 및 비임상 · 임상적 비교동등성이 입증된 생물의약품을 말한다. 이러한 바이오시밀러는 바이오베터와 같이 단백질을 주성분으로 하는 단백질치료제와 단클론항체를 의미하지만 이미 허가된 바이오의약품의 특허가 만료된 후 동등성이 입증된 의약품이라는 점에서 차이가 있다.

대표적인 바이오시밀러 단백질치료제로는 인슐린, 성장호르몬, 이터페론알파, G-CSF, EPO 등이 있으며 항체의약품인 휴미라(TNF-α 억제제), 허셉틴(HER2 억제제), 엔브렐(TNF-α 억제제), 아바스틴(VEGF 억제제), 리툭산(CD20 억제제), 레미케이드(TNF-α 억제제) 등이 있다.

7. 바이오베터(Biobetter, 개량생물의약품)

바이오베터는 이미 허가된 바이오의약품에 비해 안전성 · 유효성 또는 유용성(복약 순응도 · 편리성 등)을 개선되었거나 의약 기술에 있어 진보성이 있다고 식품의약품안전처장이 인정한 의약품을 말한다.

바이오베터 제조 기술에는 크게 지속성 증대, 약효 개선, 제형 변경 등이 있으며, 고분자 접합, 단백질 융합 등의 단백질 공학 기술을 이용하여 반감기를 증대시켜 약효의 지속성 을 증가시키는 기술로 페길화(PEGylation), 당화(glycosylation) 등, 약효는 증가시키고 부 작용은 개선하기 위한 약효개선기술로 친화도개선(affinity maturation), 항체−약물 접합 (antibody−drug conjugate) 등, 그리고 투여의 편의성을 개선하기 위한 제형변경 기술로 정맥주사→피하주사, 주사제→경구제 등이 있다. 또한, 유효 성분의 종류 또는 배합비율, 투여경로, 제제학적 개선을 통한 제형, 함량 또는 용법·용량의 변경, 명백하게 다른 효능 효과의 추가 등도 있다.

바이오베터는 단백질을 주성분으로 포함한 제제로 재조합 사이토카인, 호르몬 등의 단백 질치료제와 단클론항체 등이 해당하며, 이 약제들은 미충족 수요를 개선한 의약품들이다.

표 1−4. 바이오의약품 개량기술의 종류

구분	기술 내용	
페길화 (PEGylation)	바이오의약의 amine 혹은 sulfhydryl기에 생체적합성 고분자인 PEG(Polyethylene glycol) 폴리머를 화학적으로 결합시키는 기술임	
당사슬공학 (Glyco− engineering)	당화 (Glycosylation)	단백질에 당사슬이 부가되는 반응으로서 대표적인 번역 후 수식 과정임
	Fc−engineering	항체의 Fc에 부가되는 당사슬의 구조를 제어하여 항체 치료 효능을 높이는 기술임
융합 기술 (Fusion technology)	체내 반감기가 긴 단백질을 전달체로 사용하여 약리 활성을 나타내는 바이오의약품에 융합시키는 기술임	
친화도 개선 (Affinity maturation)	형질전환 마우스 활용기술을 활용하여 완전 인간항체를 제조하기 위한 과정에서 일어나며, 친화력 높은 항체를 얻을 수 있고 ADCC와 같은 작용자 기능도 기대할 수 있음	
항체−약물 접합체 (Antibody−drug conjugate)	기존의 항체치료제에 질병 치료에 효능을 보이는 약물을 접합(conjugation)시켜 항체의 효능을 극대화하는 기술임	
이중특이항체 (Bispecific antibody)	각기 다른 특이성을 가진 두 가지 항체를 하나의 분자 내에 조합하고, 두 가지 창원에 동시에 결합하도록 하는 기술임	
정맥주사 → 피하주사 (제형 변경)	정맥주사에서 피하주사(환자 자가 투여)로 제형을 변경하는 기술임	
주사제 → 경구제 (제형 변경)	분자가 커서 주사제로만 투여해야 하는 의약품을 약물 전달 기술을 활용하여 크기가 작은 경구제로 바꾸는 기술임	

8. 조직공학제제

조직공학제제는 인체 또는 동물 유래의 세포나 조직을 배양하거나 또는 세포 분비물, 생체
재료, 지지체 등과 결합·배양·증식 과정을 통해 조직으로 제조하여 인체 조직을 재생, 수
복, 대체하거나 그 기능을 대체하기 위해 사용하는 의약품이다.

9. 첨단 바이오융·복합제제

첨단 바이오융·복합제제는 세포치료제, 유전자치료제, 조직공학제제와 「의료기기법」 제2
조 제1항에 따른 의료기기가 물리적·화학적으로 결합(융합, 복합, 조합 등을 포함)하여 이
루어진 의약품이다. 다만, 주 된 기능이 의료기기에 해당하는 경우는 제외한다.

10. 혁신신약(Breakthrough therapy)

혁신신약은 바이오의약품 중 차세대 첨단바이오의약품에 해당하는 항체치료제, 세포치료
제, 유전자치료제를 중심으로 개발되고 있으며, 특히 희귀질환, 뇌신경계질환, 면역질환,
피부질환 및 고형암·혈액암 등으로 삶의 질(Quality of Life)과 연관된 질환에 대한 연구
개발을 진행되고 있다. 최근 미 FDA에서 희귀질환 신약 승인율이 전체 의약품 및 비희귀
질환 신약 승인율 대비 약 2.6배 이상 높아, 다수의 글로벌 제약기업이 희귀질환 치료제 개
발에 박차를 가하고 있다. 또한, 면역관문저해제, 면역세포치료, 항암바이러스치료제 등이
암 관련 질환 치료를 위해 단독 혹은 병용투여 요법으로 활발한 임상시험이 진행되고 있다.
이에 미 FDA는 심각한 질환(serious condition) 관련 기존 치료법 대비 임상적으로 상당한
개선(substantial improvement)을 보여주는 의약품 후보물질을 혁신신약(breakthrough
therapy)으로 지정하여 개발기업에 다양한 혜택을 부여한다. 정책 외에도 2019년 새로운
미국 혁신전략(New Strategy for American Innovation)을 통해 보건의료 혁신을 위한 기
술 개발에 대하여 국가 연구개발 투자 확대 추진 전략을 수립하였다. 우리나라도 4차 산업
혁명 대응계획(2017년~2022년), 혁신성장동력 시행계획(2018년~2022년) 외 다수의 정
책 및 전략을 통해 혁신 신약 개발 생태계 조성, 혁신신약 집중 투자, 규제 완화 전략 등을
시행하고 있다.

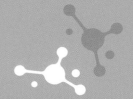

PART 2

백신

PART 2
백신
(Vaccine)

▣ 소개

백신은 사람이나 동물에서 병원체에 의해 발생하는 질병을 예방 및 치료하기 위해 병원체 자체나 구성 물질의 일부 또는 독소를 약화시키거나 죽은 병원체 등을 이용, 인체에서 면역반응을 유도함으로써 실제 질병을 유발하는 병원체에 감염되었을 때 이에 효과적으로 대응하고, 미리 차단함으로써 질병을 예방하거나 치료하는 약제이다.

일반적으로 백신은 대상질환을 일으키는 병원미생물의 종류에 따라 세균백신, 바이러스백신, 진균백신으로 크게 분류할 수 있다. 하지만 최근 암과 같이 미생물 유래 이외의 기전에 의한 질병에 대해서도 예방 및 치료를 위한 새로운 백신의 개발이 이루어지면서 예방 차원을 넘어 만성질환과 암의 치료까지 적용 범위가 확대되고 있다.

백신은 불활화 사백신(killed/inactivated vaccine) 또는 약독화 생백신(live attenuated vaccine)으로부터 재조합 서브유닛백신(recombinant subunit vaccine) 등 기존의 백신의 개발을 거쳐 최근 유전자백신 등이 포함된 제3세대 핵산백신으로 발전하고 있다. 이에 종양 항원을 표적으로 하는 재조합 단백질, 수지상세포기반 백신, 플라스미드 DNA 및 바이러스 벡터기반 백신 등에 관한 연구 개발이 활발하며 유전자백신은 기존 백신으로 예방이 어려운 인플루엔자, B형 및 C형 간염, 암, 일본뇌염 등에 대한 개발이 진행되고 있다.

특히 유전자는 병원체의 세포 안에 독자적으로 증식할 수 있는데, 이 유전자는 종양이나 병원체에 대한 항원 정보를 가지고 있기 때문에 숙주세포에 넣어주면 스스로 항원물질을 만들어 면역반응을 활성화할 수 있다. 유전자백신은 병원체가 가진 특정 유전자 일부분만 들어있어 유전자 돌연변이로 인한 감염을 우려할 필요가 없으며 다른 백신에 비해 상대적으로 제조하기 쉽고 가격도 저렴한 편이다. 하지만 유전자백신은 다른 백신과는 달리 세포 내에 직접 전달돼야 하므로 전달효율을 높이려는 전달방법이 중요하다.

I. 면역과 관련된 전반적인 이해

◈ 서론

인체의 면역을 담당하는 림프조직(lymphoid tissues)에는 두 종류가 있는데, 일차 림프기관(primary lymphioid organs)은 면역반응에 관여하는 세포들이 분화·성숙하는 조직으로 골수(bone marrow) 및 흉선(thymus)이 있고, 이차 림프기관(secondary lymphoid organs)은 면역반응을 위한 세포들의 상호작용이 효율적으로 일어나는 조직으로 림프절(lymph nodes)과 비장(spleen)이 있다. 림프(Lymph)와 림프구(lymphocytes)는 효과적인 면역반응을 위하여 항원을 림프조직에 운반하고 면역반응의 산물을 항원이 있는 장소로 운반시킨다. 인체의 면역계는 각각 기능과 역할이 다른 선천면역(innate immunity)과 획득면역(acquired immunity)으로 나누어지며, 두 면역계는 면역 인식을 위한 기전과 수용체에 중요한 차이를 보인다.

먼저, 선천면역은 내재면역, 자연면역(natural immunity), 비특이적 면역(nonspecific immunity) 등으로도 불리며, 감염 초기에 일어나는 반응으로 병원체에 특이적인 방법보다는 병원체의 일반적인 패턴(pattern)을 인식하여 일어나는 면역반응이다. 즉 외부로부터 항원(이물질)이 들어오면 즉시 반응하는 면역체계로 병원체의 침입에 대해 신속하게 반응(rapid response)하는 일차적인 방어체계이다.

선천면역체계는 표피장벽(epithelial barrier), 항미생물펩타이드(antimicrobial peptide), 탐식세포(phagocyte), 수지상세포(dendritic cell), 보체(complement) 및 패턴인식수용체(pattern recognition receptors, PRRs) 등이 담당하는데, 이들은 감염 후 즉각적으로 활성화되어 병원체의 증식을 재빨리 조절할 수 있으므로 림프구가 감염을 담당할 때까지의 감염 초기를 담당한다.

다음, 획득면역은 적응면역(adaptive immunity), 특이적 면역(specific immunity), 후천면역 등으로도 불리며, 선천면역 신호로 유도되어 침입한 병원체에 특이적으로 반응하고 그 병원체를 기억하여 추후 2차 감염 시 빠르게 방어할 수 있도록 하는 면역반응이다. 즉 항원이 들어오면 선천면역 후 유도되어 반응하는 면역체계로 병원체의 침입에 대해 서서히 반응(slow response)하는 이차적인 방어체계이다.

획득면역체계는 T 세포와 B 세포가 매우 다양한 종류의 항원수용체들을 갖추는 림프구 집단으로, 근본적인 특징은 림프구의 수용체와 특이하게 결합하는 항원을 만나야 림프구의 활성과 증식이 일어나는데 이를 클론 선택(clonal selection)이라 한다.

이러한 면역은 다시 능동면역(active immunity)과 수동면역(passive immunity)으로 나눌 수 있다. 능동면역은 인체 내의 면역체계를 활성화하여 항체를 만들어 감염병을 예방하는 것으로 체액성 면역(항체 반응)과 세포성 면역(T 세포 반응)을 활성화함으로써 항원에 대해 면역반응을 유발하는 백신이 이에 해당한다.

반면, 수동면역은 외부에서 이미 만들어진 면역 물질(항체)을 투여함으로써 일시적인 면역 방어를 받는 면역이다. 이는 효과적인 면역 상태를 유발하기 까지 일정 기간이 요구되며, 이미 병원체에 노출되었거나 노출이 의심되는 사람에게는 수동면역을 실시할 수 있다. 일반적으로 수동면역은 그 기간이 매우 짧고 일시적이어서 효과를 장기간 지속시키기 어렵다. 대표적인 수동면역으로는 태반을 통해서 어머니가 태아에게 항체가 전달하는 경우이다. 임상적으로는 B형 간염보균자 어머니에게서 태어난 아기에게 B형 인면역글로불린을 주사한다든지, 수두에 노출된 어린이에게 수두인면역글로불린을 주사하는 경우가 이에 해당한다.

1. 면역반응(Immune reaction)

1) 선천면역(Innate immunity)

선천면역은 완전한 획득면역반응이 시작하기 위해서는 적어도 1주일이상의 시간이 걸린다는 점에서 획득면역의 한계성과 획득면역이 시작하기 전 숙주를 보호하는 차원 등에서 매우 중요한 역할을 한다고 볼 수 있다.

또한 선천면역과 획득면역은 각각 독립적인 면역반응이 아니라 선천면역의 신호(signal)가 획득면역을 조절하기 때문에 두 면역계는 하나의 연결된 면역반응이라 할 수 있다. 이러한 선천면역계는 바이러스 혹은 세균 등 병원미생물들의 감염 시 이를 인식하여 즉각적이고 항원 비특이적인 면역반응을 유도함으로써 감염에 의한 질병의 발생을 억제하는데 주요한 역할을 한다.

따라서 선천면역에서 면역반응의 시작은 숙주의 감염 여부를 인식하는 것이므로 병원체의 인식이 빠르고 정확해야 병원체를 방어하기 위한 인체의 면역반응이 일어나게 된다. 이를 위해 선천면역은 감염 초기에 대응하는 1차 방어체계로서 주로 대식세포 또는 수지상세포 등에 의해 수행되며, 여러 종류의 다양한 수용체들을 이용하여 병원체에 특이적인 분자적인 특성인 병원체연관분자패턴(pathogen-associated molecular patterns, PAMPs), 위험신호(danger signal)에 의한 위험연관분자패턴(damage-associated molecular patterns, DAMPs) 등을 인식하게 된다.

이러한 분자패턴(molecular pattern)을 인식하는데 관여하는 수용체인 패턴인식수용체 (pattern recognition receptors, PRRs)는 이들 면역세포막에 존재하며 다양한 병원체의 분자적 패턴을 인식하여 세포 내 신호전달시스템을 활성화시켜, 결국 염증촉진 사이토카인 (proinflammatory cytokine)의 생성 및 분비를 촉진하게 한다.

예를 들어, 만약 병원체연관분자패턴(단백질, 탄수화물, 지질, 핵산)이 체내로 들어오면 대 식세포는 패턴수용체를 통해 인식하고 병원체를 탐식하여 소멸시키고, 수지상세포도 이를 자신의 패턴수용체를 통해 인식한 후 항원을 세포표면에 제시하면 미접촉(naïve) T 세포의 수용체가 결합하고 보조자극 신호분자가 같이 관여하면서 미접촉 T 세포는 세포독성 T 세 포(CTL), Th1, Th2, Th17, Treg로 분화·성숙시킨다. 동시에 수지상세포는 사이토카인, 케모카인 등을 분비하면서 미접촉 T 세포를 활성화시킨다.

(1) 분자패턴(Molecular pattern)

① 병원체연관분자패턴(Pathogen-associated molecular patterns, PAMPs)

병원체연관분자패턴(PAMPs)은 체내패턴인식수용체(PRRs)가 체내에 침입한 다양한 병원체들을 인식할 수 있도록 병원체 표면에 발현되는 분자구조이며, 최근에는 미생물 연관분자패턴(microbe-associated molecular patterns, MAMPs)이라고도 한다.

즉 선천면역체계는 바이러스 혹은 세균 등 병원체들의 감염 시 이를 인식하여 즉각적이 고 항원 비특이적인 면역반응을 유도함으로써 초기에 감염에 의한 질병의 발생을 억제 하는데 주요한 역할을 수행한다.

이를 위해 선천면역체계는 여러 종류의 다양한 수용체들을 이용하여 병원체에 특이적인 분자적인 특성들을 인식하게 된다.

예를 들어, 대표적인 항원제시세포인 수지상세포는 다양한 패턴인식수용체를 통해 감염 원들의 병원체연관분자패턴과 상호작용하여 면역반응을 유도한다.

이러한 병원체연관분자패턴에는 세균의 지질다당류(lipopolysaccharide, LPS), pep-tidoglycan, lipoteichoic acids, mannans, 세균 DNA, 단일사슬 RNA(single strand RNA, ssRNA) 및 glucans 등이 있으며, 이들은 화학적으로는 매우 다르지만 공통적인 특징을 갖고 있다.

② 위험연관분자패턴(Damage-associated molecular patterns, DAMPs)

위험연관분자패턴(DAMPs)은 손상연관분자패턴(damage-associated molecular patterns,

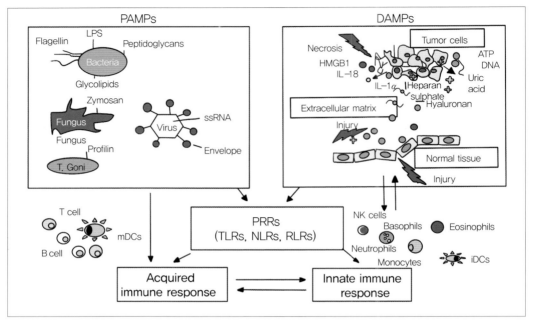

Figure 2-1. Pathogen-Associated Molecular Patterns(PAMPs) and Damage-Associated Molecular Pattern(DAMPs) in Immune Responses

DAMPs)이라고도 한다. 이는 1994년 폴리 매칭거(Polly Matzinger)가 위험 이론(danger theory)을 제시하였는데, 이 이론에서 면역반응은 세포에 의해 방출되는 위험신호(danger signal) 또는 경고신호(alarm signal)에 의해 유발된다는 점으로 선천면역, 암, 이식, 외부 물질에 대한 관용(tolerance), 염증반응 등의 면역현상을 설명하는데 사용되었다.

이러한 위험(danger) 또는 손상(damage)은 외인성(exogenous) 신호가 아니라 내재적(endogenous)인 것으로서 스트레스, 상해(impairment) 및 괴사(necrosis) 등의 위험한 상황에 부딪친 세포가 방출하는 신호이며, 체내 자연적인 방어기전인 세포자멸사(apoptosis)로 죽는 세포들은 위험신호를 방출하지 않는다.

위험연관분자패턴은 세포가 괴사로 원형질막(plasma membrane) 원형의 손실을 유도하면서 세포표면으로 방출하는 분자구조이다. 방출된 위험연관분자패턴으로 인해 선천면역체계는 괴사를 위험신호로 인식하며 염증반응을 촉진한다. 이는 외부에서 유입된 병원체연관분자패턴과는 달리 면역 숙주에서 유래된 물질들이다.

이러한 위험연관분자패턴에는 uric acid, HMGB1(high motility group box-1), 인플라마솜(inflammasome) 외에도 IL-1α, ATP, IL-33 , 그리고 F-actin 등이 있다.

(2) 패턴인식수용체(Pattern recognition receptors, PRRs)

패턴인식수용체(PRRs)는 선천면역에서 매우 중요한 역할을 하며, 유전형질에 의해 선천적으로 결정되어 특정한 분자구조에만 반응한다. 이러한 방식은 수많은 다양한 병원체를 개별적으로 구별할 수는 없지만, 병원체에 공통으로 존재하는 분자구조를 인식하는 수용체를 활용하기 때문에 매우 효율적이고 정확한 탐식이 가능하다.

선천면역계의 수용체는 항원제시세포인 탐식세포, 수지상세포 및 B 세포 등에 표현되는데, 이러한 패턴인식수용체의 표현은 획득면역계와 달리 클론성(clonal)이 아니고, 모든 수용체는 탐식세포라면 탐식세포 모두에서 동일한 특이성을 가진다.

예를 들어, 일단 패턴인식수용체가 병원체연관분자패턴을 인식하면 면역세포는 별도의 증식 없이 즉각적으로 반응한다. 그러므로 패턴인식수용체를 생성하는 유전자에 이상이 생기면 자가면역질환이 일어날 수 있다.

패턴인식수용체는 병원체연관분자패턴 및 위험연관분자패턴을 인식하여 염증세포를 활성화하며, 활성화된 염증세포는 여러 가지 화학물질 및 사이토카인을 분비하여 다른 면역세포를 동원하여 면역반응을 증폭시키고 염증의 임상증상을 유도한다.

이러한 염증은 생명체에 위험을 가하는 물질을 제거하고 치료를 시작하게하는 생명체의 중요한 방어적 반응이다. 이는 외부 침입자 및 내부 위험물질을 빠르게 인식하여 제거하는 선천면역 작용으로, 특정 병원체에 선택적으로 반응하는 획득면역과는 구분된다.

염증은 조직에 상주하는 염증세포에서 시작하며, 선천면역에 관여하는 염증세포(대식세포 및 호중구, 수지상세포 등)에 발현하는 패턴인식수용체에 의해 인식된다.

또한 패턴인식수용체는 획득면역에서 보이는 면역기억현상(immunologic memory)과는 달리, 다양한 형태의 분자패턴(molecular pattern)들을 인식한 후 이에 대하여 즉각적으로 면역세포가 다양하게 반응할 수 있도록 매개하는 수용체라 할 수 있다.

패턴인식수용체에는 외부 병원체를 인식하는 세포막수용체로 톨-유사 수용체(toll-like receptors, TLRs), C형 렉틴 수용체(C-type lectin receptors, CLRs) 등이 있고, 세포 내 침입 병원체를 인식하는 수용체(세포기질 수용체)로 NOD-유사 수용체[nucleotide-binding and oligomerization domain(NOD)-like receptors(NLRs)], RIG-I-유사 수용체[retinoic acid inducible gene-I(RIG-I)-like receptors, RLRs) 등이 있다.

최근 다양한 패턴인식수용체 리간드(ligand)들이 백신의 면역증강제로 연구되고 있는데, 이는 면역반응에서 패턴인식수용체를 자극하면 면역반응을 극대화할 수 있기 때문이다. 따라서 알루미늄염, 에멀션, 리포솜과 같은 면역증강제를 백신 전달방법으로 사

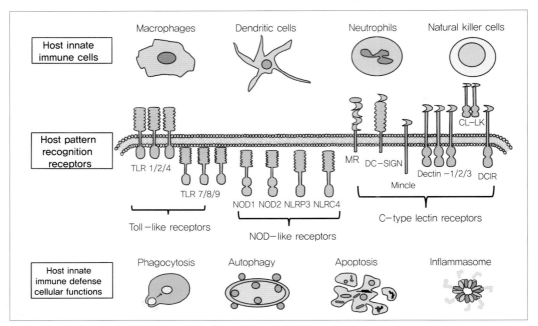

Figure 2-2. Pattern Recognition Receptors(PRRs)

용하고, 여기에 패턴인식수용체 작용제를 부가하면 체액성 면역반응 혹은 세포성 면역
반응을 선택적으로 증대시킬 수 있다.

① 톨-유사 수용체(Toll-like receptor, TLR)

톨-유사 수용체는 특정 분자구조를 인식하면 세포 내 전사인자를 활성화하여 면역반응
을 작동시킨다. 이는 1998년 처음으로 병원체의 내독소인 지질다당류(LPS)를 수지상
세포가 어떻게 인식하는지 알게 되었다.

톨-유사 수용체는 세포표면의 세포막에 존재하거나 엔도솜(endosome)의 막에 존재하
면서 세포 외부 혹은 외부로부터 세포 내로 유입된 병원체들을 인식하며, 이들은 내독
소, RNA, DNA 등의 다양한 분자들을 인식하여 1형 인터페론 및 염증촉진 사이토카인
등의 생산을 유도하여 면역계를 활성화하는 역할을 담당한다.

처음 항원을 인식한 수지상세포는 병원체연관분자패턴을 수지상세포의 특정한 패턴인
식수용체에서 인식하게 되며, 이에는 톨-유사 수용체가 가장 많이 관여한다. 또한 톨-
유사 수용체는 손상된 세포나 조직에서 생성되는 내인성 톨-유사 수용체 리간드를 인
식하는 위험연관분자패턴에도 작용한다.

② C형 렉틴 수용체(C-type lectin receptor, CLR)

　　C형 렉틴 수용체는 다른 패턴인식수용체에 비하여 많은 숫자와 다양한 형태 및 종류를 가지고 있다. 특히 항원제시세포의 표면에 발현하면서 주변 환경에 존재하는 수많은 항원들이 가진 다양한 당화(glycosylation) 방식을 인식하여 결합하고 섭취하여 제거할 뿐 아니라 동시에 세포 내로 신호를 전달하여 대식세포 또는 수지상세포 등이 효과적으로 선천면역반응을 일으킬 수 있도록 한다.

　　또한 다른 패턴인식수용체와 달리 세포의 외부에 존재하는 항원들에 대한 세포 내 이입 수용체(endocytic receptor)로서 작용할 수 있다. 특히 수지상세포와 같은 항원제시세포가 주변에 존재하는 다양한 항원들을 섭취하여 가공(process)한 후 항원을 제시하는 과정에서 항원에 대한 세포 내 이입 수용체는 중요한 역할을 하게 되며, 이는 효과적인 획득면역반응에 필수적이다.

　　이러한 C형 렉틴 수용체를 통한 면역반응은 T 세포들의 분화를 결정하는 특정한 사이토카인의 발현을 유도하는 독특한 신호전달작용을 개시시키는 것과 NF-kB를 직접적으로 활성화하는 신호 작용들을 유도하는 것, 또한 톨-유사 수용체에 의해 신호전달에 영향을 주는 것을 포함한다.

③ NOD-유사 수용체[Nucleotide-binding and oligomerization domain(NOD) -like receptors(NLRs]

　　NOD-유사 수용체는 선천면역과 염증반응에서 핵심적인 역할을 하는 세포 내 감지(sensor) 단백질이다. NOD-유사 수용체 중 NOD1, NOD2, NAIP(세포사멸억제단백질)과 NLRC4는 숙주 세포질 내에서 박테리아가 가지고 있는 분자패턴을 인식하지만, 다른 NOD 유사 수용체들은 미생물의 자극 없이도 독립적으로 제논화합물(xenocompound)이나 해로운 환경에 대해 면역체계가 인식하는 물질을 위험신호로 감지한다.

　　또한 NOD-유사 수용체 중 NLRP3는 다양한 병원체연관분자패턴과 위험연관분자패턴에 의해 활성화되고, 활성화된 NLRP3는 염증조절복합체(인플라마솜)을 형성하여 염증 촉진 사이토카인을 분비하면서 염증반응을 일으키는 역할을 한다.

　　이러한 NLRP3 염증조절복합체는 세포 손상을 일으키는 광범위한 여러 물질에 의해 야기되는 구조적 변화를 감지하는 세포 내 감지기구로서 염증반응이 필요한 변화 감지에 관여하며, 활성화되면 IL-1β와 IL-18을 분비하고 조절 불가능한 세포사멸을 유발해 만성 염증으로 이어진다.

특히 NLRP3 염증조절복합체는 알츠하이머병에서 당뇨병 및 비알코올성 지방간 등에 이르기까지 다양한 질환에 관여한다.

(3) 선천면역에 관여하는 단백질

① 보체(Complement)

보체는 선천면역계의 일부로 대부분 간에서 만들어지며 혈액 내 대부분 비활성 상태인 단백질 전구체 상태로 있다가 항원을 만나면 활성화된다. 보체의 활성화 과정은 단백분해효소가 단계적으로 작용하면서 진행된다. 혈액에는 보체가 필요한 때에만 활성화되도록 하는 조절인자들도 함께 존재한다.

수용성 체액 매개체(Soluble humoral mediater)인 보체는 병원체를 제거하기 위해 염증을 촉진하여 병원체의 세포막을 공격하는 능력을 향상하는 면역작용과 세균 탐식작용을 보완하는 단백질이다.

보체는 획득면역계는 아니지만, 획득면역계에서 생성된 항체와 작용하여 면역을 강화시키는 작용을 하며 항원이나 항체와 단독으로 결합하지 않고 항원-항체 복합체(antigen-antibody complex)와 결합한다. 이 복합체는 보체와 결합되면 보체활성화계(cascade system)을 촉진시켜 병원체를 제거하는 경로를 강화하고 병원체 자체를 직접 공격한다.

또한 보체는 세포에 막공격복합체(membrane attack complex, MAC)를 형성하여 직접 세포를 분해하고, 보체의 활성화 과정에서 생성된 보체단백질 조직들에 의해 옵소닌화(opsonization), 아나필락시스 독소(anaphylatoxin), 용해(lysis) 등 다양한 기능이 나타난다. 이외에도 B 세포 반응을 증강, 면역복합체 제거, 죽거나 죽어가는 세포의 제거, 바이러스성 감염에 대한 방어작용 등을 한다.

보체활성화경로(Complement activation pathway)에는 항원-항체 복합체에 의해 나타나는 고전경로(classic pathway), 항체와 관계없이 병원체의 특별한 표면구조에 의한 활성화하는 대체경로(alternative pathway) 및 렉틴경로(Lactin pathway)까지 3개 경로가 있다.

이 경로들은 초기 단계만 다를 뿐 최종 경로와 산물은 같다. 이 경로 중 하나를 거쳐 활성화되고 단백질 집합 반응으로 막공격복합체를 형성하여 세포막을 분해해 구멍을 냄으로써 이온이 통과되고 물이 세포로 들어가면서 세포는 부풀려 터트리는 세포 용해를 일으키고 세균은 분해되어 사멸한다.

② 염증조절복합체(인플라마솜, Inflammasome)

외부에서 이물질이나 병원체가 침입하면 체내는 이를 제거하기 위해 염증반응이 일어나고, 이에 대식세포와 같은 백혈구가 염증 부위로 몰려들어 침입자들을 제거하는 역할을 하고 자연살해세포는 비정상 조직의 세포자멸사를 유도하여 병원체에 대항한다. 병원체가 제거되면 자연 치유 과정을 거쳐 염증반응이 사라지게 된다.

이러한 염증반응에는 대식세포가 중요하게 관여하는데, 대식세포는 외부에서 석면, 미세섬유 같은 이물질이나 병원체가 체내로 침입하면 이를 발견해 삼켜버리고 세포 내 미토콘드리아를 손상시킨다. 손상된 미토콘드리아는 NLRP3 염증조절복합체를 활성화시키는 신호를 보내고 이를 통해 인체 방어체계 관련 신호물질인 IL-1β 등이 분비되면서 염증반응이 시작된다.

IL-1β 등은 체내 침입자를 제거할 필요가 있을 때 염증반응을 유도하기 위해 필요하지만, 제거된 후에도 이들 사이토카인이 계속 분비된다면 염증 연쇄반응을 일으켜 장기 손상 등 심각한 문제를 일으킬 수 있다

이를 위해 대식세포는 염증반응을 억제하는 p62 단백질을 분비하여 손상된 미토콘리아를 감싸 제거하면 염증조절복합체를 비활성화시킴으로써 이들 사이토카인 분비가 중지된다. 이와 같은 염증조절복합체는 올리고머 단백질복합체(oligomeric protein complex)로 미생물 감염 또는 손상 관련 자극의 발생에 따라 형성되는 단백질복합체이며, 병원체연관분자패턴과 위험연관분자패턴 모두를 인자로 받아들여 pro-IL-1β와 pro-IL-18을 각각 세포 밖으로 분비하여 염증촉진 사이토카인의 기능을 시작하게 된다.

사이토카인 기능과는 별도로 파이롭토시스(pyroptosis)라는 특이한 형태의 세포사멸을 유도하기도 한다. 파이롭토시스는 병원체가 세포질 내부로 침입한 초기에 나타나는 반응으로써 세포를 분해해 세포질 내부에 있는 각종 물질을 유출함으로써 염증반응을 촉발시키는 특이한 세포 반응이다.

따라서 염증조절복합체는 독소에서부터 콜레스테롤 결정체까지 많은 독성물질에 반응하여 염증세포의 사멸 혹은 파이롭토시스를 일으키는 경로를 촉발시키며 인터류킨 같은 면역물질 생성을 증가시키는 역할도 한다.

③ 급성기 면역단백질(Acute phase protein)

외상이나 감염에 대한 초기 반응으로 급성기 반응(acute phase response)이 나타난다. 이 염증반응에는 발열, 발적, 종창, 통증과 같은 임상증상뿐 아니라 탐식세포에 의해서

분비되는 사이토카인에 의해 자극되어 간에서 만들어지는 급성기 면역단백질이 혈중에 증가한다.

또한 조직손상 시 분비되는 세포 내 물질과 효소를 제거하는 여러 물질이 생성되어 세균에 대항한다. 이러한 급성기 면역단백질에는 C-반응성단백질(C-reactive protein, CRP), 셀룰로프라스민(ceruloplasmin), 피브리노겐(fibrinogen), 페리틴(ferritin), 펩토글로빈(feproglobin), 혈장알부민(albumin), 혈장아밀로이드(serum amyloid), 트랜스페린(transferrin) 등이 있다. 이 중 특히 CRP는 연쇄구균세포표면의 C polysac-charide에 결합하는 pentameric 분자로서 보체를 활성화시켜 탐식작용을 증가시킨다.

④ 사이토카인(Cytokine)

사이토카인은 면역세포가 분비하는 단백질의 총칭으로 세포 간의 의사 소통을 원활하게 하는 세포 간의 언어와도 같은 면역체계 신호전달물질이다. 일부의 일반 세포와 면역세포들이 분비하며 그 자신을 분비한 모세포 및 인근 세포에 작용한다. 사이토카인은 분비된 후 다른 세포나 자신에게 영향을 줄 수 있다. 즉 대식세포의 증식을 유도하거나 자기 자신의 분화를 촉진하기도 한다.

사이토카인은 대부분 선천면역에 관여하며 직접 미생물을 인식하거나 가공하는 특성은 없으나 전달 분자로서의 역할을 한다. 획득면역에서는 염증반응, 세포 분화와 증식, 세포 이동 및 억제와 항바이러스 기능으로 나눌 수 있다.

사이토카인 폭풍(Cytokine storm)은 외부에서 침투한 바이러스에 대항하기 위한 인체 내 면역체계의 과도한 반응이 정상세포까지 공격하여 일어나는 대규모 염증반응이다. 이때 면역물질인 사이토카인의 과다 분비 때문에 발열이 과도하게 일어난다.

이는 인체를 구성하는 단백질은 40℃ 이상에서 오랫동안 노출될 경우 단백질 변형이 일어날 수 있고, 그 결과 정상세포가 면역세포에 의해 공격을 받을 수 있다. 예를 들어, 스페인독감, H5N1, 즉 조류독감, 에볼라바이러스에서도 이 증상이 나타났다.

또한, 코로나19바이러스에 감염된 환자의 경우에도 대부분은 경증질환만을 앓고 자연적으로 회복되는 경우가 많으나, 일부 환자들은 사이토카인 폭풍 등 중증질환으로 발전해 심한 경우 사망하기도 한다. 중증 또는 경증환자 모두 면역세포에서 염증촉진 사이토카인의 일종인 TNF와 IL-1이 공통으로 나타나는 현상을 발견했다. 특히 중증환자에서 인터페론이 특징적으로 강하게 나타나는 것으로 알려졌다.

⑤ 인터페론(Interferon, IFN)

인터페론은 사이토카인의 일종으로 선천면역에 관여하며 직접 병원체를 사멸하지 않고 단지 병원체들이 증식하지 못하게 간섭하는 면역반응을 돕는다. 또한, 자연살해세포와 대식세포 등의 선천면역세포들을 활성화시킨다. 예를 들어, 인터페론은 주조직적합성복합체의 발현을 증대시켜 대식세포나 수지상세포의 항원 제시 기능을 향상 시킨다. 만약 인터페론이 체내에서 발현되지 않는다면 체내에 침입한 바이러스, 세균 등의 항원들은 체내에서 복제ㆍ증식이 가능하게 되므로, 인터페론은 선천면역에서 중요한 역할을 한다.

인터페론은 세 종류로 분류할 수 있는데, 항원제시세포에서 생산되어 분비되어 다양한 인터페론 촉진유전자를 발현시키는 1형 인터페론과 T 세포 및 자연살해세포에서 분비되어 대식세포를 돕는 2형 인터페론이 있으며 3형 인터페론도 있다.

1형 인터페론에는 인터페론 일파와 베타(interferon α와 β)가 있으며, 이들은 항원제시세포인 대식세포, 수지상세포, B 세포에서 발현된다.

1형 인터페론은 급성 바이러스 감염에는 방어적 기작을 촉진하지만 세균 감염이나 자가면역질환에 대해서는 방어적 기작과 유해한 기작을 같이 촉진하게된다. 1형 인터페론 생산은 미생물의 부산물이 패턴인식수용체와 사이토카인에 의해 감지된 후에 유도된다. 1형 인터페론은 세포 내의 항균성 기작들을 활성화하고 선천면역반응과 확득면역반응의 발달에 영향을 준다.

2형 인터페론에는 인터페론 감마(interferon γ)가 있으며 면역세포 활성화에 기여한다. 이들은 자연살해세포, T 세포로부터 자극을 받아 분비되며, 신호전달경로는 1형 인터페론과 유사하게 분비된다. 2형 인터페론은 자연살해세포의 활성화, 대식세포의 활성화, IgG 항체 동형 전환 유도, Th2 면역 억제, 주조직적합복합체 발현 증가 등에 기여한다.

(4) 선천면역에 관여하는 면역세포

선천면역에서 대식세포와 수지상세포는 병원체연관분자패턴과 위험분자패턴에 반응하는 중요한 역할을 한다. 대식세포는 수용체를 통해 비자기(non-self)로 인식한 병원체를 살멸하고, 수지상세포는 병원체를 포획하여 다른 면역세포들이 이를 인식할 수 있는 신호를 전달한다.

① 탐식세포(Phagocytic cell)

탐식세포에는 대표적으로 호중구와 대식세포가 있고 이들의 탐식작용(phagocyctosis)은 미생물 또는 죽은 세포의 인식과 부착→포식소포를 형성하는 삼킴(engulfment)→섭취한 물질의 살멸 및 분해하는 과정으로 이루어진다.

즉 탐식세포는 혈류를 따라 순환하다가 사이토카인에 반응하여 병원체를 삼키거나 분해하여 먹어치운다. 탐식세포에 의해 파괴된 병원체의 잔여물은 세포 내로 유입되어 세포내 소포인 식포와 리소좀이 연계된 포식 리소좀에 의해 분해된다. 탐식세포의 병원체 분해 방식은 단세포 생물의 영양소 섭취과정으로부터 진화한 것으로 가장 오래된 면역계라 할 수 있다.

탐식세포는 흡기 먼지의 작은 입자부터 수명을 다한 적혈구, 세포자멸사(apoptosis)에 의해 죽은 세포들을 탐식하며 특히 세균, 곰팡이 등 감염미생물에 효과적으로 반응한다. 탐식세포는 미생물에서 분비하는 주화성 구배(chemotactic gradients) 또는 다른 세포로부터의 신호에 의해 미생물을 찾기 위하여 조직으로 이동한다.

이 중 호중구는 선천면역의 급성 염증반응에 중요한 역할을 하는 백혈구이며 항체 반응에서 작용자 세포(effector cell)로서 옵소닌화(opsonization, 식균작용증진)에 관여한다.

② 대식세포(Macrophage)

탐식세포 중 대식세포는 선천면역반응에서 미생물, 항원, 죽은 조직, 적혈구 등을 탐식작용을 통해 파괴·제거하고 선천면역 사이토카인을 생산하여 염증반응을 촉진한다. 또한, 혈관내피세포의 성장인자를 생산하며 조직 치유의 기능으로 섬유아세포 성장인자로서의 작용을 한다.

한편 대식세포는 획득면역반응에서 T 세포에 항원을 제시하여 항원절편(펩타이드)과 복합체를 형성하고 T 세포를 활성화하는 사이토카인을 분비시키며, 세포성 면역반응의 작용자 세포로서 지연성 과민반응, 체액성 면역반응의 작용자 세포로서 옵소닌화에 관여한다.

대식세포의 탐식작용의 경우, 항원분자가 대식세포표면에 결합하면 항원은 대식세포의 세포막에 둘러싸이게 된다. 대식세포의 막이 항원을 완전히 둘러싸면 항원은 포식소체(phagosome)라는 주머니 상태로 대식세포 안으로 들어가고, 이 주머니가 대식세포 내의 리소좀과 융합되어 포식용해소체(phagolysosome)를 형성하게 되며, 리소좀의 여러 가지 산성 가수분해효소나 활성화 산소계 물질(oxygen radical)의 작용에 의해 항원이 분해된다.

원래 항원은 항체와 비특이적으로 결합하기도 하지만, 특이적으로 대식세포에 있는 Fc 수용체는 IgG 항체와 결합된 항원을 인식하고, C3 수용체는 보체와 결합된 항원을 인식하게 해주어 탐식작용이 더 활발하게 되는데 이렇게 탐식작용이 활발해지는 것을 옵소닌화이라고 한다.

한편 분해과정 중 미생물에서 생긴 작은 절편(펩타이드)들은 세포표면으로 이동되어 주조직적합복합체분자에 의해서 T 세포에 제시된다. 또한, 탐식작용은 염증 사이토카인의 분비를 유발한다. 이러한 모든 탐식과정은 자체적으로 미생물을 사멸시키고 소화하는 것은 아니며 대식세포가 활성화되기 위해서는 인터페론 감마의 도움이 필요하다.

③ 자연살해세포[Natural killer(NK) cell]

자연살해세포는 선천면역을 담당하는 백혈구 중의 하나로 바이러스나 박테리아 또는 기생충 등의 감염에 대한 면역반응과 항암면역반응에 중요한 역할을 담당한다. 자연살해세포는 미생물 표면에 부착하여 직접적인 영향을 주며, 탐식기능은 약하지만 직접 접촉하여 암세포를 파괴하는 기전을 가지고 있다.

일반적으로 면역세포는 감염된 세포표면에 있는 주조직적합복합체를 인식하여 사이토카인을 방출하여 감염된 세포의 용해 또는 세포자멸사를 유도한다. 반면 자연살해세포는 모든 정상세포에 발현되어 있는 1형 주조직적합복합체를 확인하여 없으면 바이러스 등에 감염된 세포(비자기)로 판단하여 무차별적으로 살해하는 특징이 있다.

자연살해세포는 특정한 항원의 자극 없이 세포표면의 수용체와 그에 대응하는 표적세포 리간드의 상호작용에 의해 기능이 조절되고, 이에 표적세포표면 구조를 인식하여 살해 신호를 보내는 자연살해세포 활성화 수용체와 1형 주조직적합복합체 분자를 인식하여 사멸을 막는 억제수용체에 의해서 자연살해세포의 활성화가 좌우된다.

아울러 자연살해세포와 획득면역세포인 자연살해 T 세포(natural killer T cell)와의 차이점은 자연살해세포는 T 세포표면 표식자(CD8)를 가지고 있으나 자연살해세포는 T 세포수용체는 없고, 반면 자연살해 T 세포는 제한된 T 세포수용체(restricted TCR α/β)를 가지고 있다. 또한, 자연살해세포는 세포독성 T 세포와는 달리 선천적으로 암세포를 사멸하는 능력을 가지고 있다.

④ 수지상세포(Dendritic cell, DC)

수지상세포는 골수의 조혈모세포에서 유래하며, 림프계 조직을 비롯하여 여러 조직에서 각 조직 세포 틈새에 수상돌기를 내고 있는 세포로 세망세포나 대식세포와 유사하지만 결합조직을 형성하지 않고 탐식작용을 하지 않는다는 점이 다르다.

수지상세포는 외부 환경에 쉽게 노출되는 피부, 코, 기관지, 폐, 위와 같은 점막조직이나 혈액 중에 미성숙 수지상세포 상태로 존재하고 있다가 외부 미생물, 항원단백질 등과 접촉하면 이들을 흡입(섭취)하여 가공한 후 다른 면역계가 이를 쉽게 인식할 수 있도록 스스로 표식(항원)을 만드는 수지상세포로 성숙한다.

수지상세포는 인식한 항원을 수지상세포표면에 제시하는 역할을 하며, 이후 림프절로 이동하여 미접촉 T 세포 및 B 세포 등 작용자 세포에게 항원에 대한 정보를 제공하면서 항원-특이적인 면역반응을 유도하여 활성화하거나 억제함으로써 면역반응을 조절한다.

수지상세포는 선천면역과 확득면역을 모두 유도할 수 있는 면역계의 가장 핵심적인 전문 항원제시세포로서 대식세포보다 약 50배 높은 수준의 주조직적합복합체 분자들을 발현함으로써 T 세포수용체와의 결합을 위한 더 많은 펩타이드-주조직적합복합체 리간드를 제공하게 된다. 또한 T 세포 활성화에 매우 중요한 세포 부착물질(adhesion molecule)과 보조자극물질(costimulatory molecule)을 매우 높은 수준으로 발현한다. 또한 수지상세포는 외인성 항원을 2형 주조직적합복합체 뿐만 아니라 1형 주조직적합복합체를 통해 교차 제시(cross presentation)할 수 있는 특별한 능력이 있으므로 보다 효과적으로 CD4+와 CD8+ T 세포를 활성화시킬 수 있다.

만약 외부에서 바이러스, 세균과 기생충 등 병원체가 침입하면 일차적으로 호중구, 자연살해세포, 대식세포가 1차 반응하고 수지상세포는 패턴인식수용체(PRRs)가 병원체(항원)를 인식한 후 활성화되면서 선천면역이 시작된다. 이어 수지상세포가 항원 펩타이드를 세포표면에 제시하고 국소 림프절로 이동하면서 획득면역이 시작된다. 마지막으로 T 세포가 접근하고 CD8+ T 세포에 의한 Th1 반응(세포성 면역)으로 세포살해세포가 활성화되고, CD4+ T 세포에 의한 Th2 반응(체액면역)으로 항체가 생성된다.

⑤ 비만세포(Mast cell)

비만세포는 피부, 혈관 주위, 장에 많이 분포하며 혈액 내의 호염구와 비슷하게 급성 염증반응에서 중요한 역할을 한다. 즉 손상된 국소조직이나 감염된 부위로 혈액 공급량을 증가시켜 다형핵백혈구, 보체, 항체 등을 공급한다. 그 기능은 과립 내에 포함하면서 히스타민, 류코트리엔과 혈관 투과성을 증가시키는 분자들을 분비하면서 이루어진다. 비만세포는 직접적 손상을 받거나 세포표면에서 IgE 항체가 항원과 결합하면 탈과립이 일어난다. 이 비만세포는 수지상세포와 비슷한 기능이 있는데 외부 물질을 섭취하여 항원을 림프구에 제시하며 종양괴사인자를 분비하며 여러 사이토카인에 반응한다. 따라서 비만세포는 알레르기를 일으키는데 뿐 아니라 염증 유발에도 중요한 역할을 한다.

⑥ 선천성 림프구세포(Innate lymphoid cell, ILC)

선천성 림프구세포는 신체의 여러 조직에 존재하며 감염, 조직의 손상 및 염증반응을 매개하는데 중요한 역할을 담당하고 있음이 밝혀졌다. 선천성 림프구세포는 정상적인 상태에서는 조직의 항상성 유지에 중요한 사이토카인을 분비하지만, 감염 등 외부 자극에 의해 비정상적으로 과도하게 활성화되면 염증반응을 유발하여 조직의 손상을 초래할 수 있다.

선천성 림프구세포는 2010년도에 새롭게 발견된 세포군으로 T 세포수용체나 B 세포수용체와 같은 수용체를 발현하지 않지만, 형태학적으로 림프구 계열 세포와 유사한 외형을 가진 세포이다. 이는 획득면역반응을 담당하고 있는 T 세포와는 달리 항원 특이성을 가지고 있지 않아 선천면역세포와 유사하며 획득면역의 보조 T 세포에 상응하는 역할을 담당하는 또 다른 면역세포라는 특징을 가지고 있다.

선천성 림프구세포는 주로 선천성 사이토카인(IL-1, IL-33, IL-25)에 빠르게 반응하며 조직의 항상성 유지, 손상 조직의 복구 및 병원체로부터의 방어반응 등을 담당한다.

2) 획득면역(Acquired immunity)

획득면역은 원칙적으로 자신이 생성을 유도한 항원과만 반응하는 특이성(specificity), 다양한 항원에 반응하는 다양성(diversity), 항원에 대한 노출의 횟수가 증가할수록 반응의 속도와 강도가 증가하는 기억(memory)을 특징으로 한다.

획득면역반응은 항원에 의한 면역반응의 유도과정으로 항원인식 단계(cognitive phase) → 활성화 단계(activation phase) → 작용자 단계(effector phase)를 거친다.

항원인식 단계는 B 세포 또는 T 세포표면에 있는 특이적 항원수용체가 항원을 인식하는 단계이며, 활성화 단계는 항원인식에 따라 림프구의 증식 · 분화가 일어나는 단계로 B 세포가 형질세포로 분화되어 항체를 생산하고 T 세포를 활성화시켜 면역반응을 조절한다. 작

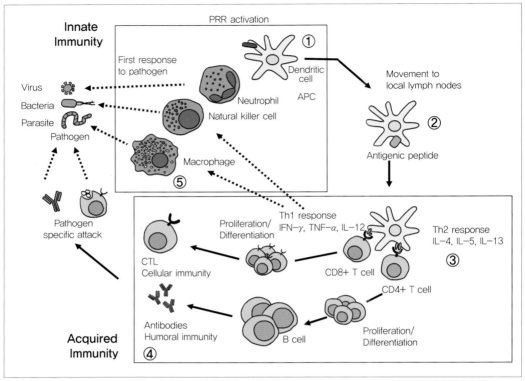

Figure 2-3. Innate and Acquired Immune Response to Pathogen

용자 단계는 면역반응 결과 생성된 면역물질들이 항원을 제거하는 과정으로 항원-항체 반응 및 세포독성 T 세포에 의해 항원이 제거되는 단계이다.

획득면역은 T 세포와 B 세포의 수용체가 세포의 발달과정 중 체세포에서 생성되며, 이 수용체들은 배선(germ line)에서 암호화되지 않으므로 어떤 특정한 항원과 반응하도록 미리 결정되지 않고 유전자 재배열에 의해 매우 다양한 수용체 레퍼토리(repertory)가 임의로 발생된다.

따라서 림프구는 특정 미생물 항원에 대한 수용체를 가지고 있으므로, 이를 만나면 클론 선택(clonal selection)의 확대가 일어난다. 수용체가 임의적 유전적 기전으로 생기므로 수용체 레퍼토리는 감염 미생물뿐만 아니라 환경에 존재하는 항원 혹은 자가항원과도 반응할 수 있다.

이러한 획득면역은 처음에는 서서히 진행되며 수용체 모양이 서로 다른 T 세포 또는 B 세포가 관여하면서 다양한 침입자에 대한 방어가 가능해진다. 또한 획득면역반응의 유도에는 항원의 유입에 의해 유도되는 능동면역(active immunity)과 항원에 대해 면역반응이 없는 숙주에 항체나 림프구를 유입시켜 유도되는 수동면역(passive immunity)이 있다.

(1) 항원제시세포(Antigen presenting cell, APC)

항원제시세포(항원전달세포)에는 대식세포 또는 수지상세포, B 세포 등이 있고 이 중 면역계에서 가장 강력한 항원제시세포는 수지상세포이다. 이들 항원제시세포들은 항원이 나타나면 이를 흡입하여 세포 내에서 분해해 작게 자른 후, 이 항원절편을 주조직적합성복합체가 결합한다. 이 결합체를 항원제시세포표면에 항원으로 제시하면 이 결합체에 T 세포의 T 세포수용체가 결합하면서 획득면역반응을 시작한다.

즉 항원제시세포는 외부에서 들어온 이물질(항원) 또는 내부에 존재하는 이물질(항원)이 과연 자신의 것인지 아닌지를 확인하기 위해 내부 항원은 프로테아좀(proteasome)에서, 외부 항원은 엔도솜(endosome)에서 많은 종류의 가수분해효소들에 의해 분해하여 항원절편(펩타이드)을 만든다. 이때 내부 항원절편은 1형 주조직적합성복합체와 외부 항원절편은 2형 주조직적합성복합체와 결합하게 된다.

이어 펩타이드-주조직적합복합체 결합체가 항원제시세포표면에 제시되어 CD8+ 및 CD4+ T 세포성 면역반응을 일으키며, 항원 반응을 일으키기 위해 B 세포에 항원 자체를 제시할 수 있다. 특히 수지상세포는 mRNA 형질감염(transfection)에 매우 응용 가능하므로 생체 내 및 생체 외에서 mRNA 백신의 형질감염에 대한 중요한 표적이 된다.

(2) 주조직적합복합체(Major histocompatibility complex, MHC)

주조직적합복합체는 다형성 유전자를 가진 분자단백질로 매우 많은 수의 대립형질을 가지고 있으며, 이는 대부분의 척추동물에서 이물질인 항원단백질 절편을 항원제시세포표면에 제시하는 역할을 하여 획득면역계와 자가면역에 중요한 역할을 한다.

주조직적합복합체는 각각 서로 다른 크기의 단백질들과 안정적으로 결합할 수 있는 협곡과 같은 길다란 홈을 가지고 있다. 주조직적합복합체는 펩타이드와의 결합력이 충분히 높은지 확인하여 안정적으로 결합할 수 있는 충분히 강한 결합력을 가지고 있는 펩타이드들만 선별하여 세포표면에 제시한다.

펩타이드-주조직적합복합체 결합체가 세포표면에 놓이면 근처에 있는 면역세포, 주로 T 세포가 그 단백질 절편을 확인한다. 자기 단백질이 아닌 것으로 판명되면 면역세포는 그것에 감염된 세포들을 식별해 사멸시킨다.

따라서 병원체 감염 또는 침입이 의심되어 인체 내 면역세포가 병원체 주변 부위로 이동하면서 1차적으로 주조직적합성복합체에 의해 병원체가 자기(self)와 비자기(non-self)를 구분하여 비자기라면 면역세포는 이를 침입세포로 인식하고 공격하게 된다.

예를 들어, AIDS는 주조직적합복합체가 없는 상태이므로 대식세포, 수지상세포, B 세포 등 항원제시세포들이 정상적으로 기능을 하여도 항원을 인식할 수 없기 때문에 정상적인 면역반응이 이루어지지 않는 질환이다.

주조직적합복합체는 거의 모든 사람이 서로 다른 주조직적합복합체 대립형질을 가지고 있으며 크게 1형과 2형으로 나눈다.

외인성 항원은 주로 2형 주조직적합복합체와 T 세포수용체와의 결합을 통해 미성숙 CD4+ T 세포가 성숙한 보조 T 세포(Th1과 Th2 세포)로 분화되도록 유도시키고, 내인성항원은 1형 주조직적합복합체와 T 세포수용체와의 결합을 통해 미성숙 CD8+ T 세포가 성숙한 세포독성 T 세포로 분화되도록 유도시킨다.

이러한 T 세포의 활성에는 항원제시세포의 항원 제시뿐만 아니라, 항원제시세포표면에 발현된 보조자극분자인 CD80, CD86, CD40 등과 염증촉진 사이토카인의 자극도 필요하다.

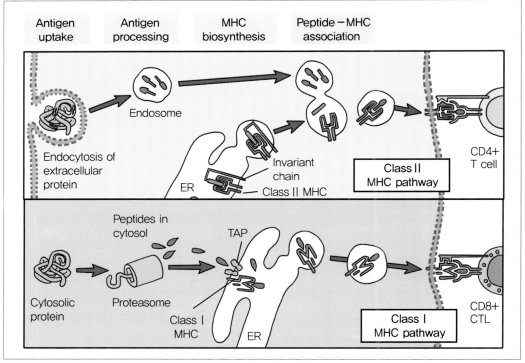

Figure 2-4. Major Histocompatibility Complexs(MHCs)

따라서 1형 주조직적합복합체는 CD8+ T 세포와 반응하여 이를 사멸시키는 작용을 하고, 2형 주조직적합복합체는 CD4+ T 세포와 반응(결합)하며, 특정 항원을 인식하여 면역반응을 일으킨다. 그 결과 바이러스 등의 미생물의 증식이 제한될 수 있으며 암세포와 같이 문제가 되는 세포가 사멸하게 된다.

① 1형 주조직적합복합체(MHC class I)

1형 주조직적합복합체는 대부분 체내 모든 세포에 존재하며, T 세포가 이들 세포표면에 위치한 1형 주조직적합성복합체 분자를 인식함으로써 만약 자신의 세포가 아니라면 T 세포는 그 세포를 파괴한다. 즉 바이러스에 감염되거나 암세포로 형질전환되었을 때 그 문제를 세포독성 T 세포에게 보여주어 숙주 자신이 이를 제거하기 위해 사용되는 단백질수용체이다.

1형 주조직적합복합체는 항원제시세포의 프로테아좀(proteasome)에서 섭취된 세포 내 항원단백질(cytosolic protein)을 가수분해하여 생성된 항원단백질 절편(펩타이드)과 결합하여 항원제시세포의 표면에 제시하는 단백질이다.

② 2형 주조직적합복합체(MHC class II)

2형 주조직적합복합체는 대식세포와 같은 단핵식균세포(mononuclear phagocytic cell), B 세포, 림프기관의 수지상세포, 피부의 랑겔한스세포(Langerhans cell), 정맥의 내피세포(endothelial cell), 간의 쿠퍼세포(Kuffer's cell), 흉선상피세포 등 특별한 세포 표면에 발현되어 보조 T 세포 또는 조절 T 세포 등에게 항원을 제시함으로써 획득면역 반응을 촉진하거나 억제하도록 만든다. 2형 주조직적합복합체를 가지고 있는 세포들은 표면에 1형 주조직적합복합체도 가지고 있다.

2형 주조직 적합성복합체는 항원제시세포의 엔도솜(endosome)에서 세포 내 이입(en-docytosis)을 통해 섭취된 세포 외 단백질(extracellular protein)을 가수분해하여 생성된 효소들에 의해 세포외 항원단백질을 분해하여 생성된 항원절편(펩타이드)과 결합하여 항원제시세포표면에 제시하는 단백질이다.

1970년대 초부터 2형 주조직적합성복합체가 자가면역질환, 염증질환, 감염질환 등과 밀접한 연관성을 가지고 있다고 알려지기 시작했다. 예를 들면, 중증면역합병증에 해당하는 베어림프구증후군(Bare lymphocyte sysdrome)과 류마티스관절염, 루푸스신염, Hepatitis B virus에 의한 간질환, 결핵 등이 2형 주조직적합복합체와 관련이 있다고 알려져 있다.

따라서 2형 주조직적합성복합체는 획득면역과 자기관용 획득에 중요한 기능을 담당하고 있어 면역시스템의 항상성을 유지하는데 중요한 역할을 하고 있다.

(3) 림프구(Lymphocyte)

림프구는 항원인식(antigen recognition)세포, 작용자 세포(effector cell) 및 항원 특이적(antigen specific) 세포로서 골수의 전구세포가 성숙되어 생성되는데, 항원을 인식하기 전의 림프구(resting lymphocyte)는 큰 핵을 가진 작은 림프구로 존재하다가 항원을 인식하면서 활성화에서 분화·증식한다.

림프구의 면역반응을 보조하는 세포(accessory cell)에는 항원제시에 관여하는 대식세포, 수지상세포 등과 림프구의 활성화에 관여하는 사이토카인이 있고, 면역작용을 나타내는 작용자 세포에는 탐식세포(대식세포, 과립구)와 염증세포가 있다.

림프구에는 B 세포, T 세포 및 자연살해세포 등이 있다. 이 중 B 세포와 T 세포는 획득면역 림프구이고, 자연살해세포는 선천면역 림프구로 암세포나 바이러스에 감염된 세포를 살해하는 역할을 한다.

이들은 모양이 서로 유사하여 세포표면에 가지고 있는 표면 단백질을 이용하여 구별하는데 CD(cluster of differentiation)는 림프구의 종류 및 분화단계, 활성화 정도를 판단하는 중요한 표지자가 된다.

① 세포독성 T 세포(Cytotoxic T cell, Tc, CD8+ T lymphocyte, CTL)

세포독성 T 세포는 킬러 T 세포(killer T cell)라고도 하며 바이러스에 감염된 체세포나 종양세포를 사멸하는 작용을 한다. 세포독성 T 세포는 바이러스 등의 항원에 감염된 세포, 손상되거나 제 기능을 상실한 세포 등을 제거한다.

② 보조 T 세포(Helper T cell, Th)

보조 T 세포는 활성화된 CD4+ T 세포로서 Th1 세포(1형 보조 T 세포, type 1 helper T cell), Th2 세포(2형 보조 T 세포, type 2 helper T cell), Th17 세포(17형 보조 T 세포, type 17 helper T cell), Treg 세포(조절 T 세포, regulatory T cell) 등으로 나누어지는데, 이들 세포는 직접적인 기능을 한다기 보다는 보조 역할을 하지만 면역반응에 중요한 역할을 한다.

Th1 세포는 대식세포의 활성화를 보조하며, Th2 세포는 B 세포의 항체 생산을 보조한다. 이들 면역반응은 서로 상호간의 반응을 억제하는 특징이 있는데, 이러한 작용은 직접 세포–세포 간 상호 결합에 의해서 또는 사이토카인의 분비를 통해서 이루어진다.

이 중 Th1 세포에 의한 면역은 주로 바이러스나 박테리아 등에 대한 면역반응에 매우 중요하고, Th2 세포는 기생충과 관련된 면역에 중요하며, 알레르기성 질병에 Th2 면역반응이 항진되어 있다. Th17 세포는 일반적으로 자가면역질환과 염증에 관여한다. 조절 T 세포는 모든 항진된 T 세포를 억제하는 기능을 한다. 조절 T 세포가 건강해야 면역반응이 건강해진다. 이는 한번 면역반응이 일어난 후에는 이것을 억제해야 하는데, 이러한 기능을 조절 T 세포가 담당하고 있기 때문이다.

③ 자연살해 T 세포(Natural killer T cell, NKT)

자연살해 T 세포는 전체 림프구의 1%도 안 되는 비율을 가지고 있지만, 일단 활성화되면 몇 시간 내 다양한 사이토카인을 빠르게 분비하는 능력을 가지고 있고 특히 Th1 면역반응과 Th2 면역반응 모두 유도할 수 있는 능력을 가지고 있다. 이러한 독특한 특성으로 자가면역질환, 감염질환, 암 등 다양한 면역질환에서 면역조절 및 면역강화 작용을 가지게 된다.

일반적인 T 세포는 주조직적합항원에 제시되는 작은 펩타이드항원을 인식하는데 반해 자연살해 T 세포는 1형 주조직적합복합체 단백질과 유사한 CD1d의 당지질(glycolipid)을 인식하여 항원을 제시한다.

④ 감마델타 T 세포(γδ T cell)

감마델타 T 세포는 알파베타(αβ) 수용체인 CD4, CD8과 다른 방식의 대체 T 세포수용체를 사용하여 이를 보조 T 세포, 세포독성 T 세포, 자연살해세포 등과 공유한다. 감마델타 T 세포는 혈류를 따라 흐르지 않고 피부와 장기, 폐와 같은 상피 조직에 머무른다. 감마델타 T 세포의 역할은 아직 완전히 규명되지는 않았지만 상피 조직의 면역반응을 유도하는 것이 확인되었다.

(4) 체액성 면역과 세포성 면역

획득면역에는 두 종류가 있는데, 체액성 면역반응(humoral immune response)은 세포가 만들어낸 단백질이 획득면역반응을 수행하는 과정으로 B 세포에 의한 항체의 생성이 이에 해당한다. 세포성 면역반응(cellular immune response) 또는 세포매개면역반응(cell-mediated immune)은 세포가 직접적으로 획득면역반응을 수행하는 과정으로 T 세포 면역반응이 이에 해당한다.

① 체액성 면역(Humoral immunity)

체액성 면역은 항체를 비롯하여 보체단백질 및 특정 항균 펩타이드와 같은 세포 외 체액에서 발견되는 물질들에 의해 유도되는 면역이다. 항체는 주로 병원체의 항원을 인식하여 병원체 운동성 저하, 독소의 중화, 탐식세포에 의한 인식 및 감염된 세포의 파괴 유도 등을 통하여 병원체의 확산을 억제할 수 있다.

체액성 면역을 주로 담당하는 항체는 항원의 종류나 T 세포의 관여 유무, 백신 면역증강제(adjuvant) 사용 유무 및 종류, 면역기관 등의 차이에 따라 생성되는 종류나 양이 달라진다. 이러한 체액성 면역은 처음 외부 항원을 불활성화된 B 세포가 직접 B 세포수용체를 통해 인식하면서 시작되는데, B 세포의 활성화 및 항체의 생산은 일련의 순차적인 B 세포의 분화에 따라 이루어진다. B 세포가 활성화되면 항원 특이적 B 세포의 수를 증가시키거나 B 세포를 항체-분비 형질세포(antibody-secreting plasma cell) 또는 기억세포(memory cell)로 분화시킨다.

한편 세포성 면역에서도 B 세포 활성화에 공동으로 참여한다. 즉, 외부 항원을 항원제시세포(수지상세포 등)가 인식하고 처리(가공)된 항원절편(펩타이드)과 2형 주조직적합성복합체가 결합하면서 이를 세포표면에 항원으로 제시하면, T 세포수용체를 통해 미성숙한 CD4+ T 세포가 활성화되어 성숙된 보조 T 세포는 Th2 세포로 분화되면서 사이토카인(IL-2 등)을 분비시킨다. 최종적으로 Th2 세포와 사이토카인이 B 세포에게 항원의 정보를 제공함으로써 체액성 면역에서의 B 세포의 분화에 공동으로 참여한다.

이러한 체액성 면역반응은 1차 반응과 2차 반응으로 구분하여, 1차 반응은 외부 항원과 처음 접촉하면서 일어나며 항체를 분비하는 형질세포와 기억세포의 생성이다. 2차 반응은 항원에 의해 기억세포가 활성화되면서 일어나며 유도기가 매우 짧고 정점이 높아 더 오래 지속되고 또한 분비되는 항체의 친화력도 높다.

또한 활성화된 B 세포와 T 세포 가운데 일부는 특정 항원에 대한 항체를 유지한 채 세포분열을 지속하여 장기간 항원을 기억하게 되는데 이를 면역학적 기억이라 한다. 이는 일부는 평생에 걸쳐 지속되기도 하기 때문에 중요한 획득면역이라 할 수 있으며, 특히 백신의 경우 면역학적 기억을 형성시키는 기작으로 질병을 예방한다. 한 번의 백신 접종

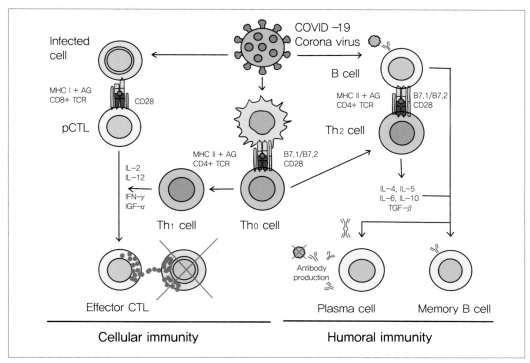

Figure 2-5. Cellular Immunity and Humoral Immunity of COVID-19

으로 면역력 형성이 불충분한 경우 여러 차례에 나누어 접종할 수 있고 횟수를 거듭하면 면역학적 기억에 의해 항체 형성이 배가되어 효과를 높이게 된다.

결론적으로 체액성 면역은 인체에서 병원체의 항원결정기(epitope)와 결합한 항체에 의하여 숙주세포와의 상호작용이 차단되어 세포 내로의 침입이 억제되는 중화기능, 항원과 면역세포와의 결합력을 증가시켜 면역세포의 식작용을 강화하는 옵소닌화, 보체 활성화, 자연살해세포와 같은 항체의존성 세포매개세포독성(antibody-dependent cell cytotoxicity, ADCC) 등의 면역반응을 나타낸다.

② 세포성 면역(Cellular immunity)

세포성 면역은 항원 특이적인 면역과정으로 특히 T 세포에 의한 항원의 인식과정에 의해 시작되며, T 세포의 활성화를 중심으로 이루어진다. 세포성 면역에는 여러 가지 종류의 반응이 있는데, 특히 항원과 반응하는 T 세포의 활성화가 먼저 이루어진 후 다양한 형태로의 세포성 면역반응이 유도된다.

세포성 면역에서 미접촉 T 세포의 활성화는 T 세포수용체를 통한 신호전달과정을 통하여 시작되며, 이에는 인산화효소(phosphorylase), 어댑터 단백질(adapter protein), 작용자(effector), 전사조절인자(tranion factor) 등이 관여한다. 특히 인산화효소와 어댑터 단백질은 T 세포수용체에 의한 신호를 핵으로 증폭 · 전달하는데 중요한 역할을 하며, 이때 T 세포에 의해 인식되는 항원은 세포 안에서 발견되는 내부항원(endogeneous antigen)과 외부에서 침입하는 미생물 같은 외부항원(exogeneous antigen)을 구분할 수 있다.

먼저, 내부항원은 미생물이 숙주세포를 감염시킨 후 감염된 세포에서 생성되는데, 이들의 유전 암호(genetic code)를 숙주세포의 DNA에 삽입하여 미생물의 특정 항원절편(펩타이드)을 생성한다. 이는 체내 대부분 세포표면에 위치한 1형 주조직적합복합체에 의해 인식되면서 서로 결합한다.

이어 펩타이드-1형 주조직적합복합체 분자의 불변 부위에 CD8+ 당단백질이 세포표면에 위치하고 있는 미성숙한 T 세포(immature CD8+ T cell)가 결합하면서 성숙한 세포독성 T 세포(mature CTL)로 증식 · 분화된다.

다음, 외부항원은 체내에 침입한 이물질인데, 이를 항원제시세포가 탐식하여 생성한 항원 펩타이드를 생성한다. 이는 특정 세포표면에 위치한 2형 주조직적합복합체에 의해 인식되면서 서로 결합한다.

이어 펩타이드-2형 주조직적합복합체 분자의 불변 부위에 CD4+ 당단백질이 세포표면에 위치하고 있는 미성숙한 T 세포(immature CD4+ T cell)가 결합하면서 성숙한 보조 T 세포(mature Th cell)로 증식 · 분화된다.

이때 보조 T 세포의 활성화는 CD28-B7, LFA-ICAMs 등 다양한 보조자극신호(multiple co-stimulatory signals)를 통하여 전달된다. 만약 T 세포의 활성화 과정에 이들 신호가 결여되면 T 세포는 무기력(anergy) 상태가 된다. 따라서 T 세포수용체를 통한 신호와 보조자극신호를 통한 신호전달과정의 유기적 관계는 보조 T 세포 활성화에 있어서 매우 중요하다. 특히 보조 T 세포는 IL-2를 생산하고 세포 주기의 G0 단계에서 G1 단계로 들어가게 되어 세포증식을 시작하게 되고, 이 과정은 계속적인 항원 자극의 도움 없이 IL-2, IL-4, IL-7, IL-15 등의 사이토카인만을 통해서도 진행된다.

이러한 보조 T 세포는 선천면역과 획득면역 모두를 조절하며 특정 항원에 대한 면역반응을 보조한다. 보조 T 세포는 직접 생체 독성 작용을 주지 않기 때문에 감염된 세포를 죽이거나 병원체를 파괴하지는 않지만 다른 면역세포들이 빠르게 반응할 수 있도록 돕는다. 최종적으로 활성화된 보조 T 세포가 작용자 세포로 다시 분화하기 위해서는 분비하는 사이토카인의 종류와 분비한 사이토카인에 의한 면역조절 기능 등 사이토카인 환경이 매우 중요하며 항원의 종류와 용량, 항원제시세포의 종류, 항원제시세포와 T 세포가 반응 할 때 보조자극신호의 종류에 따라 Th1 세포 또는 Th2 세포로의 분화가 결정된다.

a. Th1 세포

분화된 Th1 세포는 IFN-γ, IL-12와 같은 Th1 사이토카인(Th1 cytokine, 염증촉진 사이토카인) 신호를 증폭하여 바이러스, 세균 감염과 같은 세포내부 병원체(intracellular pathogen)를 제거하는 대식세포나 세포독성 T 세포에 의한 세포성 면역반응을 보조한다.

b. Th2 세포

Th2 세포는 IL-4, 5, 9, 10, 13 등과 같은 Th2 사이토카인(Th2 cytokine, 항염증 사이토카인)을 생산하여 기생충과 같은 세포외부 기생충(extracellular parasite)의 감염에 대항하고, 항체를 생산하는 B 세포와 체액성 면역반응을 보조한다. B 세포 또한 Th2 세포의 활성화를 유도할 수 있다.

이때 Th2 세포는 B 세포가 항원절편과 결합하여 형성한 펩타이드-2형 주조직적합복합체를 인식하고 감염된 세포를 인식한 것과 같은 방식으로 이를 면역세포에 전달한다. 즉 펩타이 드-2형 주조직적합성복합체 결합체는 CD4+ T 세포의 표면에 있는 T 세포수용체와 결합하여 Th2 세포가 활성화되면 Th2 세포는 B 세포가 형질세포 (plasma cell)와 기억세포(memory cell)가 되어 항체를 생산하는데 영향을 주어 항원에 대한 체액성 면역작용이 원활하도록 보 조한다.

c. Th1 세포와 Th2세포의 균형

Th1 세포가 생산하는 Th1 사이토카인은 Th1 세포의 분화를 유도하는 반면 Th2 세포의 증식 과 분화를 억제하며, 한편 Th2 세포가 생산하는 Th2 사이토카인은 Th2 세포의 증식과 분화 를 유도하는 반면 Th1 세포의 분화를 억제하는 식으로 진화되었다. 자연스럽게 이 두 가지 면 역반응은 서로 상대를 견제하도록 진화되었다.

따라서 Th1과 Th2 면역반응의 균형이 깨어지게 되면 Th1/Th2 불균형으로 인한 여러 가지 면역 질환을 겪게 된다. 알레르기 질환도 그 균형이 Th2 쪽으로 치우친 결과로 유발된 면역 질환 중의 하나이다.

II. 백신

◆ 서론

백신은 목적에 따라 예방백신(prophylactic vaccine)과 치료백신(therapeutic vaccine)으로 구분할 수 있다. 예방백신은 병원 미생물에 노출되기 전에 미리 접종하여 그 병원체로부터 보호받고자 하는 백신을 말하며, 치료백신은 이미 감염된 환자를 치료할 목적으로 만든 백신을 말하는데, 치료백신의 경우 대부분 예방백신의 기능도 함께 가지고 있다.

일반적으로 예방백신은 특정 병원체나 독소 등에 대항하는 항체의 생성을 목적으로 하는 것이어서 주로 B 세포에 의해 면역반응이 이루어지는 체액성 면역반응이며, 이에 반해 치료백신은 항체 생성이 목적이 아니라 T 세포의 활성화가 목적이므로 T 세포가 관여하는 세포성 면역반응이 이루어진다.

특히 AIDS 바이러스와 같은 일부 병원체의 백신 제조가 기존의 백신 제조방법으로는 제조가 불가능한 것으로 판단되면서 전통적인 백신 제조 접근법과 면역학의 최근 지식 및 기술이 접목하게 되었다. 이에 따라 새로운 백신의 개발이 시도되었고 치료백신도 주목받게 되었다.

따라서 치료백신은 암 또는 바이러스 감염에 대한 면역반응을 유도하여 면역세포 특히, 세포독성 T 세포(CTL) 또는 자연살해세포(NK 세포)가 매개하는 면역반응에 의해 암세포나 바이러스감염세포를 제거하려는 목적으로 개발되고 있다.

1. 백신의 제조와 특징

1) 백신의 제조 방식

전통적인 백신의 제조는 동물의 유정란 또는 세포에 병원체(항원)를 여러 차례 주입하면서 반복적으로 감염시켜 증식시킨 후 이를 약독화(live attenuated)시키거나 화학약품 등을 처리하여 불활화(inactivated)시키는 방식이었다.

이러한 방식은 병원체를 증식시키는데 오랜 기간이 걸리고 약독화가 잘 되지 않았을 경우에는 병원체가 체내에서 증식할 위험성이 있다는 단점이 있고, 반대로 세균 및 바이러스 자체를 병원체로 사용하기 때문에 이들 병원체의 여러 부위에 항체 결합부위가 다양하여 병원체가 전부 변종이 되지 않는 이상 병원체를 예방할 수 있다는 장점도 있다.

이와 같이 살아 있는 병원체를 증식시키는 방식이 있는가하면 바이러스 외피에서 항체와 반응할만한 부위를 찾아 그 단백질만을 생산해내는 재조합 단백질백신도 있다. 특히 바이러스 표면에 돌출되어 있는 부분이 항체와 반응하기가 쉽기 때문에 이 부분을 항원으로 사용할 수 있다.

재조합 단백질백신은 항원으로 사용할 단백질을 정제해서 사용하거나 항원으로 사용할 단백질을 암호화하고 있는 핵산(DNA 또는 mRNA)을 사용할 수 있다. 이 중 단백질 정제 방식은 다시 단백질을 생합성하는 방식과 단백질 내 항원펩타이드를 합성하는 방식, 바이러스 유사입자(virus-like particle VLP)를 사용하는 방식으로 나눌 수 있다.

재조합 단백질백신은 병원체 전체를 항원으로 하는 백신에 비해 더 강한 면역반응을 일으킬 수 있다는 장점이 있다. 하지만 단백질 생산에 비교적 오랜 시간이 걸리고 비용도 많이 들기 때문에 핵산백신이 새로운 대안으로 부상되었다.

핵산백신에는 DNA 백신과 mRNA 백신이 있으며 단백질을 암호화한 유전자를 투여하는 방식이기 때문에 단백질 생합성 및 분리에 드는 시간과 비용을 줄일 수 있다. 핵산은 몸 안에 들어가도 그 자체로는 항원 역할을 할 수 없고 세포에 들어가서 세포내 단백질 합성기제를 이용하여 항원단백질을 만들어내야 한다.

그러므로 핵산백신은 DNA 또는 mRNA를 세포에 전달하는 운반체(벡터)에 따라 나노지질입자(lipid nano particle, LNP), 복제 불가능한 바이러스 벡터(non replicating virus vector), 복제 가능한 바이러스 벡터(replicating viral vector), 벡터 없이 DNA만 전기화학적인 방법등이 있다.

2) 백신의 제조 조건

이상적인 백신은 수주 상태나 연령대에 무관한 범용성, 1회 접종으로 평생 보장하는 효용성, 부작용이 없어야 하는 안전성, 운송·보관·관리가 용이한 안정성, 경구 투여, 비강 투여 등 편이성, 기술적, 비용적 측면의 생산성을 갖추어야 한다. 이를 위해 백신 제조에서 생물체의 특성과 병원체에 대한 방어 기전은 가장 중요하게 고려하여야 한다.

예를 들어, 파상풍의 경우 체액성 면역이 중요하기 때문에 혈액 내 항독소(antitoxin)의 높은 역가가 필요하다. 결핵의 경우 세포성 면역이 중요하기 때문에 대식세포의 활성이 필요하다. 독감의 경우 세포성 면역이 중요하기 때문에 세포독성 T 세포의 활성이 필요하다.

또한 백신의 제형, 면역증강제(adjuvant) 및 투여 경로 등도 고려되어야 한다. 면역증강제는 항원에 대한 체액성 및 세포성 면역반응 모두 증가시킬 수 있는 물질로 항원과 함께 투여하면 빠르고 오랜 시간 강한 효과를 지속한다. 백신 제조 시 안전성을 증가시키는 과정에서 면역원성이 저하되는 경향이 발생하기 때문에 면역증강제는 중요한 역할을 한다.

투여 경로에서 주사제일 경우 대부분 근육주사를 이용하며 주로 전신 면역을 유도하며 부작용이 있을 수 있다. 경구 및 비강 투여의 경우 주로 국소 면역을 유도하고 전신 면역도 유도할 수 있으며 접종의 편이성이 있고 전신 부작용이 없는 장점이 있다. 경구용 백신에는 폴리오, 콜레라, 장티푸스 백신 등이 있다.

3) 바이러스 백신의 특징

바이러스는 다른 병원체와 다른 점이 있는데, 바이러스는 세포 외부에서 복제할 수 없다. 바이러스는 세포에 들어가서 스스로 복제를 하기 위해 세포의 기능을 제어하면서 감염을 일으킨다. 복제를 위해 숙주세포의 내부 물질을 사용해야 하기 때문에 감염은 바이러스 복제를 위한 필수 요소이다.

바이러스는 표적세포에 진입하기 위해서 바이러스 단백질과 세포막 수용체 사이의 상호작용을 필요로 한다. 세포표면에 바이러스가 부착되면 바이러스는 여러 가지 형태로 세포에 진입을 시도한다. 외피가 있는 바이러스는 바이러스 생성 세포로부터 생성된 외부 지질막을 가진다. 이 막이 세포와 융합될 때 세포로 진입하며 감염이 일어나게 된다. 외피가 없는 바이러스는 세포 원형질막을 파괴하여 구멍을 낸 후에 세포에 진입한다. 일단 바이러스가 세포에 들어간 후, 다양한 기전의 세포 물질을 이용하여 바이러스 단백질을 생성한다.

바이러스 백신은 항원에 대한 면역력을 가지기 위해 투여된다. 하지만 보통 바이러스들은 변이를 쉽게 일으키기 때문에 감염시킬 수 있는 감염원의 단백질 변형이 자주 발생할 수 있다. 그러므로 자주 다른 형태의 백신 투여를 해야 하지만 효과적인 백신은 유사한 형태의 여러 바이러스 변이체를 중화시킬 수 있는 형태로 제작된다. 백신접종을 통해 약화된 형태의 바이러스를 투여하면 B 세포에 의해 중화항체를 생산할 수 있다. 이후 두 번째 바이러스가 투여되면 B 세포는 해당 물질을 기억하였다가 빠르게 중화항체를 생산하게 된다.

2. 백신의 종류

백신은 전통적인 백신으로 1세대 백신과 2세대 백신이 있고 차세대 백신인 3세대 백신으로 크게 구분할 수 있다. 1세대 백신에는 제조방법에 따라 전균백신(whole cell vaccine)에 해당하는 약독화 생백신(live attenuated vaccine)과 불활화 사백신(inactivated vaccine)이 있고, 2세대에는 항원 성분만을 추출하여 제조한 성분백신(component vaccine), 정제백신, 비세포백신(acellular vaccine) 또는 벡터백신(vector vaccine)이 있으며, 3세대에는 재조합 기술로 만든 핵산백신(DNA 백신, mRNA 백신), 바이러스벡터백신 등으로 나눌 수 있다.

한편 현재 상용화된 백신으로 구분하면, 크게 병원체의 배양 조건이나 유전공학적 변이를 통한 약독화 생백신, 열이나 화학 처리를 가한 불활화 백신, 박테리아에서 만들어 내는 독소를 불활성화 시킨 변성독소백신(toxoid) 그리고 다당체와 단백질을 화학적으로 결합시킨 접합백신(cojugated vaccine), 병원체의 일부 단백질이나 다당체 또는 핵산을 이용한 서브유닛백신(subunit vaccine)으로 나눌 수도 있다. 서브유닛백신은 넓은 의미에서 전균백신을 제외한 백신 모두를 포함한다.

전균백신(또는 균체백신)이 소개된 이후 병원체의 일부만을 항원으로 사용하는 매우 안전한 단백질 서브유닛 백신 등이 개발을 가능하게 되었고, 이로써 전염병의 유행할 경우 보다 빠르고 효과적으로 백신을 대량생산할 수 있는 시스템을 갖추게 되었다.

2세대 백신은 병원체의 단백질 중 면역체계를 활성화 시켜주는 단백질 조각, 펩타이드를 구성단위로 만든 것으로 성분백신(component vaccine)이라 할 수 있다. 면역반응에 필요한 항원만으로 합성해 제조되었기 때문에 부작용이 적고 순도가 높고 안정적이지만 면역반응을 유도하는데 시간이 걸리고 생백신보다 효율이 떨어지며, 제조 비용이 많이 소요되는 것이 단점이다. 이들 백신에는 추출·정제된 항원을 사용하는 톡소이드(불활성화 독소, 변성 독소), 캡슐다당체 등이 있고 재조합 표면항원 등도 있다.

표 2-1. 백신의 분류와 제조 방식

분류	백신	제조 방식
균체 기반 백신	약독화	질병을 일으키는 바이러스 또는 세균의 병원성을 약화시킨 방식
	불활화	병원체를 배양한 후 열 또는 화학물질을 처리로 불활성화 시킨 방식
톡소이드 백신	불활화	세균이 분비하는 독소(외독소)를 열 또는 화학물질 처리로 불활성화시킨 방식
성분백신	캡슐 다당체	세균표면에 존재하는 캡슐 다당체를 정제하는 방식
접합백신	다당체-단백질 접합	캡슐 다당체를 가진 세균을 인식하기 위해서는 단백질에 다당체를 결합시키는 방식
재조합 항원 백신	서브유닛	병원체의 항원 단백질 등 항원 단백질 조각을 이용하는 방식
	바이러스 유사 입자	바이러스 구조와 유사하지만 유전물질이 없어 감염되지 않은 바이러스 껍질을 이용하는 방식
유전자 기반 백신	DNA	병원체의 항원을 코딩하는 유전자가 포함된 플라스미드 DNA를 숙주세포에 삽입하는 방식
	mRNA	인체 세포 안에 들어가 항원 단백질을 합성하는 mRNA를 전달하는 방식
	바이러스 벡터	복제 가능: 병원성을 약독화시킨 바이러스를 벡터로 이용하여 특정 미생물의 항원 유전자를 재조합하여 체내로 전달하는 방식
		복제 불가능: 병원성이 없는 바이러스를 벡터로 이용하여 특정 미생물의 항원 유전자를 재조합하여 체내로 전달하는 방식

1) 약독화 생백신(Live attenuated vaccine)

약독화 생백신은 균체백신으로 세균, 바이러스 등 병원체를 따로 분리하여 복제가 잘 일어나는 동물세포 조직(유정란 등) 또는 시험관 배지 등에서 장기간 계대배양(연속배양)함으로써, 이들 유전자에 변이 또는 소실이 일어나 독성 및 병원성이 낮아진 상태를 이용한다. 약독화 생백신은 살아있는 병원체로 제조되었기 때문에 실제 감염과 유사한 반응을 일으키지만 사람을 숙주로 이용하여 질병을 유발하지는 않는다. 또한 다른 사백신 보다 면역반응 효과가 우수하고 한번 접종으로도 예방이 가능하며 제조 비용이 적게 든다는 장점이 있다. 하지만 생백신이기 때문에 돌연변이 등을 통해 변종이 만들어 체내에서 복제되어 독성을 가질 수 있어 면역력이 약한 사람에게는 부작용을 일으킬 수 있다는 단점을 가지고 있다. 이러한 약독화 생백신은 일반적으로 인체 내에서 자가복제가 가능하고 자연적 면역증 강제처럼 작용하는 성분들이 포함되어 있어 체액성 면역반응과 세포성 면역반응을 동시에 일으킬 수 있다.

현재 약독화 생백신에는 세균 중 결핵(BCG, Bacille de Calmette-Guerin) 등 백신과 바이러스 중 천연두, MMR[홍역, 유행성이하선염(볼거리), 풍진 혼합백신], 소아마비(폴리오, sabin) 등 백신이 있다.

2) 불활화 사백신(Inactivated or killed vaccine)

불활화 사백신은 세균, 바이러스 등 병원체를 배양·정제한 후 가열, 자외선 조사 또는 약품(phenol, formaldehyde, acetone, propiolactone 등) 등으로 병원체의 활성을 없앤 상태를 이용하여 제조한다. 불활화 사백신은 제조 시 병원체의 활성은 없애지만 병원체 표면에 존재하는 항원의 구조는 그대로 유지하는 것이 중요하다.

불활화 사백신은 병원체 유전자 돌연변이에 의한 질병 유발이 불가능하므로 백신접종에 따른 부작용이 적고 비교적 저렴한 비용으로 빠른 시간 내에 개발 및 대량생산이 가능하다는 장점이 있다.

하지만 약독화 생백신과 같이 정상적인 감염경로를 거치지 않기 때문에 백신의 면역반응 효과가 상대적으로 미약하고 면역 지속 효과가 짧아 여러 번 접종해야하는 불편함이 있을 수 있다. 불활화 사백신은 주로 체액성 면역만을 유도하며 면역증강제를 첨가하여 효능을 더 높일 수도 있다.

현재 불활화 백신에는 세균 중 콜레라 등 백신과 바이러스 중 소아마비(폴리오, Salk), A형 간염, 인플루엔자, 페스트, 일본뇌염, 광견병 백신 등이 있다.

독감(Influenzae) 백신은 인플루엔자 바이러스 종류에 따라 3가 백신(trivalent vaccine)과 4가 백신(quadrivalent vaccine)으로 나눈다. 전통적인 3가 백신은 A형 균주 두 종류(H1N1, H3N2)와 B형 균주 한 종류로 구성되어 있다. 4가 백신은 A형 두 종류(H1N1, H3N2)와 B형 두 종류 균주(Yamagata, Victoria)로 구성되어 있다. 이들 3가와 4가 백신은 유정란 배양에 의한 백신과 세포 배양에 의한 백신으로 구분한다.

3) 점막백신(Mucosal vaccine)

사람들은 섭취나 흡입을 통해 외부로부터 끊임없이 병원미생물들의 위협을 받고 있다. 이들의 대부분은 점막을 통해서 침입이 이루어지기 때문에 점막면역(mucosal immunity)은 외부 공격에 대한 첫 번째 인체 방어기능을 담당하고 있다.

점막백신은 전신 면역반응과 점막 면역반응도 유도할 수 있고, 특히 점막표면에서 항원 특이적 분비성 IgA(secretory IgA, sIgA)를 생산하여 외부 공격에 대해 인체를 효율적으로 방어할 수 있다.

점막백신은 점막으로 직접 투여하기 때문에 점막경로를 통해 감염되는 병원미생물들에 대해 효율적으로 방어할 수 있고 주사에 의한 통증이나 거부감이 없다는 장점을 가지고 있다. 현재 점막백신에는 약독화 생백신과 불활화 사백신이 있다. 약독화 생백신으로 폴리오경구백신(oral polio vaccine)이 처음으로 상용화되었고 로타바이러스(rotavirus), 살모넬라(salmonella), 인플루엔자바이러스(influenza virus)에 대한 약독화 생백신 등이 있다. 폴리오 경구백신은 3종의 폴리오바이러스로 구성되어 있으며, 바이러스에 특이적 전신면역반응 뿐만 아니라 폴리오바이러스의 감염 경로인 장에서 점막 IgA를 유도하여 폴리오바이러스의 감염을 효율적으로 방어할 수 있다.

독감 바이러스 점막백신인 플루미스트(FluMist®)는 2종의 A 유형(H1N1 and H3N2)과 1종의 B 유형으로 구성되어 있으며, 폴리오 경구백신과는 다르게 비강으로 접종한다. 이러한 생백신들은 효과적인 방어면역을 유도하지만 폴리오 경구백신의 부작용 등이 보고되면서 생백신에 대한 안전성 문제가 제기되었다.

콜레라 점막백신인 듀코랄(Ducoral®)은 사백신으로 구성되어 있다. 이는 3종의 죽은 비브리오콜레라와 면역증강제로서 콜레라 독소(cholera toxin)의 B 도메인이 포함되어 있다. 콜레라 점막백신을 제외한 모든 점막백신의 경우 약독화 생백신으로 구성되어 있는데, 이는 사백신과 서브유닛백신의 경우 생백신에 비해 안전하지만 점막에서 낮은 면역원성을 보이기 때문에 백신 자체만으로는 효과적인 면역반응을 유도하기 어렵다.

따라서 더 많은 안전하고 효율적인 점막백신이 개발되기 위해서는 병원미생물에 대해 적합한 면역조직에서 항원 특이적인 면역반응을 유도하기 위한 다양한 점막투여 경로의 연구와 강력한 면역반응의 유도를 돕기 위한 면역증강제의 개발이 필요하다.

4) 톡소이드백신(변독소, Toxoid vaccine)

톡소이드백신은 병원체의 대사과정에 생성되거나 병원체 자체가 가지고 있는 외독소(exotoxin)를 가열하거나 포르말린 등의 약품을 처리하여 불활성화시켜 제조한다. 따라서 병원체의 독성은 파괴되지만 독소가 지닌 특이한 면역원성은 그대로 지니고 있게 함으로써 인체에는 해를 주지 않고 인체의 방어기전에 의해 면역반응 효과를 지니게 된다. 톡소이드백신은 항독소 항체를 만들어내며 이 항체가 독소와 결합하여 독소를 중화시킴으로써 질병을 예방할 수 있게 한다.

현재 톡소이드백신에는 디프테리아와 파상풍에서 분비되는 외독소를 정제하고 포르말린으로 불활성화시킨 백신이 있다.

5) 접합백신(Conjugated vaccine)

일반적으로 면역세포는 병원체가 가진 항원단백질 절편을 인식하기 때문에 단백질이 아닐 경우 면역의 활성화가 잘 일어나지 않는다. 세균 외피에 있는 캡슐다당체(capsular polysaccharide)는 B 세포를 활성화시켜 IgM 항체를 생산하고 점막면역을 유도할 수 있으나, 보조 T 세포를 활성화할 수는 없으므로 보조 T 세포를 활성화하기 위하여 캡슐다당체에 단백질항원을 결합시켜야 한다.

즉 접합백신은 캡슐다당체를 가진 세균을 인식하기 위해 캡슐다당체에 단백질을 결합시켜 제조한 캡슐다당체-단백질백신이다. 예를 들어, 세균성수막염을 일으키는 헤모필루스 인플루엔자 타입 b(Hib)의 경우 캡슐다당체에 파상풍톡소이드를 결합시켜 면역원성을 증강시킨다.

특히 2세이하의 어린아이는 캡슐다당체에 대한 항체를 잘 만들어내지 못하기 때문에 뇌수막염, 패혈증 등은 접합백신에 필요하다.

현재 폐렴구균의 뇌염백신은 23개 서로 다른 캡슐다당체, 폐렴백신은 다당체와 CRM197 담체와 결합, 헤모필루스 인플루엔자타입(Hib) 백신은 다당체와 단백질 담체와 결합되어 있다.

6) 서브유닛백신(Subunit vaccine)

초기 백신은 대부분 약독화 생백신 또는 불활화 사백신 형태였으나 이들 백신들은 면역저하자에서 질병을 일으키거나 전신성 또는 국소성 부작용을 일으키는 단점이 있어 점차 다당류 또는 단백질을 항원으로 이용하는 서브유닛백신 형태의 백신으로 변모되었다.

서브유닛백신은 병원체를 구성하는 성분 중 면역기능을 일으킬 수 있는 항원단백질 성분만을 추출·정제한 일부 단위(subunit)를 이용하여 제조하며 '소단위 백신', '아단위 백신', '구성단위 백신', '특이항원 추출백신' 등으로도 불리운다.

원래 서브유닛백신은 미생물이 내재하고 있는 병원체연관분자인식패턴을 가지고 있지 않아 그 자체만으로는 백신의 효과가 현저히 떨어지므로 면역반응을 강화시킬 수 있는 면역증강제(adjuvant)의 사용이 필요하다.

또한 병원체 표면에 있는 항원결정기 부분을 분리·정제하여 사용하면 항원성은 유지되고 병원성은 없어지므로 항원결정기 부분을 재조합 단백질로 발현시키는 재조합 백신도 개발되었다.

(1) 캡슐다당체백신(Capsular polysaccharide vaccine)

대부분 병원체에서 나타나는 독성은 병원체 표면에 존재하는 친수성 캡슐다당체에 의한 항식균작용에 기인한다. 이에 따라 캡슐다당체백신은 병원체에서 캡슐다당체를 분리·정제하여 제조한다.

현재 캡슐다당체백신에는 23개의 서로 다른 항원성 캡슐다당체로 구성되어 있는 폐렴구균의 뇌염백신과 정제된 캡슐다당체로 구성된 세균성 수막염백신 등이 있다.

(2) 바이러스유사입자백신(Virus-like particle vaccine, VLP vaccine)

바이러스유사입자백신은 실제 바이러스와 유사한 바이러스 외피를 구성하는 단백질 유전자를 재조합 기술로 만들어 이를 동물 또는 식물 세포에서 배양·정제하여 제조한다.

따라서 기본적으로 재조합 단백질백신의 표적 항원도 가지고 있으면서 실제 바이러스와 유사한 크기와 구조를 가지고 있기 때문에 인체의 면역체계가 더 잘 인식되고 항원에 대한 면역원성이 증강된다.

현재 바이러스유사입자백신에는 인유두종바이러스(human papillomavirus, HPV) 백신이 있다. 이는 재조합 기술을 이용하여 HPV 바이러스의 capsid protein인 L1 단백질로 이루어진 바이러스유사입자를 항원으로 하는 서브유닛백신이다.

자궁경부암은 인유두종바이러스(HPV) 감염에 의하여 발생하는 암으로 HPV 바이러스 외피의 L1 단백질을 이용한 동일한 기전의 HPV 예방백신이 현재 사용되고 있다. HPV 백신은 HPV 바이러스 외피의 L1 단백질을 바이러스유사입자(VLP)로 재조합해서 제조한다.

HPV 백신은 항원(VLP)으로부터 유도된 항HPV 항체가 혈청에서 자궁경부점막으로 전달되어 인유두종바이러스의 지속적 감염을 예방하는 기전을 가지고 있다. 따라서 HPV 백신은 HPV virion과 형태적으로 유사한 바이러스유사입자를 통해 인체에서 HPV에 대한 중화항체를 생성하고 HPV DNA를 포함하고 있지 않아 감염의 위험이 없다.

(3) 합성펩타이드백신(Synthetic peptide vaccine)

합성펩타이드백신은 실제 항체와 결합하는 부위(항원결정기)만을 화학적으로 합성하여 제조한다. 이 백신은 안전성과 생산 및 정제가 용이하므로 제조 가격 면에서 경쟁력이 있다. 하지만 작은 크기에 단순한 구조로 면역성이 낮은 단점을 가지고 있다.

(4) 벡터백신(Vector vaccine)

벡터백신은 무해한 바이러스 또는 세균에 항원을 발현시키는 백신으로 안전성과 효율성을 크게 증가시킬 수 있다. 주로 사용되는 벡터로는 바이러스(Vaccinia virus, Avipox virus, Poliovirus, Adenovirus, Herpes virus 등)이 있고 세균(Salmonella, Mycobacteria, E. coli 등)이 있다.

7) 재조합 항원백신(Recombinant antigen vaccine)

재조합 항원백신은 재조합 기술로 생산된 항원을 이용하는 방식으로 병원체 감염 등에 중요하게 작용하는 항원단백질 부위만을 추출하여 유전자 조작을 통해 암호화한 후 병원성이 없고 증식성이 좋은 균주에서 배양·정제하여 제조한다.

재조합 항원백신은 생물체의 모든 항원을 개별적으로 분리하고 발현시킴으로써 안전성 높은 항원단백질을 대량 생산할 수 있게 하고, 또한 독성이 없거나 약독화된 종을 만들어 생균백신으로 사용할 수 있게 한다.

특히 재조합 항원백신은 불활화 백신에 비해 높은 안전성을 가지고 있는데, 이는 온전한 병원균이나 바이러스를 사용하지 않아 잔존하는 감염성의 위험이 없기 때문이다.

재조합 항원백신에는 B형간염백신이 최초이며 이는 B형간염바이러스의 주된 표면항원

(HBsAg)을 효모세포에서 발현시켜 알루미늄염을 면역증강제로 하여 개발되었다.

8) 유전자기반백신

유전자기반백신(Gene-based vaccine)은 핵산백신(nucleic acid vaccine)과 재조합 바이러스벡터백신(recombinant viral vector vaccine)으로 구분할 수 있다.

핵산백신은 기존의 균체백신 또는 성분백신이 병원균 그 자체나 병원균의 일부 구성 단백질을 면역 접종에 사용하는 것과는 달리, 병을 일으키는 생물체의 특정 부분을 만들어내는 유전자를 백신으로 사용한다는 점이다.

즉 핵산백신은 병원균 자체를 직접 주사하는 것이 아니고, DNA 또는 mRNA에 의해 인코드되는 항원을 함유한 백신으로, 바이러스벡터에 의해 또는 전기천공, 지질나노입자와 같은 비바이러스 운반 수단에 의해 전달될 수 있다. 이러한 백신은 병원성으로 복귀 위험이 없고 친염증보조제의 첨가가 요구되지 않는 장점이 있다.

따라서 핵산백신은 접종 후 제자리에서 항원을 발현시켜, 이에 대한 세포성 면역반응을 유발하고 표적항원만을 향한 획득면역반응을 유도되게 함으로써 암이나 감염성 질병을 예방 및 치료할 수 있는 백신이다.

반면 재조합 바이러스벡터백신은 유전자백신과 유사하지만 바이러스나 박테리아를 벡터로 특정 미생물 항원의 유전자를 재조합해서 체내로 전달하면 바이러스가 증식하는 만큼 면역세포를 자극해 면역기능을 활성화시키는 원리다.

이러한 바이러스벡터백신은 세포 내에서 복제 가능 바이러스벡터(replicating viral vector)와 복제 불가능벡터(non-replicating viral vector)로 구분한다. 둘 다 바이러스의 고유의 증식 기전을 이용하여 숙주세포를 감염시키고, 유전자 운반체를 사용하는 방식이다.

예를들어, 코로나바이러스에 대한 유전자기반백신을 정리해보면, 재조합바이러스 백신은 스파이크 단백질(항원) 유전자를 벡터를 운반체로 주입하면 프로테아좀에서 분해되어 항원절편(펩타이드)이 만들어지고 이를 1형 주조직적합복합체와 결합하여 세포표면에 제시되면 CD8+ T 세포를 세포독성 T 세포로 성숙시켜 세포성 면역반응을 일으킨다.

DNA 백신은 항원 유전자가 함유한 플라스미드로 주입하면 세포 내에서 mRNA로 전환되고 항원단백질을 생성하여 프로테아좀으로 들어가 분해되어 항원절편(펩타이드)이 만들어지고 이를 1형 주조직적합복합체와 결합하여 세포표면에 제시되면 CD8+ T 세포를 세포독성 T 세포로 성숙시켜 세포성 면역반응을 일으킨다.

mRNA 백신은 주입하면 병원체연관분자패턴(PAMPs)에 인식되어 수용성 패턴인식수용

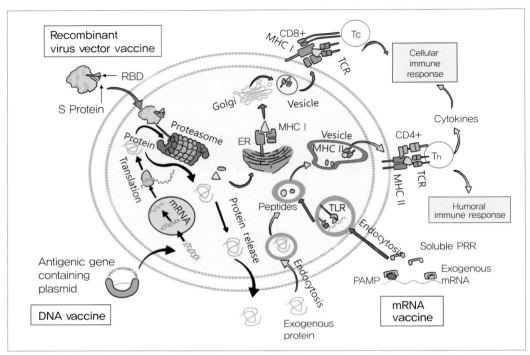

Figure 2-6. Mechanism of Gene-Based Vaccine

체(PRRs)를 통해 세포 내 이입(endocytosis)되고 TLR 수용체 펩타이드는 소포 내에서 2형 주조직적합복합체와 표면에 제시되면 CD4+ T 세포를 성숙시켜 Th 세포성 면역반응을 일으킨다.

(1) DNA 백신

DNA 백신은 병원미생물 감염으로 유발되는 질병을 예방 또는 치료하기 위해 면역반응을 유도하는 항원을 코딩하고 있는 유전자와 조절유전자를 정제된 플라스미드 DNA라는 운반체에 삽입하여 생체 내에 주입하고, 숙주 시스템에서 전사 및 번역 과정을 통하여 단백질(펩타이드) 형태로 발현시켜 세포성 및 체액성 면역반응을 동시에 유도하는 차세대 백신 플랫폼 중 하나이다.

최근 DNA 백신은 유전자 재조합 기술을 통해 비교적 손쉽게 제작할 수 있고, 여러 항원에 대한 DNA 백신을 단순히 혼합하여 면역접종하거나 하나의 플라스미드 DNA에 여러 항원의 유전자를 융합(fusion) 형태로 만들어 삽입할 수 있다는 장점이 있다.

또한 DNA 백신은 기존의 다른 백신에 비해 안정성이 우수하여 보관상의 이점이 있고 안전하다는 장점이 있다. 그러나 DNA 백신은 기존의 약독화 백신과 비교하여 상대적으로 낮은 면역반응을 유도할 수 있다.

① 플라스미드 DNA(Plasmid DNA)

플라스미드는 세균의 세포 내에서 발견되는 염색체외의 DNA 분자로서 독자적으로 복제 능력을 가지는 유전인자들의 집합체이다. 플라스미드는 세균의 생존에 필수적이지 않으며 다른 종의 세포 내로 전달될 수 있다. 이런 성질을 이용하여 세균 내에 있는 플라스미드를 세포 밖으로 꺼내 제한효소로 자른 후 필요로 하는 유전자를 삽입하고 이를 다시 세균에 넣어 배양하는 유전자 재조합기술을 사용한다. 이 과정을 통해 목적하는 DNA를 만들 수 있다.

특히 여러 항원을 하나의 플라스미드 DNA에 삽입이 가능하여 항원 디자인 및 제작이 용이하고, 대장균을 숙주세포로 이용하여 쉽게 대량생산이 가능하다. 플라스미드 DNA는 매우 안정한 고분자 물질이므로 다른 백신에 비해 실온에서도 장기간 보관이 가능한 특징을 가지고 있다.

현재 DNA 백신은 플라스미드 DNA 백신 단독 사용에 국한되지 않고 바이러스벡터나 단백질항원으로 추가 면역하는 방법, 사이토카인이나 T 세포의 다양한 항원결정기를 코딩하는 플라스미드 DNA를 직접 주입하는 방법, 면역증강제를 사용하여 DNA가 세포 안으로 들어가게 하거나 특정 표적세포로 가게 하는 것을 도와주거나 또는 면역반응을 일으키는 방법 등 다양하게 개발되고 있다.

② DNA 백신의 기작

DNA 백신에 사용되는 플라스미드는 동물세포 내에서 항원단백질을 강하게 발현할 수 있는 프로모터 서열을 가지고 있으며, 세균에서 대량으로 플라스미드를 증폭시키기 위해 동물세포와 세균에서 모두 적용 가능한 셔틀벡터(shuttle vector)를 사용한다.

세균에서 대량 증폭된 플라스미드 DNA는 분리·정제를 거친 다음 근육세포 내로 주입된 DNA 백신은 세포핵 내에서 전사된 다음 세포질에서 번역되어 목적하는 항원단백질-펩타이드를 발현하게 한다.

근육세포 내에서 발현된 항원단백질이 세포질 내 프로테아좀(proteasome)에서 작은 펩타이드로 분해되면 골기체에서 1형 주조직적합복합체 분자와 결합하여 세포표면에 제시되고, 이를 CD8+ 세포독성 T 세포가 인식하여 세포성 면역을 유도하게 된다.

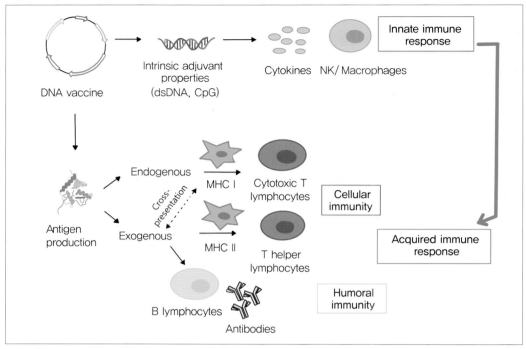

Figure 2-7. Mechanism of DNA Vaccine

또한 근육세포로 외부로 이동한 항원단백질은 항원제시세포인 B 세포나 대식세포 내로 포획되면 세포 내 리소좀에서 2형 주조직적합복합체 분자와 결합하여 세포표면에 제시되고 이를 CD4+ 보조 T 세포가 인식하여 체액성 면역반응이 활성화되게 된다. 이어 항원단백질을 인지한 B 세포는 활성화되어 항원 특이항체를 생산하기 시작한다.

(2) mRNA 백신

mRNA 백신(messenger RNA vaccine)은 인공적으로 뉴클레오사이드를 변형시켜 제작된 mRNA 분자 백신으로 체내에서 항원단백질을 생성하면서 인체의 면역기능을 강화시킨다.

최초의 mRNA백신에 대한 연구는 1993년 독감 바이러스 핵단백질(nucleo-protein, NP)을 암호화하는 mRNA를 리포솜으로 캡슐화(encapsulation)하여 핵단백질 특이 세포독성 T 세포(NP-specific cytotoxic T cell)의 면역반응을 유도한 사례라고 할 수 있다. 초기 연구는 mRNA로서 환자에게 투여하여 체외 감염된 수지상세포가 암 특이 T 세포 반응을 자극하는 것이었다. 이후 전통적 비복제형 mRNA와 자가 증폭 mRNA가 항원

특이 면역반응을 유도함에 따라, 이들 mRNA 백신은 플라스미드 DNA 백신과 바이러스벡터의 대안으로 부상하게 되었다. 따라서 예방 또는 치료용 mRNA 백신의 실용성은 mRNA의 불안정성과 대규모 생산성에 관한 우려로 처음에는 불확실하게 전망하였으나, mRNA의 일시 발현이 가능하고 안전성 프로파일이 향상되면서 mRNA는 다른 핵산백신들보다 혁신적인 기술로 평가되었다.

mRNA 백신은 비감염성이며 비삽입성 플랫폼이므로 감염 또는 genomic DNA 삽입에 의한 돌연변이 유발의 잠재적 위험이 적다. 또한 mRNA는 정상적인 세포 대사과정에 의해 분해되며, 생체 내 반감기(in vivo half-life)는 뉴클레오사이드의 다양한 변형(modification) 및 전달방법을 사용하여 조절할 수 있다.

뉴클레오사이드의 다양한 변형은 mRNA의 안정성과 번역률(translation yield)을 증가시킬 수 있지만 안정성을 더 증가시키면 mRNA의 고유한 면역원성(immunogenicity)이 감소될 수도 있다.

또한 효율적인 생체 내 전달은 mRNA를 전달분자에 배합하여 세포질 내에서 빠른 흡수 및 발현을 가능하게 함으로써 달성될 수 있다. mRNA는 최소한의 유전체 벡터이므로 벡터에 대한 면역반응을 회피할 수 있으며 mRNA 백신을 반복적으로 투여할 수 있다. mRNA 백신은 불안정성과 생체 내 전달(in vivo delivery)의 비효율성 때문에 최근까지도 그 적용이 제한되고 있지만 저비용 제조 그리고 안전한 투약의 이유로 전통적인 백신의 강력한 대안이 되고 있다.

① mRNA 가공 및 면역반응

a. mRNA의 가공(process)

mRNA는 단백질을 생산하는 역할을 하는 RNA의 한 종류로서 DNA로 부터 전사되어 형성되는데, mRNA는 유전정보를 암호화하는 코돈을 가지고 있으며, 코돈과 상보적인 안티코돈을 가지는 tRNA가 해당 아미노산을 운반해 리보솜에서 단백질을 합성하게 된다.

전사는 DNA에 있는 유전정보를 mRNA로 옮기는 과정으로 DNA 복제과정 중 helicase에 의해 DNA의 이중나선 가닥이 풀리면 한 가닥을 주형으로 mRNA가 전사된 후 DNA는 다시 이 중나선 구조를 형성한다.

이때 전사된 mRNA를 pre-mRNA(전구체-mRNA)라 하고 pre-mRNA가 가공되어 mature-mRNA(성숙-mRNA)가 되어 최종 단백질로 번역된다.

Pre-mRNA의 가공은 capping(모자 씌우기) → poly A-tailing(꼬리달기) → splic- ing(이어맞추기) → RNA editing(RNA 편집) 과정을 거쳐 이루어진다.

첫째, Capping은 전사된 pre-mRNA의 5'말단에 cap이 씌워지는 과정이다. 이 cap 은 완성된 mRNA가 핵 내부에서 세포질로 나갈 때 세포질에 있는 nuclase 또는 RNase 등 분해효소에 의해 저해되지 않도록 보호하는 역할을 한다.

둘째, Poly A-tailing은 3'말단에 20개 이상의 긴 아데닌 사슬을 붙이는 과정으로, 이 아데닌 사슬을 poly A-tail이라고 한다. Poly A-tail은 mRNA의 특징적인 부분 이며, 5'-cap과 같이 mRNA가 분해효소에 의해 분해되지 않도록 보호하고 mRNA 에 안전성을 부여한다.

셋째, Splicing은 DNA 상에는 전사 후 번역되어 단백질을 합성하는 정보를 가진 exon과 단백질 합성 정보가 없는 intron의 두 부분이 있다. 번역 과정에서 intron이 있을 경우 단백질의 정상 번역되지 않기 때문에 splicing 과정을 통해 intron 부분을 제거함으로써 exon 만 가진 mRNA를 만들어 낸다.

넷째, Editing은 mRNA의 특정 염기를 다른 염기로 치환하거나 특정 염기서열을 삽 입 또는 삭제하는 과정이다.

b. mRNA의 세포 내 작용

IVT mRNA(In vitro transcribed mRNA)를 숙주에 형질도입(transfection)시키면 세포 내 이입 (endocytosis)되어 들어온다. mRNA는 리보솜에서 전사되고 단백질로 합성되어 일부는 세 포 외로 방출된다.

일부는 프로테아좀에서 절편으로 분해되어 항원절편의 항원결정기와 소포체(en- doplasmic reticulum)에 있던 1형 주조직적합복합체와 결합하여 가공되어 골기체 를 통해 세포표면에 1 형 주조직적합복합체-펩타이드로 제시된다(1형 주조직 적합 복합체 경로, MHC class I pathway). 이어 CD8+ T 세포와 결합하고 세포성 면역 반응이 시작된다.

한편 세포 외로 방출되었던 단백질(exogenous protein)은 세포 내 이입 과정을 통해 들어와 분해된 항원절편의 항원결정기와 엔도솜에서 2형 주조직적합복합체와 결합 하여 가공되어 세포 표면에 2형 주조직적합복합체-펩타이드로 제시된다(2형 주조직 적합복합체 경로, MHC class II pathway). 이어 CD4+ T 세포와 결합하면서 체액 성 면역반응이 시작된다.

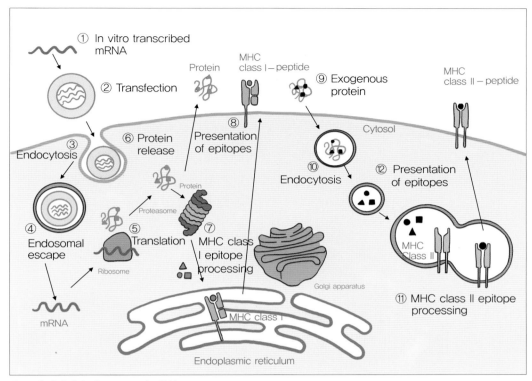

Figure 2-8. Cellular Response of mRNA

c. mRNA의 면역반응

첫째, mRNA 백신은 면역계에서 가장 강력한 항원제시세포인 활성화된 수지상세포에 작용한다. 수지상세포는 항원을 흡입하고 단백질을 분해하여 주조직적합복합체에 각각 제시함으로써 CD8+ 및 CD4+ T 세포 면역반응을 일으킨다.

또한 항원반응을 일으키기 위해 B 세포에 항원 자체를 제시할 수 있고 mRNA 형질 감염(transfection)에 응용이 가능하다. 이러한 이유로 수지상세포는 생체 내 및 생체 외에서 mRNA 백신의 형질감염에 대한 중요한 표적이 된다.

즉 mRNA 분자는 다양한 식균작용 경로(endocytic pathways)를 통해 수지상세포로 전달되어 표적 단백질을 발현시킨 후 항원을 제시한다. 이러한 수지상세포의 활성화는 T 세포 면역 반응을 유도하여 작용자 T 세포와 B 세포를 생성한다. 이렇게 활성화된 면역세포는 다양한 병원체나 암세포를 공격할 수 있는 면역체계를 형성한다.

둘째, mRNA 백신은 plasmacytoid 수지상세포와 대식세포 같은 세포에서 패턴인 식수용체 활성화에 의해 I 형 인터페론을 포함한 다양한 사이토카인 분비를 유도하여 다양한 병원체나 암세포를 공격할 수 있는 최적의 면역체계를 형성하기 위한 환경을 제공한다.

따라서 mRNA 백신의 면역반응은 mRNA 백신 자체의 특성으로 선천면역반응을 촉진하고 발현된 항원단백질에 의해 획득면역반응을 유도하여, 두 가지 면역반응이 면역 보강 효과를 증강시키 는 것이다.

이러한 점들은 mRNA 백신에 의해 동물세포에서 발현되는 단백질의 양보다는 mRNA 백신을 구성하는 벡터의 종류 및 면역에 필요한 적합한 mRNA 백신의 양 (dose, dose titration, 단순히 양적 증가가 아닌 적절한 양), 프로타민같은 화합물을 활용한 최적의 mRNA의 변형 등이 우수한 면역반응을 유도하는데 중요함을 의미한다.

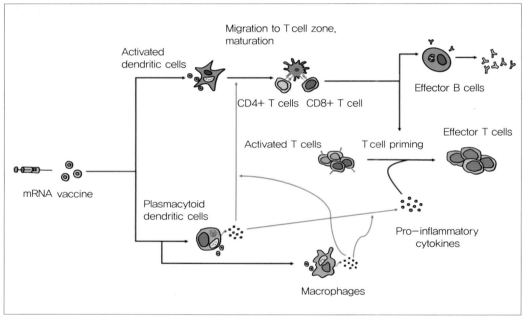

Figure 2-9. Immune Response of mRNA

② mRNA 백신의 구조

mRNA는 기본적으로 다음과 같은 세 가지 구성 부위를 가지고 있다.

첫째, 단백질 번역을 시작하는 번역복합체(translational initiation complex)가 결합하는 부위인 5'-비번역구간(5'-untranslation region, 5'-UTR), 둘째, 타깃 항원을 발현하는 open reading frame(ORF) 부위와 셋째, 단백질 합성이 끝나는 부분이면서 5'-UTR 부위와 함께 단백질 발현 효율에 관여하는 3'-비번역구간(3'-untranslation region, 3'-UTR) 부위이다.

a. 5'-UTR(Cap vs. IRES)

5'-UTR 부분은 크게 두 가지 종류로 나누어진다. 대부분의 진핵세포의 mRNA는 5' 말단에 7-methyl-guanosine(cap)을 가진 프로모터 부분인 RNA를 가지고 있고, 단백질 합성을 위해 단백질 합성시작 복합체(translation initiation complex)가 cap을 인식하고 시작 코돈인 AUG까지 진행하여 단백질 합성을 시작한다. 일부 mRNA는 cap 대신 IRES(internal ribosome entry site) 서열을 가진 mRNA가 단백질을 합성을 한다.

b. ORF(Open-reading frame, Gene of interest, GOI)

mRNA 백신에서 ORF는 보통 발현하고자 하는 타깃 단백질(GOI, gene of interest)을 가리킨다. 이론상으로는 mRNA 백신에서 발현할 수 있는 타깃 ORF(GOI)의 길이는 제한이 없다. 따라서 ORF 길이에 따른 발현 효율은 mRNA 백신 개발에 큰 고려 대상이 되지 않는다.

c. 3'-UTR(다중 아데노신 꼬리 서열, poly A tail)

3'-UTR 부분은 5'-UTR과 함께 단백질의 발현 효율 및 mRNA가 세포 내에서 파괴되지 않고 안정적으로 유지되는데 매우 중요한 역할을 한다. 특히, mRNA 백신을 개발하기 위해서는 5'-UTR과 3'-UTR 사이의 상호작용이 중요하며, 이를 위해 각 부

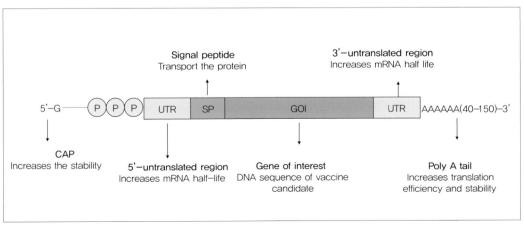

Figure 2-10. mRNA Structure

분을 다른 종류의 유전 자를 사용하여 제작할 수도 있다.

③ 시험관 내 전사 mRNA(In vitro transcribed mRNA, IVT mRNA) 제조

치료를 위한 최적의 시험관 내 전사 mRNA의 제조는 T7, T3 또는 Sp6 파지(phage) RNA 중합효소(polymerase)를 사용하여 선형 DNA 주형(linear DNA template)으로부터 생산된다.

이때 제조된 mRNA는 타깃 단백질(GOI) 또는 관심 단백질(protein of interest)을 암호화하고 있는 ORF, 비번역구간(UTRs), 5' Cap과 다중 아데노신 꼬리 서열(poly adenosine tail)을 갖고 있어야 한다. 이렇게 제조된 mRNA는 완전히 성숙한 자연적인 mRNA 분자와 유사하며 진핵세포의 세포질에 자연적으로 존재하게 된다.

생체 내 전달(In vivo delivery)을 위한 mRNA의 복합체의 경우, 단백질과 같은 물질로 둘러싸여 있지 않는 RNA 분자 자체의 naked mRNA는 세포 외 RNA 분해효소(RNases)에 의해 빨리 분해되고 효과적으로 세포 안으로 들어가지 못한다.

그러므로 mRNA의 세포 흡수를 촉진하고 분해로부터 mRNA를 보호하는 다양한 시험관 내(in vitro) 및 생체 내 형질감염(transfection) 시약이 개발되었는데, 이는 mRNA가 세포질로 이동하면 번역 후 변형(post-translational modification)을 거친 단백질을 생성하여 최적으로 3차 구조를 형성하고 완전히 기능하는 단백질을 생성한다.

따라서 시험관 내 전사 mRNA는 정상적인 생리적 과정에 의해 최종적으로 분해되므로 대사 산물 독성의 위험이 적다.

④ mRNA 백신의 주요 체내 전달방법

mRNA 백신의 효율적인 생체 내로의 전달은 백신의 목적을 달성하는 데 매우 중요하다. 이는 이중 지질막을 통과해서 세포질로 도달해야 주입한 세포 외 mRNA가 기능성 단백질로 번역되기 때문이다. mRNA 백신 전달방법에는 생체 외 전달(Ex vivo delivery)과 생체 내 전달(In vivo delivery)로 나눌 수 있다.

생체 외 전달방법은 특정한 항원을 지닌 수지상세포를 환자에게서 채취하여 생체 외부에서 항원을 형성시킬 mRNA를 설계한다. 인공적으로 만들어진 mRNA는 다시 환자에 투여되어 목적한 항체가 형성되게 하는 방법이다. 이 방법은 전기천공법(electroporation)을 사용하여 mRNA 분자를 고전압펄스(high-voltage pulse)에 의해 형성된 막 공극(pore)을 통과하여 직접 세포질로 들어가게 한다.

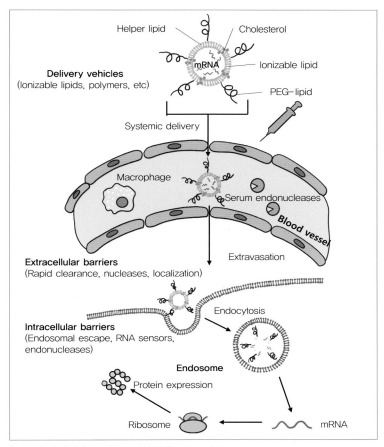

Figure 2-11. Cellular Delivery of Lipid Nano-particle

생체 내 전달방법은 mRNA의 발현을 시험관에서 확인할 수 있게 되면서 생체 내에서 직접 mRNA를 조절하는 방법이 선호되고 있다. 이는 생체 내 전달효율이 생체 외 전달에 비해 효율성이 떨어지지만 비용이 적게 들기 때문이다. 생체 내에서 직접 mRNA를 조절하는 방법으로 여러 방법이 있다.

a. Naked mRNA(벌거벗은 mRNA) 주입

Naked mRNA는 다른 전달물질 없이 피내 또는 림프절 내에 주입으로 항원제시세포를 유선 적으로 표적화하는 방법이다. mRNA 백신 연구 초기부터 사용된 방식으로 피부나 혈액 또는 근육과 같이 다양한 투여 방식이 있지만 림프절 투여가 T 세포 활성화에 가장 큰 효과가 있다고 보고되었다. 그러나 mRNA 분자는 매우 크기 때문에 자가 증폭 방식 mRNA를 직접 투 여하는 방식의 효능은 사례별로 차이가 크다.

b. 폴리플렉스(Polyplex)

양이온 중합화를 이용하여 mRNA와 폴리플렉스를 결합시킬 수 있다. 이 방법은 세포에 침 투할 때까지 mRNA가 리보뉴클레이스(ribonuclease, RNase)에 의해 분해되는 것을 방지하 기 위해 고안되었다.

c. 지질나노입자(Lipid nano-particle, LNP)

지질나노입자는 난용성 물질을 봉입할 수 있는 지질로 이루어진 입자성 약물 전달체로서 인 지질, 콜레스테롤, 다양한 음이온성 지질 그리고 PEG 함유 인지질을 사용하여 자발 유화 용매 확산법으로 제조되었다.

mRNA 백신의 경우 지질나노입자 내에 mRNA를 지질막으로 둘러쌓아 작은 캡슐로 만들어 인체 세포까지 전달하게 되며, 인체 세포에 도달하면 세포 내 이입 과정을 거쳐 엔도솜에서 지질이 분해되어 나노입자가 열리고 mRNA 백신이 세포로 스며들게 된다. 최종적으로 mRNA는 리보솜에서 항원단백질이 생성된다.

이러한 고형 지질나노입자 전달방식은 미 FDA에서 2018년 'hATTR 아밀로이드증의 치료'를 위한 짧은 간섭 RNA(siRNA)인 온파트로(Onpattro®, Patisiran)가 처음 승인되었다.

이러한 mRNA-지질나노입자 백신의 생체 내 단백질 생성의 규모와 기간은 투여경로를 변경함으로써 조절할 수 있는데, 근육 내 및 피부 하부 전달은 전신 전달경로보다 더 지속적인 단백질 발현을 나타냈다.

⑤ mRNA 백신의 제작 및 안정성(stability)

mRNA 백신은 일반적인 시험관 내 전사반응을 통해 mRNA를 생산하기 때문에 모든 제작공정을 시험관 내에서 수행한다. 즉 효소적으로 말단이 절단되어 선형화된 매우 소량의 주형 DNA(template DNA)를 이용하여 T7, SP6, 혹은 T3 RNA 중합효소에 의해 mRNA를 시험관에서 합성한다.

mRNA 백신은 살아있는 감염원을 취급할 필요가 없으므로 백신 생산의 안전성이 확보되어 있고, 대규모 생물학적 반응기가 불필요하므로 생산 설비의 소규모화가 가능하기 때문에 백신 생산의 유연성을 확보할 수 있다.

일반적으로 시험관 내 전사반응을 위해서는 RNA 중합효소가 결합하는 프로모터를 가진 선형화된 DNA 주형, nucleotide triphosphates, RNA 중합효소, RNase 오염 방지를 위한 ribonuclease inhibitor, 전사를 방해하는 pyrophosphate를 파괴하는 pyro-phosphatase, MgCl₂, 적절한 pH 완충액 등이 필요하다. 하지만, 임상용의 mRNA 백신 생산을 위한 대규모 생산에는 RNA 중합효소와 capping 효소가 mRNA 백신 생산 효율 및 경제성에 가장 큰 영향을 미친다.

보통 제작된 DNA 백신은 주로 depurination, β-elimination 및 free radical oxidation 으로 분해되며 보통 특정 chelate들과 free hydroxyl radical 제거제를 사용하면 30℃에서 1년 동안 안정된 형태를 유지할 수 있다.

하지만 mRNA는 ribose 당의 2' 위치 내 hydroxyl 기가 존재하기 때문에 불안정한 분자 구조이다. 따라서 mRNA는 형태학적으로는 유연하나 분자 내 에테르 교환반응으로 mRNA의 phosphodiester 결합이 절단될 수 있으므로 안정적으로 mRNA를 유지하기 위해서는 동결건조 형태로 보관하는 것이 좋다.

또한 RNA 분해 효소(RNase)에는 크게 endonucleases, 5' exonucleases, 3' exonu-cleases 세 가지 형태가 있으므로 mRNA의 장기 보관에는 반드시 이러한 효소와의 접촉을 차단하여야 한다. 따라서 유전자를 가진 self-amplifying mRNA를 지질나노입자가 둘러싸여 투여하면 RNA 분해효소에 의한 공격으로부터 보호가 가능하며, 효율적인 전달 감염이 이루어지고 외부 유전자가 더 많이 발현되어 그 결과 발현된 해당 단백질에 대한 더 우수한 면역원성을 나타낼 수 있다.

세포 내 mRNA 분해 기전은 복잡하고 많은 효소 및 경로와 관련되어 있으며, 세포 마다 mRNA의 반감기가 서로 다르다. 다양한 mRNA의 반감기는 mRNA의 안정성과 mRNA의 발현 수준 연구에서 반드시 고려되어야 한다.

HIGHLIGHTS

코로나19 백신(COVID-19 vaccine)

1. 코로나바이러스(Corona virus, SARS-CoV-2)

코로나바이러스는 바이러스 막 바깥쪽 표면에 돌기형태의 스파이크단백질(spike protein)이 있는데, 이는 숙주세포와 강하게 결합해 바이러스가 숙주세포로 빠르게 침투하도록 지지해준다. 스파이크 단백질은 ACE2(angiotensin converting enzyme 2) 수용체를 통해 숙주세포의 표면에 강하게 부착하고, 호흡기 세포막에 있는 TMPRSS2(transmembrane protease serine subtype 2, 2형 막관통 세린프로테아제)가 단백질 가위로 작용하여 스파이크 단백질의 일부분을 자르게 되면 비로소 바이러스가 세포 내로 침투한다.

즉, TMPRSS2에 의한 단백가수분해 절단(proteolytic cleavage)과 함께 바이러스의 스파이크 단백질이 ACE2 수용체와 강한 결합으로 숙주세포 내로 침투하여 바이러스 복제와 세포-세포 전달을 용이하게 해준다.

2. 코로나19 백신의 종류

약독화 바이러스 생백신은 코로나바이러스의 병독성을 약화시킨 백신으로서 코로나바이러스 자체가 고위험성이므로 백신 개발은 이루어지고 않고 있다. 안전성 문제가 해결된다 하지만 약독화 바이러스를 얻기까지 장기간 계대배양이 필요하기 때문에 적용하기 어렵다.

불활화 바이러스백신은 코로나바이러스를 가열, 방사선 조사, 약품처리 등으로 활성을 없애는 백신으로서 바이러스 배양 조건이 확립되지 않았거나 수율이 낮을 경우 개발 및 대량생산이 어렵고, 고위험 바이러스의 경우 생산 시설의 생물 안전 유지에 많은 비용과 노력이 필요하다.

서브유닛백신은 코로나바이러스의 단백질 항원결정기(epitope)를 선택하여 재조합 기술을 통해 제조하고 면역증강제를 추가한 재조합 단백질백신으로서 코로나바이러스의 스파이크서브유닛(subunit spike protein)을 이용할 수 있다. 서브유닛백신은 다른 재조합 기술기반 백신들과 마찬가지로 완제품은 물론 생산 공정에 살아있는 병원체에 의한 오염이 바이러스가 포함되지 않는다는 장점이 있고 대량생산이 가능하다.

핵산백신은 스파이크 항원단백질을 DNA 또는 mRNA 형태로 제조하여 투여하는 방법이다. 투여된 유전자로부터 체내에서 항원단백질이 만들어지고, 체액성 면역반응과 세포성 면역반응을 동시에 유도할 수 있다. 따라서 유전자 정보만 있으면 빠른 개발이 가능하고 대량생산도 용이하기 때문에 코로나바이러스백신 개발에 가장 적당하다.

이 중 DNA 백신은 면역반응을 일으키는 백신의 스파이크 단백질 항원의 DNA를 코딩하는 유전자 및 조절유전자들이 포함된 플라스미드를 제조하여 플라스미드 DNA을 활용한다. DNA 백신은 오랜 연구를 거쳐 물질 자체의 안전성을 입증 받았기 때문에 더욱 빠른 개발이 가능하다. 하지만 DNA 백신은 일반 주사기가 아닌 전기자극 또는 압력을 가하는 특수 장비가 필요하므로 대량 접종을 시행하기에는 해결할 문제가 많다.

한편 mRNA 백신은 생물학적 반응기가 불필요하며, 감염원을 직접 다룰 필요가 없이 모든 관련 유전자를 합성으로 처리하여 백신을 생산할 수 있으며 매우 소량의 주형 DNA 만을 가지고 있으면 제조가 가능하다.

바이러스벡터백신은 인체에 코로나바이러스의 스파이크단백질 유전자를 무해한 다른 바이러스를 매개로 전달하는 백신이다. 바이러스벡터백신은 체액성 면역반응과 세포성 면역반응을 모두 강하게 유도하기 때문에 다른 백신에 비해 높은 효능을 기대할 수 있다. 바이러스벡터백신은 수포성 구내염 바이러스(vesicular stomatitis virus, VSV)를 이용한 에볼라백신이 미국에서 승인을 받아 바이러스벡터를 이용한 인체용 감염병백신의 첫 사례가 되었다. 그러나 인체에 무해한 바이러스벡터를 사용한다 하더라도 체내 감염이 수반되기 때문에 개인의 체질이나 건강 상태에 따라 부작용이 나타날 우려가 있고, 실제로 에볼라백신 개발 중에 관절염 등의 부작용이 나타난 바 있다.

3. 코로나19 mRNA 백신

mRNA 코로나백신은 코로나바이러스가 숙주세포에 들어가기 위해 인간 ACE2와 결합하는 스파이크단백질을 인코딩하는 mRNA를 지질나노입자에 캡슐화시켜 백신으로 제조한다.

mRNA 지질나노입자가 근육 내로 접종되면 리보솜에서 스파이크단백질을 생산하여 분비하면서 일부는 근육세포 내 프로테아좀으로 들어가 분쇄되어 나온 항원절편은 1형 주조직적합복합체와 결합하여 세포표면에 제시되면 CD8+ T 세포의 T 세포수용체가 인식하여 세폭독성 T 세포에 의한 세포성 면역반응이 유도되고 같은 근육포 내에서 B 세포와 B 수용체와 결합하면서 체액성 면역반응이 시작된다.

또 다른 일부는 근육세포 내에 순환하다가 림프절에서 외부 항원(exogenous antigen)으로 리소좀에 탐식되어 분쇄되어 나온 항원절편이 2형 주조직적합복합체와 결합하여 세포표면에 제시되면 CD4+ T 세포의 T 세포수용체가 인식하여 보조 T 세포에 의한 세포성 면역 및 체액성 면역반응이 보조한다.

이러한 mRNA 백신은 초기 연구 대부분이 암에 초점을 둔 반면 최근에는 독감 바이러스, 에볼라바이러스, 지카바이러스, 스트렙토코커스 종과 톡소플라스마 곤디 등 다양한 감염성 병원균으로부터 보호하기 위한 mRNA의 효능과 다양성이 입증되었다.

코로나바이러스 mRNA 백신 플랫폼은 현재의 백신 생산법을 완전히 새롭게 변화시킬 혁신적인 백신 생산기술이다. 이는 mRNA백신 플랫폼의 경우, 생물학적 반응기가 불필요하며, 감염원을 직접 다룰 필요가 없이 모든 관련 유전자를 합성으로 처리하여 백신을 생산할 수 있는 유일한 백신 생산 플랫폼이기 때문이다. 이러한 위기 대응 백신 조건에 가장 부합하는 생산 플랫폼은 mRNA 백신이 유일하다고 할 수 있다.

4. mRNA 백신의 특징

mRNA보다는 DNA가 플라스미드(pDNA) 상태이기 때문에 확보가 용이하고, 더 안정된 형태의 핵산으로 생각되었다. 그러나 유전자를 기초로 한 백신 분야에서 DNA를 사용하는 방법이 널리 연구되어졌음에도 불구하고 여전히 naked 플라스미드 백신이 상업적 백신 플랫폼으로 널리 사용되지 못했다. 이에는 여러 이유가 있다.

첫째, 인체에 대한 안전성 측면에서 mRNA 백신은 비감염성이며 비삽입성 플랫폼이므로 감염 또는 genomic DNA 삽입에 의한 돌연변이 유발의 잠재적 위험이 적으므로 DNA 백신 보다 우수하다. 이는 DNA 백신(플라스미드 DNA 백신)은 mRNA 전사를 위해 반드시 핵으로 들어가야 하지만 mRNA 백신은 세포질 내에서 바로 단백질을 합성할 수 있기 때문이다.

mRNA 백신은 DNA 백신에서와 같이 핵 내에서 숙주의 염색체 내로 끼어들 가능성이 없다. 또한 mRNA는 정상적인 세포 대사과정에 의해 분해되며, 생체 내 반감기는 뉴클레오사이드의 다양한 변형 및 전달방법을 사용하여 조절할 수 있다. 그러므로 DNA 백신에 비해 반감기가 짧아 장기 유전자 변형을 유도하지 않는다. 즉 mRNA 백신이 세포 안으로 전달되면 활성화되어 단기간만 타깃단백질을 발현시키고 효소학적 반응에 의해 수일 내에 파괴된다. 하지만 처음 발현한 타깃 항원단백질에 대한 특이적인 면역반응은 계속 지속된다.

따라서 mRNA 백신은 근육주사하면 투여된 후 근육세포에서 직접 항원단백질을 만들기 때문에 효율 면에서 가장 효과적이다.

둘째, 전달 감염(Transfection)의 효율성 측면에서 mRNA 백신은 상대적으로 DNA 백신에 비해서 적은 양이 사용된다. 이는 DNA 백신과는 달리 mRNA 백신은 핵으로 들어 갈 필요가 없기 때문에 핵막을 통과할 필요가 없고, 오직 세포막만을 통과하면 되므로 DNA 백신보다 더 적은 양으로 같은 정도의 타깃 항원단백질을 발현할 수 있다. 또한 mRNA 자체가 면역보강원성을 가지고 있어 DNA 백신에 비해 소량만으로도 동일한 면역효과를 볼 수 있다.

셋째, 면역반응 측면에서 mRNA 백신은 DNA 백신 보다 더 강하게 유도할 수 있다. 이는 mRNA 백신의 stem-loop 구조 및 RNA 자체 특성으로 인해 유도된 선천면역반응과 면역된 숙주세포에서 발현된 타깃 항원단백질로 인해 유도된 획득면역반응이 상호 협력하여 나타나기 때문이다. 또한 mRNA 백신 자체가 세포 내에서 항원복합체(complex antigen)를 생성하고, 이에 대해 항원제시세포의 1형 주조직적합복합체에 좀 더 잘 접근하게 된다.

DNA 백신의 경우에는 일반적으로 타깃 항원단백질에 대해 체액성 면역반응이 낮아 감염을 예방하고자 하는 감염원에 대해 충분한 중화항체 생성이 되지 않는다. 이는 불충분한 선천면역반응과도 관련이 있다. 또한 재조합 단백질백신은 단백질 자체만으로는 면역원성이 낮아 면역증강제를 필히 사용하여야 하고 체액성 면역반응 만을 주로 유도하지만 mRNA백신은 체액성 면역반응과 세포성 면역반응을 모두 유도할 수 있다는 장점이 있다.

넷째, 백신 생산성 측면에서 mRNA 백신은 주로 시험관 내 전사 반응의 높은 수확량 때문에 신속하고 경제적이며 대용량의 제조가 가능하다. 반면 기존의 백신은 바이러스나 미생물을 직접 다룰 필요가 있고, 재조합 단백질백신 생산은 반드시 사용해야 하는 효모, 대장균, 곤충세포 배양 등이 불필요하다. 또한 DNA 백신은 플라스미드 DNA를 확보하기 위해 대규모의 대장균 배양기가 필요하다.

하지만 mRNA 백신은 발현하고자 하는 바이러스나 미생물의 중화항체 유도 관련 부분(중화에피토프)의 유전자만을 인공적으로 합성한 후 그 부분만을 시험관 내 전사하여 mRNA 백신을 생산할 수 있다. 따라서 현재는 mRNA 백신을 제조하기 위해서 시험관 내 전사반응의 관련 시약, 특히 DNA-의존 RNA 중합효소의 개선을 통해 소량의 DNA 주형을 이용하여 대량의 mRNA를 1～2주 안에 생산할 수 있게 되었다.

다섯째, 대량생산 측면에서 모든 제작 공정을 인공적으로 할 수 있어 생물학적 오염에 대한 위험 없이 소규모 GMP 생산시설에서도 안전하게 백신을 생산할 수 있다. 이에 비해 일반적인 백신(불활화 백신, 약독화 백신)은 대용량의 세포 배양기나 많은 수의 유정란이 필요하고, 재조합 단백질백신도 곤충 세포 혹은 대장균 배양을 위해 대규모의 생물학적 배양기가 필요하다.

표 2-2. 코로나바이러스백신의 예상 플랫폼

플랫폼	바이러스백신		단백질기반백신		바이러스벡터 백신		핵산백신	
세부 분류	약독화	불활화	단백질 서브유닛	바이러스 유사 입자	복제 불능	복제 가능	DNA	mRNA
장점	기존 cGMP급 생산 인프라 활용 가능	기존 cGMP급 생산 인프라 활용 가능	제조 시 안전성	• 제조 시 안전성 • 신속한 대응 가능	• 신속한 대응 가능 • 다수의 바이러스에 사용 경험 • 유전자 치료에 오랜 역사	• 인체 적용 시 안전한 경향성 보유 • 강력한 면역반응	• 제조 시 안전성 • 신속/대량생산 가능 (소규모 GMP) • 내열성 우수 • SARS-CoV-1 에서 인체시험 검증	• 제조 시 안전성 • 저비용 신속/ 대량 생산 가능(소규모 GMP)
단점	• 긴 제작시간 소요 • 위험성	• 항원 손상 가능성 • 많은 바이러스 필요	• 제한된 면역반응 • 높은 투여용량 필요 • 글로벌 생산 능력 한계	• 구조 설계 및 최적화 기술 필요 • 생산 규모의 제한	• 벡터 자체의 면역반응 유발 가능성	• 벡터 자체의 면역반응 유발 가능성	• 세포 내 전달의 비효율성 • 주사기외 Electroporator 등 장비필요	• 물질 자체의 불안전성 • 생체 내 전달의 비효율성

(3) 재조합 바이러스벡터(운반체)백신(Recombinant viral vector vaccine)

재조합 바이러스벡터백신은 DNA, mRNA 백신과 동일하게 항원유전자를 사용하는데, 인체에 무해한 다른 바이러스를 매개로 유전자를 전달하는 기술이다. 이는 체액성 면역반응과 세포성 면역반응을 모두 강하게 유도하기 때문에 다른 백신에 비해 높은 효능을 기대할 수 있다.

벡터로 아데노바이러스나, 우두 바이러스, 홍역 바이러스 등의 병원성을 제거한 후 사용한다. 이러한 바이러스들은 스스로가 세포 내로 들어갈 수 있는 능력을 가지고 있고 인체에게 병원성이 약하거나 없기 때문에 유전자를 전달하는 매개체로 적합하다.

재조합 바이러스벡터백신은 바이러스벡터 자체가 면역원성 가지고 있어 인체에 위험신호(danger signal)를 줌으로써 벡터에 의해 전달되는 유전자는 약독화 생백신과 유사한 정도의 면역반응을 유도할 수 있다.

이때 바이러스벡터는 내인성 항원으로 작용하여 프로테아좀에서 처리된 후 1형 주조직적합복합체에 표지되어 세포독성 T 세포의 세포성 면역반응을 일으킨다.

그러나 바이러스벡터백신은 DNA 백신에 비하여 안전성에 우려가 있고, 일부 바이러스벡터의 경우 이전의 감염이나 면역 접종에 의해 인체에 이미 존재하는 면역반응 때문에 그 사용이 어느 정도 제약이 있을 수 있다.

재조합 바이러스벡터백신은 2019년 수포성 구내염 바이러스(vesicular stomatitis virus, VSV)를 이용한 에볼라백신이 미 FDA에서 승인을 받아 바이러스벡터를 이용한 인체용 감염병백신의 첫 사례가 되었다.

III. 면역증강제(Adjuvant)

◈ 서론

백신의 개발에는 크게 항원, 면역증강제, 백신전달 등의 기술이 필수적이다. 이 중 항원을 설계하는 기술은 면역반응을 유도하고 대량생산하는데 중요하고, 면역증강제는 백신 접종 시 항원에 대한 면역반응을 높게 오랫동안 유지하기 위해 중요하며, 백신전달 기술은 백신의 접종 경로를 결정하는데 중요한 역할을 한다.

그 동안 백신 개발은 주로 항원을 설계하는 기술 위주로 이루어져 왔으며, 지금까지 개발에 성공하지 못한 많은 백신을 개발하거나 백신의 효과가 만족스럽지 못해 효과를 개선하기 위해 면역증강제의 연구가 중요하다.

예를 들어, 불활화 백신은 인체에서 자가복제가 불가능하고 정상적인 감염경로를 거치지 않기 때문에 백신의 효과가 상대적으로 적을 수밖에 없고, 서브유닛백신은 이에 더해 미생물이 내재하고 있는 미생물연관패턴 수용체가 없어 그 자체만으로는 백신의 효과가 현저히 적다. 이에 따라 면역반응을 강화시킬 수 있는 면역증강제의 보강이 필요하게 되었다.

이러한 면역증강제는 영·유아를 포함한 매우 광범위하고 다양한 사람들에게 접종되는 약제 성분이므로 안전성이 가장 중요하다. 이외에도 백신에 사용되는 항원의 양 감소, 백신 접종 횟수의 최소화, 백신 반응성 확장, 세포성 면역반응의 유발, 그리고 일반적으로 면역활성이 강하지 않은 유아나 노인에게서 백신효과를 유발할 수 있는지 등이 이상적인 면역증강제의 조건이라 할 수 있다.

현재까지 상용화된 사람백신에 사용허가를 받은 면역증강제는 알루미늄염, 유상 에멀전 형태인 MF59, AS03, AF03과 톨−유사 수용체 4(TLR4) 작용제를 주성분으로 하는 AS04 등이 있다.

1. 면역증강제의 중요성

백신접종에 의해 유도되는 면역반응은 크게 체액성 면역반응과 세포성 면역반응으로 나눌 수 있다. 대부분의 병원성 세균이나 바이러스 감염에는 항체가 기본적인 방어작용을 담당 하므로 백신 항원에 대한 항체만으로도 예방 효과가 충분한 경우가 많다. 그러나 결핵과 같 이 세포 내 감염을 일으키는 세균이나 바이러스 백신은 세포성 면역반응이 감염방어에 주 요 역할을 하는 경우가 많으므로 세포성 면역반응을 유도하는 면역증강제를 사용하면 백 신개발 성공 가능성을 높일 수 있다. 초기에 개발된 생백신이나 불활화 사백신들은 백신의 안전성에 대한 요구가 증대되어 구조와 성분이 명확한 서브유닛백신들로 대체되고 있다. 그러나 서브유닛백신은 일반적으로 기존의 백신에 비하여 면역원성이 낮으므로 면역반응 을 증가시키기 위해 면역증강제의 사용이 필요하다.

백신에 면역증강제를 사용하면 백신에 대한 장기 면역원성을 증가시켜 접종 횟수를 줄이거 나 추가 접종이 필요하지 않을 수도 있으므로, 만성질환자나 고령자 등 면역원성이 저하된 사람에서는 백신접종의 효과가 충분히 나타나지 않는 경우가 많으므로 면역증강제 사용이 효과적이다. 또한 면역증강제는 백신의 교차반응성을 증가시키는 경향이 있으므로 백신에 포함되지 않은 혈청형 균주에 대한 방어효과를 증가시킬 수 있으며, 인플루엔자 백신과 같 이 세계적 대유행으로 일시적으로 다량의 백신이 필요한 경우 면역증강제를 사용하여 항 원용량을 낮추어 백신 공급량을 늘리는 것도 가능하다.

특히 인플루엔자바이러스는 항원 소변이 및 대변이 현상으로 인해 해마다 백신을 새로 제 조해야 하는 어려움이 있는데 이 문제를 극복할 수 있는 유니버설 인플루엔자백신 개발이 추진되고 있다. 유니버설백신에는 바이러스 변이에 영향을 받지 않는 공통 항원단백질과 Th1 면역반응을 유도하는 면역증강제를 사용하는 전략이 사용되고 있다.

이러한 면역증강제는 체내에서 세포성 면역반응을 유도할 수 있으므로, 체액성 면역반응 을 기작으로 백신에 면역증강제를 보강하면 두 면역반응을 모두 유도하여 더욱 효과를 증 대시킬 수 있다. 동일한 항원을 포함하는 백신이라도 사용하는 면역증강제의 종류에 따라 백신접종 결과가 달라질 수 있다.

만약 백신을 이용해서 체액성 면역반응을 유도하는 것이 목적이 아니라면 대부분의 경우는 Th2 면역반응이 일어나는 것은 바람직스럽지 않다. 그러므로 생체의 면역을 증가시키기 위한 면역증강제를 선택할 때 무엇보다 선천면역을 강화하면서 동시에 Th1 면역반응을 선택적으로 올리는 면역증강제를 선택하는 것이 좋다.

2. 면역증강제의 기작

면역증강제들은 단핵구, 중성구, 호염기구를 유도하기 위해 주위 세포들에 의해 사이토카인 및 케모카인을 방출하고, 또한 세포 내 이입 과정으로 항원제시세포로 들어가 파고솜(phagosome)에서 분해되고 이때 가공된 항원은 주조직적합복합체와 결합하여 세포막에 제시하면 미접촉 Th 세포가 결합하면서 Th1 면역반응(세포성 면역반응)을 일으키고 Th2 면역반응(체액성 반응)을 일으킨다.

알루미늄염은 세포손상을 통해 생성된 uric acid, ATP/DNA 등이 세포 내 NLRP 경로를 통해 인플라마솜을 활성화시켜 염증촉진 사이토카인인 IL-1b, IL-18를 분비시켜 염증반응을 일으킨다(Alum effect). 패턴인식수용체를 활성화시키는 PRR 작용제는 항원제시세포의 세포막에 있는 TLR CLR과 세포질에 있는 NLR, RLR와 직접 결합하거나, 외부에서 바이러스 ssRNA, 바이러스 dsRNA 또는 세균 CpG, dsRNA가 들어와 NLR과 결합한 면역증강제와 결합하여 엔도솜에서 분해된 후 신호전달경로를 통해 핵으로 전달되어 IL-12, IL-4, TNFα, INFγ 등 사이토카인을 생성시켜 세포 외로 분비한다. 이어 분비된 사이토카인은 미접촉 Th 세포를 자극하여 Th1 면역반응을 일으키고 Th2 면역반응을 일으킨다.

3. 면역증강제의 종류

백신의 면역증강제는 작용기전에 따라 크게 두 종류로 나눌 수 있다. 먼저, 알루미늄염, 리포솜(liposome), 에멀젼(emulsion) 등은 항원전달체로 작용한다. 다음, 톨-유사 수용체(TLR) 작용제, 사이토카인 등과 같이 면역활성이 있는 물질은 면역세포를 직접 자극하여 선천면역반응을 활성화시킴으로써 백신항원에 대한 획득면역반응을 유도한다.

면역증강제는 대상 병원체에 대한 감염 방어 기전과 대상 백신의 항원 형태, 백신 접종 대상자에 따라 달라지므로 모든 백신에 한 가지 면역증강제를 공통적으로 적용하기 보다는 백신의 다양한 측면을 고려하여 선택하는 것이 바람직하다.

1) 알루미늄염

알루미늄염 면역증강제에는 Alum[명반, $AlK(SO_4)_2 \cdot 12H_2O$], 인산알미늄(Aluminium phosphate, AlPO₄), 수산화알미늄[Aluminium hydroxide, Al(OH)₂], 인산칼슘(Calcium phosphate, CaPO₄), 수산화알루미늄 비결정인산황산염(aluminum hydroxyphosphate sulfate) 등이 있으며, 이 중 Alum이 가장 많이 사용되고 있다.

알루미늄염은 난용성염으로 항원 흡착력이 강하므로 단백질 항원을 입자화하여 안정성을 증가시키고 저장효과(depot effect)가 있어 항원을 천천히 방출하여 인체의 면역세포를 오랜 기간 자극해준다. 또한, 알루미늄염에 흡착된 항원은 입자형태가 되므로 수지상세포 등 면역세포에 의한 탐식작용을 증가시킨다.

알루미늄염은 조직의 괴사를 일으키고 요산(uric acid)을 생성시키므로 면역세포에 위험신호(danger signal)로 작용하여 면역세포의 인플라마솜(inflammasome)을 활성화시키고 국소적 염증반응을 일으킴으로써 면역증강 효과를 나타내는 것으로 알려져 있다.

알루미늄염은 주로 Th2 면역반응을 일으키고 NLRP3 인플라마좀을 활성화시켜 체액성 면역반응을 강화시킨다. 또한 아루미늄염은 자체가 국소 면역반응을 일으키는데, 표적세포를 자극하여 분비되는 이중나선 DNA(ds DNA), uric acid, alarmin 등의 손상연관분자패

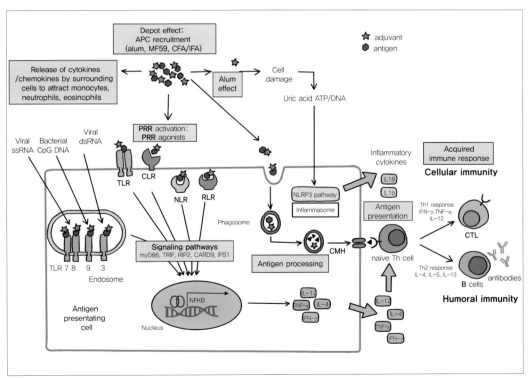

Figure 2-12. Adjuvanted Antigen Activation of Antigen Presenting Cell(APC)

턴(DAMPs)이 위험신호로 작용되어 IL-1β 분비를 유도한다고 알려져 있다. 이밖에 알루미늄염은 수지상세포 표면에 직접 반응하여 활성화시킨다.

그러나 알루미늄염은 체액성 면역반응 유도활성은 우수한 반면에 세포성 면역반응을 유도하지 못하는 단점이 있으므로 이를 보완하는 새로운 면역증강제의 필요성이 대두되었다. 아직까지 개발에 성공하지 못한 감염병 예방백신은 세포성 면역반응이 주요한 감염 방어 기전인 경우가 많으므로 세포성 면역반응을 유도하는 면역증강제가 새로운 백신 개발에 중요한 의미를 지니게 되었다.

알루미늄염은 현재 가장 일반적으로 사용되는 면역증강제로 대부분의 상용화된 백신에 사용되고 있지만 피하주사나 피내주사할 경우 접종 부위에 육아종(granuloma)을 형성할 가능성이 높으므로 근육주사로만 사용된다. 대표적인 알루미늄염은 일반적으로 수산화알루미늄 또는 인산알루미늄 형태로 사용되지만 무정형의 수산화알루미늄 비결정인산인산황산염이 4가자궁경부암백신인 가다실에 사용되고 있다.

2) 리포솜(Liposome)

리포솜은 생체의 세포막과 같이 인지질의 이중막 구조를 이루고 있는 지질과 콜레스테롤 입자로 항암제처럼 독성이 강한 물질이나 생체 안정성이 낮은 약물을 표적세포나 기관에 전달할 목적으로 개발되었다.

리포솜은 백신항원의 전달체 역할을 하며 성분과 구조가 생체막과 동일하여 독성이 없고 단독으로는 면역 활성이 없으므로 일반적으로 면역 활성이 높은 다른 면역증강제를 리포솜 막에 봉입하거나 막 표면에 존재하도록 제제화하여 사용한다. 하지만 리포솜은 제조가 어려운 편이고 동결보관 시 잘 파괴되며 냉장보관 시에도 안정성이 낮은 것이 단점이다. 리포솜 중 양이온성 리포솜은 면역활성이 있어 면역증강제로 개발되고 있다.

3) 에멀젼(Emulsion)

에멀젼 면역증강제는 생체에서 분해되는 oil인 스쿠알렌(squalene)을 기반으로 제조된 유상현탁액(oil-in-water emulsion)으로 주로 계절성 독감백신과 대유행 독감백신에 현재 사용되고 있다. 대유행 독감백신의 필요 항원량을 줄이기 위해 도입되었던 MF59(squalene, Tween 80, Span 85 함유) 혹은 AS03(squalene, DL-α-tocopherol, polisorbate 80 함유)는 스쿠알렌을 기반으로한 에멀젼 면역증강제로서 일반적으로 에멀젼이 항원에 대한 저장고로 작용하며 항원을 림프조직으로 전달하는 역할을 한다.

에멀젼 면역증강제는 백신항원에 대한 체액성 면역반응을 증강시키는 효능이 우수하며, 알루미늄 염에 비하여 IgG2a 항체 역가와 CD8+ T 세포성 면역반응을 유도한다는 보고도 있으나 일반적으로는 Th2 체액성 면역반응 유도 활성이 우수한 반면 세포성 면역반응 유도 활성은 낮은 편이다.

따라서, 에멀젼 면역증강제는 여포 수지상세포의 항원 보유를 증가시키고 여포 보조 T 세포의 활동을 촉진하여 체액성 면역반응을 강화시키며, 백신의 접종 부위에서 위험연관분자패턴의 한 종류인 ATP의 분비를 자극하여 염증반응과 체액성 면역반응을 촉진한다. 이 외에도 림프절에 존재하는 대식세포에 의해 흡수되어 대식세포의 세포사멸을 일으키고, 이에 따라 다량의 염증촉진 사이토카인과 위험연관분자패턴이 분비되어 강한 선천면역반응을 일으킨다고 알려져 있다.

알루미늄염에 이어 두 번째 면역증강제인 MF59은 알루미늄염에 비해 강한 염증반응을 일으켜 면역세포의 동원(immune cell recruitment)과 수지상세포의 활성화를 촉진하며, 이는 대유행 독감백신과 노년층을 위한 계절 독감백신에 사용하게 되었다. 이후 또 다른 에멀젼 형태인 ASO₃가 대유행 독감백신의 면역증강제로 사용하게 되었다.

이러한 이유는 특히 만성질환자나 고령자 등 면역기능이 저하된 사람에서는 백신접종의 효과가 충분히 나타나지 않는 경우가 많으며, 특히 고령자는 세포성 면역반응 기능이 저하되어 있으므로 세포성 면역 증강효과가 있는 면역증강제는 백신 효능을 높일 수 있다. 일반적으로 독감백신은 건강한 사람에서는 90% 이상의 높은 방어율을 보이지만 65세 이상의 고령자에서의 감염 방어율이 급격히 감소하기 때문이다.

4) 사포닌(Saponin)

사포닌은 식물에서 유래한 triterpenoid 배당체로 세포막의 콜레스테롤과 작용하여 막을 변형시킴으로써 항원 수송을 증가시키고 면역세포로 부터 사이토카인 분비를 증가시킨다. 그러나 사포닌은 용혈작용이 있고 접종 부위에 육아종(granuloma)을 일으키는 등 독성이 있다.

5) 나노입자(Nano-particle)

나노입자는 백신항원의 전달체로 수용성 항원의 안정성 증가, 면역세포에 대한 항원 전달 기간 증가, 항원제시세포에 의한 항원 탐식작용 증가 등의 활성이 있다.

나노입자는 기존의 리포솜 또는 에멀젼 형태 이외에 PLGA(poly L-Lactide-co-gly-colide) 나노입자, 콜레스테롤을 함유하는 나노젤, PLA(poly lactic acid) 폴리머 등이 있으며 항원제시세포에 타깃팅하기 위해 mannosylation 시키거나 IgG의 Fc fragment 등으로 수식하는 경우가 많다.

6) 패턴인식수용체 작용제(PRR agonists)

인체의 면역세포는 감염 시 병원체에 대한 특이적인 면역반응을 일으키고, 면역세포는 세균의 세포벽, 지질다당류(LPS), 단백질이나 바이러스의 RNA 또는 DNA와 같이 공통적으로 존재하는 분자들에 대응하기 위한 패턴인식수용체가 존재한다.

패턴인식수용체에는 톨-유사 수용체, RIG-I-유사수용체, 그리고 NOD-유사 수용체 등이 있고, 이들은 미생물연관분자패턴를 인식한다.

패턴인식수용체는 미생물에 의해서 면역반응이 어떻게 시작되는지에 관해 결정적인 실마리를 제공해 주었고, 패턴인식수용체를 효과적으로 자극하는 작용제(agonist)들을 면역증강제로 개발하게 되었다. 패턴인식수용체작용제 중 톨-유사 수용체 작용제는 면역세포에 대한 활성이 강하게 나타난다.

톨-유사 수용체 작용제는 항원제시세포 표면에 있는 톨-유사 수용체를 통하여 면역세포를 자극하여 선천면역을 활성화시킴으로써 백신 항원에 대한 획득면역을 유도하는 효과가 우수하다. 수지상세포의 톨-유사 수용체 신호(TLR signal)가 활성화되면 세포표면의 주조직적합복합체 분자와 보조자극 신호분자의 발현이 증가하고, 사이토카인 분비가 증가한다. 활성화된 수지상세포는 항원 탐식작용과 T 세포에 대한 항원 제시 능력이 증대되어 백신 항원에 대한 획득면역이 활성화 된다. 톨-유사 수용체 작용제 중에서 TLR2/TLR6 작용제와 TLR5 작용제는 주로 Th2 체액성 면역반응을 유도하는 반면, TLR3, TLR4, TLR7, TLR8, TLR9 작용제는 Th1 세포성 면역반응 유도활성도 높다고 알려져 있다.

(1) TLR4 작용제

가장 대표적인 톨-유사 수용체 작용제로 그람 음성 박테리아의 세포벽에 존재하는 독성 물질인 지질다당류가 있다.

내독소인 지질다당류는 TLR4에 작용하여 대식세포와 수지상세포 수용체에 작용하여 세포를 활성화시켜 항원 탐식작용을 증가시키며, 사이토카인 분비를 촉진시킨다. 또한 세포표면 항원 및 주조직적합복합체 분자의 발현을 증가시켜 T 세포에 대한 항원제시

기능을 증가시킴으로써 획득면역반응을 촉진시키는 효과를 갖는다. 이러한 TLR4를 통한 지질다당류의 자극은 체액성 면역반응의 향상뿐만 아니라 세포성 면역반응도 강화시키지만 지질다당류 자체는 독성이 매우 강하기 때문에, 독성을 일으키는 부분을 제거한 monophosphoryl lipidA(MPL) 또는 GLA(gluranosyl lpid adjuvant)가 새로운 면역증강제로 연구되었다.

이 중 MPL는 대표적인 TLR4 작용제 면역증강제로서 Salmonella typhimurium 돌연변이 균주로 부터 지질다당류를 분리·정제하여 탈인산화와 탈아실화한 것이며 HBV 백신(Fendrix®)과 HPV 백신(Ceravix®)의 면역증강제인 AS04(Alum+MPL)의 주요 성분으로 포함되었다.

(2) TLR9 작용제

TLR9 작용제는 수지상세포, 대식세포, 자연살해세포 및 B 세포 등 다양한 면역세포를 활성화하여 선천면역과 획득면역을 모두 활성화시키며 체액성 면역반응뿐만 아니라 세포성 면역반응도 증강시킨다. TLR9는 메틸화되지 않은 CpG motif를 지닌 박테리아 DNA를 인식한다.

따라서 메틸화되지 않은 CpG oligodeoxynucleotide(ODN)를 면역증강제로 개발되고 있고, 이는 선천면역원의 패턴인식수용제인 TLR9과 특이적으로 결합하여 세포 내부로 면역신호전달을 촉진하며 이차적으로 다양한 선천면역세포 및 획득면역세포를 자극한다. 그러므로 항종양 효과와 T 세포 및 B 세포의 활성화로 인한 보호항체 생성 및 세포독성 T 세포 활성을 유도하는 강력한 항암효과를 나타낸다.

7) 점막 면역증강제

점막은 병원균의 주요 감염경로이므로 점막면역은 감염병에 대한 일차적인 방어기전이다. 생백신이 아닌 사백신이나 서브유닛백신 항원에 대한 면역반응을 유도하려면 점막 면역증강제가 필수적이며, 다양한 면역증강제에 대한 점막면역이 연구되고 있다.

점막 면역증강제는 점막면역을 유도하기 위해 사용되며 특히 서브유닛백신을 점막백신으로 개발하고자 할 때 유용하며 이를 사용하면 전신성 면역반응뿐만 아니라 점막의 IgA 분비를 활성화하는 장점이 있으나 세포성 면역반응 증강 효과는 크지 않은 것으로 알려져 있다.

4. 면역증강제 시스템의 개발

여러 면역증강제들 중에서 작용기전이 다른 면역증강제 두 종류를 혼합하여 사용하면 효능면에서 상승작용을 기대할 수 있다.

예를 들어, 두 종류의 톨-유사 수용체(TLR) 작용제를 같이 사용하거나, 톨-유사 수용체(TLR) 작용제를 알루미늄염 또는 리포솜과 혼합하여 면역증강제 시스템의 개발이다. 면역증강제 시스템은 특히 그동안 개발에 성공하지 못했던 결핵백신, 말라리아백신, AIDS 백신이나 암 치료백신 등을 개발하는데 활용되고 있다. 1980년대 HIV 백신의 필요성이 대두됨에 따라 전통적인 방식의 백신과 알루미늄염과 같은 면역증강제로는 성공적인 백신을 개발할 수 없다는 것을 알게 되었다.

이에 따라, 알루미늄염, 에멀젼, 리포솜과 같은 전통적인 면역증강제에 MPL, QS-21, CpG와 같은 면역자극분자(immuno-stimulatory molecule)를 첨가하여 필요한 면역반응을 유도할 수 있는 복합 면역증강제의 개념이 등장하게 되었다. 현재 알루미늄염(alum)에 톨-유사 수용체 작용제인 MPL가 첨가된 복합 면역증강제(combination adjuvant) AS04가 B형간염백신과 인유두종바이러스백신에 함유되어 사용하고 있다.

■ 주요 약제

1. 유두종바이러스치료제

1) Humanan papilomavirus 6/11/16/18 L1 protein(제품명: 가다실 주, Gardasil®)

가다실은 바이러스 표면단백질인 L1 단백질 virus-like particle(VLP)를 항원으로 사용하는 4가백신으로 '9~26세 여성을 대상으로 HPV 6, 11, 16, 18형에 의해 유발되는 자궁경부암과 생식기 사마귀 등의 예방'에 처음 승인되었고, 현재 자궁경부암 외음부암, 질암, 남녀 항문암 등에도 승인되어있다. 인유두종바이러스 16, 18형은 자궁경부암 발생 원인의 70%를 차지하며 6, 11형은 콘딜로마를 유발한다.

이 약제는 4개의 단백질을 항원으로 하고 있으며 면역증강제로 알루미늄염(aluminium salt, amorphous aluminum hydroxyphosphate sulfate)을 함유하고 있다.

2) Human papilomavirus 6/11/16/18/31/33/45/52/58 L1 protein
(제품명: 가다실 9 주, Gardasil 9®)

가다실 9은 기존의 가다실(4가)에 5가지(31, 33, 45, 52, 58형) 인유두종바이러스 유형을 추가한 9가 백신으로 승인되었다. 이 약제는 9~26세 여성에서 자궁경부암, 외음부암, 질암, 항문암, 생식기 사마귀(침형콘딜로마), 자궁경부 상피내 선암, 자궁경부 상피내 종양 1기, 2기 및 3기, 외음부 상피내 종양 2기 및 3기, 질 상피내 종양 2기 및 3기, 항문 상피내 종양 1기, 2기 및 3기를 예방할 수 있다.

또한 9~15세 남성에서 인유두종바이러스에 의한 항문암, 생식기 사마귀(첨형콘딜로마) 및 항문 상피내종양(Anal intraepithelial neoplasia, AIN) 1기, 2기 및 3기를 예방한다.

3) Human papilomavirus 16/18 L1 protein(제품명: 서바릭스 주, Cervarix®)

서바릭스는 바이러스 표면단백질인 L1 단백질 virus-like particle(VLP)를 항원으로 사용하는 4가백신으로 'HPV 16형과 18형에 의한 자궁경부암과 일시적·지속적 감염과 자궁경부 상피내종양 등을 예방'에 승인되었다. 이 약제는 4개의 단백질을 항원으로 하고 있으며 면역증강제로 TLR4 작용체인 MPL(monophosphoryl lipid A)과 aluminum hydroxide 혼합물(AS04)을 사용하고 있다. 이 약제의 면역증강제 AS04의 주성분인 MPL이 Th1-type 면역 유도 활성이 있으며, 임상시험에서 이 약제에 포함되지 않은 31형, 33형, 45 혈청형 바이러스에 대한 교차 방어 효능이 있는 것으로 나타났다.

국내 백신 현황

백신의 종류	성분명	제품명	제조사	적응증
약독화	Rotavirus, live attenuated	로타릭스 프리필드	GSK	로타바이러스
		로타텍 액	에스케미칼생명과학	
	Attenuated live varicellar virus	수두박스 주	녹십자	대상포진
		스카이 바리셀라 주	에스케이바이오사이언스	
		조스타박스 주	MSD	
		스카이 조스터 주	에스케이바이오사이언스	
		바리-엘 백신 주	보령바이오파마	
	Varicellar zoster human immunoglobulin	녹십자 수두사람면역글로불린 주	녹십자	
	Live attenuated Japanese encephalitis virus	씨디 제박스 주	한국백신	일본뇌염
	Mycobacterium bovis(B.C.G) Tokyo 172 strain	경피용 건조비씨지백신	한국백신	결핵
	Mycobacterium bovis(B.C.G) Danish	피내용 건조용 비씨지백신 에스에스아이 주	엑세스파마	
	Attenuated live measle virus + mumps virus + rubella virus	엠엠알 II 주	에스케이케미칼생명과학	홍역, 유행성이 하선염(볼거리) 및 풍
	Attenuated yellow fever live virus	스타마릴 주	사노피파스테르	황열
불활화	Inactivated Hepatitis A virus	박타 프리필드 주	에스케이케미칼	A형 간염
		아박심 주	사노피파스퇴르	
		하브릭스 주	GSK	
	Purified inactive influenza virus antigen A, 3가 백신 (유정란 배양)	그린플루-에스 프리필드시린지주	녹십자	인플루엔자 A
		보령플루백신V주(프리필드)	보령바이오파마	
		보령플루백신VIII-TF주(프리필드)	보령바이오파마	
		일양플루백신프리 프리필드 시린지	일양	
		코박스인플루 PF주(프리필드)	한국백신	
		스카이셀플루 프리필드시린지	에스케이바이오사이언스	
		플루플러스티에프	엘지화학	
		소아용 아그리팔 프리필드 시린지	한국백신	

불활화	Purified inactive influenza virus antigen A, 4가백신 (유정란 배양)	지씨플루 쿼드리밸런트 프리필드 시린지 주	녹십자	인플루엔자 A
		보령플루V테트라백신 (프리필드시린지)	보령이오파마	
		보령플루VIII테트라백신 (프리필드시린지)	보령이오파마	
		플루아릭스 테트라 프리필드시 린지 주	GSK	
	purified inactive influenza virus antigen A, 4가백신 (세포배양)	스카이셀플루4가 프리필드시린 지 주	에스케이바이오사이언스	
		코박스플루4가PF주 (프리필드시린지)	한국백신	
		비알플루텍I테트라백신주 (프리필드시린지)	보령	
		테트라텍트 프리필드 시린지	일양	
		베르나 플루 주	얀센백신	
	Inactivated polio virus type I, II, III) tetra	이모박스 폴리오 주	사노피파스퇴르	소아마비
		아이피박스 주	보령바이오파마	
	Inactivated Japanese encephalitis virus	녹십자 일본뇌염백신 주	녹십자	일본뇌염
		보령 일본뇌염백신 주	보령	
	Inactivated cell-culture Japanese encephalitis virus	녹십자 세포배양일본뇌염백신 주	녹십자	
		보령 세포배양일본뇌염백신 주	보령	
	Inactivated hantaan virus solution	한타박스 주	녹십자	신증후출혈열
	Freeze-dried inactivated whole rabies virus	베로랍 주	희귀의약품센터	공수병(광견병)
	V. cholera inabae 등	듀코랄 액	엑스파마	콜레라
톡소이드	Diphteria toxoid + tetanus toxoid(TD)	녹십자 티디백신 프리필드 시린지	녹십자	백일해 디프테리아
		디티부스터 에스에스아이 주	엑세스파마	
	Diphteria toxoid + tetanus toxoid + B. pertussis toxoid(Tdap)	부스트릭스 주	GSK	백일해 디프테리아 파상풍
		인판릭스 주	GSK	
		보령 디티에이피 백신	보령	
		아다셀 주	사노피 파스퇴르	
	Diphteria toxoid + tetanus toxoid + B. pertussis toxoid + FHA + inactivated polio viruses) DTaP-IPV	테트락심 주	사노피파스퇴르	백일해 디프테리아 파상풍 폴리오

		세균 배양	Vaccinia virus	이노엔 세포배양 건조두창백신 주	에이치케이이노엔	두창
		캡슐 다당체	Purified VI capsular polysaccharide of Salmonella typhi	지로티프 주	보령바이오파마	장티푸스
			Purified capsular polysaccharide from Streptococcus pneumoniae 폐렴구균 10가 단백결합 백신	신플로릭스 프리필드 시린지	GSK	폐렴
			Purified capsular polysaccharide from Streptococcus pneumoniae 폐렴구균 23가 단백결합 백신	프로디악스-23 주, 프리필드 시린지	MSD/이노엔	
		결합 백신 (접합 백신)	Haemophilus influenzae type B oligosaccharide conjugate	인판릭스아이피브이 힙 주	GSK	헤모필루스 인플루엔자 b(Hib)
				악티브 주사	사노피파스퇴르	
				유희브 주	엘지화학	
			Meningococcal(A, C, Y, W) polysaccharide C. diphtheriae conjugate vaccine 수막구균 4가 단백결합 백신	멘비오 주	유한	수막염
				메낙트라 주	사노피파스퇴르	
			Purified Pneumococcus conjugated to diphtheria vaccine 폐렴구균 13가 단백결합 백신	프리베나13 주	화이자	폐렴
		바이러스 유사 입자(VLP)	Human papillomavirus type 6 등)	가다실 주, 프리필드 시린지	MSD	인유두종바이러스에 의한 질병 예방(여성, 남성)
			Human papillomavirus type 6 등)	가다실 9 프리필드 시린지		
			Human papillomavirus type 16 등)	서바릭스 프리필드 시린지	GSK	
재조합	표면 항원		Purified hepatitis B surface antigen	유박스 비 주, 프리필드시린지	엘지화학	B형 간염
				헤파뮨 주	에스케이바이오사이언스	
	스파이크 단백질		recombinant SARS CoV-2 spike protein	뉴백소비드 프리필드시린지	에스케이바이오사이언스	코로나-19
	바이러스 벡터		recombinant Adenovirus vector encoding the SARS CoV-2 spike protein	한국아스트라제네카 코비드-19 백신	아스트라제네카	
				코비드-19 얀센 백신	얀센	
mRNA			messenger RNA encoding the viral spike(S) protein of SARS CoV-2	모더나 코비드-19 백신	녹십자	
				코미나티 주	화이자	

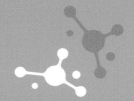

PART 3

혈액제제 등

PART 3
혈액제제 등
(Blood Components and Their Preparation)

▣ 소개

과학이 발전해도 환자 치료에 필요한 혈액은 건강한 사람의 헌혈로부터만 얻을 수 있다. 헌혈을 통해 얻어진 혈액은 성분에 따라 구분하여 직접 환자에게 수혈되거나, 분리 및 정제과정을 통하여 혈장유래의약품(혈장분획제제)으로 제조하여 사용하고 있다.

혈장(Plasma)에는 300가지 이상의 물질이 존재한다고 밝혀져 있고, 그 중 80%를 차지하는 알부민과 면역글로불린이 각각 35g/dℓ 와 10g/dℓ 정도로 존재하며, 아직도 밝혀지지 않은 물질도 다소 존재하고 있다. 혈장은 알부민, 면역글로불린, 혈액응고인자 등으로 분리 · 정제하여 사용한다.

혈액제제에는 전혈(whole blood), 성분제제(blood component)가 있으며, 혈장분획제제로는 혈장을 혈장 분획공정을 통해 분리된 알부민, 면역글로불린, 혈액응고인자, 단백질분해효소억제제, 항응고제, 섬유소실런트 등이 있다.

혈액제제(전혈, 성분제제 등)와 혈장분획제제를 '혈액제제'로 정의하고 있으나, 혼용에 따른 혼란을 방지하기 위해 '혈액제제 등'으로 명확히하였다.

I. 혈액과 관련된 전반적인 이해

◆ 서론

혈액 중 적혈구는 산소(O_2)를 공급하고 이산화탄소(CO_2)를 제거하는 역할을 한다. 그 외 백혈구는 면역기능을 담당하고 혈소판은 혈액 응고를 통한 상처 치유를 해주고 있으며, 각종 효소는 여러 가지 생리 작용과 기능을 원활히 해주고 있다.

혈액 1mm³=1㎕)에는 적혈구가 약 500만개가 존재하는데, 남성은 약 540만개, 여성은 약 480만개로 남성이 여성보다 더 많은 적혈구를 가지고 있으며, 백혈구 약 8천개, 혈소판 약 40만개가 존재한다. 이 중 적혈구가 대부분을 차지하며 인체의 혈액 약 5리터 중 적혈구는 약 25조개가 존재하고 수명이 약 120일이므로 1초에 파괴되는 적혈구만 약 300만개 정도라고 할 수 있다.

전체 혈액 중 적혈구가 차지하는 비율을 백분율로 표시한 적혈구 용적률(hematocrit은 성인 남성의 평균은 46%이고, 여성은 42%로 남성의 용적률이 더 높은데, 그 이유는 남성호르몬인 안드로겐이 적혈구 생성을 촉진하기 때문이다.

혈액은 온몸에서 요구하는 산소를 공급해 주기 때문에 생명 유지에 가장 중요한 역할을 담당하고 있다. 호흡을 통해 들어온 산소는 혈액 속에 포함된 적혈구에 의해 운반된다. 이는 기도가 열려 있으면, 산소가 호흡을 통해 몸 안으로 들어와서 혈액 속의 적혈구와 결합하면서 이루어진다.

1. 혈액(Blood)

혈액은 골수(bone marrow)에서 만들어진 후 혈관을 통해 끊임없이 순환하면서 생명을 지키고 유지하는 중요한 역할을 한다. 혈액은 크게 혈구(blood cell)와 혈장(plasma)으로 나누어진다.

혈구는 적혈구, 백혈구 및 혈소판으로 이루어져 있고 혈장은 주로 수분으로 이루어져 있으며 생명 유지에 필수적인 전해질, 혈액응고인자, 단백 성분 등도 함께 함유되어 있다.

혈액은 심장의 박동으로 동맥, 모세혈관, 정맥을 통해 순환하면서 체내 모든 세포와 접촉하게 된다. 폐는 대기 중의 산소를 공급받아 이를 필요로 하는 세포로 전달하고 신장에서는 세포들로부터 운반된 노폐물을 제거하도록 하는 역할을 한다.

혈액은 인체에 침입한 세균과 바이러스 등에 대항하여 싸울 수 있는 성분인 백혈구와 항체 등 면역체계를 갖추고 있어 인체가 세균감염 등의 질병으로부터 보호받을 수 있도록 하는 역할도 하고 있다.

1) 혈장(Plasma)

혈장은 혈액에서 세포 성분을 제외한 나머지 부분으로 단백질 7%, 탄수화물 2%, 소량의 지방질과 나머지 99%는 수분으로 이루어져 있다. 이에는 다양한 기능을 하는 수많은 물질이 녹아 있고, 혈액의 약 55%를 차지한다.

혈청(Serum)은 혈장에서 섬유소원(fibrinogen)을 제거한 나머지 부분으로 혈액에 녹아 있는 성분 중 혈액의 중요한 기능을 담당하는 성분은 대부분 단백질이며, 이를 통틀어 혈청 단백질 또는 혈장 단백질이라 하는데 섬유소원의 포함 여부에 따라 이름이 결정된다.

혈장은 조직에서 과다 수분을 흡수하거나 부족한 수분을 보충할 수 있는 저장고 역할을 한다. 인체 조직에서 추가로 액체를 필요로 할 경우 혈장의 물이 일차 자원으로 활용되어 인체의 요구를 충족시킨다.

혈장은 또한 혈관의 수축 및 응고를 방지하며 지속해서 혈관을 채우고 통과시킴으로써 신체 전체에서 혈압이 유지되고 혈액이 순환되도록 도와준다. 혈장 순환은 중심부 신체 조직에서 생성된 열을 팔, 다리 및 머리 등 열이 쉽게 손실되는 부위까지 전달하여 체온을 조절하는 역할도 한다.

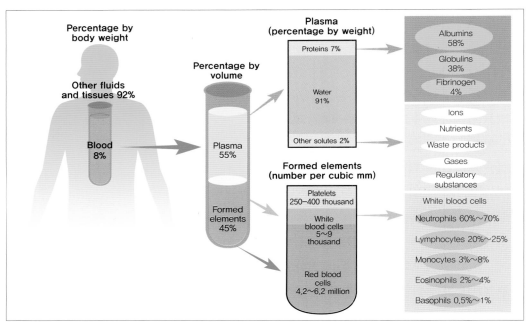

Figure 3-1. Blood Composition

2) 혈장 단백질(Plasma protein)

혈장 단백질은 전체 혈장의 약 7% 정도를 차지하며, 지혈작용(프로트롬빈, 피브리노겐), 각종 호르몬의 수송(혈청 알부민과 지질 단백질 등), 항체를 통한 면역 강화(면역글로불린과 각종 항원·항체 복합물인 보체) 기능과 pH 및 삼투압 유지와 아미노산과 같은 영양원 공급 등을 맡고 있다. 혈장 단백질의 채취는 알코올 침전이나 원심 침전법 등을 이용하여 분리할 수 있다.

혈장 단백질은 크게 알부민(albumin)과 글로불린(globulin)으로 구분한다. 글로불린은 전기장 내에서 어디에 있느냐에 따라 알파(α), 베타(β), 감마(γ)로 구분할 수 있다. 혈액 속에 함유된 단백질 중 양이 가장 많은 알부민은 전체 혈장 단백질의 약 58%를 차지하며, 수많은 종류의 단백질이 혼합된 글로불린은 약 38%를 차지한다.

섬유소원(Fibrinogen)은 약 4%를 차지하며, 나머지 1%는 효소, 효소전구체, 호르몬과 같이 인체 내에서 조절기전을 담당하는 단백질이다.

3) 혈액세포

(1) 적혈구(Red blood cell, Erythrocyte)

적혈구는 혈액량의 약 40%를 차지하며 적혈구에는 헤모글로빈 단백질이 들어 있으며, 이 단백질은 혈액의 적색을 나타내고 혈액을 통해 폐에서 나오는 산소가 모든 신체 조직으로 전달될 수 있게 한다. 산소는 세포에서 신체가 필요로 하는 에너지를 생성하는 데 사용되며 이러한 과정에서 노폐물로 이산화탄소가 남게 된다.

적혈구는 이산화탄소를 조직으로부터 받아서 다시 폐로 운반한다. 적혈구 수가 정상보다 감소(빈혈)하면 혈액이 운반하는 산소의 양이 적어서 몸이 피로하고 쇠약해진다. 적혈구 수가 정상보다 증가(적혈구증가증, 진성적혈구증가증 등)하면 혈액이 너무 진해져서 혈액이 쉽게 응고되며 심장마비와 뇌졸중의 위험이 커질 수 있다.

(2) 백혈구(White blood cell, Leucoyte)

백혈구 수는 적혈구보다 적으며 적혈구 600~700개당 대략 백혈구 1개의 비율로 기본적으로 감염으로부터 신체를 방어하는 역할을 한다. 기본 백혈구 유형에는 5가지가 있다.

호중구(Neutrophil)는 가장 많은 유형으로, 박테리아와 곰팡이를 죽이고 섭취하며, 외부 이물질을 섭취하여 감염으로부터 신체를 보호할 수 있도록 도와준다. 림프구(Lymphocyte)는 바이러스성 감염으로부터 보호하고 특정 암세포를 검출 및 파괴할 수 있는 T 세포(T 림프구)와 자연살해세포, 그리고 항체를 생성하는 세포로 성장하는 B 세포(B 림프구), 이렇게 세 가지 주요 유형으로 이루어진다. 단핵구(Monocyte)는 여러 감염 유기체로부터 방어하는데 도움을 주고 죽은 세포나 손상된 세포를 섭취한다.

호산구(Eosinophil)는 기생충을 죽이고 암세포를 파괴하며 알레르기 반응에 관여하며 염기구(basophil)도 알레르기 반응에 관여한다. 일부 백혈구는 혈류를 통해 원활하게 이동하지만, 대부분은 혈관벽에 고착되거나 혈관벽을 뚫고 나와 다른 조직으로 침투한다. 백혈구가 감염이나 다른 문제가 있는 부위에 도달할 경우 백혈구는 더 많은 백혈구를 유도하는 물질을 방출한다.

백혈구 수가 정상보다 감소하면(백혈구감소증), 감염이 발생하기가 쉽다. 백혈구 수가 정상보다 높을 경우(백혈구증가증), 증상을 직접 유발하지 않지만 많은 세포 수는 감염, 염증 진행이나 백혈병 같은 기저 질환을 나타낼 수도 있다.

(3) 혈소판(Platelet, Thrombocyte)

혈소판은 적혈구나 백혈구보다 작은 세포형 입자로 적혈구 수보다 적으며, 적혈구 20개당 대략 혈소판 1개의 비율이다. 혈소판은 출혈 부위에 응집되어 혈관을 봉쇄하는 응괴를 형성함으로써 응고과정을 도와준다.

아울러 혈소판은 추가 응고를 촉진하는 물질을 방출하므로 혈소판 수가 정상보다 감소하면 혈소판감소증, 타박상과 이상 출혈이 발생하기가 쉽다. 혈소판 수가 정상보다 증가하면 혈소판 혈전증, 혈액이 과도하게 응고될 수 있으며 혈관을 차단하여 일과성허혈발작과 같은 질환을 초래할 수 있다. 혈소판 수가 더욱더 증가하면 혈소판이 응고단백질을 흡수하여 역설적으로 출혈을 유발할 수 있다.

4) 혈액의 물질 수송

(1) 산소(O_2)의 운반

혈액 중 적혈구는 인체 내에서 O_2가 있어야 하는 모든 세포들에게 O_2를 운반해 주는 역할을 한다. 적혈구 내에는 철(iron) 성분을 가지고 있는 헤모글로빈(hemoglobin)이 들어 있다. 이 적혈구 한 개에 약 3백만개 정도의 많은 헤모글로빈이 들어 있으므로 적혈구는 '헤모글로빈 보따리'라고 할 수 있다. 이들은 폐에서 공기 중의 O_2를 받아 조직으로 1일에 약 $600\,\ell$ 의 O_2를 운반해 준다.

이는 분압 차에 의해 확산되어 적혈구 내 헤모글로빈의 O_2 포화도가 동맥혈은 96%이고 정맥혈의 경우 64%이다.

옥시헤모글로빈(oxyhemoglobin)은 O_2와 결합된 헤모글로빈이며 밝은 붉은 색을 띤다. 옥시헤모글로빈을 가지고 있는 적혈구는 동맥을 통해 각 조직의 세포들로 가서 산소를 전해주고 대신 세포의 노폐물 중 하나인 CO_2를 받아 온다. CO_2를 받으면 적혈구 내의 헤모글로빈은 카복시헤모글로빈(carboxyhemoglobin)으로 변하고 색깔도 검붉게 된다.

(2) 영양분의 운반

혈액은 체내 모든 세포로 O_2외에 탄수화물, 단백질, 지질, 무기질 등을 공급한다. 이 영양분들은 소화작용을 거쳐 작은 분자들로 분해되어 소장에 있는 혈관으로 흡수되어 간문맥(portal vein)을 통해 간으로 이동된다. 간에서 흡수된 포도당 일부는 글리코겐으로 변환·저장되며 나머지 포도당은 다른 영양소와 함께 혈액을 통해 각 조직에 공급된다.

(3) 노폐물의 운반 및 체내 pH 조절

생체 내의 세포들은 끊임없는 대사과정을 통하여 에너지를 얻으며 이에 따라 부산물로서 노폐물이 생성된다. 혈액은 포도당의 산화 부산물인 CO_2와 젖산(lactic acid, 불완전 연소 시 발생) 외에 단백질 산화 부산물인 암모니아, 지질 산화 부산물인 케톤, 과산화 지질 등의 대사노폐물 외에 필요 이상의 체내 수분 및 전해질 등을 적절한 배출 장소로 운반·제거한다.

CO_2는 폐정맥을 통해 폐로 운반되어 외부로 배출되며, 암모니아는 간에서 독성이 적은 요소로 변환되어 신동맥으로 흘러가 신장에서 기타 노폐물과 함께 배출된다. 조직에서 생성된 CO_2는 혈액 내에서 H^+를 생성하게 되며, 시간이 흐름에 따라 H^+이 축적되면 체액의 pH가 떨어진다. pH의 급격한 변화는 곧 체내 단백질 효소를 변형시켜 기능이 크게 떨어지는 결과를 초래하므로 H^+ 농도를 조절해야 한다. 혈액 속에는 다양한 혈장 단백질과 헤모글로빈 외에 다량의 HCO_3^-이 완충 역할을 하여 pH를 조절한다.

또한 혈액은 조직액과 서로 수분을 교환하여 조절하며 혈장 내 단백질이나 염분은 혈액 중의 삼투압을 일정하게 유지시킨다. 인체의 체액량은 체내의 전해질 함량에 따라 변화하는데, 혈액은 이 변화에 따라 신장으로 유입하는 양이 조절되기 때문이다.

(4) 호르몬의 운반

호르몬은 생존 및 항상성을 유지하기 위해 내분비계통의 조절을 받는다. 즉 화학물질인 호르몬은 내분비 기관인 뇌하수체, 갑상샘, 췌장 등에서 분비되어 혈액을 따라 표적기관으로 수송되어 특정한 생리학적 반응을 일으켜서 체내의 변화를 조절한다.

(5) 적정 체온의 유지

혈액은 조직에서 생긴 열을 흡수하며 폐, 피부 등에서 수분 증발 또는 배설 때문에 소모
된 체온 차를 혈액이 전신 순환하면서 균등하게 조절한다.

II. 혈액성분제제(Blood components)

◆ 서론

급성출혈, 광범위한 화상이나 교환 수혈에는 전혈을 사용할 수 있지만 보통은 환자에 부족
한 특정 성분의 혈액제제를 선택하여 사용하는 것이 필요하다. 환자에게 주로 사용하는 대
표적인 혈액성분제제에는 농축적혈구와 농축혈소판, 그리고 신선동결혈장 등이 있으며, 국
내에서는 주로 혈소판 성분헌혈과 혈장 성분헌혈이 시행되고 있다.

적혈구, 혈소판, 그리고 혈장은 각기 다른 비중(각각 1.08~1.09, 1.03~1.04, 그리고
1.023)이기 때문에 원심분리를 이용하여 각 성분을 분리할 수 있다.

따라서 전혈은 대량 출혈 또는 수술 시 사용, 농축적혈구는 적혈구 부족 또는 기능 저하 시,
철분 결핍, 악성 재생불량성 등 각종 빈혈, 일산화탄소 중독 등에 사용, 농축혈소판은 혈소
판 기능 이상, 혈소판 감소 환자, 급성백혈병, 재생불량성 빈혈 등에 사용, 성분채혈 혈소판
은 혈소판 기능 이상, 혈소판 감소 환자, 급성백혈병, 재생불량성 빈혈 등에 사용, 동결침
전제제는 혈우병 등에 사용한다.

1. 전혈(Whole blood)

전혈은 항응고 보존제(CPDA-1, citrate phoshate dextrose adenine-1)가 들어있는 혈액
백(bag)에 혈액을 채혈하여 1~6℃에서 냉장보관한 혈액성분제제로서 보관기간은 35일이
다. 헤마토크리트(Hematocrit)는 대개 40%전후이며 채혈 후 24시간이 지나면 이에 함유
되어 있는 혈소판의 활성과 불안정성 응고인자인 FV와 FVIII의 활성은 소실되며 미세응괴
(microaggregates)가 생길 수 있다.

이 제제는 심한 출혈 때문에 총 혈액량의 25% 이상이 소실되어 쇼크가 예상되는 환자에게
산소 운반능과 혈액량 확장이 동시에 요구될 경우에만 권장되며, 혈액량의 소실이 없는 만
성빈혈 환자에게 빠르게 수혈하면 혈액량이 초과되어 폐부종 등을 유발할 수 있으므로 주
의해야 한다.

2. 적혈구(Red blood cell, RBC)제제

적혈구제제에는 기본적으로 농축적혈구와 농축적혈구를 멸균 생리식염수로 세척한 세척
적혈구를 비롯하여 감마선을 조사하거나 백혈구를 제거하여 만드는 기타의 제제로 구분할
수 있다.

1) 농축적혈구(Packed red blood cell, PRBC)

농축적혈구는 전혈로부터 원심분리로 160~200mℓ의 혈장 성분을 제거한 혈액성분제제로
서 헤마토크리트는 약 70% 정도이며, 혈소판과 백혈구를 함유하고 있지만, 이들의 기능은
소실된 상태이다.

이 제제는 산소 운반 능력의 부족 증상을 보이는 만성빈혈 환자나 수술 또는 외상에 의해 총
혈액량의 15% 이상의 실혈이 있는 환자에게 사용한다.

2) 세척적혈구(Washed red blood cell)

세척적혈구는 멸균 생리식염수를 이용하여 농축적혈구를 세척·부유시킨 혈액성분제제로
서 세척과정에서 혈장이 대부분 제거되고 백혈구, 혈소판 및 세포찌꺼기도 제거되지만, 림
프구는 살아있기 때문에 이식편대숙주병(graft versus host disease)이 생길 수 있다.

이 제제는 세척 후에는 세균오염의 가능성 때문에 24시간 이내에 수혈되어야 하며, 전혈이
나 농축적혈구를 수혈받고 심한 알레르기성 반응을 보인 환자나 신생아, 자궁 내 태아 수
혈 시에 주로 사용한다.

3) 백혈구 제거 적혈구(Leukoreduced red blood cell)

백혈구 제거 적혈구는 농축적혈구로부터 주로 백혈구 제거 필터를 통해 백혈구를 제거하여
백혈구 수가 5.0×10^6개미만이고 적혈구는 본래의 85% 이상 함유된 혈액성분제제이다. 이
는 백혈구는 발열성 수혈 부작용을 일으키고, Cytomegalovirus(CMV) 등의 바이러스 운
반체로 작용하여 면역기능이 저하된 환자에게 바이러스 감염을 유발할 수 있으며, HLA 등
의 백혈구 항원에 의해 동종면역을 유발하여 혈소판 수혈 불응증(platelet refractoriness)
를 일으킬 수 있기 때문에 제거한다.

이 제제는 장기이식 환자와 같이 면역억제제를 투여하거나 1세 이하의 영·유아나 자궁 내
태아수혈 또는 항암치료를 받아 면역기능이 저하된 환자들에게 수혈할 때 CMV 등 바이러
스 감염을 막고자 사용한다.

3. 혈소판(Platelet)제제

혈소판제제는 전혈로부터 제조하는 혈소판농축액과 헌혈단계에서부터 혈소판 성분만을 채혈하여 만들어지는 성분채집혈소판이 있다.

1) 혈소판농축액(Platelet concentrates, PC)

혈소판농축액은 채혈 후 6시간 이내의 신선 전혈로부터 제조되어 40~50ml의 혈장 속에 평균 6.0×10^{10}개의 혈소판이 함유되어있는 혈액성분제제로 혈소판이 온도와 pH에 매우 민감하기 때문에 20~24℃의 온도에서 지속해서 천천히 혼합시키는 경우 120시간 보관할 수 있다.

특히 혈소판은 혈액 내 세포성분 중 가장 비중이 낮아서 원심분리하면 적혈구와 백혈구는 침전되고 상층액에 일부의 백혈구와 혈소판이 부유된 혈소판풍부혈장(platelet-rich plasma, PRP)을 얻게 된다.

이 제제는 혈소판이 감소된 환자의 출혈을 예방하거나 치료하는데 사용하며 출혈이 현재 없는 경우에는 혈소판수가 20,000/μl 이하인 경우에 사용하고, 출혈이 예상되는 수술이나 침습적인 시술 전 혈소판수가 50,000/μl 이하면 사용한다.

하지만 특발성혈소판감소성자반병, 혈전성저혈소판혈증자반병, 용혈성요독증후군, 헤파린유발저혈소판증 등에서 혈소판이 활성화되어 소모되면서 저혈소판증이 나타나는 경우 수혈의 적응증이 되지 않는다.

2) 성분채집혈소판(Apheresis platelet)

성분채집혈소판은 전혈로부터 혈소판성분채집술(plateletpheresis)을 통해 제조되는 혈액성분제제로 약 3.6×10^{11}개의 혈소판이 함유되어 있으며 농축혈소판과 같은 환자에게 사용한다.

4. 신선동결혈장(Fresh frozen plasma, FFR)

신선동결혈장은 채혈 후 4시간 이내의 전혈로부터 혈장을 분리하여 동결시킨 혈액성분제제로서 −18℃이하에서 1년간 보관할 수 있다. 이 제제는 모든 혈액응고인자 및 혈장단백 등을 함유하고 있기 때문에 동결침전제제, 농축 IX 응고인자(prothrombin complex), 면역글로불린 및 알부민 등 혈장분획제제의 원료로 사용된다.

또한 파종성혈관내응고증, 중증 간질환, 쿠마딘계 항응고제 사용 시의 출혈, 선천성 응고인자 결핍증, 유전성 응고억제제 결핍증, 대량출혈(수술, 분만, 중증 외상)이나 대량수혈에 의한 희석성 응고장애, 혈전성혈소판감소성자반증, 용혈성요독성증후군, PT, aPTT 혹은 섬유소원 측정 결과 정상보다 30~50% 이상 검사이상이 확인된 경우, 비타민 K 결핍증, 출혈량을 예측할 수 없는 출혈로서 응급으로 혈액응고 검사를 시행할 수 없는 경우 등 다양한 환자에 사용한다.

5. 동결침전제제(Cryoprecipitate)

동결침전제제는 신선동결혈장을 해동시킨 후 원심분리를 통해 상층혈장을 분리하고 채취한 흰색의 침전물로 다시 −18℃이하에서 동결시킨 상태의 혈액성분제제로 보관기간은 1년이다. 이에 따라 상층혈장은 −18℃이하에서 동결시켜 액상혈장을 제조하여 혈액응고인자의 공급원으로 사용되거나 혈장교환술 시에 신선동결혈장 대신 사용하기도 한다.

동결침전제제는 VIII 응고인자와 vonWillebrand 응고인자, 섬유소원, XIII 응고인자, 그리고 fibronectin이 많이 함유된 제제로 혈액 응고인자 결핍증에 사용하며 기타 혈액응고인자 결핍증에는 사용하지 않는다.

따라서 이 제제는 해당하는 특정 응고인자가 결핍되어 있음을 확인한 후에 사용하는데, 이 제제를 대량으로 주입하면 환자의 섬유소원 농도가 크게 증가되어 고섬유소원혈증에 따른 혈전색전증을 초래할 수 있으므로 대량주입 시 섬유소원 농도를 반복 측정해야 한다.

HIGHLIGHTS
인공혈액(Artificial blood)

인공혈액은 혈액 중 구형단백질 구조에 관한 연구와 혈액의 주성분인 헤모글로빈(hemoglobin, Hb)의 구조 및 기능을 알아낸 영국 캠브리지대학 막스 훼르디난드 페루츠(Max Ferdinand Perutz)에 의해서 최초로 제안되었으며, 그는 1962년도에 노벨화학상을 받았다.

성인의 헤모글로빈은 분자량이 64,000인 단백질로 알파 사슬 2개와 베타 사슬 2개, 즉 4개의 사슬들이 합쳐진 글로빈 4합체로 철(Fe^{2+})을 공유하고 있는 헴(heme)에 둘러싸여 있다.

이 중심에 있는 철분은 쉽게 산소와 결합하여 몸 전체에 산소를 공급해 주는 역할을 하고 있다. 정상적인 혈액 1000mℓ 에 헤모글로빈이 약 145mg 들어 있으며, 대략 산소의 양은 200mℓ를 함유한 상태로 운반된다.

철(Fe^{2+})분이 헤모글로빈 4합체의 중심에서 산소와 결합하여 각 조직과 세포에 운반하며, 혈액 속에 남아있는 이산화탄소와의 결합 후 그 운반 및 제거에 촉매 역할을 한다. 이후 혈액형이 발견되고 혈액형 항원의 특성 중 적혈구 표면에 있는 ABO와 Rh(Rhesus) 등의 혈액형을 알게 되면서부터 혈액이 부족한 외상 환자들에게 동종의 혈액을 수혈시킬 수 있다는 사실이 확인되었고, 점차로 인공혈액이 개발되어 인체에 일부 적용하기 시작하였다.

인공혈액은 인공적으로 산소를 혈관에서 운반하고 공급할 수 있는 역할과 이산화탄소를 운반 제거해 줄 수 있는 기능을 갖도록 인위적으로 만든 대용혈액이다.

이에 현재 인공혈액은 주로 적혈구만의 기능을 대용할 수 있게 하여 사용하는 것들이 대부분이고, 혈장 성분에 대해서는 이미 대용혈장제가 만들어져 임상적으로 이용되고 있다. 하지만 인공혈액 개발에 있어 가장 기술적인 문제는 인공혈액의 이산화질소 제거, 산화철의 생성 등이다. 또한 인간 적혈구 대용제제를 중심으로 한 인공혈액에서 아직도 면역학적 부작용이나 감염 등의 위험을 배제할 수가 없다. 따라서 그 위험들을 배제할 수 있는 방법이 있어야 하고 대량생산이 가능해야하며 보관이나 투여방법에서 좀 더 편리한 방법이 개발되어야 환자에게 안전하게 공급할 수 있을 것이다.

이를 위해 국내ㆍ외에서 인공혈액의 연구로는 산소를 운반하는 기능을 갖는 인공적혈구, 혈액의 응고를 방지하는 인공혈소판, 혈액응고인자와 감염을 막는 인공면역체의 개발 등 3개 분야로 연구가 진행되어 오고 있다.

한편 헤모글로빈의 합성이나 산소 운반체에 관한 연구를 기본으로 하여 체내에서 산소 운반뿐만 아니라 이산화탄소를 제거함과 동시에 혈액 속에서 각종 기능을 다해줄 수 있는 줄기세포 또는 성체줄기를 바탕으로 한 인공혈액, 무세포성 헤모글로로빈 유도체 등도 개발이 진행되고 있다. 외국의 한 연구팀은 최초의 인공혈액을 골수에서 추출했다고 한다. 하지만 인간의 골수에서 채취한 줄기세포로는 충분한 양의 적혈구를 얻는데 한계가 있기 때문에, 이 연구팀은 궁극적으로 배아줄기세포 또는 혈관피부세포에서 추출ㆍ배양할 것을 제안하고 있다. 이처럼 여러 나라에서 시도하고 있는 줄기세포 기술에 의해서 인공혈액의 개발이 성공적으로 이루어진다면, 무한 복제를 통한 대용혈액이 만들어질 수 있기 때문에 혈액 부족사태를 완전히 해소할 수 있을 것이다.

III. 혈장분획제제(Plasma-derived products)

◈ 서론

혈장분획제제는 1940년대 혈장에서 알부민을 정제하는 기술이 개발되어 알부민의 대량 생산이 가능해졌으며, 이러한 분획공정의 중간 산물로부터 다양한 혈장분획제제(혈장유래의 약품)가 제조되었으며 이에 따라 면역글로불린과 섬유소원(fibrinogen) 등도 개발되었다.

또한 혈장이 저온에 노출되면 VIII 응고인자(FVIII)가 불용성으로 침전한다는 사실이 발견되면서 혈장으로부터 VIII 응고인자를 제조할 수 있게 되었다. 하지만 1950년 이전에 개발된 VIII 응고인자는 분리된 응고인자가 불안정하고 수용성이 낮아 혈우병 환자에게 널리 사용하지 못했다. 이후 안정된 VIII 응고인자를 분리·추출하는 기술이 개발되어 대규모의 VIII 응고인자가 상용화되었지만, 여전히 채혈 후 쉽게 파괴되므로 원료 혈장에 대한 채혈, 분리, 냉장과 보관에 대한 문제점이 남아있었다.

이러한 혈장유래 혈액응고인자는 1970년~1980년대에 유전자재조합 응고인자로 전환되기 시작되었으며, 혈장유래 혈액응고인자는 1980~90년대에 발생한 대규모 감염 사고로 인해 사용이 감소하기 시작했으며 1980년대 후반부터는 재조합 혈액응고인자의 개발이 활발해졌다.

혈장분획과정에 제조되는 면역글로불린도 분획공정에서 생기는 응집물질 때문에 심각한 부작용이 발생하였지만 1980년대에 이를 보완하였고, 지금은 혈장분획제제 중 가장 중요한 의약품이 되었다. 현재 혈장분획제제는 약 25종 이상이 국내에 소개되고 있으며, 전체의 3/4 이상은 면역글로불린, 알부민 및 VIII 응고인자이다.

1. 면역글로불린(Immunoglobulin, Ig)

1) 면역글로불린의 역활

면역글로불린은 인체의 B 세포에서 생산되며 세균 또는 바이러스 등 병원체나 외부 항원을 인식하여 파괴하는 기능이 있다. 정맥내 면역글로불린((intravenous immunoglobulin, IVIG)은 초기에 선천면역결핍증 환자에게 사용되었으며, 이후 신경질환, 혈액질환, 감염성 질환에서도 효과가 있는 것이 밝혀지면서 현재 200가지가 넘는 질환에 대하여 사용하고 있다.

면역글로불린(항체)는 세균감염에서는 독소를 중화하고 옵소닌 작용을 하며 보체를 도와 세균을 사멸시킨다. 바이러스 감염에서는 바이러스의 세포 침입을 차단하며 자연살해(NK) 세포에 의한 항체매개세포독성(ADCC)을 촉진하고 바이러스를 단독으로 혹은 보체와 함께 중화시킨다.

인체에 항원 물질을 투여하여 질환에 대한 방어 항체를 스스로 형성하도록 하는 것은 능동면역(active immunity)이며 예방 접종이 중요한 예이다. 반면 이미 형성된 항체를 투여하는 수동면역(passive immunization)은 첫째 항체를 생성하지 못하는 선천적 혹은 후천적 B 세포 결핍증이 있을 때 보충적으로 사용되며, 둘째 감염병에 대한 면역이 없어 질병에 이환되면 심한 합병증 등이 발생할 수 있는 사람이 이미 감염원에 노출되었거나 노출될 가능성이 매우 높을 때 혹은 백신 투여로 면역반응이 생성될 때까지 기다릴 수 없는 경우에 예방적으로 사용되고, 셋째 질병이 이미 있지만 항체가 질병을 약화시킬 수 있을 때 치료적으로 사용된다.

이러만 수동면역에 사용되는 약제에는 면역글로불린, 근주용 특이면역글로불린, 정주용 면역글로불린, 정주용 특이 면역글로불린 등과 동물에서 얻어지는 항체 및 단클론 항체 등이 있다.

2) 면역글로불린의 특징과 종류

면역글로불린에는 면역글로불린(근육주사, 정맥주사)과 특이 면역글로불린(hyperimmune globulins)이 있다. 이 중 정맥내 면역글로블린(IVIG)은 3천에서 만 명의 공여자로부터 얻은 혈장에 cold ethanol fractionation (Cohn's process) 방법을 처리하여 생산된다. 이후 효소처리를 통하여 정제되고 fractionation과 크로마토그래피를 거치며, C형 간염 등의 바이러스를 불활성화시키는 세정처리를 거친다. 이렇게 정제된 면역글로블린을 glucose, maltose, glycine, sucrose, mannitol, 또는 albumin 등으로 안정화시킨다. 또한 IgG를 95% 이상, IgA 2.5%, IgM를 극소량 포함한다. IgG의 구성은 IgG1 55~70%, IgG2 0~6%, IgG4 0.7~2.6%를 차지하며 이는 공여자 구성에 따라 달라진다.

또한 특이 면역글로불린은 자연적으로 혹은 백신접종 후 특이항체가 높은 혈액 제공자로부터 얻어 제조되는 면역글로불린이며, 국내에는 수두, B 형간염, 파상풍, 공수병(광견병) 등에 대한 특이 면역글로불린제제가 있다.

2. 알부민(Albumin)

알부민은 세포의 기본 물질을 구성하는 단백질의 하나로 혈관 속에서 체액이 머물게 하여 혈관과 조직 사이의 삼투압 유지에 중요한 역할을 한다. 혈장알부민은 혈청 총 단백의 50~70%를 차지하고 알부민의 농도가 적어지면 혈관 밖으로 체액이 빠져나가 혈액량이 줄어들어 혈압이 떨어질 수 있고 어지럼증, 부종, 복수 등이 발생할 수 있다.

알부민은 전적으로 간에서만 합성되며 알부민의 농도는 간 기능 저하, 신장질환, 영양실조, 염증, 쇼크일 경우 감소할 수 있다. 탈수상태일 때 알부민 농도가 증가할 수 있으나 이는 혈장 용량이 감소하면서 일어나는 상대적인 증가이다. 황달 등의 간질환이나 부종같은 신장 질환의 증상이 있는 경우, 급격한 체중 감소, 영양 부족과 관련된 증상 발현 시 수술

전 검사를 시행한다.

이러한 알부민은 제2차 세계대전에서 전쟁으로 부상당한 군인의 치료에 사용되기 시작하였으며, 이후 수술 또는 사고로 인한 출혈에 대하여 혈액량 보충을 위하여 사용하고 있으며, 이 이외에도 패혈증, 쇼크, 치료적 혈장교환술, 화상, 신장투석 등에 사용하고 있다.

국내 혈액제제 등 현황

백신의 종류	성분명	제품명(제조사)	적응증
면역글로불린	Human immuniglobulin	감마-글로불린 주, 근주 (γ-globulin®, 녹십자)	1. 저 및 무 감마글로불린혈증 2. 다음 바이러스 질환의 예방 및 증상 경감: 홍역, A형 간염, 폴리오
	Human immuniglobulin G	아이비 글로불린 주 (IV globulin®, 녹십자) 리브 감마에스엔 주 (LIV Gamma SN®, 에스케이플라즈마)	1. 저 및 무감마글로불린혈증 2. 중증감염증에 항생물질 병용 3. 특발혈소판감소자색반병(다른 약물이 무효로서 현저한 출혈경향이 있고, 외과적 처치 또는 출산 등 일시적 지혈관리를 필요로 하는 경우) 4. 길랑바레 증후군(급성특발다발신경염) 5. 가와사키병(관상동맥합병증 예방목적)
특이 면역글로불린	Varicellar zoster human immunoglobulin	녹십자 수두 사람 면역글로불린 주, 녹십자)	수두에 노출된 감수성 높은 면역결핍 소아의 수동면역
	Humananti-hepatitis B immunoglobulin	정주 헤파빅 IV Hepabig®, 녹십자)	간이식 환자에서 B형 간염의 재발 예방
	Humananti-tetanus immunoglobulin	테타불린 에스엔 주(Tetabulin SN®, 에스케이플라즈마)	파상풍의 발생 예방 및 발생 후 증산 경감
	Human rabies immunoglobulin	캄랍 주 (Kamrab®, 희귀의약품센터)	공수병(광견병)
기타 면역글로불린	Antithymocyte immunoglobulin(ATG)	치모글로부린 주 (Thymoglobin®, 사노피 아벤티스)	1. 신장, 심장 이식후 거부반응 억제 2. 재생불량성 빈혈
	Anti D(Rh) immunoglobulin	윈로에스디에프 주 (Winrho SDF®, 정인)	1. 모체와 태아 또는 신생아와의 혈액형이 각각 다음과 같거나 태아 또는 신생아의 인자가확인되지 않는 경우 또는 확인할 수 없는 경우 모체의 항원에 대한 감작의 예방을 위한 투여 모체태아 또는 신생아 -D(Rho)음성 D(Rho) 양성 -D(Rho)음성 Du 양성 -Du 양성(Rho) 양성 2. 특발성 혈소판감소 자반증의 치료
Albumin	Human serum albumin	녹십자 알부민 주	알부민의 상실(화상, 신증후군 등) 및 알부민 합성저하(간경변증 등) 에 의한 저알부민혈증, 출혈성 쇽
C1 esterase inhibitor	Human plasma-derived, purified, pasteurized, lyophilized concentrate of C1 esterase inhibitor	베리너트 주 (Berinert®, 에스케이플라즈마)	성인 및 청소년의 복부, 안면 및 후두부에서 발생한 유전성 혈관 부종의 I형 및 II형 급성 발작 증상 치료

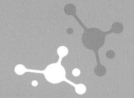

바이오의약품 임상약리학

PART 4

독소 · 항독소

PART 4
독소 · 항독소
(Toxin & Antitoxin)

▣ 소개

독소 · 항독소제제에는 보툴리눔독소제제가 주를 이루고 있다. 보툴리눔 신경독소(botulinum neurotoxin, BoNT)는 혐기성 세균인 보툴리눔 균에 의해 생성되는 신경독소로서 처음 소시지중독(sausage poisoning)의 원인으로 알려졌으며, 약제로서 BoNT가 인류에게 처음 소개될 때는 강력한 독소 또는 무서운 생물학적 무기로 인식되어, 이에 대한 치료적 기능을 연구하고 이용하는데 거부감이 있었지만, 최근에는 많은 질환에서 아주 효과적인 치료제로 사용되고 있다.

보톡스(Botox®)는 최초로 제품화되어 최초로 미 FDA의 허가를 받은 BoNT A형의 제품명으로 Botulinum의 'Bo-'에 Toxin의 '-Tox'를 합쳐 'Botox®'라는 축약된 합성어이며 botulunus는 소시지(sausage)라는 뜻이다.

현재 BoNT는 그 분자 구조에 대한 이해와 이를 바탕으로 한 치료적 이용은 신경과질환 치료를 비롯하여 미용과 성형의 목적으로 더 많이 사용되고 있다.

I. 독소 · 항독소와 관련된 전반적인 이해

◆ 서론

독소(Toxin)는 생물체가 만들어내는 독성을 함유하고 있는 물질로, 인공적으로 합성한 독성물질은 독소에 포함시키지 않는다. 이는 작은 분자, 펩타이드 및 단백질 등 다양한 형태이며 신체의 조직에 접촉하거나 침투하여 생물학적 기능을 마비시킨다.

이 중 세균독소는 다양한 기능을 수행 할 수 있는 단백질이며, 이들은 개별 분자 장치로서 기능하여 유기체의 특정 세포를 표적으로 하여 파괴한다. 독소 중 S. Aureous 수퍼항원은 면역반응을 활성화하고, 디프테리아 독소는 단백질 합성을 억제하며, E. Coli hemolysin은 세포막을 손상해 2차 전령경로 콜레라 독소를 활성화하고, 파상풍 독소는 메탈로프로테아제(metalloprotease)를 활성화한다.

항독소(Antitoxin)는 몸에 들어온 세균성 독이나 독소의 독성을 중화시킬 수 있는 체내에서 만들어지는 항체를 말한다. 특정 동물이나 식물과 세균에 의해 생성되는 독소 노출에 반응하여 중화를 진행한다. 독소를 중화하는 것이 가장 항독소의 목표이지만, 중화 과정 중에 세균이나 미생물을 죽일 수 있다.

1. 독소(Toxin)

많은 세균은 다양한 독성물질을 분비하여 경쟁자를 제거하고 생존 우위를 확보하려는 전략을 가지고 있다. 세균이 분비하는 독소는 구조적 또는 화학적으로 외독소(exotoxin)와 내독소(endotoxin)로 구분할 수 있는데, 외독소는 생물체 내에서 합성되어 분비되는 세포 외 확산성 독소이고, 내독소는 세균이 용해(lysis)되었을 때 세균 내부에 있던 독소가 활성화되어 외부로 나오는 세포-연관 독소이다. 외독소는 대부분 단백질이고 열에 쉽게 불활성화되지만 내독소는 열을 가해도 불활성화되지 않는 경우가 있다.

따라서 외독소는 세균세포 외부로 분비되는 단백질(peptidoglycan)이고 내독소는 세균의 세포벽 내에 있는 지질다당류(lipopolysaccharide LPS)나 지질단백질(lipoprotein) 등이다.

1) 외독소(Exotoxin)

외독소는 독소를 생산하는 생물체 내에서 직접 합성되어 세포 내 플라스미드 또는 프로파지(prophage) 형태로 방출하는 독소로 이는 단백질 또는 폴리펩타이드로 구성되어 있고, 효소적 또는 직접적으로 숙주세포에 작용하며, 대부분 세균 성장 또는 침입의 원점에서 떨어진 조직 부위에서 작용한다.

외독소는 열에 약한 친수성 단백질이다. 이에는 외독소가 세포벽을 파괴하거나 정상적인 세포물질 대사를 방해함으로써 숙주에게 심한 위해를 줄 수 있다. 수많은 외독소는 너무 독성이 심해서 면역계가 이들에 대해 방어할 기회가 있기도 전에 숙주에게 치명적일 수 있다. 이러한 이유로 항독소, 항혈청이 포함된 항체가 주입되어 수동면역을 제공하게 된다.

외독소는 콜레라 독소(Cholera toxin), 황색포도상구균 장독소(Staphylococcus aureus

표 4-1. 외독소와 내독소의 차이

비교근거	외독소	내독소
의미	몇몇 세균에 의해 분비되는 단백질	그람 음성 세균의 세포벽의 필수 부분을 만드는 것을 담당하는 지질다당류 · 단백질 복합체
위치	세포로부터 방출	세포의 일부
출처	살아있는 그람 양성 및 그람 음성 세균	그람 음성 박테리아의 용해 후
분자무게	10 kDa	50~1000 kDa
구성분	단백질	지질다당류
열감도	내열성이며 60~80℃ 이상에서 파괴	열에 안정적이며 250℃ 또는 1000℃에서도 활성
변성	변성	변성되지 않음
면역반응	강함	약함
톡소이드 변환	가능	불가능
질병	디프테리아, 보툴리누스, 파상풍	패혈증, 수막구균혈증..
감지 검사	중화, 침전 등 다양한 시험	Limulus lysate assay
효소활동	효소 활동 없음	높은 효소 활동

Enterotoxin), 보툴리눔 신경독소(Clostridium botulinum neurotoxin) 등 그람 양성균 및 그람 음성균에 함유되어 있다.

외독소는 세 가지 기전의 형태로 구분할 수 있다.

Type I 외독소(세포 접촉 활성화 독소)는 세포표면의 수용체에 비특이적으로 결합하여 과량의 사이토카인 분비를 유도하여 세포 내 신호전달체계를 자극하는 경우로 포도상구균속과 연쇄상구균속 등의 몇 균종에서 T 세포의 초항원 반응을 유발하는 초항원(superantigen)과 대장균 몇 종류가 분비하는 열내성 장독소(heat-stable enterotoxin)가 있다.

Type II 외독소(막 파괴 외독소)는 인지질의 머리부분(head group)을 제거하여 세포막을 파괴함으로써 세포를 용해하는 능력을 갖춘 독소로 사이토라이신(cytolysin)과 헤모라이신(hemolysin)계열의 독소가 있다. 이에는 다시 구멍 형성 독소(pore forming toxin)와 세포막에 작용하는 효소의 역할을 하는 독소로 구분한다.

Type III 외독소는 목표 세포 내로 들어가서 일반적인 세포의 대사과정에 관여하여 세포를 사멸시키는 독소로 이 독소가 숙주세포의 세포질로 들어가는 과정이 선행되어야 하는데, 이는 크게 두 가지 과정이 있다.

첫째, 세균이 Type III secretion system과 같은 분비기구를 이용하여 직접 숙주세포 내로 독소를 주입하는 경우로 여시니아(Yersinia) 등이 있다.

둘째, AB독소(A-B toxin)로 A와 B의 두 가지 이량체로 구성되어 있으며 B(binding) 부분이 세포막의 수용체에 결합하여 엔도솜으로 유입되고 산성 환경으로 변하면 A와 B는 분리되고 독성 부위인 A(active)는 세포질 내로 방출된다. 이에는 콜레라 독소, 백일해 독소, 디프테리아 독소, 탄저균 독소 등이 있다.

또한 외독소의 종류에는 크게 neurotoxin, enterotoxin, pyrogenic toxin, tissue invasive toxin으로 구분할 수 있다.

2) 내독소(Endotoxin)

내독소(균체 내독소)는 세균이 죽으면 세포막이 터지면서 세균 밖으로 빠져나와 증세를 일으키는데 주로 그람 음성균에서 많이 발견된다.

이들 세균은 살아있는 있는 동안에는 문제를 일으키지 않지만, 체내에서 죽게 되면 밖으로 독소를 방출해 질병을 일으키는 식이다. 이 내독소의 양을 흔히 'EU(Endotoxin Units)'라는 단위로 측정하는데, 1EU를 100피코그램(pg, 1pg는 1조분의 1g)으로 정의한다. 건강상 문제가 없는 수준의 내독소는 1시간에 5EU 정도의 극미량이다.

이러한 내독소는 또한 지질다당류(LPS)라고도 하며, 이는 세균의 외부 표면 즉 세포 외피 또는 외부 막에 있고 세균의 구조적 성분을 담당한다. 내독소는 세균이 사멸하여 세포벽이 붕괴할 때 방출되는 세포벽의 지질다당류 성분(lipid A)에 의해 독성을 나타낸다.

LPS는 지방산과 결합된 인산화 글루코사민(phosphorylated glucosamine)의 이당류인 lipid A 부분, 중심 다당류(core polysaccharide), O-측쇄(O-side chain)의 세 가지 주된 성분으로 이루어져 있다. 이 중 lipid A 부분과 중심 다당류는 그람 음성균들 간에 유사하지만 O-측쇄는 균종과 심지어 균주 간에도 차이가 있으며 과알레르기 반응을 일으키는 물질로 알려졌다.

LPS는 그람 음성균의 구성 물질로 자체의 독성은 없지만, 세균의 구성 물질이기 때문에 면역세포에게 강력한 항원으로 인식되어 격렬한 면역반응을 일으킨다. 또한, LPS는 열에 강하고 화학적으로 안정된 물질로서 체내에 유입 시 발열과 무기력증, 폐기능 감소 등의 급성 독성과 생물학적 활성을 나타내는 것으로 알려졌다.

LPS 분자는 고도의 항원성 생물학적 작용제로서 먼지와 같은 공기 중 입자와 결합하면 가슴의 답답함, 기침, 호흡 곤란, 열병, 숨의 헐떡거림 등 급성 호흡기 증상을 유발한다. 그러므로 LPS는 대기 생물학적 알러젠으로 간주된다.

내독소의 작용 중 내독소에 의한 염증은 반드시 체온 상승을 동반한다. 동물의 체온은 뇌신경에 의하여 조절되는데 혈관에 내독소와 같은 이물질이 들어오면 생체 조절 기구와의 상호작용 때문에 발열 현상이 나타난다. 이러한 작용기전이나 화학적 특성은 아직 완전히 규명된 것은 아니지만 이형 다핵 백혈구에서 내생 발열원이 되는 물질을 분비하기 때문인 것으로 알려져있다.

2. 항독소(Antitoxin)

항독소는 체내로 들어온 세균성 독이나 독소의 독성을 중화시킬 수 있는 체내에서 만들어지는 항체이다. 인간의 전염성 질병 치료에 사용하기 위해 동물에게 독소를 주입하여 항독소를 제조하기도 한다. 따라서 항독소는 동물의 독이나 세균 독소에 대한 항체로 독소를 중화하는 작용을 한다.

다시 말하면, 포르말린 등의 약품으로 독소를 무력하게 만든 후, 소나 말 등의 동물에 주사하여 항혈청을 얻는다. 즉 약화한 독소 혹은 독소를 무독화시킨 톡소이드(toxoid)를 동물에 반복적으로 주사하면, 독성물질에 대한 항체가 생성되는데 이를 항독소혈청 또는 항독소라 한다. 이러한 항독소에는 뱀 등 독이 있는 동물에 물렸을 때 치료제로 투여된다. 디프테리아 항독소, 파상풍 항독소 등도 있다.

HIGHLIGHTS
독소-항독소 시스템(Toxin-antitoxin system, TA system)

세균은 각자 다양한 독소-항독소 시스템을 가지고 있으며, 이 중 독소는 세포의 성장을 저해하거나 세포를 사멸하는 역할을 하고, 항독소는 평상시에 독소와 결합하여 독소의 기능을 억제하고 있다. 즉 독소-항독소 시스템은 세균의 생장을 저해할 수 있는 독소와 독소의 활성을 막아 세균의 생존을 유지하는 항독소와의 복합체를 말한다.

이러한 시스템을 기반으로 한 세균 단백질의 구조 연구는 신약 개발에 응용될 수 있는데, 이때 독소-항독소 단백질 구조를 밝히는 것이 필수이다. 이는 독소 단백질 구조의 정보를 이용하여 독소 활성 부위와 유사한 단백질 및 펩타이드성 약물을 개발할 수 있으며, 독소 단백질과 항독소 단백질 구조의 정보를 이용하여 독소와 항독소의 결합을 방해하는 활성부위 저해제를 만들 수 있기 때문이다. 독소-항독소 단백질 구조 확인과정에서 도출된 리드 화합물은 최적화 과정을 거쳐 크기를 축소하거나, 더 높은 효능을 보이거나, 생산 단가를 낮추는 등의 유도체를 만들 수 있을 것이고, 추가적인 연구를 통해 독성이나 약제학적인 측면(흡수, 분포, 대사, 배설)에서 우수한 약물의 개발도 가능하다.

독소-항독소 시스템은 병원균, 미생물 등의 원핵생물에만 존재하며 직접적 세포사멸에 관여한다는 점과 결핵균, 병원성 대장균 등 주요 병원체에 대한 항생제 내성이 증가하고 있는 점에서 유망한 항생제 신약 타깃으로 연구되고 있다.

이에 국내 한 연구팀은 결핵균의 독소-항독소 복합체 단백질의 구조에 기반을 두어 결핵균을 사멸시킬 수 있는 항생제 후보 물질인 펩타이드를 연구하고 있다. 이에 따라 연구팀은 X-선 결정학(x-ray crystallography)과 핵자기공명 분광학(NMR spectroscopy) 분석을 통한 스펙트럼 해석으로 3차원 구조 분석을 진행하였고 그 결과, 핵산에 결합하는 항독소 단백질의 주요 아미노산 잔기를 밝혔다. 또한 결핵균 독소와 항독소의 결합과정에서 일어나는 특이적인 구조적 변화도 최초로 규명하였다. 이로써 결핵균 내에서 독소-항독소 복합체 형성 시의 특이적인 구조적 변화 및 결합 양상을 밝혀냈고, 이 정보를 이용해 결핵균을 사멸할 수 있는 펩타이드 저해제를 확인하게 되었다. 이 결핵균을 사멸할 수 있는 펩타이드 저해제는 자연 상태에서 견고한 복합체를 이루는 독소-항독소 복합체에 독소의 구조를 모방한 펩타이드를 첨가함으로써 복합체로부터 독소를 유리시켜 실제로 결핵균의 생장이 저해될 수 있음을 증명하였으며, 이는 인체 부작용이 적고 특정 병원성 균에만 작용하는 항생제가 될 수 있으며 내성 결핵균 치료에 새로운 해법이 될 수 있을 것으로 예상된다.

따라서 독소-항독소 시스템을 이용하여 인체 부작용이 적고 특정 병원성 균에만 작용하는 항생제의 개발이 좀 더 단축될 것으로 예상하고 내성 문제에 직면해 있는 결핵균 치료에 새로운 해법이 될 수 있을 것으로 기대된다.

II. 독소 · 항독소 생물학적제제

◈ 서론

1) 기원

외독소 그 자체만으로 가장 잘 알려진 것은 보툴리눔 신경독소(Botulinum toxin, BoNT)이다. 이는 클로스트리듐 보툴리눔(Clostridium botulinum) 세균이 만들어내는 신경독성 단백질로, 청산가리(KCN)보다 6억 배나 더 독성이 높은 것으로 알려졌다.

클로스트리듐 보툴리눔에 감염돼 생기는 병을 '보툴리즘(Botulism)'이라고 하는데, 증세가 가벼운 경우 식중독이라고 부르기도 한다. 주로 상한 고기 등에서 감염되기 때문이다. 이 세균이 몸속에서 계속 신경독소을 생성하므로 전신에 심각한 근력 저하가 발생한다.

BoNT의 근육이완작용을 이용해 눈가의 근육이 떨리는 눈꺼풀 경련을 치료하기 위해 1970년대부터 쓰이다가, 1980년대에 들어서는 목이 한쪽으로 돌아가는 기운목(사경) 등 근육이 과도하게 수축하는 신경근육질환의 치료 영역에까지 광범위하게 사용하게 되었고, 1989년에는 미 FDA로부터 정식 허가를 받게 되었다.

1990년대에 들어서는 BoNT을 주름 개선 등 미용상의 목적으로의 사용이 본격화 되었고 미간 주름, 눈가주름, 이마주름의 일시적 개선 용도로 국내에서 승인되었고 겨드랑이 다한증, 사각 턱 축소 등으로 적응증을 확대하고 있다.

최근에는 편두통이나 만성 통증, 과민성 방광, 중풍의 재활치료, 치열 등 다양하고도 광범위한 질환의 치료에 BoNT이 사용되고 있다.

1. 보툴리눔 신경독소(Botulinum neurotoxin, BoNT)

1) BoNT의 구조 및 분류

BoNT은 Clostridium botulinum이라는 간상형(rod-shaped)의 포자형성(spore-forming) 세균이 만들어 내는 독소이다. BoNT는 크기가 매우 크며 항원적으로 분명하게 특징지어지는 7가지(BoNT A-G) 종류의 신경독소가 있다.

BoNT A~G의 독소들은 서로 유사한 서열 상동성(sequence homology)으로 유사한 기능과 구조로 되어 있다. 이 중 임상에서 널리 이용되고 있는 BoNT-A와 BoNT-B도 약간의 차이를 제외하고 매우 유사한 구조로 되어 있다.

BoNT은 N-terminus light chain(L-chain)과 C-terminus heavy chain(H-chain)의 두 개의 chain으로 구성되어 있다. 또한 모든 BoNT은 결합(binding), 전좌(translocation), 촉매(catalytic) 등의 3개의 기능적 영역(functional domains)으로 구성되어 있다.

따라서 BoNT의 L-chain은 BoNT의 혈청형(serotype)에 따라 세 가지 단백질을 인식하고 분해하는 매우 특이적인 단백분해효소이다.

BoNT의 작용기간은 BoNT의 종류와 신경세포의 종류에 따라 다양하다. 인간의 신경근접합부에서 BoNT의 작용기간은 약 2~4개월 정도이며, 자율신경에서는 이보다 길어 1년 이상이다. BoNT은 강력한 독소작용을 나타내는데, 단백질 1mg 당 2×10^7에서 2×10^8 마우스 평균치사량(mouse median lethal doses)의 독성을 보인다.

2) BoNT의 작용 기전

BoNT은 특이적으로 신경근 접합부(neuromuscular junction)에서 세포 외 유출(exocytosis)에 의해 신경전달물질(acetylcholine)의 분비를 억제하여 근육세포를 마비시키는 기전을 가지고 있으며, 콜린성 기전 외에도 중추신경계 및 말초신경계에 작용하며 원위부 근육에도 영향을 미친다고 알려졌다.

특히 BoNT에 대한 독소동태학적(toxokinetic) 특징들이 알려지면서 소포(vesicle), 축삭운반(axonal transport), 신경전달물질의 저장 및 수용체의 구획화(compartmentalization) 등의 연구에 발전을 가져왔다.

따라서 BoNT은 신경전달물질인 아세틸콜린의 분비를 신경근 접합부에서 4단계 과정을 거쳐 시냅스전 기전으로 억제한다.

- BoNT는 소장에서 흡수되어 체액을 통해 말초 아세틸콜린성 신경 말단부의 시냅스전 신경막 부위로 확산하여 아세틸콜린성 신경 말단부에 특이하게 결합한다(Binding).
- BoNT는 수용체와 결합체를 형성하여 신경세포 소포 내로 들어간다(Uptake).
- BoNT는 소포막을 거쳐 세포질(cytosol) 안으로 분비되는데, 이는 소포막의 프로톤 펌프(proton pump)가 소포 내를 산성화시키고 BoNT의 모양을 변형시킨 후 일어난다

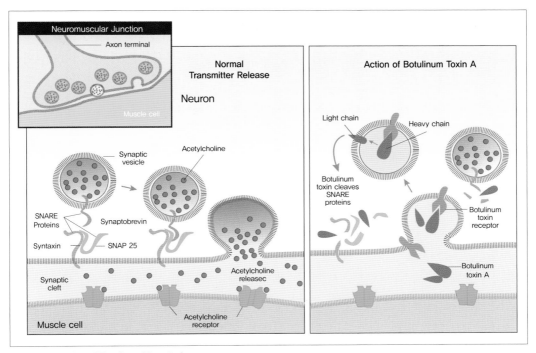

Figure 4-1. Action of Botulinum Neurotoxin

(Translocation).

- 단백분해(Proteolysis) 과정을 통해 아세틸콜린 분비기능을 억제하여 독성작용이 일어난다(Toxin activity).

BoNT의 L-chain에 의한 독성작용은 아세틸콜린성 신경세포에 특이적이지 않다. 즉 BoNT은 아세틸콜린성 신경세포에 특이적인 것은 H-chain이 아세틸콜린성 신경세포에 특이적으로 결합하기 때문이며, L-chain의 proteolysis 기능은 비특이적이다. 따라서 L-chain을 glutamatergic 신경세포에 주사하면 glutamate의 분비도 억제한다.

아세틸콜린성 신경세포에서 아세틸콜린을 함유한 소포가 신경세포막과 융합한 후 아세틸콜린이 시냅스로 분비되기 위해서는 신경세포 말단부의 몇 가지 단백질들의 상호작용이 필요하다.

이런 단백질 중 synaptobrevin(vesicle-associated membrane protein, VAMP), SNAP-25(synaptosomal associated protein of MW 25 kDa), syntaxin 등은 서로 유기 적으로 연결되어 SNARE(SNAP receptor) 단백질을 형성하여 소포를 신경세포막에 전달한 후 융합시켜 소포 내의 아세틸콜린을 분비시킨다.

3) BoNT-A와 B

현재 임상에서 사용하고 있는 BoNT는 A형과 B형이고, 이 중 BoNT-A형이 거의 대부분의 임상에서 사용되고 있다. BoNT-A의 1unit은 주어진 몸무게를 가진 쥐의 50%를 치사시킬 수 있는 용량을 뜻한다.

2. 톡소이드백신

톡소이드백신은 변성독소백신 또는 무세포백신이라고도 하며 제조 시 열이나 주로 포르말린 등으로 처리하여 약독화시키므로 불활화백신(inactive vaccine)으로 분류하는 경우도 있다. 주로 외독소를 사용하는 톡소이드백신은 체내에서 항독소항체를 만들고 이 항체가 독소를 중화시키며 그 사이 인체의 면역체계(획득면역)가 원인 세균을 제거하는 기전을 가지고 있다.

톡소이드백신은 주로 바이러스성 감염보다 세균성 감염 예방에 사용하게 되는데, 이는 세균은 생물체 내에서 스스로 대사과정을 통해 독소를 합성하지만, 바이러스는 바이러스가 독소를 합성하기 위해 체내 세포 속으로 들어가 세포의 대사과정을 변경하여야 하는 것이 불가능하기 때문이다.

따라서 톡소이드백신은 병원체의 유전물질을 사용하지 않으므로 부작용이 대단히 적고, 예방효과도 비교적 확실한 것이 장점이다.

현재 톡소이드백신 계열인 디프테리아(diphtheria), 파상풍(tetanus) 및 백일해(pertusis) 백신을 한 번에 사용하는 DTaP(Diphtheria, Tetanus, acellular Pertusis) 백신을 이용해 한 번 접종으로 3가지 질병을 모두 예방하는 경우가 대부분이다.

3. 살무사 항독소

1) 뱀의 종류

국내에 서식하는 뱀은 대부분 Rhabdophis tigrinus(유혈목이, 꽃뱀, 화사, 율모기, 너불대, 너불대기, Tiger keelback snake)이며, 뱀에 물릴 빈도가 높은 살무사로는 Glyoidius ussuriensis(쇠살무사, 독사, 불독사, 부독사, Red-tongue viper snake), G. brevicaudus(살무사, 까치독사, Rock mamushi, short tailed mamushi), G. intermedius(까치살무사, 칠점사, 칠점박이, Central asian pitviper) 등 3종류가 있다.

2) 뱀독의 성분

뱀독은 효소, 비효소성 폴리펩타이드 독소, 비독성 단백 등 100여 가지 이상의 단백질, 금속 이온, 탄수화물, 핵산, 아민, 지질과 소량의 유리 아미노산으로 구성된 약리학적으로 활성화된 혼합체로 가장 복잡한 자연독소다.

뱀독 건조 무게의 90% 이상은 단백질과 폴리펩타이드가 차지하며 대부분 생리적 활성 단백질로서 뱀이 먹이 동물을 움직이지 못하게 마비시키고 죽여 소화시키려는 목적으로 진화되었다. 뱀독은 뱀 종류에 따라 구성 비율이 다르며, 교상 시 주입되는 독소의 양에 따라 중독의 정도, 혈액검사 소견과 중독에서 회복되는 시간이 달라진다. 또한, 동일 속(genus)이라도 지역, 종, 계절과 뱀이 섭취하는 먹이에 따라 뱀독의 성분과 비율이 다르다.

3) 뱀독의 독성

뱀독 성분은 단독 혹은 복합적으로 작용해서 부종, 혈액응고 기능장애, 조직의 괴사와 신경독성을 유발한다. 주요 성분으로 phospholipase A2(PLA2, lecithinase), snake venom serine protease(SVSP), snake venom metalloprotease(SVMP), L-amino acid oxidase(LAO), phosphoesterases, distinegrin과 C-type lectin protein 등은 혈액응고인자, 혈소판 수용체, 혈관 주변 조직의 기질과 혈관 내피세포층에 작용하여 항응고, 항혈전

효과를 보이며, 혈관벽 손상과 혈소판 응집 장애를 일으켜 모세혈관 투과성이 증가하고 출혈을 일으킨다.

4) 뱀 교상에 의한 중독 증상

중독 증상은 국소 조직 소견과 전신 중독 소견(혈액학적 소견 포함)으로 나눌 수 있다. 국소 조직 소견은 연조직 부종, 괴사와 화학물질 매개성 염증이다. 뱀독 중 근육독성을 일으키는 PLA₂는 TNF-α, myotoxin A, hyaluridase, phosphoesterases, arginine ester hydrolase, histamine과 bradykinin 유사인자 등을 활성화시켜 직접적인 조직 손상과 전반적인 사이토카인 반응을 유도한다. 아울러 단백분해효소가 복합적으로 작용하여 통증, 발적, 부종, 압통과 근육 괴사가 부위에서 시작되며 뱀독이 림프관을 따라 확산한다.

전신 중독 소견은 응고기능장애 때문에 출혈, 장기 손상, 심혈관계독성, 신경독성으로 나타난다. PLA2, SVMP, SVSP, 기타 혈소판 기능장애 유발인자 등이 원인이 되어 잇몸 출혈, 눈물 출혈(hemolacria), 비 출혈, 위장관 출혈, 복막 출혈, 두개내 출혈 등 심각한 출혈도 발생할 수 있다.

5) 항뱀독소의 제조

항뱀독소는 무독화시킨 뱀독을 말에 주사한 후 추출한 말 혈장의 whole IgG antibody(면역글로불린 G 항체 전체)에서 non-IgG 단백을 침전·분할하고, 바이러스를 비활성화시킨 후 정제 및 건조시켜 제조한다. 이러한 과정을 통해 바이러스 감염 위험과 불필요한 비면역성 응집체는 감소되고 뱀독을 중화시키는 성능만 유지되는 whole IgG 항뱀독소가 생산된다.

뱀 교상 시 항뱀독소는 즉시 뱀독과 항원-항체 결합하여 중화시키는 역할을 하여 투여 1시간이 되면 혈청 뱀독소의 농도가 급감하고, 항뱀독소 농도는 2~4일간 지속한다.

현재 국내에는 코박스 건조 살무사 항독소 주(Kovax freeze-dried Agkistrodon Halys antivenom injection)만 소개되고 있다. 이 약제는 면역글로불린 G 항체 전체(whole IgG antibody)를 사용하고 있으며 중국에 서식하는 Agkistrodon Halys 종의 뱀독을 말에 주사하여 얻은 항뱀독소다.

국내 독소 · 항독소 현황

분류	성분명	제품명	적응증
독소	Clostridium botulinum A toxin	나보타 주(대웅), 50, 100, 150, 200U	1. 만 20세 이상 만 65세 이하의 성인에 있어서 눈썹 주름근(corrugator muscle) 그리고 또는 눈살근(procerus muscle) 활동과 관련된 중등도 내지 중증의 심한 미간주름의 일시적 개선 2. 근육경직 만 18세 이상 성인의 뇌졸중과 관련된 상지경직의 치료 3. 만18세 이상 만 65세 이하의 성인에 있어서 눈둘레근(orbicularis muscle) 활동과 관련된 중등도 내지중증의 외안각 주름(눈가주름)의 일시적 개선 4. 만 18세 이상의 성인에 있어서 양성 본태성 눈꺼풀경련의 치료

		디스포트, 주 (입센) 500U	1. 성인
			  1) 눈꺼풀경련 2) 반측안면경련 3) 경성사경 4) 뇌졸중 발생에 따른 팔경직
			  5) 성인(18~세이하)에서 중등도 내지 중증 미간주름의 근이완에 의한 일시적인 개선
			2. 소아
			  2세 이상의 보행 가능한 소아 뇌성마비환자의 강직에 의한 첨족기형(dynamic equinus foot deformity)
			※ 소아에서 안검경련 ,반측 안면경련, 경성사경, 뇌졸중 발생에 따른 팔경직 및 미간주름의 치료에 대한 이 약의 안전성 및 유효성은 입증되지 않았다.

		메디톡신 주 (에스트라) 50, 100, 150, 200U	1. 만18세 이상 성인에 있어서 양성 본태성 눈꺼풀 경련의 치료 2. 만 2세 이상의 소아 뇌성마비환자에 있어서 강직에 의한 첨족기형의 치료 3. 만20세 이상 만 65세 이하의 성인에 있어서 눈썹주름근 그리고/또는 눈살근 활동과 관련된 중등증 내지 중증의 심한 미간주름의 일시적 개선 4. 근육강직: 만 20세 이상 성인의 뇌졸중과 관련된 상지 국소근육경직의 치료 5. 만 20세 이상 만 65세 이하의 성인에 있어서 눈둘레근 활동과 관련된 중등도내지 중증의 외안각주름(눈가주름)의 일시적개선 6. 경부근긴장 이상의 징후와 증상의 치료

		보톡스 주 (앨러간) 50, 100U	1. 12세 이상 성인에 있어서 양성 본태성 눈꺼풀 경련이나 제신경 장해를 포함한 근긴장 이상과 관련된 사시 및 눈꺼풀 경련의 치료
			2. 2살 이상의 소아 뇌성마비 환자에 있어서 경직에 의한 첨족기형의 치료
			3. 경부 근긴장 이상(cervical dystonia)의 징후와 증상의 치료
			4. 18세 이상 성인에 있어서, 국소 치료에 저항성을 보이고 일상생활의 활동을 방해하는, 지속적인 중증도원발성 겨드랑이 다한증의 치료
			5. 근육 경직: 18세 이상 성인의 뇌졸중과 관련된 상지경직
			6. 18세이상 75세 이하 성인에 있어서 다음 상부 안면주름의 일시적 개선
			  – 눈썹 주름근 그리고/또는 눈살근 활동과 관련된 중등도 내지 중증의 심한 미간 주름
			  – 눈둘레근 활동과 관련된 중등도 내지 중증의 외안각 주름(눈가주름)
			  – 중등도 내지 중증의 눈가주름과 미간주름의 동시 치료

항독소	냉동건조 살무사 항독소 (Freeze-dried, Agkistrodon antivenom)	코박스 주 (Kovax®, 한국백신)	살무사 교상

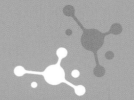

PART 5

재조합 치료용
항체의약품

PART 5
재조합 치료용 항체의약품
(Recombinant Therapeutic Antibody)

▣ 소개

수동면역 기전을 이용하여 항체(antibody)를 치료제로 처음 사용한 것은 1920년대로 그 당시는 항혈청(antiserum)을 사람 또는 말 등으로부터 직접 채취하여 사용하였다. 그러나 항체 정제 기술이 발달한 이후에는 혈청으로부터 면역글로불린을 분리 · 정제하여 치료제로 사용하게 되었다.

항체치료제는 소분자(small molecule) 화학물질과는 달리 분자량이 큰 단백질로 세포 내로 진입이 불가능하지만, 세포표면에 있는 분자 단위의 물질을 정확히 인식하는 특이성과 친화력을 갖기 때문에 치료제로 가능하게 되었다.

2020년 코로나바이러스가 대유행하면서 항체치료제의 기대가 크다. 코로나바이러스의 표면에 있는 스파이크단백질(spike protein)에 결합하는 항체를 제조하여 투여하면 이는 인체 세포와 스파이크단백질의 결합을 사전 차단해 바이러스 감염을 차단할 수 있고, 항체와 결합한 바이러스는 다른 면역세포의 공격을 받아 파괴되기 때문이다. 또한 항체치료제는 단기간의 코로나바이러스 예방 효과에도 있는데, 이는 코로나바이러스와 결합해 다른 면역세포의 공격을 유도해 병이 더 악화되지 않도록 치료하는 동시에 단기간 체내에 머물면서 만약 코로나바이러스가 들어오면 인체 세포에 침투하지 못하게 차단하는 작용을 가지고 있기 때문이다.

I. 항체와 관련된 전반적인 이해

◈ 서론

B 세포는 골수(bone marrow)에서 생성되어 성숙하는 세포로서, 골수에서 음성 선택(negative selection)을 통해 이루어진다. T 세포의 표면이 비교적 매끈한 데에 비해 형질세포로 분화되기 전의 미접촉 B 세포(naïve B lymphocyte)의 표면은 거친데, 이는 많은 수용체가 존재하기 때문이다. 이러한 B 세포표면의 수용체(B cell receptor, BCR)를 면역글로불린(immunoglobulin, Ig) 즉, 항체라고 한다.

B 세포는 형질세포로 분화하게 되면 혈액 속으로 항체를 분비한다. 그러나 형질세포는 막 표면에 항체를 B 세포수용체로 갖고 있지 않거나 매우 적다. 따라서 미접촉 B 세포의 B 세포수용체는 항원과 결합한다. 모든 B 세포는 자신과 적합한 항원과 결합하면 각각 다른 종류의 항체를 생산할 수 있다. 그러므로 미접촉 B 세포들은 자신의 표면에 자신이 생성할 수 있는 항체들을 수용체로서 발현하고 있다.

그런데 B 세포수용체가 인체의 세포를 잡아버리면 이 역시 자가 면역반응이 일어난다. 그러므로 음성 선택을 통해 그런 B 세포를 미리 제거하는 것이다.

만약 B 세포가 직접 항원을 잡게 되면, 그 항원을 끌어들여(endocytosis) 분해한 후에 2형 주조직적합 복합체 또는 CD1에 올려 보조 T 세포에게 항원을 제시한다. 보조 T 세포가 외부 항원임을 인식하게 되면 IL-2와 같은 사이토카인을 분비하여 B 세포를 활성화시키고, 활성화된 B 세포는 세포분열을 반복하여 세포 수를 최대로 증가시킨다.

그 중 일부는 기억 B 세포로 남아있게 되고, 나머지는 형질세포로 분화하여 그때부터는 B 세포수용체를 발현하지 않고 모두 혈액 중 항체로 분비하게 된다. 이 과정은 보조 T 세포에 의해 B 세포가 활성화된 상태에서 자신과 적합한 항원을 인식하게 되었을 경우에도 마찬가지로 분열과 분화 과정이 일어난다.

혈액 중으로 분비된 항체들은 혈액이나 림프로 이동하다가 항원을 만나면 항원결정기(epitope)에 결합한다.

1. 골수(Bone marrow)와 조혈모세포(Hematopoietic stem cell)

골수는 우리 인체에서 가장 큰 장기이며 매우 활발한 기능을 한다. 출생 시 유일한 조혈기관으로 4세까지 모든 골수에서 조혈작용을 한다. 이후 성인이 되면 두개골, 늑골, 흉골, 견갑골, 쇄골, 척추골, 골반, 상완골과 대퇴골 일부에서만 혈구가 생성된다.

또한 이들 조혈기관의 골수도 약 50%는 지방조직으로 대체되어 있으며 각종 질환 상태에서는 조혈세포가 차지하는 비율(정상 성인은 50%) 즉, 세포 충실도(cellularity)가 변화하게 되며 간이나 비장과 같은 골수 외 조혈(extramedullary hematopoiesis)이 나타날 수도 있다.

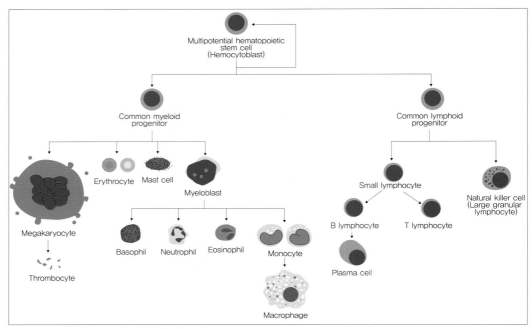

Figure 5-1. Hematopoietic Stem Cell(HSC)

조혈모세포는 골수계 전구체(myeloid progenitor)와 림프계 전구체(lymphoid progenitor)를 생산하는 모(母)세포로서 골수 혈액에서 약 1%가 존재한다. 대부분 조혈모세포는 골수에 있지만 말초혈액에도 소량 존재하고 신생아의 제대혈(탯줄과 태반에 있는 혈액)에도 존재한다.

이러한 조혈모세포는 특징적으로 자기와 동일한 세포를 만들 수 있는 자가복제 능력과 말초혈액에서 성숙한 혈구들로 분화할 수 있는 혈구 분화 능력을 가지고 있어 일생 동안 지속적인 조혈이 가능하다. 혈액세포 중 백혈구(leukocyte)는 골수계(myeloid)와 림프계(lymphoid)로 구분한다. 전체 백혈구 중 골수계가 50~60%를 차지하고 선천면역을 담당하며, 림프계가 35~45%를 차지하고 획득면역을 담당한다. 또한 백혈구는 과립구(granulocyte)와 무과립구(agranulocyte)로 구분한다.

과립구는 세포질 내에 다량의 과립이 들어있으며 호중구(neutrophil), 호염기구(basophil), 호산구(eosinophil)가 있다. 반면 무과립구는 세포질 내에 특별한 과립을 가지고 있지 않은 백혈구로 세포(lymphocyte) 및 단구(monocyte)가 있는데 세포는 다른 백혈구와 달리 골수가 아닌 흉선과 림프절, 내피계에서 분화된다.

(1) 골수계(Myeloid)

골수계는 과립구(granulocyte)와 단구(moncyte)로 구분한다. 과립구에는 호중구, 호산구 및 호염기구가 있다. 호중구는 전체 백혈구의 50~70%를 차지하며 세균감염 시 일차적으로 세균을 포식하여 방어 기능을 발휘하는데, 이는 케모카인(chemokine) 또는 여러 세포에서 나오는 여러 종류의 화학물질의 농도 경사를 따라 감염 부위로 이동한다. 호산구는 포식작용을 하고 운동성이 있으며, 주로 기생충에 대한 방어를 담당한다. 호염기구는 포식작용은 없으며 과립을 분비하여 제1형 알레르기 반응을 유발한다.

단구는 말초혈액 백혈구의 3~8%를 차지하며 조직에 따라 생성하는 사이토카인이 다르고 환경도 다르기 때문에 다양한 대식세포(macrophage) 또는 수지상세포(dendritic cell)로 분화된다. 분화가 끝난 세포는 각 조직에 따라 기능과 세포막 표지가 다양하다.

대식세포는 수명이 길고 포식작용을 하며 리소짐과 미토콘드리아를 가지고 있다. 대식세포는 포식작용 외에도 T 세포로의 항원 전달, 사이토카인 분비 기능이 있다. 또한 IgG의 Fc 부위를 인식하는 수용체와 보체 C3b를 인식하는 수용체를 표면에 가지고 있어 항체나 보체와 결합한 항원, 세균 또는 바이러스의 포식작용을 돕는다.

수지상세포(Dendritic cell)는 골수계 전구세포 또는 림프계 전구세포에서 유래된 문어 모양의 세포로서 전문적인 항원제시세포(antigen presenting cell, APC)의 역할을 담당하며 사이토카인을 생성한다. 미성숙 수지상세포는 여러 조직과 혈액에서 발견된다.

(2) 림프계(Lymphoid)

림프계는 거미줄처럼 퍼져 순환하는 인체의 면역조직으로 병원체의 필터와 배수의 역할을 담당하고 있다. 림프관(lymph vessel)은 림프계의 통로이며 체내 특정 부위에서 발생한 악성종양이 다른 부위로 전이하는 통로 역할도 한다.

림프관 도중에는 림프조직으로 이루어진 림프절(lymph node)이 있으며 림프절에서 세포가 형성된다. 세포는 혈관계와 림프계를 순환하면서 림프절에서 수지상세포 등 항원제시세포에 의해 특정 항원과 결합하여 활성화되고 증식되어 그 항원을 가진 세균 또는 세포들을 제거하는 역할을 한다.

세포에는 B와 T 세포가 있고 이 세포들은 골수에서 생성되지만 B 세포는 혈관에서 성숙하며 T 세포는 흉선(thymus)으로 이동하여 성숙해진다. B 세포는 항체를 생성하며 항원과 결합하여 면역반응에 관여한다. 즉 항원 수용체로서 세포표면에 IgG 분자를 가지고 있으며 활성화되면 항체인 IgG을 분비하여 감염체를 시멸한다.

T 세포 중 보조 T 세포(helper T lymphocyte, Th)는 크게 보조 T 세포에 의한 면역 조절, 세포성 면역 및 체액성(항체) 면역의 조절 기능을 가지고 있다. 면역 조절에 관여하는 세포에는 Th1, Th2, Th17, Treg(조절 T 세포) 등이 있다. 이 중 Th1 세포는 interferon γ와 TNF-β를 분비시키고, interferon γ는 대식세포의 분화를 조절한다.

Th2 세포는 여러 종류의 interleukin(특히 IL-4)을 분비시켜 B 세포의 형질세포 분화를 조절한다. 또한 Th17 세포는 IL17을 분비시켜 호중구의 분화를 조절한다. 조절 T 세포는 항상성을 유지하며 자가 면역 등을 차단하는 역할을 한다.

세포성 면역에 관여하는 세포에는 세포독성 T 세포(cytotoxic T lymphocyte, CTL)가 있는데, 이 세포는 보조 T 세포와 수지상세포와 접촉한 후 생성된다. 이 세포는 그랜자임(granzyme) 또는 퍼포민(performin)과 같은 세포독성물질을 분비하여 자신이 인식할 수 있는 특정 항원을 가진 세균 또는 바이러스에 감염된 세포, 이식편 조직 및 세포 또는 종양세포를 세포자멸사(apoptosis)를 유발시킨다. 또한 보조 T 세포는 체액성 면역에도 관여하는데, 이 세포는 B 세포표면에 있는 항원제시세포를 인식하여 사이토카인 등을 분비시켜 형질세포에서 항체를 생성하도록 한다.

2. B 세포(B cell)

1) B 세포의 특징

B 세포는 세포 중 항체를 생산하는 세포로서 외부로부터 침입하는 항원에 대항한 면역반응 결과로 항체를 생산한다. B 세포는 림프구 세포의 약 15%를 차지하고 체액성 면역에 관여한다. 즉 B 세포막에 부착되어 있는 항체가 항원에 대한 특수한 감수체로 작용하고, 항원과 접촉하는 경우 B 세포는 형질세포로 전환되어 항원에 대항할 항체를 생산하기 시작한다. 형질세포는 수명이 짧아 항체 생산으로 외부 침입자를 성공적으로 제거한 후 죽는다. 하지만 일부 B 세포는 장기간 생존하는 기억세포로 남아 동일 항원에 다시 노출될 때 더 빠른 반응을 보이게 된다.

항원에 최초로 노출 되었을 때 형질세포에 의한 항체 생산이 느리고 강도가 약한 것을 1차 면역반응(primary immune response)이라 하고, 기억세포에 의해 최초의 항원 노출에 빠르고 강한 반응을 보이는 것을 2차 면역반응(secondary immune response)이라 한다. 이러한 B 세포는 B-1 B 세포와 B-2 B 세포가 있는데, B-2 B 세포는 평상적인 B 세포이고 B-1 B 세포는 획득면역의 초기 단계의 B 세포이다. B-1 B 세포는 B 세포 수용체의 다양성이 상대적으로 떨어지지만 단백질이 아닌 당 사슬을 항원을 주로 인식하는 특징을 가지고 있다.

또한 B-1 B 세포는 막 표면에 CD5라는 특징적인 단백질을 발현하고 있고 기억세포를 거의 만들지 않으며 보조 T 세포의 도움 없이도 활성화가 가능하다. 아울러 항원과의 친화력 역시 상대적으로 낮으나 다중 특이성을 갖고 있어 마치 선천면역의 특징을 일부 갖고 있으므로 획득면역의 초기 단계라고 할 수 있으며, 태아의 발생 단계에서 줄기세포에서 생성되나 이후로는 꾸준한 자가 복제를 통해 그 수를 유지한다.

2) B 세포의 성숙과 활성화

B 세포의 성숙과 활성화는 항원-비의존적 단계(antigen-independent phase)와 항원-의존적 단계(antigen-dependent phase)로 나누어진다.

(1) 항원-비의존적 단계에 따른 B 세포의 성숙

B 세포는 골수에서 조혈모세포(hematopoeitic stem cell, HSC) → pro-B 세포(progenitor B lymphocyte, B 세포 전구세포) → pre-B 세포(pre B cell, 전 B 세포) → 미성숙 B 세포(immature B cell) → 성숙 B 세포(mature B cell)로 변화된다.

먼저 골수에서 초기 pro-B 세포는 pro-B 세포로 분화된 조혈모세포들의 막 표면에 마커로 CD45R(수용체)를 발현한다. pro-B 세포는 CD45R 외에도 VLA-4(very late antigen-4)라는 수용체를 발현하는데, 이를 이용하여 골수기질세포(stromal cells) 표면의 VCAM-1(vascular cell adhesion molecule-1)과 결합한다.

이후 pro-B 세포는 c-Kit를 발현하고 골수기질세포에서는 SCF(stem cell factor)를 발현하여 이들 상호작용을 통해 B 세포로의 성숙이 시작된다. 이에 골수기질세포에 의해 pro-B 세포의 c-Kit가 활성화되면, pro-B 세포에서 RAG-1(recombinant activation gene-1)이 발현되면서 항체유전자의 재조합이 시작된다.

이때 재조합하는 것은 항체의 중쇄이고 두 개의 대립유전자 중 하나를 선택하여 재조합을 하게 되는데, 여기에서 재조합에 실패할 경우 다른 대립유전자를 사용할 수도 있다. 중쇄의 재조합을 완료하게 되면 pro-B 세포는 pre-B 세포로의 성숙을 완료한다.

이어 pre-B 세포는 표면에 IL-7R(수용체)를 발현하고, 골수기질세포에서는 이때부터 높은 농도의 IL-7을 분비한다. pre-B 세포가 IL-7의 자극을 받게 되면, VLA-4나 c-Kit과 같은 결합단백질들의 발현이 억제되어 곧 골수기질세포에서 떨어져 나오게 된다.

한편 전 단계에서 재조합된 중쇄는 막 표면에 발현하게 되는데, 그대로는 불안정하기 때문에 대체 경쇄(surrogate light-chain)을 붙여 이형이합체를 만들어둔다. 이를 pre-B 세포수용체(pre-BCRs)라 하는데, 이 수용체를 통해 pre-B 세포가 성숙하기 위한 신호를 추가적으로 수용하는 것으로 알려져 있으며 이 수용체가 발현되지 않는 pre-B 세포는 도태된다.

골수기질세포에서 분리된 pre-B 세포는 자가복제를 거치면서 중쇄를 조합한 B 세포의 수를 늘린다. 분열이 완료되면 각 pre-B 세포들은 RAG-2를 발현하여 항체의 경쇄의 재조합을 시작하여 완성하면 미성숙 B 세포(immature B cells)가 된다.

이러한 B 세포는 성숙과정에서 유전자재조합을 일으키며 이를 통해 항원에 반응할 수 있는 매우 다양한 형태의 항체를 만들어낼 수 있는 능력을 갖추게 된다. 또한 이 과정에서 양성 선택(positive selection)을 통해 면역능이 없는 B 세포가 제거되고, 음성 선택(negative selection)을 통해 자가면역성을 가진 B 세포가 제거되어 최종적으로 극히 소수의 면역에 적합한 B 세포만이 성숙 B 세포에 이르게 된다.

(2) 항원-의존적 단계에 따른 B 세포의 활성화

최종적으로 성숙을 끝마친 미접촉 B 세포(naïve B cell)는 주로 림프절과 같은 말초림프기관에 머물게 되는데, 이곳에서 일부 B 세포는 외부 항원을 인식하게 되면서 활성화된다. 활성화된 B 세포는 스스로 증식하게 되어 결과적으로 항원 특이적인 B 세포의 비율이 높아지게 된다. 이 후 B 세포는 항체를 활발히 분비하는 형질세포 또는 항원에 대한 특이성을 장기간 기억하며 살아가는 기억 B 세포로 분화한다. 이러한 B 세포들이 활성화되기 위해서는 항원의 자극이 필요하기 때문에 이 단계를 항원-의존적 단계라 부른다. 이에는 T 세포-의존 또는 T 세포-비의존에 따라 활성화된다.

① T 세포-의존 활성화

T 세포-의존 활성화는 항원제시세포로서의 역할을 수행하는 B 세포수용체에 결합한 항원을 세포 내 이입 과정을 통한 항원절편과 결합한 2형 주조직적합복합체를 세포표면에 제시하면 보조 T 세포가 유도되면서 항원에 적합한 B 세포를 찾아 활성화시킨다. 이어 보조 T 세포와 B 세포는 강력한 결합하고 림프절이나 비장과 같은 면역기관에 존재하는 1차 림프여포(primary lymphoid follicle)로 이동하면서 동시에 보조 T 세포는 CD40L(리간드)을 발현하여 B 세포에 있는 CD40에 신호를 보내면 이 신호를 받은 B 세포는 다양한 사이토카인 수용체들을 발현하게 된다.

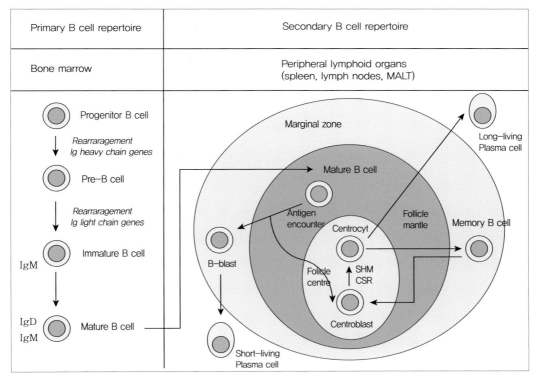

Primary B cell repertoire	Secondary B cell repertoire
Bone marrow	Peripheral lymphoid organs (spleen, lymph nodes, MALT)

Figure 5-2. B cell Development

보조 T 세포는 IL-2를 포함한 다양한 종류의 사이토카인을 분비하여 B 세포를 활성화 시켜 분화를 유도하며 완전히 활성화된 B 세포는 중심아세포(centroblast)가 된다 이 후 중심아세포는 자가복제를 반복하여 그 수를 대폭 늘리는데, 이 과정에서 주변의 세포들 이 밖으로 밀려나게 되어 단일 B 세포 클론의 덩어리가 형성된다.

중심아세포가 어느 정도 분열되면 중심세포(centrocyte)로 변하고 다시 B 세포수용체의 발현이 여포(follicle)의 안 쪽에서 시작한다. 이것이 2차 림프여포(secondary lymphoid follicle)이며 중간에는 배중심(germinal center)이라 부르는 빈 공간이 있고 여기에 여 포수지상세포(follicular dendritic cells)들이 존재한다.

이 여포수지상세포는 2차 림프여포에서 존재하며 일반적인 수지상세포와 모양만 유사 하고 기능은 전혀 다른 세포라 할 수 있으며, 여포수지상세포의 특징은 온 몸에 보체 단 백질수용체와 항체수용체를 매우 높은 농도로 발현하고 있다는 점이다.

여포수지상세포는 항원 제시를 하지 않으며 항원에 달라붙어 옵소닌화 작용을 통한 탐 식세포 작용을 촉진하지도 않고 단지 옵소닌화된 항원을 결합한 상태를 유지하면서 여포수지상세포 주위에 각종 항원들을 모이게 한다.

한편 중심아세포(활성화된 B 세포)가 무수히 분열하는 과정에서 돌연변이가 일어날 수 있다. 특히 2차 면역반응에서는 항체의 가변영역(V)에 매우 높은 수준의 돌연변이가 일어날 수 있는데 이를 체성 과변이, 또는 체세포 과돌연변이(somatic hypermutation)이라하며 이 체세포 과돌연변이를 통해 항원에 대한 친화력을 좀 더 강하게 한다. 역으로 돌연변이된 친화력이 약한 B 세포는 도태되어 세포자멸사로 이어진다.

수많은 항원으로 둘러싸인 여포수지상세포는 분열된 중심세포(B 세포)의 숫자보다는 항원의 수가 훨씬 적으므로 여포수지상세포와 중심세포 간의 경쟁이 일어난다. 결과적으로 약간의 친화력의 차이로 여포 수지상세포의 항원과 결합하면서 중심세포는 다시 보조 T 세포의 사이토카인 신호를 받아 다시 분열하여 수를 늘려 일부는 기억세포가 되고 나머지는 형질세포로 분화하게 된다. 따라서 결합하지 못한 중심세포는 도태된다.

이어 형질세포는 보조 T 세포가 분비하는 사이토카인에 따라 항체의 종류 변환(class switch)이 일어나는데, IFN-γ는 IgG2a 또는 IgG3, TGF-β는 IgA 또는 IgG2b, IL-4는 IgE 또는 IgG1, IL-2, IL-4, IL-5는 IgM를 만든다. 이를 통해 IgG가 높은 빈도로 발현되는 이유가 되며 다만 1차 면역반응의 초기에는 주로 IgM가 만들어 지는데 이 과정이 T 세포-의존 B 세포 활성화 기작이다.

② T 세포-비의존 활성화

T 세포-비의존 활성화는 다시 항원의 종류에 따라 TI-1(T independent-1) 항원과 TI-2(T independent-2) 항원으로 나누어진다.

a. TI-1 항원

TI-1 항원은 주로 지질다당류(lipopolysaccharide, LPS)와 같은 세균의 세포벽 성분이다. 이 항원은 B 세포수용체에 결합하지만 단백질이 아니므로 보조 T 세포가 인식하지 못한다. 또한 이 항원은 B 세포에게 유사분열물질(mitogens)로 작용하여 B 세포의 활성화와 분화를 촉진시키는데, 이는 미성숙 B 세포와 성숙 B 세포 모두 활성화가 가능하다. 하지만 보조 T 세포의 사이토카인 신호가 없기 때문에 항체의 종류 변환이 일어나지 않으며 기억세포 역시 생성하지 못한다. 또한 여포수지상세포에 의한 친화력 성숙도 일어나지 않는다.

이러한 경우 하나의 항원에 있는 수많은 항원결정기마다 B 세포들이 각기 활성화되므로 다클론항체를 상당히 높게 발현하게 된다. 반면 T 세포-의존 항원의 경우 보조 T 세포와 B 세포가 결합하지 않으면 발현이 안되므로 주로 단클론항체가 만들어진다.

b. TI-2 항원

TI-2 항원은 중합단백질(polymeric proteins) 구조로 되어 있는데, 이에는 세균의 편모(flagella)가 대표적이며 이외에도 협막다당류(capsular polysacch-arides) 등이 있다. 이 항원은 항원결정영역이 반복적으 로 나타나 매우 높은 수준의 B 세포수용체외의 친화도를 가지게 되고 B 세포의 B 세포수용체가 여러 개 결합 할 수 있다. 따라서 TI-1 항원과는 몇 가지 다른 특징들이 나타난다. 첫째, 유사분열물질로 작용하지 못하여 B 세포의 분열을 촉진하지 못하며, 다클론항체를 발현하지 못한다. 둘째, TI-1 항원과는 달리, TI-2 항원은 성숙 B 세포만 활성화시키고 미성숙 B 세포는 불활성화시킨다. 셋째, 보조 T 세포의 사이토카인 신호를 받아 항체의 종류 변환이 가끔 일어난다.

3. 항원과 면역원(Immunogen)

항원은 면역반응을 일으키는 물질 중 특이 항체와 결합할 수 있는 물질이며, 면역원은 면역반응을 유도할 수 있는 모든 물질이다. 즉 항원은 단순히 항원-항체 반응을 일으킬 수 있거나 T 세포수용체가 인식할 수 있는 모든 물질이라면, 면역원은 항원들 중 인체의 면역반응을 일으키는 물질이라 할 수 있다.

또한 완전 항원은 항체의 생산을 유도할 수 있고 항체와 반응성도 갖고 있는 항원이고, 불완전 항원(hapten)은 항체의 생산은 유도하지 못하지만 항체와의 반응성은 있는 항원이다. 불완전 항원은 일반적으로 완전 항원보다 분자량이 작은 물질로서 그 자체로는 항체의 생성을 유도하지 못하기 때문에 운반체 단백질과 결합해야 한다. 운반체와 결합된 불완전 항원은 불완전 항원에 대한 항체, 운반체에 대한 항체, 운반체 및 불완전 항원에 대한 항체를 만든다.

1) 면역원성(Immunogenicity)을 결정하는 요인

면역원성을 결정하는 요인은 외래성, 분자량, 화학적 조성 및 이질성(heterogeneity), 항원제시 능력 등에 의해 좌우된다. 외래성은 일반적으로 두 종 간 계통학적 거리가 멀수록 구성 분자 간 구조적 차이가 크게 나타나 외래성이 크다. 예를 들면, BSA(bovine serum albumin)는 염소보다 닭에서 강한 면역반응을 일으킨다.

(1) 분자량 크기

항체는 단백질의 3차원적 구조를 인식한다. 즉 음식물 중 특히 단백질들은 소장에서 흡수될 때 생화학적 최소 단위로 분해되어 흡수되기 때문에 항원이나 면역원으로 인식되지 않는다. 일반적으로 분자량이 클수록 여러 개의 항원결정기를 가져 면역원성이 크게 나타난다. 보통 면역반응은 분자량이 100,000 Da 이상이 되어야 원활하게 일어나는데, 5,000~10,000 Da 이하에서는 면역반응이 부족하게 나타나며 1,000 Da 이하에선 거의 일어나지 않는다.

예를 들면, 분자량이 45,000 Da인 ovalbumin은 5~6개의 항원결정기를 갖는 반면, 분자량이 660,000 Da인 thyroglobulin은 약 40개의 항원결정기를 갖는다.

(2) 분자 구조

복잡한 구조에서 면역반응이 잘 일어나는데, 특히 단백질은 매우 다양한 구조를 가진 거대 분자로서 면역반응이 잘 일어나며 단순 단백질 뿐만 아니라 당단백질이나 지질단백질과 같은 복합단백질도 좋은 항원이 된다.

반면 글루카곤이나 셀룰로오즈와 같은 다당류는 포도당이 반복되어 결정과 같은 단순한 구조를 하고 있어 면역원성이 매우 낮다.

따라서 단백질 〉 탄수화물 〉 핵산 〉 지방의 순으로 면역원성이 크다. 특히 지방의 경우 유동성이 커서 일정한 구조를 형성하지 못해 면역원성이 적다. 하지만 면역원성이 적은 물질도 운반체와의 결합체 형태로 투여하면 특이적인 항체를 얻을 수 있다.

(3) 이질성(Heterogeneity)

일반적으로 체내에 있는 L-아미노산은 면역원이 되지 않는다. 이는 면역계가 인체를 스스로 공격하지 못하도록 흉선과 골수에서 음성 선택을 통해 부적합 세포들을 제거했기 때문이다. 일반적으로 유전적 차이가 클수록 면역반응은 크게 나타나며 동종간 이식에도 개체 간의 유전적 차이에 의해 면역반응이 일어난다.

하지만 콜라겐이나 시토크롬 C와 같은 일부 거대 분자들은 진화과정에서 공통적으로 그 구조를 유지해왔기 때문에, 동종간 이식에서는 면역반응이나 거부반응이 매우 드물게 일어나기도 한다. 또한 정자나 각막과 같은 일부 조직은 면역계의 영향을 받지 않기 때문에 이식에도 면역반응이 드물게 나타난다.

(4) 항원 분해와 제시 과정

항원제시세포(Antigen presenting cell)가 항원을 인식하여 분해된 항원절편은 2형 주조직 적합복합체와 결합하지 못하면 항원을 제시할 수 없기 때문에 면역반응이 일어나지 못한다.

예를 들면, D-아미노산으로 이루어진 D-단백질은 항원제시세포에서 분해가 되지 않고 L-아미노산만 분해할 수 있다. 결국 항원제시세포가 항원을 제시하지 못하게 되어 면역반응은 낮게 일어나게 되어 면역원이 되지 않는다. 따라서 면역성은 일반적으로 크기가 크고 불용성인 물질이 탐식세포에 의해 쉽게 탐식되고 분해되기 때문에 면역원성이 강하다. 고분자 물질이라도 분해되지 않으면 면역원성이 없다.

2) 면역원성에 영향을 미치는 생물학적 요인

면역원성에 영향을 미치는 생물학적 요인에는 반응 주체의 유전자형, 면역원의 투여량 및 투여방법, 면역증강제 등이 있다.

반응 주체의 유전자형은 유전자형의 차이에 따라 면역반응의 종류 및 반응의 정도가 다르게 나타난다. 면역원의 투여량 및 투여 방법이 불충분한 용량의 면역원은 충분한 양의 세포를 활성화시키지 못해 면역반응을 유발하지 못한다.

일정 범위의 저농도 항원 혹은 과도한 용량의 항원은 면역관용을 유도할 가능성이 있다. 반복적인 항원 투여를 booster라고 하는데, 이는 항원에 특이적인 B, T 세포의 클론성 분열을 유도하여 특정 면역원에 특이적인 세포 집단의 수를 증가시킨다.

이때 면역증강제를 사용하면 항원 제시 시간이 늘어나고 공동자극신호가 증대되며, 국소적 염증이 증가하고 세포의 비특이적 세포분열이 촉진되는 등의 효과가 나타날 수 있다. 이들 면역증강제에는 aluminum potassium sulfate, Freund's complete adjuvant, Freund's incomplete adjuvant 등이 있으며 항원 용액을 mineral oil과 혼합할 경우 서방성 방출의 효과를 준다.

4. 항체(Antibody)

항체는 면역계를 이루는 단백질(면역글로불린)로 신체의 외부로부터 들어오는 세균이나 바이러스 같은 외부 물질(항원)과 결합하여 항원을 무력하게 하거나 제거하는 항원-항체 반응(antigen-antibody reaction)을 일으킨다. 항체는 혈청 내 수용성으로 존재하거나 B 세포의 표면에도 존재한다. B 세포는 골수 에서 성숙되는 과정에서 DNA 정보에서 무작위로 선택하여 항체의 불변부위를 결정한다. 이 때문에 항체는 수 백만 종류가 될 수 있고 그것들 하나 하나가 모두 고유한 활동을 한다.

1) 항체의 구조

항체의 구조에는 단백질의 2차 구조 중 α-나선 구조가 나타나지 않는다. 대신 β-병풍 구조와 고리(loop) 구조로 이루어져 있어 유연하다. 특히 항원결합부위와 경첩(hinge)부에는 고리 구조가 집중적으로 나타나 유연성을 더욱 증가시킨다. 항체는 일반적으로 Y 형태로 약 150 kDa의 사중체(tetramer)로 두 개의 폴리펩타이드(polypeptide) 사슬이 이황화결합(disulfide bond, S-S)으로 연결되어 있는 구조이다.

항체의 왼쪽 오른쪽 두 개의 β-sheet 사이에 이황화결합으로 연결되어 있다. 중쇄(H)와 경쇄(L)의 가변영역(V) 두 개가 합쳐져 항원결합부위(antigen binding site)가 형성되며, 이 부위는 Y자 모양의 양 팔에 각각 한 개씩 존재하는데 이러한 항원과 결합할 수 있는 부분을 Fab(antibody binding fragment)이라 하고, 항원과 결합하지 못하는 부분을 Fc(crystalizable fragment)라고 한다. Fab과 Fc은 유연한 경첩부로 연결되어 있다.

Fab는 경쇄와 이 경쇄와 동일한 분자량을 가진 중쇄로 구성된 두 개의 단위체로 한 분자의 항체에는 항원과 결합할 수 있는 부위가 2개 있는데, 이 각각의 부위는 Fab 말단 부분에 위치하고 있다.

(1) 중쇄(Heavy chain)와 경쇄(light chain)

두 개의 사슬 중 무겁고 긴 동일한 2개의 폴리펩타이드 사슬을 중쇄(H), 가볍고 짧은 2개의 동일한 폴리펩타이드 사슬을 경쇄(L)라고 하며 이들 사슬은 각각 이황화결합, 수소결합, 소수성결합 등으로 이종이량체(heterodimer)를 형성한다.

중쇄H)와 경쇄(L)는 모든 면역글로불린들의 골격 같은 역할을 하며, 중쇄(H)에는 μ-, γ-, α-, δ-, ε-의 5종류가 있으며, 경쇄(L)에는 인간의 경우 보통 κ-와 λ-이 6:4의 비율로 존재하며, 이 중 λ-경쇄는 λ1, λ2, λ3, λ4로 세분화되어 다양성을 나타내고 있다. 경쇄(L)는 κ, λ class 별로 아미노산 서열이 다른 가변영역(Vκ, Vλ)과 불변영역(Cκ, Cλ) 도메인으로 구성되어 있다.

(2) 가변영역(Variable region)과 불변영역(constant region)

항체의 Y 구조에서 항원과 특이적으로 결합하는 부위인 가변영역(V)과 결합된 항원을 제거하는 역할을 하는 불변영역(C)으로 구분된다. 가변영역(V)은 항원에 대한 특이성을 가지고 있고 항체마다 서로 다르며, 불변영역(C)은 동일한 기능을 하며 항체마다 동일하다.

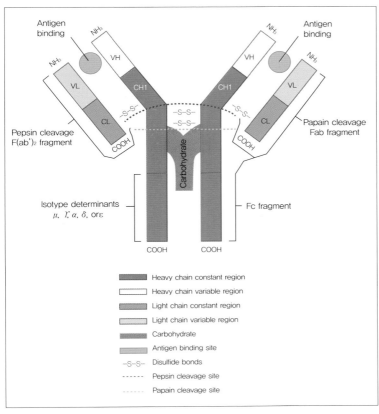

중쇄와 경쇄 두 사슬 양쪽에는 아미노산 서열이 항체들마다 서로 달라지는 등 변이가 많은 가변영역(V)과 아미노산 서열이 같은 불변영역(C)이 있다. 가변영역(V)은 항원-결합 특이성을 부여하는 영역으로 3차원 구조에서 항원과 결합할 수 있게 만든다. 이 때문에 서로 다른 병원체에 맞추어 변형이 가능하다. 항체의 가변영역(V)에는 6개의 상보성결정영역(complementarity determining region, CDR)이

Figure 5-3. Antibody Structure

있으며 이들은 각각의 고리(loop)를 구 성하고 있으며, 이들 6개의 고리들이 항원과의 특이적인 결합을 한다.

(3) 중쇄의 불변영역(CH)과 중쇄의 가변영역(VH)

중쇄의 불변영역(CH)은 항체 내 CH1, H(hinge), CH2, CH3 도메인에 존재하며, 항체의 전체적인 구조 형성과 면역계의 다른 요소들이 이 분자를 인식하는데 관여한다. 중쇄

불변 영역 CH1 도메인과 경쇄 불변영역(CL)은 이황화결합을 통하여 이종이량체를 형성하고 있고, 중쇄(H)는 경첩부 사이의 이황화결합을 통하여 동종이량체(homodimer)를 형성한다.

(4) 경쇄의 불변영역(CL)과 경쇄의 가변영역(VL)

경쇄의 가변영역(VL) 도메인에 비해 경쇄의 불변영역(CL)도메인이 항원과의 결합에 더 큰 영향이 있다. CH1 및 CL1 도메인 은 항체의 Fab 부위를 연장시킴으로써 항체와 항원의 상호작용을 촉진하고 Fab가 회전하는 것을 용이하게 한다.

(5) 상보성결정영역

항체의 중쇄 및 경쇄 가변영역 안에는 항체마다 아미노산 서열이 특히 다른 부분이 있는데 이를 초과변영역(hypervariable region)이라 하며 항원과 직접 결합하는 부위를 구성하고 있기 때문에 상보성결정영역(complementarity determining region, CDR)이라고도 한다. 각 가변영역의 입체 구조는 3개의 CDR들(CDR1, CDR2, CDR3)이 항체 표면에 고리 모양 을 하고 있고, 고리 아래에 FR(framework region)이 CDR 고리들의 구조를 지지하고 있다.

따라서 항체-항원 결합체 구조는 항체마다 항원과의 결합 양상이 다른데, 중쇄의 3개의 CDR과 경쇄의 3개의 CDR이 모두 항원과 직접적으로 결합하는 경우도 있고, 일부만 항원과 결합하는 경우도 있다.

2) 항체의 종류

혈청을 전기영동하면 알부민, $\alpha-$, $\beta-$, $\gamma-$글로불린 분획으로 구분하는데, 항체는 $\gamma-$글로불린으로 분획된다. 항체(immunoglobulin, Ig)에는 IgG(immunoglobulin G), IgA, IgM, IgD, IgE의 5종이 있으며, 각각 중쇄불변영역 유전자 μ, δ, γ, α, ε로부터 만들어진 중쇄를 포함한다.

(1) IgG

IgG는 $\gamma-$중사슬을 가진 항체로 혈청 중 항체의 80%를 차지하고 있어 일반적인 항체는 IgG를 의미하며 주로 항체 제조에 사용된다. IgG는 중쇄 두 분자와 경쇄 두 분자로 조립되어 있는 사량체(tetramer) 구조의 Y자 모양을 갖고 있다. IgG의 중쇄에는 4개의

subclass(γ1, γ2, γ3, γ4)가 존재하고 경쇄에는 2 개의 subclass(κ, λ)가 존재한다. IgG의 중쇄는 각각 항체마다 아미노산 서열이 다른 가변영역(VH)과 subclass 별(γ1, γ2, γ3, γ4)의 불변영역(Cγ1, Cγ2, Cγ3, Cγ4)으로 구성되어 있다.

IgG는 경첩 부위의 크기와 중쇄 간 이황화결합의 개수 및 위치에 따라 4 종류(IgG1, IgG2, IgG3, IgG4)의 isotype이 있으며, 각각의 구조 및 기능적 특성은 다르다.

IgG를 단백질분해효소인 펩신(pepsin)으로 처리할 경우 2개의 Fab 유사체인 F(ab')2 단편 하나가 생긴다. Fc 단편의 경우 매우 많은 수의 작은 펩티드로 분해된다. 이황화결합만 끊는 mercaptoethanol로 처리하면 2개의 중쇄와 2개의 경쇄로 분리된다.

IgG1, IgG3, IgG4은 태반을 통과하여 수동면역을 통해 태아를 보호한다. IgG3, IgG1, IgG2 순으로 보체를 활성화시키고 IgG4는 보체 활성화를 시킬 수 없다. IgG1, IgG3은 고친화력을 가지고 탐식세포의 Fc 수용체에 결합함으로써 옵소닌화를 매개한다. IgG4는 Fc 수용체에 대해 중간 정도의 친화력, IgG2는 매우 낮은 친화력을 보인다.

따라서 IgG의 생물학적 특성은 세균 등의 입자 항원에 대해서 응집반응, 가용성 항원에 대해서 침강반응을 유도한다. 또한 IgG2를 제외하고 태반을 통과할 수 있어 태아에게 모체의 면역을 일부 제공하며, IgG가 자연살해세포와 결합하여 감염세포를 비특이적으

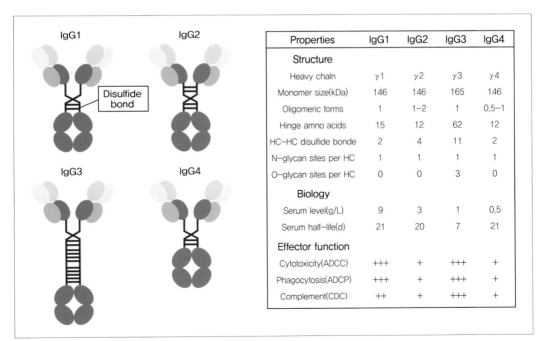

Properties	IgG1	IgG2	IgG3	IgG4
Structure				
Heavy chain	γ1	γ2	γ3	γ4
Monomer size(kDa)	146	146	165	146
Oligomeric forms	1	1–2	1	0.5–1
Hinge amno acids	15	12	62	12
HC–HC disulfide bonde	2	4	11	2
N–glycan sites per HC	1	1	1	1
O–glycan sites per HC	0	0	3	0
Biology				
Serum level(g/L)	9	3	1	0.5
Serum half–life(d)	21	20	7	21
Effector function				
Cytotoxicity(ADCC)	+++	+	+++	+
Phagocytosis(ADCP)	+++	+	+++	+
Complement(CDC)	++	+	+++	+

Figure 5–4. Characteristics of Human IgG Subclasses

로 제거할 수 있도록 하며, 보체 유도를 통해서 염증반응을 유도하는 역할을 수행한다.

(2) IgA

IgA는 α−중사슬을 가진 항체로 모유, 침, 눈물이나 기관지, 비뇨생식기 및 위장관 내 점막의 외분비물질에 주요하게 존재하는 항체이다. 혈청 내에서 주로 단량체로 존재하나 J 사슬을 갖고 있는 다량체(주로 이량체)도 관찰된다.

IgA는 혈청에서 10~15% 정도만 존재하며 대부분은 점막 외부로 수송된다. 외부로 분비되는 IgA를 분비성 IgA(secretory IgA)라고 하는데, 분비성 IgA와 항원의 복합체는 점액에 의해 쉽게 포획되며 호흡기나 위장관의 섬모상피세포에 의해 제거된다. 모유 역시 분비성 IgA를 함유하고 있으며 출생 후 수개월동안 감염으로부터 신생아를 보호한다.

(3) IgM

IgM은 μ−중사슬을 가진 항체로 1차 면역반응에 의해 생성되는 최초의 면역글로불린 형태이며, 신생아에 의해 합성되는 첫 면역글로불린이다. IgM은 5개가 모여 오량체(pentamer)를 형성하고 있는데, 오량체를 결합하는 사슬을 J 사슬(joining chain)이라 하며, 이황화결합을 통해 묶여 있다. 크기가 매우 크기 때문에 조직에서는 발견하기 어려우나, 수용체−의존성 세포작용(receptor−dependant cytosis)과정을 통해 점막표면으로 이동하기도 한다.

IgM은 유연성이 매우 크기 때문에 보체계의 활성을 크게 유도할 수 있다. 또한 항원결합부위가 10군데나 되기 때문에 항원을 중화시키는 데에도 효과적이다.

따라서 IgM의 생물학적 특성은 IgG보다 항원과 결합할 수 있는 부위가 더 많아 IgG 보다 응집력, 결합력, 살균력 등이 높고 IgG보다 더 효율적인 보체를 활성화하지만, 항원의 중화작용에는 IgG가 더 우수하다. IgM은 적혈구를 항원으로 인식하여 혈액형 간 맞는 수혈을 요구하도록 한다.

또한 알러지를 유발하는 Th2를 억제하고 Th1을 활성화시켜 IgE 생성을 억제하고 IgG 생성을 촉진하는데 IgE는 비만세포와 결합하여 천식, 아토피 등을 유발하는 인자이다.

(4) IgD

IgD는 δ−중사슬을 가진 항체로 성숙한 B 세포가 발현하는 세포막에 결합된 면역글로불린이다. 아직 혈청에서의 역할은 알려지지 않았지만 B 세포의 성숙과정에서 완전히 성숙한 B 세포는 IgM 외에도 IgD를 추가로 막 표면에 발현시키는데 이것으로 B 세포의 성숙에 관련이 있지 않을까 추측하고 있다.

(5) IgE

IgE는 ε-중사슬을 가진 항체로 혈청 내 농도가 0.3μg/mL로 극히 낮으나 매우 강한 생물학적 활성을 갖는다. IgE는 즉시형 과민반응(immediate hypersensitivity reaction, 1형 과민반응)을 일으키며, 이는 건초열(hay fever), 천식, 두드러기 및 아나필락틱 쇼크 등을 동반한다.

비만세포나 호염구, 호산구에는 IgE의 Fc 수용체가 있는데, 여기에 IgE-알레르기원(allergen) 결합체가 결합하여 이량체를 형성하게 되면, 이들 세포 내에 존재하는 과립구들이 원형질막으로 이동하게 되고 세포 외로 물질을 분비하는 탈과립화(degranulation)되어 히스타민이나 세로토닌과 같은 물질이 분비하기 시작하면서 급성 알레르기 증상을 일으키게 된다. 이 기작은 기생충에 대항한 방어기작과 매우 유사하다.

기생충에 붙은 IgE를 호산구가 인식하여 결합한 후에 탈과립화되어 공격을 하게 되고, 호염구가 분비하는 물질들 역시 기생충에 대항하는 면역체계의 과정이다.

따라서 IgE의 생물학적 특성은 항원결정기(epitope)가 한가지인 단순 화학물질에 대해서는 비만세포에 별 자극을 주지 않으나 단백 결합 화학물질이나 다가 항원 등은 IgE와 결합하여 IgE가 비만세포에 자극을 주어 탈과립을 유도하여 프로스타글란딘, 류코트리엔, 히스타민, 세로토닌 등이 분비된다. 이러한 작용외에도 호중구 등의 백혈구를 유도하는 인자를 형성하는 역할을 수행하기도 한다.

3) 항체의약품의 개발을 위한 IgG subclass의 선택

IgG에는 IgG1, IgG2, IgG3, IgG4가 있다. IgG1과 IgG3는 각각 총 IgG의 67%, 7%를 차지하고 ADCC, ADCP 및 CDC의 작용자 기능(effector function)이 강하게 나타낸다. 반면, IgG2와 IgG4는 총 IgG의 22%, 4%를 각각차지하고 IgG2는 ADCC의 작용자 기능이 없고 약한 CDC의 작용자 기능이 있으며, IgG4는 약한 ADCC의 작용자 기능이 있으나 CDC의 작용자 기능은 없다.

이들 IgG은 혈중농도, 인체 내 반감기, 작용자 기능, 물성이 다르다. IgG1은 작용자 기능을 나타내며 안정적인 구조를 갖고 있으며, IgG2는 작용자 기능이 거의 없으며 IgG1 보다 경첩부가 짧고 이황화결합이 더 많으며 응집현상이 잘 생긴다. IgG3는 작용자 기능을 나타내지만 생체 내 반감기가 IgG1에 비하여 훨씬 짧으며, IgG4는 작용자 기능이 거의 없으며 경첩부가 IgG1 보다 더 유연하여 Fab arm exchange(FAE) 현상이 생겨 안정성이 낮다. 따라서 작용자 기능이 필요한 항체치료제의 경우 IgG1을 사용하고 작용자 기능이 필요하지 않으면 IgG2나 IgG4의 물성을 개량하여 사용한다. IgG3의 경우는 생체내 반감기가 IgG1에 비하여 훨씬 짧으므로 ADCC, CDC 기능이 강하다 하더라도 치료제에서는 잘 사용하지 않고 있다.

예를 들어, Fc 기능이 존재하는 IgG1 subclass를 IgG2나 IgG4로 치환하여 FcγR 결합력을 줄이는 방법으로 면역관문억제제 옵디보(Opdivo®)나 키트루다(Keytruda®)가 면역세포 사멸을 줄이기 위하여 IgG4 subclass를 사용한 사례가 대표적이다.

또한 다양한 방법으로 Fc 도메인의 effector function silencing의 노력이 시도되고 있으며 질병, 사람에 따라 다양한 FcγR 역치를 가지기 때문에 항체의 독성을 줄이기 위한 노력은 매우 중요 한 사안으로 고려되고 있다.

4) 항원결정기와 항원결합부위

항원결정기(Antigenic determinant, Epitope는 주로 체내 면역계에 의해 인식되는항원의 부위이다. 항원결합부위(antigen binding site, Paratope)는항체나 면역세포가 면역반응을 위해 해당 항원이 자신에게 결합하게 만드는 부위이다.

특정 항원에 대해서 인체 내에서 면역 반응이 일어나려면 항체 및 면역세포가 항원결정기에 맞는 항원결합부위를 가져야 한다. 항원결정기와 항원결합부위는 암수 나사처럼 서로 맞물리는 관계라고 할 수 있다. 항원결정기가 짧을수록 인체 내에서 면역반응이 기민하게 일어난다. 반대로 항원결정기가 길수록 변이에 대한 면역반응이 잘 일어나지 않는다.

항원은 이물질의 수용체로 존재하며 숙주 면역체계에 의해 식별되는 마커이다. 항원결정기는 항체가 결합하는 특정 부위인 항원의 특정 영역으로, 이 결합은 면역반응을 시작하고 그 결과 외부 분자가 제거된다. 일반적으로 항원결정기는 약 5~6 개 아미노산 길이의 아미노산 서열로 구성되는 3차 단백질 구조이다. 단일 항원은 항체가 결합할 수 있는 하나 이상의 항원결정기를 포함 할 수 있다. 이를 통해 서로 다른 항체가 한 번에 하나의 항원에 결합 할 수 있다. 항체와 항원결정기 사이의 결합은 항원결합부위에서 발생하며 항체의 가변영역 말단에 위치한다.

이 항원결합부위는 하나의 고유 한 항원결정기와 만 결합할 수 있다. 항원결정기는 연속 및 불연속 항원결정기가 있는데, 연속 항원결정기는 아미노산의 선형 서열인 반면 불연속 항원결정기는 특정 형태로 존재하고 다른 형태로 접혀 있다. 또한 항원결정기는 B 반응성과 T 반응성 항원결정기로 분류되는데, B 반응성은 B 세포 항체와 결합하고, T 세포 반응성은 T 세포와 결합하고 면역반응에 관여한다.

항체는 항원 부위를 인식하여 외부 침입에 반응하여 숙주 세포에 의해 생성된다. 항체는 B 세포로 구성되며 면역글로불린이라고하는 3차 단백질이다. 항원결합부는 항원의 항원결정기 영역을 인식하고 이에 결합하는 항체의 특정 영역 또는 일부이다. 항원결정기에 대한 항원결합부위의 결합은 숙주와 침입자 사이의 면역반응을 시작한다. 항원결합부위는 약 5~10 개의 아미노산으로 이루어진 작은 영역으로 항체의 Fab 영역 또는 단편 항원 결합 영역에 위치한다.

항원결합부위 중 초가변영역(hypervariable region)은 변화성 값이 현저히 높게 나타나는 영역으로 항체마다 아미노산이 아주 다르게 나타난다. 이는 중쇄에 3곳, 경쇄에 3곳 존재하며, 항원이 항체와 결합할 때 직접적으로 항원과 결합하는 부위로서 항원결정기 구조와 상보적이기 때문에 상보성결정영역(CDR)이라고도 부른다.

상보성결정영역은 면역성 결정 지역으로 상보성결정영역과 항원은 서로 상보적인 구조를 이루며 열쇠와 자물쇠 모양으로 결합한다. 화학적으로는 항원-항체 간 특이적 결합을 위해 수소결합, 이온결합, 소수성결합 등이 관여한다.

상보성결정영역은 항체의 표면에서 고리 모양을 하고 있고, 고리 아래에는 이를 구조적으로 지지해주는 구조형성영역(framework region, FR)이 존재하는데, 이는 항원과 직접적으로 결합하기보다는 항체의 전체적인 구조 유지에 필요한 부분이다.

항체는 가변영역의 상보성결정영역을 통하여 항원과 결합하여 항원의 작용을 방해하거나 Fc를 통하여 항원을 제거하는 기능을 가지고 있다. 따라서 상보적결정영역은 가변영역내에서 가장 변화가 큰 영역으로 실제 항원이 결합하는 자리이다.

5) Fc 수용체(Fc receptor, RcR)

면역글로불린의 Fc 부위에 대한 수용체(FcR)는 세포성 면역과 체액성 면역간의 교량 역할을 함으로써 여러 면역 기능이 나타나기 때문에 면역계에서 가장 중요한 구성 요소 중 하나이다.

예를 들어, 항체-의존성세포독성, 비만세포의 탈과립, 탐식작용, 그리고 세포 증식이나 항체 생성과 같은 면역기능에 필요한 신호전달들이 항체의 Fc 부위와 세포표면에 존재하는

FcR과의 결합을 통해 나타난다. FcR들은 구조 상 리간드와의 결합부위는 서로 유사성이 많으나 세포내 신호전달에 관여하는 막 횡단(transmembrane) 또는 세포 내(intracellular) 도메인은 차이점이 있다. 그러므로 세포에 따라 고유하게 표현되어 있는 FcR들이 항체나 면역복합체와의 결합 시에 서로 다른 반응을 나타내게 된다. 특히 FcR는 면역관문(immune checkpoint) 연구에서 한 부분을 차지하고 있다.

따라서 Fc 부위와 Fc 수용체와 결합은 FcR가 항체를 세포막을 관통하여 이동할 수 있도록 하고, 태반을 통과하여 모체의 항체가 태아에게 전달되도록 한다. 항원-항체 복합체와 FcR과의 결합은 대식세포 또는 호중구를 활성화시켜 항원-항체 복합체에 대한 세포의 탐식능력을 증가시킨다.

이는 옵소닌화, ADCC 등은 면역 조절 신호를 생성하여 세포 활성화 및 분화 등에 영향을 미치기도 한다. 인간 신생아(neonatal) Fc 수용체(FcRn)는 모체에서 태아로 IgG가 전달되도록 도와주며 혈청 내 IgG 농도를 조절하는 역할을 한다.

세포표면에는 여러 종류의 면역글로불린(immunoglobulin)에 대한 FcR로서 크게 IgG(FcγR), IgA(FcαR), IgM(FcμR), IgD(FcδR), IgE(FcεR) 등이 있다.

6) FcRn(neonatal Fc receptor, 신생아 Fc 수용체)

항체 Fc의 CH2-CH3 부분에는 항체의 반감기를 길게 해주는 FcRn(protection receptor) 결합부위가 존재한다. FcRn은 1형 주조직적합복합체 관련 단백질로서 혈관내피세포에서 발현되며 IgG와 알부민에 결합한다. 특징적인 점은 IgG와 FcRn 사이의 결합이 pH가 약산성일 때 강하며 중성 pH에서는 결합력이 없다는 점이다.

따라서 IgG가 혈관에서 혈관내피세포로 음세포작용(pinocytosis)이나 세포 내 이입(endocytosis)에 의해 리소좀안(pH 6.0)으로 들어오게 되더라도 FcRn에 의해 보호되어 분해되지 않고 있다가 재순환(recycling)에 의해 세포막과 융합하면 pH 7.4에서 IgG가 FcRn으로부터 떨어져서 다시 혈관으로 배출되게 된다. 이 결과 FcRn 결합부위가 있는 IgG1, IgG2, IgG4의 인체 내 반감기는 평균 3주씩이나 되지만, Fc가 없는 다른 단백질의 경우에는 2~3시간 밖에 되지 않는다.

IgG subclass의 혈중 반감기는 차이가 있다. IgG1, IgG2, IgG4의 인체 내 반감기는 평균 3주이나, IgG3의 반감기는 1주 정도이다. 그러나 Fc가 없는 항체절편(antibody fragment)의 인체 내 반감기는 2~3시간 내외이다. 따라서 다른 단백질 치료제의 반감 기를 늘리기 위해 Fc와 융합단백질(fusion protein)의 형태를 만든다.

FcRn 항체 신약

FcRn(Fc Receptor of neonate, neonatal Fc receptor)는 IgG의 방어수용체로서 FcRn 재순환 (recycling) 기전을 통해 혈장의 IgG와 알부민을 세포 안으로 흡수한 후 다시 세포 밖으로 방출한다. 즉 세포 내로 들어온 IgG는 FcRn과 결합하면 IgG는 리소좀에 분해되지 않고 세포 밖으로 방출되어 재활용함으로서 항체의 반감기를 늘려주는 역할을 하는 매개체이다. 이에 FcRn에 대한 항체는 FcRn에 먼저 결합해 IgG가 FcRn과 결합하지 못하게 하며 결합되지 못한 IgG는 분해되어 혈중에서 감소하게 된다. FcRn 항체는 자가면역질환(autoimmune disease)의 표적인 자가항체 IgG를 감소시켜 치료제로 개발하고 있다. 게다가 IgG 매개 자가면역질환은 100가지 이상도 넘으므로 자가항체의 종류에 관계없이 적응증 확대가 용이한 장점도 있다.

자가면역질환은 자신의 면역체계가 자기 자신을 공격해 나타나는 질병이다. 정상적인 상황에서 인체의 면역체계는 자기(self)와 비자기(non-self)를 구분하는 면역관용을 통해 자기나 위험성이 약한 비자기를 공격하지 않는다. 이 면역관용에 이상이 생기면 자가면역질환이 발생한다. 자가면역질환은 체액성 면역이나 세포성 면역 또는 양쪽 모두에 의해 일어나며 발병 원인은 명확히 밝혀지지 않았다. 때문에 자기 세포나 조직에 손상을 초래하는 면역세포와 자가항체의 활동을 억제하거나, 염증 등의 증상을 완화하는 치료법이 쓰이고 있다.

미 FDA는 2021년 12월 세계 최초의 FcRn 항체절편인 비브가르트(Vyvgart®, 에프가티지모드, Efgartigimod alfa-fcab)를 전신 중증근무력증 치료제에 승인하였다.

FcRn 억제제는 자가항체가 원인인 자가면역질환에 대해 효과를 보일 것으로 예상되기 때문에 이 약제는 중증근무력증 외에도 혈소판감소증, 천포창, 만성탈수신경병증 등에 대한 임상도 진행 중이다.

국내에서는 한올바이오파마의 FcRn 항체인 바토클리맙(Batoclimab, HL161)가 임상 중에 있는데, 이 약제는 피하주사제로 투약의 편의성 등에 있어 경쟁력을 기대하고 있다. 이 약제는 면역성 혈소판감소증 외에도 중증근무력증, 갑상선안병증, 시신경척수염) 등 병원성 자가항체로 매개되는 심각한 자가면역질환으로 적응증을 확대해 임상시험을 진행할 계획이다.

7) 항체가 매개하는 작용기전

항체의 모양은 Y자 형으로 항체 머리의 갈라진 두 부분의 끝이 항원결합부위가 된다. 또한 항체는 매우 단순하면서도 유연하기 때문에 구조가 쉽게 틀어질 수 있다. 모든 항체는 항원과 결합하면서 구조적인 변화가 일어나는데, 이는 일종의 방아쇠 역할을 하여 보체계를 활성화시킨다. 즉 항체의 구조적인 변화가 클수록 보체계의 활성화 정도 역시 더 크다고 할 수 있다.

따라서 항체의 역할은 항원에 있어 일종의 장애물 역할을 하면서 다른 면역세포들의 활동을 극대화시키는 효과를 갖고 있다고 볼 수 있다.

(1) 옵소닌화(Opsonization)

옵소닌화는 항체가 항원에 결합하여 탐식세포에 더 잘 탐식되게 하는 작용이다. 항원과 결합된 IgG 항체의 Fc 영역에 C1 보체단백질이 결합하여 그 항원이 탐식세포에 의해 더욱 잘 탐식되게 한다. 이는 탐식세포들이 세포표면에 Fc 수용체(FcR)를 가지고 있기 때문에 가능하다. FcR은 면역글로불린의 불변부위에 결합하는 수용체로서 탐식세포, 호중구 및 기타 다른 세포들의 표면에 존재한다.

(2) 보체의 활성화

보체의 활성화 과정에서는 항원과 결합된 IgG 항체의 Fc 영역은 C1 보체단백질과 결합한다. 항원과 결합된 IgG는 보체를 활성화할 수 있고, 활성화된 보체에 의하여 항원이 제거될 수 있다.

보체 활성화는 IgM과 대부분의 IgG subclass(아급)은 보체계라고 하는 일련의 혈청단백질들을 활성화시킬 수 있다. 보체는 세포막에 구멍을 낼 수 있는 막공격복합체(membrane attack complex, MAC)로 구성되어 있다.

(3) 중화반응(Neutralization)

항체의 기본적인 기능은 표적 항원의 중화반응으로 항체는 가변영역(V)을 통하여 바이러스나 박테리아 등 병원체 표면에 존재하는 항원에 결합하여 이들을 에워싸서 무력화시키거나 이들이 분비하는 독소를 중화시킨다. 또한 세포의 성장인자나 성장인자수용체(growth factor receptor)에 결합하여 이들의 작용을 저해함으로써 세포의 성장을 억제시킨다. 즉 항체는 단순히 병원체와 결합할 뿐 직접적으로 병원체를 사멸하거나 제거하지 못한다.

항원과 결합한 항체는 중쇄 불변영역(VH)에서 혈청단백질, 세포, 조직 등과 상호작용하여 체액성 면역을 유도한다. 항체 중 IgG는 혈액 중에 있는 항체 중에서 그 양이 가장 많은 항체로서 항원과 결합하여 그들의 작용을 중화시킬 수 있다.

또한 항체의 중화반응은 바이러스를 감염 상태에서 비감염 상태로 전환시키려 한다. 예를 들어, 바이러스 감염은 바이러스가 숙주세포의 수용체에 결합하여 침투하여 번식하면서 증상이 발생하는데, 바이러스가 숙주의 세포에 결합하지 못하도록 이 바이러스의 항원단백질 부위를 감싸는 역할을 하는 항체를 바이러스에 결합시켜서 감염을 차단하는 것이 항체중화반응이다.

따라서 중화항체는 인체가 바이러스에 노출된 후에 획득면역세포에 분비되는 수용성 단백질로서, 혈중 바이러스의 입자와 결합하여 세포가 감염되는 것을 막고 바이러스 입자를 파괴하여 중화시킨다. 중화항체는 바이러스가 세포로 침입하기 전에 바이러스를 공격하므로, 바이러스에 노출되기 전에 존재한다면 바이러스 감염을 막을 수 있다.

예방접종 혹은 자연감염 후에 인체의 면역체계는 해당 중화항체 생산 방법을 기억하고 있으므로 다음에 동일 항원이 침투해도 빠른 중화항체 생성으로 항원에 효율적으로 대응이 가능해진다. 이런 항체중화반응을 이용해 백신을 제작한다.

(4) 항체의 작용자 기능(Effector function)

항체는 가변영역의 CDR을 통해 항원과 결합하여 항원의 작용을 방해하거나 Fc를 통해 항원을 제거하는 생물학적 작용자 기능을 가지고 있다. 즉 항체가 체내에 감염된 세포나 암세포표면에 결합하여 이들을 둘러싸게 되면 항체의 Fc에 면역세포 대식세포, 수지상세포, 자연살해세포의 FcγR나 혈액에 존재하는 보체가 결합하게 되고 결국 이런 표적세포들은 사멸된다.

항체의 작용자 기능에 의하여 표적세포가 용해되거나 섭취되면, 결국 수지상세포 같은 항원제시세포가 2형 주조직적합체를 통해 CD4+ T 세포를 활성화시키고 또한 1형 주조직적합복합체를 통하여 CD8+ T 세포를 활성화시켜서 면역반응의 증폭을 유도할 수 있다.

따라서 항체의 작용자 기능은 항체가 치료목적으로 외부에서 주입되든지, 체내에서 면역시스템을 통하여 몸에서 자체 제작되든지 간에 항체의 Fc 도메인이 그 수용체인 FcγR 혹은 C1 같은 보체와 결합하여 외부의 병원체나 암세포를 제거 또는 파괴한다.

항체의 작용자 기능은 크게 세 가지로 분류되는데, 이에는 IgG의 Fc 도메인의 수용체인 FcγR의 역할에 의한 항체-의존성세포매개세포독성(antibody-dependent cell-mediated cytotoxicity, ADCC)과 항체-의존성세포성포식작용(antibody-dependent cellular phagocytosis, ADCP), 그리고 Fc 도메인에 결합하는 최초의 보체 분자인 C1q

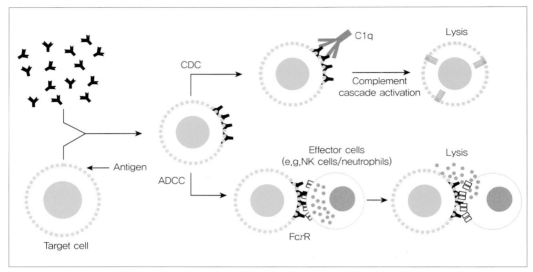

Figure 5-5. Function of Antibody

의 역할에 의한 보체-의존성세포독성(complement-dependent cytotoxicity, CDC)
이 있다.

특히 ADCP와 ADCC 기작이 중요한 것으로 알려져 있다. Fc의 경첩부(hinge)와 CH2
도메인 사이에 Fcγ receptor(FcγR) 결합부위가 존재하는데, FcγR를 발현하는 면역세포
가 항원-항체 결합체를 형성하면 활성화되어 세포를 사멸(ADCC)하거나 포식(ADCP)
하는 기능이다.

① 항체-의존성세포매개세포독성(ADCC)

자연살해세포와 다른 백혈구들은 Fc 수용체를 통하여 항체로 덮인 세포와 결합하여 이
세포들을 사멸한다. 항체가 결합된 암세포나 바이러스에 감염된 세포표면에 자연살해
세포가 Fc 수용체를 통해 항체를 인식하게 되면 활성화되어 퍼포린(perforin)과 그랜자
임(granzyme)같은 단백질을 분비하여 세포 사멸을 유도한다.

② 항체-의존성세포성포식작용(ADCP)

항체가 세균이나 바이러스 표면에 결합하여 대식세포, 호중구 등의 식세포 작용을 도와
준다. 이를 항체의존성 포식작용이라고 한다. 포식세포들은 그들의 표면에 항체 분자의
Fc 부위와 결합하는 Fc 수용체를 가지고 있어 항체로 코팅되어 옵소닌화된 세균, 바이
러스, 암세포 등을 특이적으로 인식하여 포식한다.

③ 보체-의존성세포독성(CDC)

항체가 세균이나 암세포의 표면에 결합하면 보체계가 활성화되어 결합된 세균이나 암세포를 파괴한다. 즉 항원-항체 결합체가 형성되면 항체의 Fc 도메인에 보체 성분인 C1q가 결합하고 연속적으로 다른 보체 단백질들이 활성화되어 결국 세포막에 구멍을 형성함으로써 세포를 사멸하는 기능이다.

II. 항체치료제의 제조 기술

◈ 서론

항체치료제는 바이오의약품 중에서 가장 빠른 성장률을 보이고 있는데, 이는 항체 분자의 안정성, 표적에 대한 특이성 및 높은 역가와 도메인 구조 기반의 항체공학 기술의 성공적인 개발 때문이다.

이에 따라 마우스단클론항체로부터 인간화단클론항체 및 인간단클론항체 제조기술이 개발되었고, 기존 항체치료제의 효능을 더 높이기 위한 Fc 공학(engineering), 이중특이항체, 항체-약물 접합체 등의 바이오베터 항체치료제의 개발 기술이 발전되고 있다.

최근 항체치료제가 암, 자가면역질환, 골다공증, 바이러스 감염 예방, 황반변성 등의 치료에 임상적으로 사용되고 있고, 또한 질환의 병리 기전을 바탕으로 치료 효율을 높일 수 있는 혁신적인 항체치료제들이 개발되어 기존 단클론항체들을 대체하고 있다.

그간 인간화단클론항체, 인간단클론항체, 항체절편, Fc 공학, 항체-약물 접합체(ADC) 및 이중특이항체(BsAb)의 항체 플랫폼 기술 개발의 성공으로 신규 타깃에 대한 항체들의 개발 외에도 기존 타깃과 동일하지만 기존 항체와는 다른 기작을 갖거나 부작용을 줄임으로써 치료 효율이 향상된 바이오베터항체들이 계속 개발되어 왔다.

항체는 크기가 크고 복합적인 구조를 갖고 있기 때문에 고농도로 존재할 때 응집이 생기기 쉽다. 항체치료제가 성공적으로 개발되기 위해서는 항체의 친화성, 특이성, 안전성, 효율성 등 적합한 요건을 갖추어야 한다.

1. 하이브리도마(Hybridoma) 융합기술

순수한 한 가지 단클론항체를 분리하는 어려움은 항체치료제 개발에서 오랫동안 장벽이 되어 왔다. 하지만 1975년 표적항원의 특정 항원결정기에 결합하는 하이브리도마 융합 기술

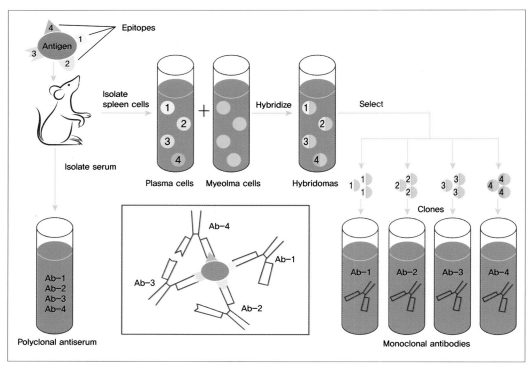

Figure 5-6. Hybridoma Technology

을 이용한 단클론항체 제조기술이 등장하면서 이 문제가 해결되었다.

하이브리도마 융합기술은 일단 표적항원을 마우스에 주입하여 특정 항체를 생산하는 B 세포를 만든다. 면역반응이 유발된 비장에서 얻어진 B 세포를 보통 전기장을 가하는 방법으로 골수종 세포(myeloma cell)와 융합시킨 후 HAT(hypoxanthine -aminopterin-thymidine medium) 배지에서 배양한 후 선별하여 하이브리도마 세포를 만든다.

이는 융합되지 않은 마우스 B 세포는 수명이 짧아 배양 과정에서 자연히 소멸되고, 융합되지 않은 골수종 세포는 HAT 배지에서 자라지 못하기 때문에 하이브리도마 세포만 선별이 가능하게 된다.

다음 다양한 하이브리도마 세포들 중 원하는 항체 즉, 표적항원-특이적 단클론항체를 생산하는 세포는 항체가 존재하는 세포배양액을 각각 취하여 항원과의 반응성을 ELISA 등으로 확인함으로써 선별한다. 최종적으로 항원과 강한 양성반응을 보인 배양액에 대응하는 하이브리도마 세포를 선택하면 원하는 항체를 생산하는 세포를 대량으로 얻게 된다.

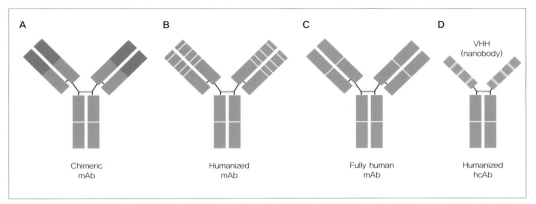

Figure 5-7. Schematic Representation of (A) Chimeric Monoclonal Antibody, (B) Humanized Monoclonal Antibody, (C) Fully Human Monoclonal Antibody and (D) Humanized Heavy Chain Antibody(hcAb)

2. 면역원성이 적은 항체의 제조

동물 유래의 항체들은 인체 내에서 이물질로 간주되어 면역작용을 일으키는 부작용을 초래하였기 때문에 대부분 실패하였다. 이러한 한계를 극복하기 위해 1980년대 중반부터 지속적으로 항체의 면역원성을 줄이기 위한 개량기술들이 개발되어 왔다. 마우스항체의 단점을 보완하기 위한 노력은 분자생물학의 재조합기술들의 발달로 결실을 보기 시작하였다. 1984년과 1986년에 각각 키메릭항체(chimeric antibody)와 인간화항체(humanized antibody) 제조 기술들이 개발되어 왔으며, 궁극적으로 완전 인간항체 제조기술이 개발되었다. 키메릭항체는 마우스항체 성분 중 면역원성을 가장 많이 유발하는 불변영역을 인간의 불변영역으로 치환한 항체로 일반적으로 키메릭항체의 인간화율은 약 65%에 이른다. 항체를 좀더 인간항체와 유사하게 만들기 위한 기술이 항체 인간화 기술이다.

항원과 결합하는 가변영역 중 초가변영역(hypervariable region, CDR)의 존재가 밝혀지면서, 이들이 항원과의 결합에 중요한 역할을 하며 실제로 마우스항체의 CDR 부위를 인간항체 틀에 이식하였을 경우에도 항체-항원의 결합력이 보존되는 사실이 증명되었다. 이러한 기술에 의해 제조된 항체를 인간화항체라 한다.

1) 키메릭단클론항체의 파지디스플레이(phage display) 기술

파지디스플레이는 단백질의 항원-항체 결합을 이용하는 기술로서 1985년 개발되었는데 대장균에 기생하는 바이러스의 일종인 박테리오파지(bacteriophage, 파지)를 사용한다. 파지는 세균에 감염된 상태에서는 생명체이지만 세균 속에서 벗어나면 무생물 상태의 나노 크기의 입자가 되고 또한 폭발적으로 증식하는 특성을 가지고 있다. 이러한 특성을 이용해서 DNA로 구성된 유전물질의 산물인 항체, 효소, 펩타이드 등 단백질을 파지 표면에 발현시키는 기술을 파지디스플레이라고 한다.

키메릭단클론항체를 제조하기 위해서는 우선 마우스 항체의 중쇄 및 경쇄의 가변영역(VH 및 VL)의 유전자 부위를 확보하기 위해 표적항원을 주입시켜 면역반응을 유발시킨 마우스의 비장 B 세포들로부터 mRNA를 분리하고 이를 기반으로 cDNA(complementary DNA, 상보적 DNA)를 합성한다. cDNA를 주형으로 하여 PCR(polymerase chain reaction, 중합연쇄반응)의 증폭을 통해 VH와 VL 유전자 부위를 각각 확보한다.

이를 파지미드 벡터(phagemid vector) 안에 들어있는 파지 표면단백질에 융합시킨 형태로 클로닝(cloning)하여 대장균에서 발현시킨 후 헬퍼 파지(helper phage)를 감염시키면 파지의 표면단백질 형태로 발현된 다양한 조합의 중쇄 및 경쇄의 가변영역의 항체 라이브러리(library)를 제작할 수 있다.

이러한 표면단백질은 자연스런 접힘(folding)에 의해 항체분자의 항원결합부위와 유사한 scFv(single chain variable fragment, 단일사슬가변절편)를 만든다. 그리고 scFv 발현 파지 입자들로부터 표적항원과 결합력이 좋은 scFv를 발현시키는 파지 입자들을 선별하는 과정이 필요한데, 이는 항원과 파지 입자들을 결합시킨 후 결합된 입자들만을 모아 다시 대장균에서 증식시키고 이를 다시 항원과 결합시켜 보는 패닝(panning) 과정을 반복한다. 즉 패닝은 표적항원에 파지를 결합시켜 결합하지 않은 파지를 제거하고, 결합된 파지는 회수하여 대장균에 감염시킴으로써 파지 수를 증폭하는 과정으로 이 기술을 이용하면 단 몇 주 만에 인간단클론항체를 분리할 수 있다.

이러한 패닝 과정을 여러 번 반복하면 표적항원에 높은 친화력을 가진 scFv를 발현시킬 수 있는 파지 입자, 결국 관련 유전자를 확보하게 되는데 이러한 일련의 과정을 파지디스플레이라 한다. 이렇게 확보된 마우스 유래 가변영역(VH 및 VL) 유전자에 인간 유래의 IgG subclass의 불변영역(CH 및 CL) 유전자를 각각 재조합하게 되면 키메릭 중쇄 유전자와 경쇄 유전자가 만들어지게 된다.

최종적으로 만든 키메릭 유전자를 포유동물세포인 human embryonic kidney(HEK) 세포나 chinese hamster ovary(CHO) 세포에 도입시켜 키메릭단클론항체를 생산한다.

2) CDR(Complementarity determining region) graft(이식술)

항체의 구조는 가변영역(V)과 불변영역(C)으로 이루어져 있고, 가변영역(V)은 다시 항원과 직접 결합하는 상보성결정영역(CDR)과 CDR 고리(loop)를 지탱해주는 FR(framework region)로 구성되어 있다.

항체의 가변영역 내의 특정서열인 CDR 영역은 항원-항체 결합의 특이성을 결정하는데 특히 중요하다. 마우스항체로부터 특정 항원에 결합하는 CDR만을 옮겨서 인간항체에 이식한 항체치료제가 인간화단클론항체이다.

CDR 이식술(CDR-grafting)은 키메릭항체의 마우스 유래 가변영역을 인간화시키기 위해서 가변영역 내의 항원결합부위에 해당하는 CDR을 마우스 가변영역과 유사한 서열을 갖는 인간항체의 framework(FR)에 이식시키는 기술이다. 인간화항체는 마우스항체의 CDR loops을 인간항체에 이식시키는 CDR grafting 방법에 의하여 제조되고 있다.

따라서 CDR-grafting은 동물항체의 CDR을 인간항체 FR으로 이식시키는 기술로 키메릭항체는 항원결합부위인 VH, VL이 모두 마우스 유래인 반면, 인간화항체는 VH, VL에서 CDR 부위만 마우스 유래하였다.

그러나 단순히 CDR 만을 이식할 경우 인간화항체의 친화도가 떨어지는 경우가 많으므로, CDR의 아미노산 잔기들과 중요하게 상호작용하는 FR 아미노산 잔기들을 함께 인간항체 FR에 이식시켜 인간화항체의 가변영역을 제작하고 그 이후의 과정은 키메릭항체 제조와 동일하다. 제작된 인간화항체는 원하는 수준의 친화도와 물성을 얻기 위해 항체의 변이를 통한 최적화 과정을 거친다.

3. 신규 항체 발굴 기술

마우스단클론항체를 제조하지 않고 인간항체 라이브러리의 파지디스플레이 기술(phage display of human antibody library technology)과 형질전환마우스 기술(transgenic mice technology)을 이용하여 인간단클론항체를 개발한다. 최근에는 환자의 혈액 내에 질환 표적에 대한 항체가 존재할 경우, 항체를 생산하는 B 세포로부터 직접 항체유전자를 클로닝하여 인간단클론항체를 제조하는 방법이 개발되었다.

1) 인간항체 라이브러리의 파지디스플레이 기술

파지디스플레이 기술은 키메릭항체를 제조할 때 사용된 파지디스플레이 방법과 유사한 과정이다. 완전 인간항체를 만들 때 차이점으로는 항체 생성 mRNA를 얻기 위해서 마우스 세포 대신 사람의 말초혈액 세포를 사용한다.

실험동물을 이용하는 기존의 항체 제조방식과는 달리 재조합 항체는 미리 구축해 놓은 항체 유전자 풀(pool)인 라이브러리로부터 특정 항원에 결합하는 항체 후보들을 찾는 방식이기 때문에 스크리닝에 사용하는 항체라이브러리의 규모와 다양성 그리고 표면 발현(surface display)의 정확성이 매우 중요하다.

인간항체 라이브러리는 인간의 다양한 VH 및 VL 유전자들을 scFv나 Fab의 형태로 파지 표면단백질(pIII) 앞에 융합시킨 형태로 파지미드 벡터에 클로닝하여 제작한다.

인간항체라이브러리의 종류에는 인간 B 세포로부터 분리한 항체유전자 서열로 만든 비접촉 항체 라이브러리(naïve antibody library), 면역 라이브러리(immune library)가 구조적 안정성이 좋고, 대장균에서 발현이 잘되는 인간항체 가변영역의 FR과 인간항체의 CDR 서열을 모방하여 합성한 합성 항체 라이브러리(synthetic antibody library) 및 미접촉과 합성 라이브러리(naïve와 synthetic library)를 조합한 반합성 라이브러리(semi-synthetic library)도 있다.

항체라이브러리의 다양성이 높을수록 항원 결합 친화도가 높은 항체를 얻을 수 있으므로, 보통 10^{10} 이상의 다양성을 갖는 라이브러리를 제작한다.

파지디스플레이법으로 완전 인간항체치료제 후보물질을 도출해내기 위한 과정을 보면, 먼저 인간의 항체단편인 scFv를 파지 표면에 발현시킨 파지라이브러리를 구축해야 한다.

인간단클론항체 제조의 경우 우선 정상인의 혈액 또는 골수는 제한된 수의 항체유전자에서 매우 다양한 항체를 생성할 수 있는 mRNA를 만들어 낸다. 이들 항체 mRNA들은 PCR을 통해서 cDNA로 역전사될 수 있으며, 증폭된 항체 DNA 절편들을 파지미드(phagemid)라는 일종의 플라스미드에서 동일 유전자 집단을 만들 수 있는 클로닝이 가능하다.

이로써 다양한 항체 DNA를 함유한 파지미드들을 대장균에 형질전환시킬 수 있으며, 이들의 집합체가 항체라이브러리가 된다. 즉 항체라이브러리는 항체 DNA들을 함유한 파지미드로 형질전환된 대장균집합체라 볼 수 있다.

항체 DNA들은 정상인으로부터 추출되었기 때문에 항체라이브러리는 완전 인간항체 라이브러리(fully human antibody library)라 부른다. 형성된 콜로니는 1종류의 항체를 디스플레이한다. 콜로니의 개수가 라이브러리 크기가 된다.

파지디스플레이 기술은 대장균에 기생하는 M13 박테리오파지의 life cycle을 이용하여 1990년 인간항체의 발굴에 처음 응용되었다. 이 기술은 매우 효과적이고 고속 대량 선별(high throughput screening)이 가능하므로 여러 다른 디스플레이 기술에 비하여 가장 많이 사용되고 있다.

이렇게 준비한 파지라이브러리는 다양성의 측면에서 대략 $10^8 \sim 10^{10}$ 수준의 각기 다른 scFv를 발현한다. 이 라이브러리로 항체 후보 물질을 선별하는 과정인 패닝(panning)을 시행하

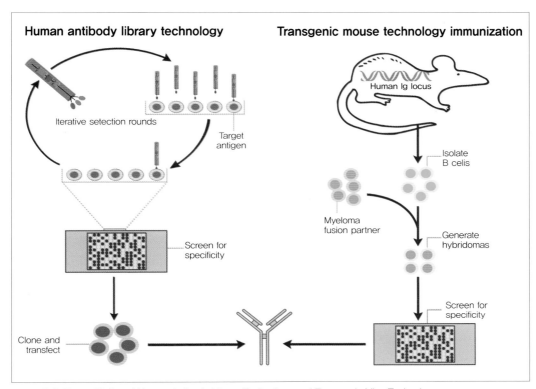

Figure 5-8. Phage Display of Human Antibody Library Technology and Transgenic Mice Technology

여 질병 유발 항원에 대응하는 항체를 도출한다.

인간항체 라이브러리를 파지 표면에 디스플레이 시키기 위해서는 scFv나 Fab 라이브러리를 발현하고 있는 박테리아에 M13 헬퍼 파지를 감염시키고 배양하여 파지를 생산한다. 이어 파지 표면에 디스플레이 된 항체 라이브러리를 특정 항원에 결합시킨 후 패닝 방법을 이용하여 특이하게 결합하는 항체들을 선별하여 항체절편 형태로 항원결합능을 분석한다. 이후 선택한 항체절편을 IgG로 전환하여 포유동물 세포에서 발현시키고, 생산된 인간항체들의 항원결합능, 물성, PK, 효능 등을 분석한다. 인간단클론항체의 최적화 과정은 인간화항체의 최적화 과정과 유사하며, CDR 및 FR의 잔기들을 변이시킨 후 파지디스플레이 기술을 이용하기도 한다.

2) 형질전환 마우스(Transgenic mice) 이용 기술

형질전환 마우스 이용 기술은 사람의 항체유전자를 이식한 형질전환 마우스(transgenic mice)를 사용하는 방법이다. 이 방법은 마우스의 항체생성 관련 생식세포(immunoglobulin germline) 유전자를 불활성화 시키고 대신에 인간의 항체생성 관련 생식세포 유전자로 치환하여 제작한 형질전환 마우스를 활용한다.

즉 마우스의 중쇄 및 경쇄 유전자들을 불활성화시키고 대신 인간항체유전자들을 이식한 형질전환 마우스에 항원을 주사하여 면역화시키고 B 세포들을 추출하여 골수종세포와 융합시켜 특정한 단클론항체를 생산하는 하이브리도마를 제조하거나 항체유전자 라이브러리를 제작하여 파지디스플레이 방법으로 인간단클론항체를 제조한다.

사람의 항체유전자가 마우스에 이식되었으므로 최종적 산물은 완전 인간항체가 된다. 질병 유발 항원을 마우스에 주입하여 항체가 생산되면 형질전환 마우스 내에서 자연스런 항체 성숙과정이 일어나 항원에 친화력이 높은 항체를 얻는다.

3) 인간유래 단일 B 세포 활용 기술(Human single B cell)

파지디스플레이나 형질전환 마우스 방법은 주어진 질병 유발 항원에 대한 면역반응을 유도하고 생성된 대응항체를 선별하는 과정이 복잡하고 시간이 많이 소요된다. 항체 확보의 시간과 비용을 단축하기 위하여 인간유래 단일 B 세포를 활용한 완전 인간항체 제조기술이 개발되었다.

이 기술은 복잡한 선별과정 대신 세포 자동해석분리 장치(fluorescence-activated cell sorter, FACS)를 활용하여 말초혈액 단핵세포나 골수유래 B 세포로부터 질병유발 항원에 결합하는 인간유래 단일 B 세포를 바로 분리한다. 빠르고 효율적인 방법이어서 감염질환에 대응하여 신속하게 항체치료제를 개발해야 할 경우 유용하다.

4) 중쇄항체(Heavy-chain antibody, hcAb) 기반 항체치료제의 제조 기술

낙타(또는 라마)는 경쇄와 중쇄로 구성된 정상적인 구조의 항체 외에도 경쇄를 포함하지 않고 중쇄로만 구성되어 있는 중쇄항체(hcAb)를 만든다. 이 항체의 분자량은 80 kDa으로 IgG 보다 크기가 더 작고, CDR3의 길이도 IgG의 중쇄 CDR3 보다 긴 항체들이 있어 IgG가 인식하지 못하는 항원에 결합할 수 있으며, 항체절편보다 크기가 더 작은 나노바디(nanobody)를 만들 수 있다.

중쇄항체 기반의 항체를 개발하기 위해서는 항원으로 면역화시킨 낙타로부터 B 세포를 얻은 다음, 파지디스플레이 방법으로 항체를 선별하고 인간화항체로 전환한다. 2019년에 vWF(von Wilebrand factor)에 대한 bivalent nanobody(bivalent single domain antibody)인 카블리비(Cablivi®, Caplacizumab)가 자가면역질환인 혈전성혈소판감소성자반증(aTTP, acquired thrombotic thrombocytopenic purpura)의 치료를 위하여 나노바디로서는 처음으로 미 FDA의 승인을 받았다.

4. 바이오베터항체(Biobetter antibody)

바이오베터항체는 효능 및 안정성을 향상시키는 항체공학기술로서 인간화 및 인간단클론항체의 개발에도 불구하고, 기존 항체의 효능을 더 높이기 위한 항체공학 기술들이 계속 개발되었다. 예를 들면, 항체의 작동자 기능(effector function)을 향상시키거나 체내 반감기를 늘리기 위한 Fc 공학, 항체의 암세포 살상능력을 더 높이기 위한 항체-약물 접합체(antibody-drug conjugate), 두 가지 다른 항원에 동시에 결합하는 여러 형태의 이중특이항체(bispecific antibody) 및 항체의 조직이나 암으로의 침투력을 향상시키기 위한 항체절편(antibody fragment) 기술들이 개발되었다.

1) 항체 Fc 공학 기술

Fc 공학은 면역세포의 Fc 수용체(FcγR), 보체의 C1q subunit 및 FcRn과 결합하는 항체의 Fc 부위에 점돌연변이(point mutation)를 도입하거나 당화(glycosylation) 등의 방법을 통해 구조적 변화를 일으킴으로써 항체 기능을 개량하는 기술이다.

즉, FcγR(FcγRI, FcγRIIa, FcγRIIb 및 FcγRIIIa 등)가 IgG1에 결합하는 부위의 아미노산 서열을 변경하여 항체의 결합력을 증가시킴으로써 ADCC를 증가시키거나, C1q에 대한 결합력을 증가시켜 CDC를 증가시킨다. 반대로 작동자 기능을 원하지 않을 경우에는 이 부위의 서열을 다르게 변경하여 결합력을 낮출 수 있다.

또한 IgG1의 FcRn 결합부위의 아미노산 서열을 변경하여 생체 내 반감기가 짧은 치료용 항체의 반감기를 증가시켜 주거나 또는 생체 내 반감기가 더 짧은 항체의 개발이 이루어지고 있다. 예를 들어, IgG의 CH2-CH3 도메인에는 FcRn에 결합하는 부위가 존재하고 있으므로, 이 FcRn 결합부위의 아미노산 서열을 변경하여 약산성 조건에서 FcRn에 대한 결합능을 높여주면 항체의 반감기가 증가되어 그 결과 항체의 효능이 향상될 수 있다.

암세포를 직접 목표로 하는 항체치료제의 경우는 항체의 Fc 도메인의 사멸 기능을 증대시켜 암세포를 제거하는 방법이 바람직하나 이러한 접근방법이 오히려 항암효과에 손해가 되는 경우도 존재한다.

그러므로 ADCC 기능의 강화는 일반적으로 항암 항체의약품을 개발할 때는 매우 유용한 기술이나 단순히 리간드를 중화할 목적의 항체에서는 부작용으로 나타날 수도 있다. 이러한 경우는 FcγR에 대한 친화력을 감소시킴으로써 ADCC 기능을 약화 또는 제거할 수 있을 것이다.

따라서 항체의 Fc 도메인의 ADCC, ADCP, 그리고 CDC 활성이 없어야 항암효과를 극대화할 수 있는 경우는 체내의 사이토카인 중화항체, 면역관문억제제, 그리고 항암 면역세포를 병원세포 혹은 암세포의 근처로 유도하는 BiTE(bispecific T cell engager) 등이 유용할 수 있다.

환자마다 FcγR에 의한 면역반응의 역치가 다를 뿐만 아니라 면역세포의 많은 수의 FcγR가 많은 수의 항체와 결합하기 때문에 Fc 도메인의 극미의 FcγR 결합력도 항체치료제 투여 시 바람직하지 않은 면역세포의 사멸을 유도할 수 있으므로 완전한 Fc-FcγR 결합력 제거는 필연적이다.

2) 항체 접합 기술

항체는 화학적으로 다른 분자와 접합시킬 수 있으며, 항체 접합기술은 항체에 저분자화합물이나 바이오 물질을 접합시켜 항체를 이들의 전달체로서 이용하는 기술이다.

이 중 항체-약물 접합체(antibody-drug conjugate, ADC)는 표준 단클론항체가 공유결합된 링커(linker)를 통해 세포독성 저분자약물이 결합된 항체로서 전통적인 항체의약품에 비해 향상된 약효를 제공할 뿐 아니라 세포독성 약물의 표적 전달을 가능하게 한다.

조작항체는 단클론항체의 당화 또는 아미노산 패턴이 변형된 구조로 면역반응을 통해 종양을 사멸시키거나 반감기를 개선해 약효를 증대시킬 수 있다.

예를 들어, 항체 Fc의 작동자 기능은 강력하지 않으므로 항암치료를 위해서는 저분자항암제와 병합치료가 이루어지고 있다. 그러나 저분자 항암제는 암세포뿐만 아니라 빠르게 증식하는 정상세포들도 사멸하므로 독성 문제를 유발한다. 따라서 암 특이적인 항체에 독성이 강한 항암제를 결합시켜 암세포에만 항암제가 전달되도록 하는 항체-약물 접합 기술이 개발되었다.

항체-약물 접합체를 제조하기 위해서는 암세포표면의 표적에 결합하여 암세포 내로 들어갈 수 있는 치료용 항체와 보편적인 항암제보다 세포독성이 100~1000배 더 강한 약물 및 약물을 항체에 결합시켜 주는 링커가 필요하다.

항체-약물 접합체의 작용 기전은 항체-약물 접합체가 암세포의 표적단백질에 결합한 후 엔도솜 형태로 세포 안으로 들어가서 리소좀과 융합하게 되면 약산성 환경에 노출되는데, 이때 리소좀의 단백질분해효소에 의하여 링커가 가수분해 되면서 약물이 항체로부터 방출되어 리소좀으로부터 세포질로 유출된다.

이어 약물이 표적에 결합하여 세포분열을 억제하면 암세포는 결국 사멸하게 되며 이 중 일정 양의 약물은 세포 밖으로 유출되어 주변세포에 들어가 방관자효과(by-stander effect)로 세포를 사멸할 수 있다.

이상적인 항체-약물 접합체는 항체-약물 접합체의 링커가 안정하여 혈중에서 분해되지 않고, 원래의 항체와 동일한 항원 결합능을 나타내며, 암세포에 결합한 후 4~5시간 이내에 빨리 세포 내로 들어가며 약물이 세포질로 충분히 유출되어야 한다.

(1) 약물

항체-약물 접합체에 주로 사용되고 있는 약물은 auristatins 계열의 MMAE(monomethyl auristatin E)와 MMAF(monomethyl auristatin F), maytansinoids(DM1, DM4) 및 calicheamicin 이다. Auristatin과 maytansinoid는 세포질 내에서 세포의 분열에 관여하는 tubulin에 결합함으로써 빨리 자라는 세포의 분열을 저해하여 세포의 사멸을 유도하고, calicheamicin은 핵 내의 DNA에 결합하여 DNA를 절단함으로써 세포를 사멸한다.

(2) 링커(Linker)

항체와 항암제를 연결시키는 링커는 혈액에서는 안정하고, 세포 안의 리소좀에서는 완전히 잘려야 하며, 항체-약물 접합체가 응집되지 않도록 polar(극성)해야 한다는 것이다.

항체-약물 접합체 제작에 사용되는 cleavable(절단이 가능한) 링커로는 리소좀의 cathepsin B 효소에 의해 잘리는 dipeptide linker(valine-citrulline), 리소좀의 약산성 pH에 민감한 hydrazone, reducing 조건에 민감한 disulfide(SPP, SPDB)가 있는데, 이중 valine-citrulline dipeptide linker가 가장 널리 사용되고 있다.

Cleavable 링커 외에도 non-cleavable 링커를 사용한 항체-약물 접합체도 리소좀에서 분해되어, 아미노산이 붙어있는 채로 항암제가 세포질로 유출되어 세포사멸 효과를 잘 나타냄이 확인되었다.

예를 들면, non-cleavable thioether(SMCC) 링커를 갖는 T-DM1(trastuzumab-DM1)은 cleavable disulfide reducible 링커를 갖는 ADC 보다 혈중 안정성이 더 높고 오프타깃(off-target) 독성이 더 낮은 결과로 동물시험에서 효능이 더 높게 나타나는 것으로 보고되었다.

3) 항체절편(Antibody fragment)

항체는 150 kDa의 거대한 분자로 커다란 종양이나 침투가 어려운 조직에서는 효과적인 분자가 될 수가 없다. 항체절편은 항체의 크기를 줄여서 조직의 침투능을 향상시키려는 기술이다. 게다가 항체절편은 whole IgG에 비하여 크기가 작기 때문에 조직이나 종양으로의 침투율이 좋고 대장균 등 세균에서 생산할 수 있으므로 생산 비용이 적게 드는 장점이 있으며 Fc가 없기 때문에 작용자 기능을 원하지 않는 경우에 유용한다. 또한 항체의 절편은 주로 항원결합영역만을 포함하기 때문에 Fc에 의한 비특이적인 결합을 줄일 수 있어서 항체의 특이적 결합을 증가시킬 수 있다.

반대로 정상적인 항체의 2개의 항원결합영역에 비해 1개의 항원결합영역이기 때문에 친화도(avidity effect)가 떨어지므로 IgG에 비해 결합력이 낮다. 항체의 반감기를 증가시키는데 주요 역할을 하는 Fc 영역이 결여되어 있고 또한 작은 크기의 단백질은 신장에서 유실

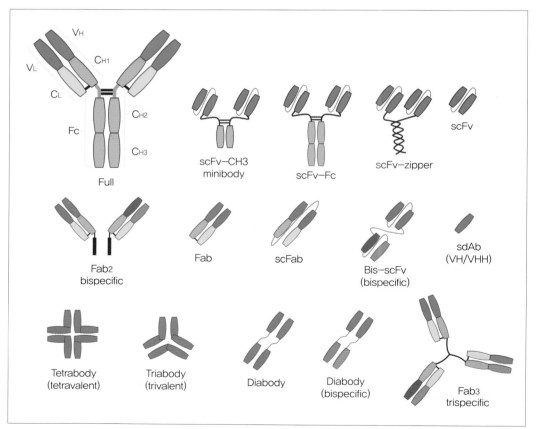

Figure 5-9. Various Antibody Fragments

되는 경우가 많아서 전반적으로 반감기가 감소된다. 이는 ADCC 등에 의한 부작용을 줄일 수 있는 장점도 된다.

이에 따라 항체절편은 인체 내에서의 반감기가 짧아 생체 진단용으로 적합하고, 치료용 목적으로 사용하기 위해 반감기를 늘리고자 할 경우 PEG를 붙이거나 FcRn에 결합 가능한 알부민 또는 알부민에 결합하는 항체절편을 융합시킨다.

또한 작용자 기능을 증가시키기 위해 항체절편에 박테리아의 독소를 접합(conjugation)시키거나 세포독성 T 세포에 결합하는 항체절편과의 이종항체를 제조하여 암치료제로 개발하고 있다.

따라서 항체절편은 항체 분자에서 작용자 기능을 나타내는 Fc 영역을 제외한 항원결합 도메인들을 말하며, 이에는 주로 Fab, scFv 및 3세대 항체절편(예, nanobody, minibody 등)이 포함된다. 이 항체절편들은 주로 인간화항체나 인간항체의 서열을 갖는다.

지금까지 소개된 항체절편 제품은 거의 Fab이지만, 현재 임상시험이 진행중인 항체절편은 Fab보다 scFv가 더 많고, 3세대 항체절편도 새로 개발되어 비임상실험 단계에 많이 진입해 있다.

(1) Fab(Antigen-binding fragment)

Fab는 약 50 kDa의 크기로 IgG를 파파인(papain)효소로 절단한 후 Fab만을 분리하거나 박테리아에서 재조합 방법으로 제조한다. 현재 임상에서 사용하는 Fab 약제는 VEGF에 대한 인간화 Fab 루센티스(Lucentis®, Ranibizumab) 등이 있다.

(2) ScFv(Single-chain variable fragment)

ScFv는 중쇄와 경쇄의 가변영역을 잘라내어 친수성 펩타이드 링커에 붙여 직열로 연결시킨 단일 폴리펩타이드이며 하나의 발현 단위에서 발현이 가능하며 scFv-CH3를 미니항체(mini antibody)라고도 한다.

(3) Diabody

Diabody는 두 개의 scFv를 서로 반대 방향으로 향하도록 하여 비공유적인 이합체(dimer)를 형성시켜서 만들며 경우에 따라 공유결합을 시키기도 한다. 따라서 diabody는 두 개의 결합부위(bivalent)와 두 개의 결합특이성(bispecific)을 가진 작은 항체이다.

scFv의 각기 다른 가변영역의 수를 3개나 4개로 늘여서 같은 방식으로 이합체를 만들면 결합부위와 결합 특이성이 3개나 4개를 가지는 triabody나 tetrabody로도 만들 수 있다.

(4) Nanobody

Nanobody는 낙타나 라마로부터 유래된 sdAb(single-domain antibody)로 기능적으로 항원과 결합하는 가장 작은 항체이다. 중쇄의 가변영역(VH)만 있고 경쇄가 아예 없으며 재조합 항체의 제조에 유용하다.

4) 항체의 이중결합 기술

항체의 이중결합(이중특이항체) 기술은 각기 다른 특이성을 가진 두 가지 항체를 하나의 분자 내에 조합하여 두 가지 항원에 동시에 결합하도록 한 기술이다.

예를 들어, 암치료제의 경우 이중특이항체는 암항원에 특이적으로 결합하는 부위와 T 세포, 자연살해세포, 수지상세포, 과립세포, 대식세포 등 면역세포와 결합하는 부위를 동시에 가지고 있으므로, 면역세포는 암세포로 유인하고 동시에 결합된 암세포를 파괴하도록 한다.

이중특이항체 기술은 두 가지 항체를 어떻게 조합하고, 구조를 어떻게 설계하는가에 따라 치료 대상 범위를 확대하고 치료효과를 증진시킬 수 있으며 생체조직 침투율도 향상시킬 수 있다. 이중특이항체는 단백질이기 때문에 체내에서 안정된 구조를 유지하고, 대량생산이 용이하며, 생체 내 침투가 쉬운 저분자 구조로 설계하는 것이 필요하다.

따라서 이중특이항체 기술은 IgG 유사 형식과 비 IgG 유사 형식으로 분류되는데, IgG 유사 형식은 whole IgG 형의 이중특이항체로 Fc를 공통적 기반으로 하기 때문에 Fc 기반 이중특이항체(Fc-based bsAb)라 하며, 비 IgG 유사 형식은 Fc 절편을 제외하고 scFv 등 가변영역 절편을 기반으로 하기 때문에 절편기반 이중특이항체(fragment-based bsAb)라고 한다.

(1) Fc 기반 이중특이항체(Fc-based bsAb)

Fc 기반 이중특이항체는 동종이합체(homodimer) 혹은 이종이합체(heterodimer) Fc 도메인을 가지는데 여기에 scFv나 Fab나 sdAb나 펩티드 링커로 결합된다. 항원결합부위가 펩티드의 N-말단이나 C-말단에 결합될 수도 있어서 이중특이항체 디자인에서 구조적인 다양성을 증가시킨다.

Fc 부위는 결정화되는 절편이며 항원-항체 결합에는 관여하지 않지만 항원을 파괴하는 후반의 과정에 사용된다. Fab 영역은 항원을 인식하여 결합하는 반면 Fc 영역은 여러 가지 면역세포에 존재하는 다양한 수용체와 결합한다. 이는 후속적인 면역반응을 일으키는데 ADCC와 CDC 기전으로 항원을 제거한다. Fc 영역은 항체의 안정성에도 영향을 주어서의 CH2와 CH3 interface는 모든 세포에 존재하는 FcRn와 작용하여 항체의 반감기를 올려준다. 따라서 긴 반감기와 큰 사이즈가 문제가 되지 않는 경우라면 Fc를 포함하는 항체를 만드는 것이 치료목적으로 더 나을 수도 있다.

Fc 기반 이중특이항체로는 좌우 대칭형 구조와 비대칭형 구조가 있다. 대칭형은 주로

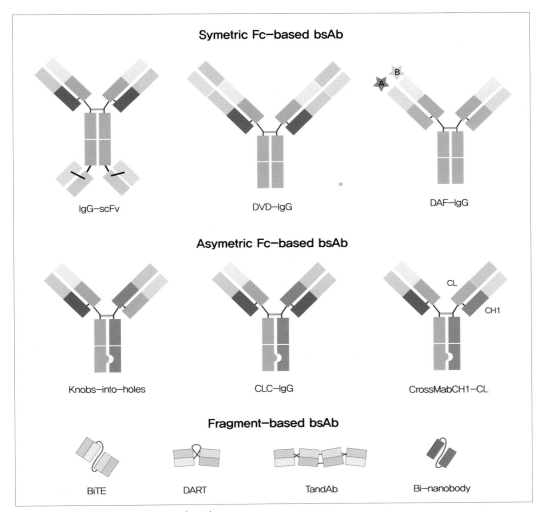

Figure 5-10. Various Bispecific Antibody(bsAb)

IgG 폴리펩티드의 N−말단이나 C−말단에 Fv나 scFv 부분을 추가하여 이중특이항체를 만들어서 전형적인 IgG보다 더 커지게 된다. 반면 비대칭형은 두 개의 가공된 Fc의 이 형이합체로 만들어서 전형적인 IgG와 모양과 크기가 유사하며, 두 개의 팔이 각기 다른 항원을 인식하는 이중특이항체이다.

① 대칭형 Fc 기반 이중특이항체(Symetric Fc−based bsAb)

대칭형 Fc 기반 이중특이항체는 두 번째의 항원특이성을 가진 가변영역(Fv)가 IgG의 경 쇄나 중쇄의 N−말단이나 C−말단에 대칭으로 융합된다. N−말단 원위부에 붙은 Fv에 항체가 결합하면 공간적인 제약으로 인하여 근위부에 있는 Fv가 다른 항체와 결합하는 것을 방해할 수도 있는데, 이는 주로 링커를 사용하여 해결한다.

따라서 대칭형 Fc 기반 이중특이항체는 디자인 원리가 비교적 간결하고 결합 부위가 4 개이기 때문에 항체에 강한 결합을 한다.

a. DAF−IgG(Dual−acting Fab−IgG)

DAF−IgG는 한 항체가 구조적 유사성을 갖는 두 종류의 항원에 결합이 가능한 형태 의 이중 특이항체이다.

b. DVD−Ig(Dual variable domain−Ig)

DVD−Ig는 IgG−scFv에서 scFv 대신 DVD로 대체한 항체로 항원결합 도메인과 IgG 의 융합 된 이중특이항체로서 한 항체의 중쇄 및 경쇄 가변영역의 N−말단 위에 다른 특이성을 갖는 항체의 중쇄 및 경쇄 가변영역이 융합된 항체이다.

이는 주로 두 개의 다른 수용성 인자(예, 사이토카인)에 결합하는 용도로 개발되었다. 또한 scFv나 nanobody를 IgG의 중쇄나 경쇄 의 N−말단 혹은 C−말단에 융합시킨 이중특이항체들도 개발되고 있다.

c. IgG−scFv

IgG−scFv는 전형적인 IgG와 비교하면 scFv 2개가 추가로 붙어 있다. scFv는 경쇄와 중쇄의 각 N−말단과 C−말단의 4자리에 대칭으로 부착할 수 있다.

이때 scFv 대신 VH와 VL을 IgG 의 각기 다른 말단에 도입하여 추가적인 Fv를 형성 할 수도 있다.

② 비대칭형 Fc 기반 이중특이항체(Asymetric Fc-based bsAb)

IgG는 두 개의 동일한 중쇄와 두 개의 동일한 경쇄를 가진다. 두 중쇄는 hinge 영역에서 이황화결합으로 연결되고 CH3 지역에서 비공유 결합적인 상호작용을 한다. 각 경쇄는 CL에서 중쇄의 CH1과 이황화결합으로 연결되고 중쇄와 비공유결합적인 상호작용을 한다. 두 개의 Fab arm은 동일하기 때문에 항원결합부위는 두 개(bivalent) 이지만 항원 특이성은 한 가지(monospecific)이다. 반면 비대칭형 Fc 기반 이중특이항체는 전형적인 IgG와 분자 구조가 기본적으로 동일하지만 두 개의 Fab arm이 Fc 이형이합체로 서로 달라 이중특이성이 부여된다. 초기에 비대칭형 Fc 기반 이중특이항체는 두 가지의 각기 다른 경쇄와 두 가지의 중쇄가 하나의 쿼드로마 세포(quadroma cell)에서 만들어져서 무작위로 조합이 되어 원하는 조합의 이중특이항체는 약 12.5%만 생성되었다. 이러한 경쇄와 중쇄의 무작위 조합 문제는 CH3 영역을 조작하여 도메인 간에 모양, 표면특성, 전하, 수소결합 혹은 이황화결합으로 손잡이와 구멍과 같은 구조인 Knobs-into-Holes (KiH) 형태로 만들어서 공간적인 상보성을 확보했다. 이로서 CH3 도메인에 아미노산을 교체하면서 중쇄의 이형이합체 형성 비율이 90% 이상 증가되었다.

a. KiH(Knobs-into-Holes)

KiH(구멍 안으로 손잡이 맞추기)는 중쇄의 이형이합체 방식의 기술로 KiH 구조는 이형이합체 형성을 강화시켜준다. 즉 서로 다른 두 항체의 중쇄 CH3 도메인에 KiH 변이를 시켜서 같은 중쇄끼리는 동형이합(homodimerization)이 잘 되지 않고 다른 중쇄 간의 이형이합체가 더 잘 되는 기술이다.

b. CLC(Common light chain)-IgG

CLC-IgG는 KIHs 변이를 갖는 비대칭 IgG에 공통 경쇄(CLC)가 결합된 형식의 이중특이항체이다. 보통 중쇄가 이형이합체가 되어도 경쇄의 오결합(mismatch)은 기능이 없는 Fab를 만들어져서 이중특이항체 생산 효율을 저하시키므로 공통 경쇄를 사용하면 이를 해결할 수 있는데, 이에는 헴리브라(Hemribra®, Emicizumab)는 IX 응고인자와 X 응고인자에 동시에 결합하는 혈우병의 치료제가 있다.

c. CrossMab CH1-CL

CrossMab CH1-CL은 비대칭 IgG의 한 Fab arm의 CH1과 CL을 서로 맞바꾸는

(swapping) 형식이다. 즉 유전자서열을 변경하지 않고 이중특이항체의 한 Fab arm 의 중쇄-경쇄 도메인 만을 바꾸는 기술이다. 특히 Fab의 CH1-CL 도메인의 스와핑 이 가장 효과적이다.

(2) 절편기반 이중특이항체(Fragment-based bsAb)

절편기반 이중특이항체는 두 개 혹은 그 이상의 항체 단편으로 구성되는데, scFv나 Fab 나 sdAb와 같은 절편들이 펩티드 링커(peptide linker)로 연결하여 만든다. 이는 항체의 가변영역만으로 구성되었으며 일반적으로 Fc 기반 이중특이항체보다 크기가 작아서 소 실(clearance)이 빠르며 생체에서 조직 침투율이 높다.

절편기반 이중특이항체에는 tandem scFv, dual affinity retargeting(DART) protein, tandem diabody(TandAb) 등이 개발되고 있으며 이들은 Fc가 없기 때문에 반감기가 짧으며 대부분 혈액질환 치료를 적응증으로 하고 있다.

① Tandem scFv

Tandem scFv는 2개의 scFvs가 링커로 연결되어 일렬로(tandem) 배열된 형태이다. Tandem scFv에는 미 FDA에서 최초로 승인된 절편기반 이중특이항체치료제인 블린토 사이트(Blintocyto®, Blinatumomab)가 있다.

Blinatumomab은 bispecific T cell engager(BiTE)로 암세포에 결합하는 scFv와 살상 능력이 가장 강한 T 세포의 CD3에 결합하는 scFv를 연결한 scFv-scFv의 이중특이항 체이다. 즉 B 세포 계열 세포의 CD19와 T 세포의 CD3에 동시에 결합시켜, T 세포를 표 적세포와 연결시키고 CD3로 T 세포를 활성화시킴으로써 악성 B 세포 백혈병과 림프종 양을 일으키는 CD19 발현 B 세포를 사멸하게 된다.

scFv나 Fab와 같은 전통적인 항체 단편은 대장균으로부터 생산될 수 있으나 scFvs/ BiTE 같은 경우에는 복잡한 구조와 이황화결합 때문에 주로 포유동물세포에서 생산된 다. Tandem scFvs/BiTE는 크기가 작고(~60kDa) Fc가 결여되어서 생체 내에서 비교 적 빠르게 청소된다.

② DART(Dual affinity re-tarteting)

DART는 다른 절편기반 이중특이항체로서 scFv 두 개가 이황결합으로 연결된 diabody 이다. 보통 diabody는 scFv 두 개가 비공유적으로 결합되어 있으나 DART는 공유결합이기 때문에 안정성이 매우 좋다. DART에서는 VH-linker-VL 구조를 가진 두 개의 폴리펩티드가 이형이합체를 형성하는데 양 반대편 끝의 C-말단에 시스테인을 각각 가지고 있어서 이황화결합을 형성하고 있다.

③ TandAb(Tandem diabody, 일렬 diabody)

TandAbs는 두 분자의 diabody로 조립된 tetravalent bispecific 분자로 VHA-VLB-VHB-VLA와 같은 동일한 구조의 폴리펩티드 2개가 서로 거꾸로 방향으로 가면서 비공유결합을 하여 머리에서 꼬리까지 동종이합체(head-to-tail homodimer)를 형성하고 있다.

BiTE와 DART는 각 타깃에 하나씩의 결합자리를 가지고 있는데 비해 Tandem diabody는 각 타깃마다 2개씩의 결합자리를 가지고 있다. 이에 따라 강해진 친화력(avidity) 효과에 의해 항체와의 친화력(affinity)이 더욱 공고해진다.

5) 항체의 혈중반감기 기술

IgG 항체는 혈관을 순환하는 혈액의 다른 단백질에 비해 혈중에서의 안정성이 약 21일(3주)로 현저하게 높다. 그 이유는 순환하는 혈액 내의 단핵구나 혈관내피세포의 엔도솜 막에 존재하는 FcRn이라는 Fc 수용체가 존재하기 때문이다.

혈청 내 IgG의 양을 조절하는데 핵심적인 생화학적 속성은 IgG Fc 도메인이 FcRn 분자에 엔도솜의 pH 6.0에서 결합하고 생리적 pH 7.4에 해리되는 특징 때문이다.

이에 Fc 도메인을 엔도솜의 pH 6.0에서 자연상태의 Fc 도메인보다 10배 더욱 강하게 FcRn에 결합하도록 엔지니어링 한 Fc이 개발되어 혈청 내 자연상태의 IgG 항체 대비 체내 반감기를 3배 증가시켰다.

현재 유사한 접근 방법으로 울토미리스(Ultomiris®, Ravulizumab)가 국내외에서 PNH(paroxysmal nocturnal hemoglobinuria, 발작성야간혈색뇨증) 등에 승인되었다.

III. 단클론항체

◆ 서론

19세기 말 비치사량(non-fatal)의 디프테리아와 파상풍이 투여된 실험동물의 혈청을 다른 동물에게 투여함으로써 디프테리아와 파상풍으로부터 보호 받을 수 있다는 사실이 발견된 이후 혈청치료, 즉 항체치료의 개념이 점차적으로 임상에 활용되기 시작하였으나, 초기의 항체치료는 고순도의 항체 및 혈액 유래 전염성 매개체의 오염 등의 문제점으로 인하여 실용성이 극히 제한되었다.

이러한 전통적인 항체치료의 문제점은 1975년 하이브리도 마융합기술(hybridoma fusion technique)로 인해 순수한 형태의 설치류기원 단클론항체를 비교적 저렴한 가격으로 대량 생산할 수 있게 되어 새로운 전환점을 맞이하게 되었다.

단클론항체(mAb)는 면역세포 신호전달체계에 관여하는 단백질 항원이나 암세포표면에서 발현되는 표지인자를 표적으로 하는 치료용 항체로서 인체에 적용 시 부작용을 최소화하면서 질병의 개선 및 치료 효과를 발휘하는 재조합 바이오의약품이다.

단클론항체는 세포 융합기술에 의해 융합세포주(hybridoma, 하이브리도마)를 확립하고, 이를 배양하여 대량생산하는 기술이 개발되면서 각광을 받기 시작하였다. 처음에는 여러 종류의 형질세포로부터 유래된 다클론항체(polyclonal antibody)로 면역억제제 ATG(antithymocyte globulin)가 개발되었고, 1986년 미 FDA 승인을 받은 최초의 단클론항체는 이식거부반응 치료제인 OKT3(muromonab)이었다.

이후 단클론항체는 면역체계 표적세포의 표면(예를 들면, 사이토카인 수용체), 종양 특이 항원 또는 인터페론, 사이토카인과 같은 가용성 매개체와 특이적인 상호작용을 통하여 효과를 나타내므로 진단 및 치료 목적으로 암, 자가면역질환 및 다양한 염증질환 등의 치료에 사용되고 있다.

항원의 표면에 있는 항원결정기(epitope)는 B 세포의 항원 수용체와 결합하면서 B 세포를 활성화시킨다. B 세포는 동일 항원에 반응할 수 있는 유전자만 재배열 시키고 한 가지 항체만을 대량생산하는 형질세포(plasma cell)로 분화한다. 항체를 만드는 유전자 자체가 각각 다른 여러 종류의 형질세포에서 분비된 여러 종류의 항체 전체 집합을 다클론항체(polyclonal antibody, PAb)라하며 한 종류의 형질세포에서 만들어진 한 종류의 항체를 단클론항체(monoclonal antibody, mAb)라 한다.

1973년 in vitro에서 조립한 플라스미드가 항생제 저항에 대한 유전자를 발현하기 위해 E. coli 속에 도입할 수 있었다고 보고된 후 E. coli는 첫 번째 재조합 치료약제인 사람인슐린을 생산하는데 이용되었다. 1975년 하이브리도마 기술은 가장 결정적인 발전이었으며 이는 항 양적혈구 항체를 분비하는 면역된 공여자(donor)로부터 얻은 마우스 비장세포와 마우스 골수종세포를 융합한 세포주를 확립하였다. 이 골수종은 hypoxanthine-guanine phosphoribosyltransferase의 돌연변이유전자를 갖고 있다. 이들은 성공한 하이브리도마에 대한 선택 마커로 이 결함(무한 증식)을 이용하였다. 1975년 무한하게 증식하는 성질을 가진 골수종세포와 항체 생산 능력을 가진 형질세포를 융합하여 만들어진 하이브리도마(융합종양세포)로부터 mAb를 만들어 내는 기술을 개발했었다. 하이브리도마는 시험실 배양 기구 내에서 영구적으로 배양할 수 있고 특정 항체만을 계속 만들어낼 수 있으며 항원의 특정부위를 특이적으로 인식하는 능력을 가지고 있다.

전통적으로 단클론항체는 암세포와의 융합을 통하여 불멸화된(immortalized) 하이브리도마 세포주(cell line)에 의해서 생산되었으나 최근에는 유전자 재조합(recombinant) 단클론항체로 진화되었다.

치료용항체는 키메릭단클론항체(chimeric monoclonal antibody), 인간화단클론항체(humanized monoclonal antibody), 인간단클론항체(human monoclonal antibody), 항체절편(antibody frgament), 항체–약물 접합체(antibody–drug conjugate, ADC), 면역접합체(immunoconjugate) 등이 있다. 이 약제들은 주로 암치료제, 자가면역질환을 비롯한 면역억제제 등에 사용하고 있다.

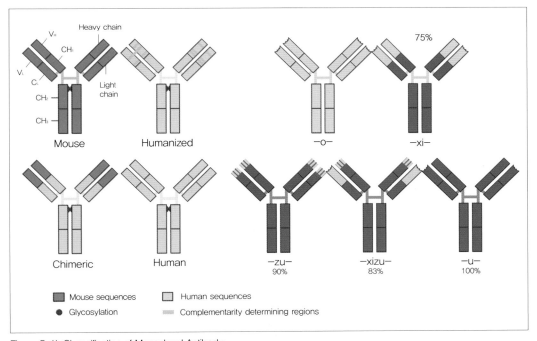

Figure 5–11. Classsification of Monoclonal Antibody

1. 마우스단클론항체

단클론항체 1세대인 마우스단클론항체는 표적항원을 주입하여 면역반응을 유발시킨 마우스의 비장으로부터 얻어진 B 세포와 골수종세포(myeloma cell)와 융합하는 하이브리도마(hybridoma) 기술을 통해 항체의 대량생산이 가능해졌다.

하지만 마우스단클론항체는 마우스의 면역글로블린의 Fc 영역이 사람의 보체와 Fc 수용체에 잘 결합하지 못하므로 사람에서 일어나는 항체의 Fc와 관련된 충분한 ADCP, CDC, ADCC 효과를 기대하기 어렵다. 또한 사람에서 면역반응을 유발하여 항체가 중화되어버리거나 효과가 감소하고, 반복 투여하게 되면 인간항마우스항체(human anti-mouse antibody, HAMA)가 생성되는 부작용이 발생하는 문제점이 있다.

따라서 마우스단클론항체는 인체에 투여 시 짧은 반감기, 반복 투여시 항-마우스항체에 대한 면역반응, 효능저하, 치명적인 알레르기 반응 등 여러 단점 및 부작용으로 인해 임상 에서의 사용이 제한되었다. 이러한 단점을 위해 헤테로하이브리도마(heterohybridoma) 제작 등이 시도되었으나 실용성은 많이 미흡하였다.

최초의 마우스단클론항체는 Muromonab(OKT3)이며 T 세포표면에 있는 CD3 수용체를 표적으로 결합하는 최초의 면역억제제로 '신장이식 시 급성 동종이식 거부증'에 승인되었지만 현재는 임상에서 사용하지 않고 있다.

2. 키메릭단클론항체

키메릭단클론항체는 마우스단클론항체의 문제점을 해결하기 위해 좀 더 인간항체와 유사한 단클론항체의 필요성이 제기되었다. 이에 따라 DNA 재조합기술(recombinant technology)을 도입하여 마우스항체의 가변영역과 인간항체의 불변영역을 재조합시킨 hybrid antibody를 제조하게 되었다.

키메릭단클론항체는 마우스단클론항체에서 항원 인식에 결정적인 역할을 하는 중쇄와 경쇄의 가변영역 만을 남기고 나머지 부위는 모두 인간항체의 대응부위로 대체하는 방법이다. 1984년 anti-phospocholine 항체유전자 중쇄의 가변영역(VH)에 대한 엑손(exon)과 인간 IgG1(또는 IgG2) 중쇄의 불변영역(CH)에 대한 엑손을 연결하여 약 75%가 인간에서 기원하게 제조되었다.

키메릭단클론항체는 마우스단클론항체보다 면역원성을 줄여서 부작용이 줄어들기는 하였지만 체내에 반복적으로 투여할 경우 발생하는 인간 항마우스항체의 생성이 여전히 존재하였으므로 반복적으로 투여하면 인간 항키메릭단클론항체(anti-chimeric antibody)가 유발될 수 있다.

주요 키메릭단클론항체로서 B 세포에서 발현하는 CD20 항체 맙테라(Mabthera®, Ritux-imab), TNF-α 항체 레미케이드(Remicade®, Infliximab) 등이 있다.

3. 인간화단클론항체

키메릭단클론항체의 문제점을 해결하기 위해, 1986년 마우스유래의 상보성결정영역(CDR)을 인간항체에 이식시키는 CDR-grafting 기술이 개발되었다. 이는 마우스유래 상보성 결정영역을 인간 유래 구조형성영역(FR)과 재조합시켜 인간화 가변영역을 제조하고 이를 인간항체의 불변영역과 재조합시켜 인간화단클론항체를 제조하였다. 이로써 인간항체가 83~90%를 차지하게 되었다.

따라서 인간화단클론항체는 환자 투여 시 발생했던 다양한 면역적 부작용을 최소화시켜 치료용 항체가 임상에 적극적으로 활용될 수 있는 기틀을 마련하였지만 아직도 면역성이 외부 상보성 결정영역 때문에 유발될 수 있다.

즉 인간화단클론항체에서는 마우스단클론항체나 키메릭단클론항체 치료제에 비하여 HAMA 생성이 줄어들어 다수의 항체치료제가 미 FDA의 승인을 받았다. 그러나 인간화단클론항체도 역시 마우스 유래 서열을 일부분 보유하고 있기 때문에 HAMA 문제가 근원적으로 해결되지는 않아 100% 인간의 염기서열로 구성된 인간단클론항체의 제조가 필요하게 되었다. 주요 인간화단클론항체로서 HER2 항체 허셉틴(Herceptin®, Trastuzumab), VEGF 항체 아바스틴(Avastin®, Bevaxizumab) 등이 있다.

4. 인간단클론항체

인간화단클론항체의 경우 단순히 CDR-grafting만으로는 친화도가 떨어진다는 문제점이 발견되었다. 이에 완전 인간단클론항체는 동물 유래 부분이 전혀 없는 항체로 면역원성을 극소화시킬 수 있는 장점이 있어 현재 항체치료제 연구의 주류가 되고 있다. 완전 인간항체는 이전의 다른 항체들보다 친화력이 높고, 인간유전자로부터 만들어진 항체임으로 ADCP, CDC, ADCC와 같은 효과도 기대할 수 있다.

완전 인간항체를 제조하는 방법에는 완전 단클론인간항체 개발 플랫폼 기술로서 인간항체 라이브러리의 파지 디스플레이, 인간항체유전자를 포함하는 형질전환 마우스, 그리고 인체 유래 단일 B 세포 기술 등이 있다. 이 중에서 가장 오래 연구되고 사용빈도가 높은 것은 파지디스플레이 기술이다.

주요 인간단클론항체로서 휴미라(Humira®, Adalimumab)는 파지디스플레이 기술을 이용한 약제이며 항체생성 mRNA를 얻기 위해 마우스 세포 대신 사람의 말초혈액 세포를 사용하였다. 또한 IL-12/IL-23 항체 스텔라라(Stelara®, Ustekinumab), RANKL 항체 프롤리아(Prolia®, Denosumab) 등이 있다.

IV. 바이오베터(Biobetter)

◈ 서론

일반적으로 바이오베터는 재조합 단백질에 해당되는데, 주로 재조합 단백질은 인체 내에 존재하는 생리활성 인자나 호르몬들로 반감기가 짧기 때문에 자주 주사를 맞아야 한다는 단점이 있다. 이러한 단점을 극복하기 위해서 재조합 단백질의 바이오베터는 오리지널 약제의 반감기를 증가시키는데 개발의 초점이 맞추어져 왔으며, 이에 PEGylation(페길화)을 통한 단백질의 안정화와 반감기가 긴 단백질에 융합을 하는 융합단백질(Fc 항체융합 및 알부민 단백질융합)전략이 대표적인 방법이다.

특히 항체의약품의 경우는 기존의 재조합 단백질과 비교하면 항체는 그 자체로 반감기가 긴 안정화된 물질이고 또한 항체는 다수 존재하기 때문에 기존의 재조합 단백질의 바이오베터를 제조하는 기술과는 다르다.

따라서 바이오베타 항체의약품은 단클론항체의 여러 단점을 보완하고 개선하도록 설계되거나 유전자를 변형한 항체를 기반으로 한 의약품이다. 즉 단클론 항체의 구조를 변형시킨 것으로 구조변형을 통해 표적 항원 및 항원 결정부에 대한 특이성을 증가시키고 반감기를 늘린다.

이러한 바이오베타 항체의약품에는 ▲항체절편(antibody fragment) 및 항체 유사 단백질(antibody-like protein, ALP) ▲항체-약물 접합체(antibody-drug conjugate, ADC) ▲조작항체(engineered antibody) ▲이중특이항체(bispecific antibody, BsAb) ▲항체 바이오시밀러(biosimilar) 등이 있다.

1. 항체절편(Antibody fragment)

항체는 150 kDa의 거대한 분자로 커다란 종양이나 침투가 어려운 조직에서는 효과적인 분자가 될 수가 없으므로 항체의 크기를 줄여서 조직의 침투능을 향상시키려는 기술이 개발되는데 이에는 항체의 절편을 이용하는 방법이 있다.

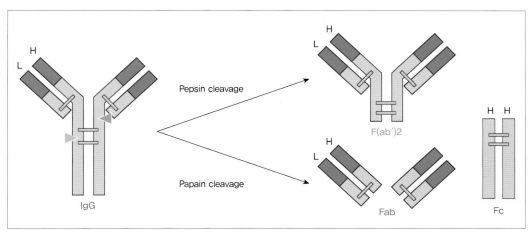

Figure 5-12. Antibody Fragment

항체절편은 항체에서 항원 결합부위 Fab 영역만 남겨두고 Fc 영역을 제외한 절편(조각)으로 항원 결합능력만 있고 항체 효능은 없다. 항체절편은 표준 항체로부터 선택 및 분리를 통해 기존 크기를 소형화한 항체로 주로 Fab, single-chain antibody fragment(scFv) 및 3세대 항체절편(예, single domain, minibody 등)이 포함된다. 또한 항체와 유사한 특성을 가진 작은 소분자를 제공하는 대체 스캐폴드도 포함한다.

항체절편은 주로 인간화단클론항체나 인간 단클론항체의 서열을 갖는데, IgG에 비하여 크기가 작기 때문에 조직이나 종양으로의 침투율이 좋고 대장균 등 세균에서의 생산이 가능하므로 생산 비용이 적게들고 또한 ADCC에 의한 부작용을 줄일 수 있는 장점이 있다. 또한 Fc가 없기 때문에 면역기능을 원하지 않는 경우에 사용이 가능하다.

하지만 항체의 반감기를 증가시키는데 주요 역할을 하는 Fc 영역이 결여되어 있고 또한 적은 크기의 단백질은 신장에서 유실되는 경우가 많아서 전반적으로 반감기가 감소하게 되는 단점이 있다. 또한 정상적인 항체의 2개의 항원 결합 부위에 비해 1개의 항원결합부위이기 때문에 보다 높은 항원에 대한 친화력이 요구된다.

따라서 항체절편은 PEGylation과 같은 기술이 접목이 되면, 항체의 절편은 주로 항원 결합 부위만을 포함하기 때문에 Fc에 의한 비특이적인 결합을 줄일 수 있어서 항체의 특이적 접합을 증가시킬 수 있다. 또한 항체절편은 작용자 기능을 위하여 세균의 독소를 결합(conjugation)시키거나 세포독성 T 세포에 결합하는 항체절편과의 이중특이항체를 제조하여 암치료제로 개발하고 있다.

현재 항체절편에는 혈소판 당단백질인 GPIIb/IIIa에 대한 키메릭 Fab 레오프로(ReoPro®, Abciximab), VEGF에 대한 인간화 Fab 루센티스(Lucentis®, Ranibizumab) 및 TNF-α

에 대한 PEGylated 인간화 Fab 심지아(Cimzia®, Certoluzumab pegol) 등이 임상에서 사용되고 있다.

지금까지 출시된 항체절편 제품은 모두 Fab이지만, 현재 임상시험이 진행중인 항체절편은 Fab보다 scFv가 더 많고, 3세대 항체절편도 새로 개발되어 비임상실험 단계에 많이 진입해 있다.

2. 융합단백질(Fusion protein)

융합단백질은 폴리펩타이드 사슬 내에 비면역글로불린과 면역글로불린 서열을 포함하고 있는 키메릭재조합 단백질의 형태로서 항체와 Fc를 활성단백질을 유전공학적으로 연결시켜 제조한다. Fc-융합단백질 중 Fc 도메인은 신생 Fc 수용체(FcRn)에 결합하여 엔도솜(endosome)에서 단백질 분해를 저해하여 단백질의 재활용을 촉진시킨다.

Fc-융합단백질은 신장에서의 빠른 소실을 감소시켜 활성성분의 혈청 반감기를 연장시며 또한 융합단백질의 발현과 분비의 증가, 안정성과 용해성의 개선 및 단순 편리한 제조공정 등의 장점을 가진다.

따라서 Fc-융합단백질의 목적은 반감기를 연장하는데 있으며, 면역원성인 Fc 성분의 적절한 설계가 특이 생산물의 면역계에 대한 참여 능력을 갖게 한다.

현재 재조합 융합단백질 의약품으로는 인간 IgG1 Fc 도메인에 수용성 TNF-α 수용체를 연결시킨 엔브렐(Enbrel®, Etanercept), 인간 IgG1 Fc도메인에 인간 CTLA-4(human cytotoxic T-lymphocyte-associated antigen 4) 수용체를 연결시킨 오렌시아(Orencia®, Abatacept), 인간 IgG1 Fc 도메인에 인간 VEGF(vascular endothelial growth factor) 1과 2 수용체를 연결시킨 아일리아(Eylea®, Aflibercept), 인간 IgG1 Fc 도메인에 인간 LFA-3(leukocyte function antigen-3) 수용체를 연결시킨 아메비브(Ameviv®, Alefa-cept) 등이 있다.

3. 항체-약물 접합체(Antibody-drug conjugate, ADC)

1) 항체-약물 접합체의 정의

항체는 표적 항원을 특이적으로 인식하는 능력이 매우 우수하기 때문에 표적에 약물의 전달을 위해 활용되고 있다. 표적 전달을 위해 항체에 나노입자(nanoparticle) 및 리포솜(liposome) 등을 도입시키고 있다. 이 중 우수한 효과를 보이고 있는 시스템은 항체에 세포독성 약물을 직접 결합시킨 항체-약물 접합체(ADC)이다.

항체-약물 접합체는 항체와 세포독성 약물을 화학적으로 결합하여 표적 전달을 통해 높은 항암효과를 보이는 치료제이다. 세포독성 약물은 탑재약물(payload)라고 불리며 매우 높은 세포독성을 갖고 있기 때문에 표적 전달을 통해 소량의 약물만 전달하더라도 매우 효과적으로 암세포 등을 사멸할 수 있게 된다.

따라서 항체-약물 접합체는 항체의 특이성과 약물의 독성을 조합하여 표적하는 특정 세포에만 약물의 효과를 미칠 수 있다. 특히 항암치료제로 개발되고 있으며 2001년 gemtuzumab ozogamicin이 최초의 항체-약물 접합체 약제이다.

현재 정상 또는 종양 B 세포표면에 있는 CD20 항원과 결합화는 항체인 ibritumomab tiuxetan, 특정 암세포의 표면에 존재하는 HER2(human epidermal growth fctor receptor 2)을 표적으로 하는 항체인 trastuzumab myatansine 등이 있다.

2) 항체-약물 접합체의 구조와 기능

항체-약물 접합체는 정상세포에서 제한적으로 발현되는 표적 항원에 대하여 특이적으로 작용하는 단클론항체와 표적 암세포를 사멸하기 위해 고안된 세포독성 약물(payload) 및 항체에 세포독성약물을 부착시키는 화학적 연결고리(linker)로 구성되어있다.

항체-약물 접합체 중 세포독성약물(payload)의 효력은 독성약물 단독으로 사용할 때의 효력보다 보통 100~1000 배 더 크며 정상 조직에서는 심각한 부작용을 유발하지 않으면서 표적 암세포에 매우 특이적으로 작용시킨다.

따라서 항체-약물 접합체를 항암제에 적용할 경우 효과적으로 암세포만 공격할 뿐만 아니라 항체가 가지는 반감기가 길어져 체내에 오래 머물게 된다.

하지만 이론적으로 항체-약물 접합체는 이상적인 신약 기술이지만 2000년부터 지금까지 임상 단계에서 강한 독성 및 약효 미달을 발견해 개발을 중단하였다. 문제는 항체와 약물을 연결하는 링커(linker)가 끊어지는 것이 문제로 제기되었다.

3) 항체-약물 접합체의 개발

항체-약물 접합체의 개념은 1913년 'Magic Bullet'으로 Paul Ehrlich에 의해 제안되었다. 2000년 최초로 항체-약물 접합체인 마일로타그(Mylotarg®, Gemtuzumab ozogamicin)가 미 FDA에서 승인된 후 2010년에 안전성에 대한 우려가 제기되며 미국 시장에서 철수되었지만, 2017년 9월에 새로운 적응증으로 BLA(biologics license application, 생물의약품 허가 신청) 재심사를 거쳐 재승인 되었다.

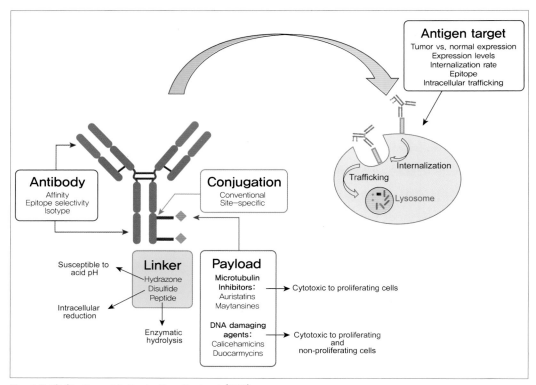

Figure 5-13. Structure of Antibody-Drug Conjugate(ADC)

2002년 미 FDA에서 정상 또는 종양 B 세포표면에 있는 CD20 항원과 결합하는 항체인 비호지킨 림프종 치료제 제바린 키트(Zevalin®, Ibritumomab tiuxetan)가 승인되었는데, 이는 최초의 방사면역 치료약제이다.

항체-약물 접합체(ADC) 개발 초기에는 항체의 lysine 잔기에 링커를 결합시켰으나 항체 표면에 약 80개의 lysine 잔기가 있어 약물이 결합하는 부위와 수가 불균일(heterogeneous)하므로 항암 효능과 약물의 부작용(Off-target activity)을 고려하여 항체 한 분자에 결합된 약물의 수(drug/antibody ratio, DAR)가 평균 4가 되는 ADC를 분리하여 치료제로 개발하였다.

2009년과 2013년에 각각 미 FDA에서 승인된, 호지킨림프종 치료제인 애드세트리스(Adcetris®, Brentuximab vedotin)는 CD30을 타깃으로 하여 키메릭 IgG1 brentuximab에 세포독성제(payload) vedotin(MMAE)를 protease-cleavable mc-vc-PAB로 링커로 연결시킨 약제가 있고, HER2 양성 유방암 치료제 캐싸일라(Kadcyla®, Ado-trastuzumab emtasine)는 HER2를 타깃으로 하여 인간화 IgG1 ado-trastuzumab에 세포독성제

emtasine(maytansinoid, DM1)를 MCC 링커로 연결시킨 약제가 있으며 이들은 현재 전체 혁신 항체의약품 시장에서 가장 많은 비중을 차지하고 있다.

두 약제의 경우 투여 후 48시간이 지나면 링커의 절반 가량이 암세포에 도달하기 전 분리되어 독성을 일으킬 수 있다.

2017년 4번째로 미 FDA에서 급성 림프모구성백혈병(ALL)치료제로 승인된 베스폰사(Besponsa®, Inotuzumab ozogamicin)는 CD22를 타깃으로 하여 인간화 IgG4 inotuzumab에 세포독성제 ozogamicin(calicheamicin)를 AcBut과 dimethylhydrazide 링커로 연결시킨 약제이다. 또한 lysine 잔기 외에도 항체의 중쇄-중쇄, 중쇄-경쇄 간의 interchain disulfide bonds를 환원시켜 약물을 결합시키고 DAR가 약 4인 항체-약물 적합체를 분리하여 개발한 약제들이 있다.

2019년 6월 미 FDA에서 승인된 폴리비(Polivy®, Polatuzumab vedotin)는 CD79b를 타깃으로 인간화 IgG1 polatuzumab에 세포독성제 vedotin(MMAE)를 valine-citrulline 링커에 연결시킨 약제이며 재발성/불응성 미만성 거대 B 세포 림프종(DLBCL) 성인 환자의 치료제로 폴리비와 벤다무스틴, 리투시맙을 병용하는 치료요법이 승인되었다.

2019년 12월 미 FDA에서 승인된 HER2 양성유방암치료제 엔허투(Enhertu®, Fam-trastuzumab deruxtecan-nxki)는 HER2를 타깃으로 하여 인간화 IgG1 fam-trastuzumab에 세포독성제 topoisomerase I 저해제(deruxtecan)를 peptide 링커에 연결시킨 약제이다. 이 약제는 캐싸일라가 보여주었던 투여량 제한 독성(dose-limiting toxicity, 호중구 감소증 등)이나 심혈관계 관련 독성을 전혀 보여주지 않았다. 이로 인해 HER2 발현이 적은 환자에서도 투여가 가능해졌다. 따라서 캐싸일라보다 훨씬 능가하는 효능 및 독성 프로파일을 가지고 있다.

4. 이중특이항체(Bispecific antibody, BsAb)

1) 이중특이항체의 정의

이중특이항체(BsAb)는 전통적인 단클론항체와는 달리 인위적으로 합성한 두 개의 단클론항체와 서로 다른 항원과 특이적으로 반응하도록 제조한 항체의약품이다. 이는 항체에 독소 또는 세포사멸 기능을 가진 인자를 결합시킨 이중기능항체(bifunctional antibody)와는 다른 개념이다.

즉 동일한 세포에 존재하는 두 개의 다른 항원 혹은 하나의 항원에 존재하는 다른 두 개의 항원결정기에 두 개의 단클론항체가 동시에 결합하게 하는 조합항체치료제이다.

이중특이항체는 하이브리도마 융합기술이나 화학적 교차결합(chemical cross-linking) 방법을 이용하였던 초기에는 순수한 동질의 이중특이항체를 대량 생산하는데 많은 어려움이 있었고 또한 임상실험에서 낮은 효과 및 심각한 부작용 등의 문제들이 관찰되어 오랜시간 동안 실용화가 되지 못하였다.

이 후 대량생산이 용이해지고 안정성이 증대된 구조, 생체조직 내의 침투를 증대시키기 위한 작은 분자량을 지닌 구조 등의 개발과 두 개의 단백질을 가깝게 연결했을 때 기대할 수 있는 시너지효과가 동물시험에서 입증되면서 차세대 항체치료제로 예상되고 있다.

또한 암항원에 특이적으로 결합하는 부위와 T 세포, 자연살해세포, 대식세포 등 특정 면역세포와 결합하는 부위를 동시에 지니고 있으므로 이들 세포와 결합하는 특이성도 중요한 역할을 한다.

따라서 이중특이항체는 그간 IgG 혹은 순수한 항체 형태의 항체의약품들이 특히 고형암에 만족할 만한 치료효과를 보이지 않았던점과 항체 생산의 고비용 등의 문제점이 개선된 재조합 단백질 형태의 새로운 항체의약품이라 할 수 있다.

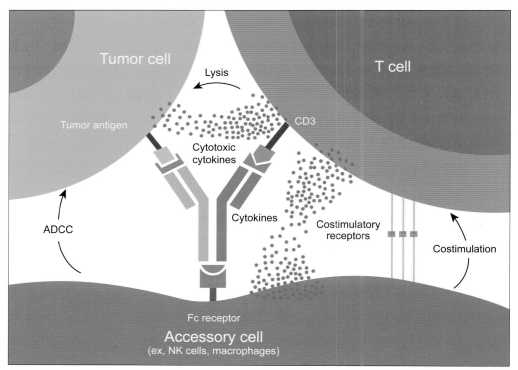

Figure 5-14. Bispecific Antibody(BsAb)

2) 이중특이항체의 구조와 기능

이중특이항체는 두 개의 다른 항체를 하나로 연결한 구조로서 한 쪽은 암세포를, 다른 한 쪽은 면역세포를 인식하고 있기 때문에 세포 사멸과 면역세포 활성화를 동시에 타깃으로 할 수 있다. 따라서 두 개의 상이한 항체에 존재하는 항원인식영역(antigen-recognition domain)을 하나의 이중 특이적 분자로 재구성하는 약제이다.

예를 들어, 이중특이항체는 암세포표면에 발현된 하나의 항원과 T 세포표면에 발현된 단백질 복합체(CD3)를 동시에 타깃한다. CD3는 T 세포수용체(TCR)라는 복합체의 일부 인데, TCR에는 CD3 외에도 항원인식영역이 있어 항원이 결합할 때 T 세포에 활성화 신호를 보내는 역할을 수행한다.

3) 이중특이항체의 개발

현재까지 미 FDA와 유럽 EMA의 허가를 받은 이중특이항체는 3개뿐인데, 2014년 미 FDA 및 2015년 국내 승인을 받은 세계 최초의 이중특이항체에는 T cell의 CD3와 lymphoma B cell에서 과발현하는 CD19를 표적으로 하는 BiTE(Bispecific T-cell engager)인 급성림프모구성백혈병(ALL) 치료제 블린사이토(Blincyto®, Blinatumomab)가 있다.

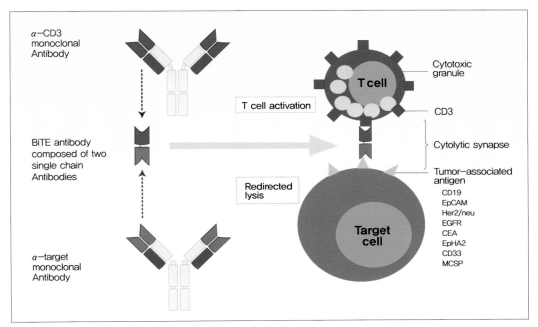

Figure 5-15. BiTE(Bispecific T Cell Engager)

BiTE는 표적세포의 표면항원과 T 세포의 CD3를 각각 인지하는 두 개의 scFv 분자로 이루어져 있으며 포유류 세포를 이용하여 안정적으로 생산할 수 있는데, 기존의 다른 CD3-directed 이중특이항체와는 달리 작용자 T 세포를 pre- 혹은 costimulation해야 하는 필요성 없이 효율적으로 다양한 표적 세포에 T 세포-매개성 세포 독성을 전달할 수 있다는 장점을 지니고 있다.

이는 BiTE가 정상적인 T 세포의 자극에서 발견되는 면역세포 용해 시냅스(immunological cytolytic synapses)와 동일한 시냅스를 형성하기 때문으로 알려져 있다. 통상적으로 각 T 세포 당 매우 적은 수의 TCR만으로도 효율적인 T 세포-매개성 세포독성 기능을 위한 시냅스를 충분히 형성할 수 있기 때문에 매우 낮은 BiTE 농도에서도 T 세포가 원활히 표적세포를 용해시킬 수 있다.

BiTE 항체의 부작용으로는 polyclonal T 세포 활성화 및 표적분자를 발현하는 정상 조직의 피해 등을 들 수 있다. 또한 작은 크기로 인해 혈청 내 반감기가 수시간 정도로 짧아 자주 투여를 해야 한다는 단점이 있으나, 최근 피하주사로도 효과를 낼 수 있다는 것이 밝혀져 실용화에 더욱 가까이 접근하고 있다.

유럽 EMA에서 승인된 CD3와 암세포 표적으로하는 EpCAM(Epithelial cell adhesion molecule)을 결합시킨 BsAb인 악성 복수(malignant ascite) 치료제 리모밥(Removab®, Catumaxomab)이 있다.

또한 2017년 11월 혈우병 A 치료제로서 미 FDA 승인을 받은 혈액 응고 작용에 관련된 두 가지 인자, Factor IXa 와 Factor X를 표적으로 하는 이중특이항체 헴리브라(Hemlibra®, Emicizumab)가 있다.

항암제

HER2 억제제

■ HER2(Human epidermal growth factor receptor 2 protein, 또는 Neu, ErbB-2)

HER2는 세포 성장에 관여하는 단백질로 암세포가 빠르게 성장하도록 신호를 보낸다. 따라서 상피성장인자(epidermal growth factor, EGF)의 신호전달경로(EGF signalling pathway)에 핵심적인 역할을 한다. HER2가 정상세포에 비해 암세포표면에 많은 수가 존재하므로 암세포가 비정상적으로 빨리 자랄 수 있게 한다. 특히 HER2 과발현 유방암의 경우 재발이 많으며 예후가 좋지 않은 것이 특징이다.

■ 작용 기전

HER2 항체는 암세포표면의 HER2 수용체와 결합하여 HER2의 세포 내 신호전달경로를 억제하여 세포 내 G1/S 세포주기를 억제하는데, 이로 인해 암세포에서만 세포자멸사(apoptosis)가 발생하며 세포독성 항암제와 병용 투여할 경우 세포자멸사가 크게 증가한다.

■ 치료 약제

1. Trastuzumab(트라스투맙, 제품명: 허셉틴 주, Herceptin®)

Trastuzumab은 HER2를 표적으로 결합하는 인간화단클론항체로서 1998년 미 FDA에서 'HER2 과발현전이성 유방암'에 처음 승인되었고, 현재 국내에서 '전이성유방암, 조기 유방암 및 HER2 양성전이성위암(위선암이나 위식도접합부선암)'에 승인되어있다. 이 약제는 항원 결합에 핵심적인 부분인 CDR(complementarity determining region) 부위만 마우스에서 유래하고 나머지 부분은 인간항체로 HER2 단백의 extracelluar domain 부위에 선택적으로 결합한다.

2. Pertuzumab(퍼투주맙, 제품명: 퍼제타 주, Perjeta®)

Pertuzumab은 HER2을 표적으로 결합하는 인간화단클론항체로서 이 약제는 2012년 미 FDA와 국내에서 '전이성 또는 절제 불가능한 국소재발성유방암과 국소진행성, 염증성 또는 초기 단계인 HER2 양성유방암'에 승인되었다. 이 약제는 HER family 수용체의 이합체화 과정에서 HER2 수용체를 표적하여 이합체화를 억제하는 최초의 유방암에 대한 HDI(HER2 dimerization inhibitor, HER2 이합체화 억제제)이다. 또한 Trastuzumab/Pertuzumab(트라스투맙/퍼투주맙, 제품명: 패스고 주, Phesgo®)가 2020년 미 FDA와 2021년 국내에서 '전이성 유방암과 조기 유방암'에 승인되었다.

3. Trastuzumab-emtansine(트라스투주맙-엠탄신, 제품명: 캐싸일라 주, Kadcyla®)

Trastuzumab-emtansine은 HER2 표적치료제(trastuzumab)에 세포독성항암제 emtansine를 결합시켜 제조한 항체-약물 접합체(ADC)로서 2013년 미 FDA와 2014년 국내에서 'HER2 양성, 국소진행성 또는 전이성유방암과 조기유방암'치료에 승인되었다.

이 약제는 유방암에 대한 최초의 ADC 약제로 trastuzumab은 HER2 수용체를 표적으로 결합하고, emtansine은 세포 내부에서 독성물질을 방출해 암세포를 사멸시킨다. 특히 세포 이입 전에는 emtansine이 방출되지 않아 전신 부작용이 적다.

EGFR 억제제

■ EGFR(Epidermal growth factor receptor)

EGFR는 세포 내 티로신키나제 영역(intracellular tyrosine-kinase domain)을 갖고 있는 세포막 당단백질 수용체로 정상 상피에서 발현되고 두경부암, 유방암, 대장암, 폐암, 신장암, 전립선암, 뇌종양, 방광암 및 췌장암 등 대부분의 상피 세포암에서 발현된다. 특히 대장암의 25~77%에서 발현된다. EGFR 발현은 세포 주기의 진행, 세포 사멸의 억제, 신생 혈관의 생성 및 암세포 전이를 통하여 암의 성장과 전이에 있어서 중요한 기능을 한다.

■ 작용 기전

EGFR 항체는 EGFR와 결합하여 암세포 증식을 유도하는 세포질 내 신호전달체계인 MAPK(mitogen activated protein kinase) 경로를 차단하여 암세포의 성장을 억제하고 세포자멸사를 유도하며 matrix metalloproteinase(MMP)와 EGF의 생산을 감소시킨다. 또한 특정 인간종양 유형에 대하여 ADCC(antibody dependent cellular cytotoxicity)을 매개한다.

■ 치료 약제

• Cetuximab(세툭시맙, 제품명: 얼비툭스 주, Erbitux®)

Cetuximab은 EGFR-1(HER-1, c-ErbB-1)에 표적으로 결합하는 키메릭단클론항체로서 2004년 미 FDA에서 '전이성 직결장암'에 처음 승인되었고, 현재 국내에서 'EGFR-양성, RAS 정상형(wild-type)인 전이성 직결장암과 두경부 편평세포암 치료'에 승인되어있다.

VEGF 억제제

■ VEGF(Vascular endothelial growth factor)

VEGF는 혈관 내피성장인자로 암의 신생혈관생성(angiogenesis)을 야기하는 가장 중요한 매개체로 알려져 있으며 혈관 내피세포의 증식과 이주뿐만 아니라 혈관의 투과성을 증가시켜 암의 침윤·전이·재발에 핵심적인 역할을 한다.

VEGF에는 5가지의 아형(VEGF A, B, C, D, F)이 있고 각각의 아형과 반응하는 수용체는 3가지(VEGFR 1, 2, 3)가 존재한다. VEGF A는 VEGFR 1, 2를 통해서 혈관 내피세포의 증식·이동·생존을 촉진시킨다. 또한 VEGF C와 D는 VEGFR 2, 3를 통해 신생 림프관 및 혈관형성을 유도한다. 암세포가 원격전이를 하려면 암세포의 유리 → 국소 침습 → 이동 → 신생혈관생성 → 혈관 침습 → 혈관 내 상피세포의 유착 → 다른 장기 내에서의 성장 등 여러 단계를 거쳐야 하는데, 이 중 신생혈관생성은 2~3mm 이상의 암이 성장을 하기 위해서는 반드시 필요하다. 신생혈관은 이미 만들어져 있는 혈관에서부터 새로운 모세혈관이 만들어진다.

이 과정은 신생혈관 생성유도인자(angiogenesis inducing agent)의 영향을 받고 이렇게 만들어진 혈관은 암세포의 성장, 암세포의 혈관 침습과 전이 등에 중요한 영향을 준다. 특히 VEGF는 대장암에서 높게 나타나는데, 이 중 VEGF A가 다른 아형에 비해 더 높게 나타나며 대장암의 침윤성이나 진행 정도에 큰 영향을 미친다.

■ 작용 기전

VEGF 항체는 체내 신생혈관을 만들어내는 신호 중 가장 강력한 인자인 VEGF에 미리 결합하여 세포표면에 존재하는 VEGFR에 VEGF가 부착하지 못하도록 방해한다. 즉 VEGFR인 Flt-1과 kinase insert domain receptor(KDR)가 결합하지 못하게 함으로써 신생혈관 생성을 억제한다. 결국 암세포로 가는 혈액 공급을 차단하게 되므로 직접 암세포를 죽이는 것은 아니지만 간접적으로 암세포 성장을 차단한다.

또한 VEGFR 2 항체는 VEGFR에 특이적으로 결합하여 암세포의 혈관생성과 관련된 신호전달 과정을 저해하는 작용을 한다.

- **치료 약제**

    1. Bevacizumab(베바시주맙, 제품명: 아바스틴 주, Avastin®)

    Bevacizumab은 VEGF을 표적으로 결합하는 인간화단클론항체로서 2004년 미 FDA에서 '전이성 대장암(직결장암)'의 1차치료약제로 처음 승인되었고, 현재 국내에서 '전이성 직결장암, 전이성유방암, 비소세포폐암, 진행성 또는 전이성신세포암, 교모세포종, 자궁경부암 등'에 승인되어있다.

    2. Ramucirumab(라무시루맙, 제품명: 사이람자 주, Cyramza®)

    Ramucirumab은 VEGFR 2을 표적으로 결합하는 인간단클론항체로서 2014년 미 FDA에서 '위암'에 처음 승인되었고, 현재 국내에서 '위암, 비소세포폐암, 대장암 및 간세포암'에 승인되어있다.

CD20 억제제

- **CD20(Cluster of differentiation 20)**

    CD20은 B 세포표면에 존재하는 단백질로 B 세포가 세포주기에 들어가거나 분화하는데 관여한다. CD20 항원은 세포표면으로부터 쉽게 탈각되거나 변형 혹은 함입되지 않는 특성을 지니고 있어 표적 분자로서 활용하기에 적당한 특징을 갖고 있다.

    CD20 항원의 분포는 정상세포의 경우 pre-B 세포 단계에서 활성화된 B 세포 단계까지 광범위하게 분포하지만 조혈모세포, 형질세포 등에는 분포하지 않는다. B 세포 림프종과 만성 세포성 백혈병의 대부분과 pre-B cell 급성 세포성 백혈병의 50%에서 CD20 항원이 발현되어있다.

- **작용 기전**

    CD20 항체는 B 세포표면에 있는 CD20 항원과 결합하여 CDC와 ADCC으로 세포 용해(lysis)를 일으킨다.

- **치료 약제**

    1. Rituximab(리툭시맙, 제품명: 맙테라 주, Mabthera®)

    Rituximab은 CD20를 표적으로 결합한 키메릭단클론항체로서 1998년 미 FDA에서 '림프종'에 처음 승인되었고, 현재 국내에서 '림프종, 만성 세포성 백혈병, 류마티스관절염 베게너육아종증 및 현미경적 다발혈관염'에 승인되어있다.

이 약제는 마우스 단클론항체의 결점을 보완하고 생물학적 효과를 높이기 위하여 항원 인식이 이루어지는 가변영역(variable region)는 마우스항체로 하고 불변부위(constant region)에는 인간항체인 CD20로 결합시킨 키메릭단클론항체이다.

2. Ibritumomab tiuxetan(이브리투모맙 튜세탄, 제품명: 제바린 키트 주, Zevalin Kit®)

Ibritumomab tiuxetan은 CD20을 표적으로 결합하는 마우스단클론항체인 Ibritum-omab과 방사성 동위원소인 90Y(Yttrium-90)을 결합시킨 항체-약물 접합체(ADC)로서 2002년 미 FDA에서 '비호지킨 림프종(non-Hodgkin's lymphoma, NHL)'에 처음 승인되었고, 현재 국내에서 'CD20+ 여포형 B 세포 비호지킨 림프종(NHL)과 여포형 림프종 치료'에 승인되어있다.

CD22 억제제

■ **CD22(Cluster of differentiation 22)**

CD22는 B 세포 전구체 급성림프모구성백혈병(ALL) 암세포표면에 발현한다.

■ **작용 기전**

CD22 항체는 CD22 항원과 결합하여 암세포의 증식을 억제한다.

■ **치료 약제**

• Inotuzumab ozogamicin(이노토주맙 오조가마이신, 제품명: 베스폰사 주, Besponsa®)

Inotuzumab ozogamicin은 CD22를 표적으로 결합하는 인간화단클론항체인 Inotuzum-ab과 세포독성제인 ozogamicin을 결합시킨 항체-약물 접합체(ADC)로서 2017년 미 FDA와 2019년 국내에서 '성인 재발성 또는 불응성 전구 B 세포급성림프모구성백혈병(ALL) 성인 환자의 치료'에 승인되었다.

CD79β 억제제

■ **CD79β(Cluster of differentiation 79β)**

CD79β는 B 세포의 한 구성요소로서 미만성 거대 B 세포 림프종(diffuse large B cell lym-phoma, DLBCL) 세포의 95%에서 발현된다.

- **작용 기전**

  CD79β 항체는 B 세포에서 발현되는 CD79b에 결합해 세포 사멸을 유도한다.

- **치료 약제**

  - Polatuzumab vedotin(폴라투주맙 베독산, 제품명: 폴라이비 주, Polivy®)

    Polatuzumab vedotin은 CD79b을 표적으로 결합하는 인간화단클론항체인 Polatuzumab 과 세포독성제인 vedotin을 결합시킨 항체-약물 복합체(ADC)로서 2019년 미 FDA와 국내에서 '재발성 또는 불응성 미만성 거대 B 세포 림프종(DLBCL) 치료제로 특히 조혈모세 포이식이 적합하지 않고 한 가지 이상의 이전 치료에 실패한 재발성 또는 불응성 미만성 거대 B 세포 림프종(DLBCL) 성인 환자의 치료에 벤다무스틴 및 리툭시맙과의 병용요법으로 승인되었다.

    이 약제는 polatuzumab 항체에 유사분열억제제(monomethyl auristatin E, MMAE)인 vedotin을 공유결합하는 효소절단링커(protease-deavable linker)로 구성되어있다. 이 약제는 세포 내로 들어가게 되면(internalization), 링커가 리보솜 효소에 의해 절단되어 MMAE가 세포 내로 방출되어 세포 내부의 미세소관에 결합하여 세포분열을 억제하고 악성 B 세포 사멸을 유도한다.

CD30 억제제

- **CD30(Cluster of differentiation 30)**

  CD30는 TNFR(tumor necrosis factor receptor)의 세포막 단백질로 종양 표지자(tumor marker)이다. 이 수용체는 T 와 B 세포가 활성화될 때만 나타나는데, TRAF(TNF recep-tor-associated factor)-2와 5와 관여하여 NF-kappaB의 활성화시키는 신호전달체계를 매개하여 세포자멸사를 조절하고 세포 증식에 유도한다.

- **작용 기전**

  CD30 항체는 림프종 세포표면의 CD30 단백질과 특이적으로 결합하여 CD30의 활성을 억제한다.

- **치료 약제**

  - Brentuximab-vedotin(브렌툭시맙-베도틴, 제품명: 애드세트리스 주, Adcetris®)

Brentuximab-vedotin는 CD30를 표적으로 결합하는 키메릭단클론항체인 brentux-imab과 세포독성제인 vedotin을 결합시킨 항체-약물 복합체로서 2011년 미 FDA에서 '호지킨림프종과 전신역형성 대세포림프종(systemic anaplastic large cell lymphoma)'에 처음 승인되었고, 현재 국내에서 '호지킨림프종, 전신역형성 대세포림프종(systemic anaplastic large cell lymphoma) 및 CD30 양성 T 세포 림프종 등'에 승인되어있다. 또한 세포독성제인 vedotin(monomethyl auristatin E, MMAE)을 세포로 운반하고 세포표면에 결합된 복합체는 세포 내 섭취(endocytosis)에 의해 세포 내로 들어간 후 lysosome의 단백질 분해 효소의 작용에 의해 vedotin이 분리되어 이중분열억제제(an-timitotic agent)로 작용하여 세포독성을 일으킨다.

CD38 억제제

■ CD38(Cluster of differentiation 38)

CD38는 고리형 ADP-리보오스(cyclic ADP ribose)로서 다른 골수세포보다 다발성골수종 세포표면에 더 많이 발현하는 수용체이다.

■ 작용기전

CD38 항체는 항체의 Fc 부위에 보체가 결합하는 보체-의존성 세포독성(CDC)의 작용을 이용하여 다발성골수종 세포의 CD38에 결합하여 암세포의 사멸을 유도한다.

■ 치료 약제

1. Daratumumab(다라투맙, 제품명: 다잘렉스 주, Dazalex®)

Daratumumab는 CD38를 표적으로 결합하는 인간단클론항체로서 2015년 미 FDA와 2017년 국내에서 '다발성골수종'에 승인되었다. 이 약제는 CD38에 작용하는 최초의 다발성골수종치료제이다.

2. Isatuximab(이사투시맙, 제품명: 살클리사 주, Sarclisa®)

Isatuximab는 CD38를 표적으로 결합하는 키메릭단클론항체로서 2019년 미 FDA와 2020년 국내에서 '이전에 레날리도마이드와 프로테아좀 억제제를 포함한 두 가지 이상 치료를 받은 다발성골수종 환자에서 포말리도마이두와 덱사메타손과의 병용요법'에 승인되었다.

CD19 및 CD3 억제제

■ **CD19 및 CD3(Cluster of differentiation 19 & 3)**

CD19는 전구 B 세포 급성림프모구성 백혈병(B cell precursor acute lymphoblastic leu-kemia, BCP-ALL) 세포에 존재하는 항원이고 CD3는 T 세포표면에 있는 항원이다.

■ **작용 기전**

CD19 및 CD3 이중특이항체(Bispecific T cell engager, BiTE)는 백혈병 세포의 항원인 CD19와 면역 T 세포표면의 CD3를 동시에 연결해 T 세포로 하여금 백혈병세포의 사멸을 유도한다.

■ **치료 약제**

• Blinatumomab(블리나투모맙, 제품명: 블린사이토 주, Blincyto®)

Blinatumomab는 최초의 CD19-지시 CD3 이중특이 T 세포 관여 항체(Murine bispe-cific tandem scFv)로서 2014년 미 FDA에서 '재발 및 불응성 전구 B 세포 급성림프모구성 백혈병(ALL) 소아 및 성인 환자의 치료'에 처음 승인되었고, 현재 국내에서 '재발 및 불응 전구 B 세포 급성세포성백혈병과 미세잔존질환(minimal residual disease, MRD) 양성인 전구 B 세포 급성림프모구성백혈병'에 승인되어있다.

면역관문억제제(Immune checkpoint inhibitor)

CTLA-4(CD152) 억제제

■ **CTLA-4(Cytotoxic T- lymphocyte-associated antigen-4)**

CTLA-4는 CD28과 유사한 구조를 가지고 있는 항원으로 T 세포가 활성화되었을 때 일과성으로 발현되는 T 세포 활성항원의 일종이다.

T 세포가 활성화 되어 면역반응을 나타내기 위해서는 항원제시세포(APC)가 T 세포에 주조직적합복합체(MHC)와 CD80 또는 CD86(B7-1 또는 B7-2)와 같은 두 신호를 보내 결합하여야 한다. CTLA-4는 T 세포의 기능을 차단하여 T 세포의 암세포를 인지하고 파괴하는 기능을 차단한다.

- **작용 기전**

  CTLA-4 항체는 CTLA-4 수용체와 결합하여 T 세포가 무력화되는 것을 막고 T 세포의 증식을 증가시킨다.

- **치료 약제**

  - Ipilimumab(이필리무맙, 제품명: 여보이 주, Yervoy®)

    Ipilimumab은 CTLA-4을 표적으로 결합하는 최초의 인간단클론항체로 2011년 미 FDA에서 현재 국내에서 비볼루맙과 병용요법으로 '수술이 불가능하거나 전이성인 흑색종, 중간 혹은 고위험 진행성의 신세포 암 및 전이성 직장암'에 승인되어있다.

PD-1 억제제

- **PD-1(Programmed cell death-1)**

  PD-1는 세포표면 수용체로 T 세포표면에 발현되어 있으며 두 개의 리간드(PD-L1와 PD-L2)가 있다. PD-1는 면역관문으로서의 기능을 하여 T 세포 활성을 차단하고 면역체계를 하향 조정하는 역할을 한다. 따라서 암세포의 PD-L1과 PD-L2 단백질은 면역계 T 세포의 PD-1과 결합하여 암세포를 인식해 공격하는 T 세포를 무력화시킨다.

- **작용 기전**

  PD-1 항체는 PD-1 수용체에 결합하여 암세포에서 분비되는 특정 단백질(PD-L1)과 면역세포의 단백질(PD-1)과의 상호작용을 차단함으로써 다시 T 세포를 활성화시킨다.

- **치료 약제**

  1. Nivolumab(니볼루주맙, 제품명: 옵디보 주, Opdivo®)

     Nivolumab은 PD-1을 표적으로 결합하는 최초의 인간단클론항체로 2014년 미 FDA에서 '전이성흑색종과 비소세포폐암'에 처음 승인되었고, 현재 국내에서 '전이성흑색종, 신세포암, 전형적호지킨림프종, 두경부평편세포암, 요로상피세포암, 식도평편세포암 등'에 승인되어있다.

  2. Pembrolizumab(펨브롤리주맙, 제품명: 키트루다 주, Keytruda®)

     Pembrolizumab은 PD-1을 표적으로 결합하는 인간화단클론항체로 2016년 미 FDA

에서 '전이성인 흑색종'에 처음 승인되었고, 현재 국내에서 '흑색종, 비소세포폐암, 전형적호지킨림프종, 두경부암, 요로상피암, 신세포암, 자궁내막암 등'에 승인되어있다.

PD-L1 억제제

■ PD-L1(Programmed cell death-ligand 1)

PD-L1은 PD-1의 리간드로서 암세포에 존재함을 발견한 이후로 PD-1과 PD-L1이 다양한 종양환경에서 발현되고 있다.

■ 작용 기전

PD-L1 항체는 특정 단백질(PD-L1)과 면역세포의 단백질(PD-1)과의 상호작용을 차단함으로써 다시 T 세포를 활성화시킨다.

■ 치료 약제

1. Atezolizumab(아테졸리주맙, 제품명: 티쎈트릭 주, Tecentriq®)

   Atezolizumab은 PD-L1를 표적으로 결합하는 최초의 인간화단클론항체로서 2016년 미 FDA에서 '요로상피암'에 처음 승인되었고, 현재 국내에서 '요로상피암', '비소세포폐암', '소세포폐암', '삼중음성유방암' 및 '간세포암'에 승인되어있다.

2. Avelumab(아벨루맙, 제품명: 바벤시오 주, Bavencio®)

   Avelumab은 PD-L1를 표적으로 결합하는 완전 인간단클론항체로서 2017년 미 FDA에서 '전이성 메르켈세포암(mMCC)에 처음 승인되었고, 현재 국내에서 '전이성 메르켈세포암과 국소성 또는 진행성 요로상피암'에 승인되어있다.

3. Duvalumab(두발루맙, 제품명: 임핀지 주, Imfinzi®)

   Duvalumab은 PD-L1를 표적으로 결합하는 완전 인간단클론항체로서 2017년 미 FDA에서 '방광암'에 처음 승인되었고, 현재 국내에서 '국소진행성비소세포폐암과 소세포암'에 승인되어있다.

면역조절제

TNF-α억제제

■ TNF-α(Tumor necrosis factor-α)

세균감염이 있는 환자에서 발견되는 세균 배양액을 암환자에게 주사하여 종양 괴사가 일어나는 것을 확인하여 이 사이토카인을 TNF라 하였다. TNF에는 대식세포가 분비하는 TNF-α와 T 세포에서 분비하는 TNF-β가 있다. TNF는 암세포를 죽일 뿐만 아니라 정상세포에도 작용하여 식균작용, T 세포의 활성 또한 B 세포의 항체 생산을 위한 보조인자로도 작용한다. 하지만 TNF의 과잉 등 이상 현상은 염증이나 알레르기, 암 발생 등을 초래한다. 그 중 류마티스관절염, 강직성척추염, 크론병 등은 면역체계에 이상이 생겨 면역체계가 스스로를 적으로 인식해 공격하는 자가 면역질환이며 TNF-α 등과 같은 사이토카인이 체내에서 과다하게 생성되어 발병하는 것으로 알려져 있다.

■ 작용 기전

TNF-α 항체는 TNF-α와 결합하여 TNF-α의 염증촉진(전염증성 사이토카인(proin-flammtory cytokines)의 유도, 백혈구 이주의 증가, 중성구 및 호산구 기능의 활성화, 간에서 급성 반응물질 유도 등)을 중화(neutralization)시킨다. 따라서, TNF-α와 p55 및 p75 TNF 수용체와의 결합을 저해하고 보체 존재 하에서 surface TNF-α 발현 세포를 용해시켜 류마티스 관절염의 활액에서 염증 유발 및 관절 파괴를 억제한다.

■ 치료 약제

1. Etanercept(에타너셉트, 제품명: 엔브렐 주, Enbrel®)

Etanercept는 IgG1의 Fc 도메인에 soluble TNF receptor 2를 표적으로 결합하는 융합단백질(fusion protein)로서 1998년 미 FDA에서 '류마티스관절염'에 처음 승인되었고, 현재 국내에서 '성인의 '류마티스관절염, 강직성척추염, 건선성관절염 및 건선'에 사용되었으며 또한 '소아 특발성관절염'에도 승인되어있다.

이 약제는 TNF 수용체와 형태가 유사한 물질을 체내로 주입하여 TNF가 수용체에 결합하기 전에 soluble TNF receptor와 먼저 결합해 염증 신호를 차단한다. 즉 다른 TNF-α 억제제가 항원-항체 반응에 따라 TNF 자체를 없애는 방식이라면 이 약제는 TNF가 수용체에 도달하는 것만을 차단하는 특징이 있다.

2. Infliximab(인플릭시맙, 제품명: 레미케이드 주, Remicade®)

Infliximab은 TNF-α를 표적으로 결합하는 키메릭단클론항체로서 1998년 미 FDA에서 '크론병'에 처음 승인되었고, 현재 국내에서 1. 성인 크론병 2. 어린이 및 청소년(6세-17세) 크론병 3. 보편적인 치료에 적정한 반응을 나타내지 않는, 중증 축성증상 및 염증과 관련된 혈청학적 지표의 상승이 나타나는 강직성척추염 4. 코르티코스테로이드나 머캅토퓨린 또는 아자치오프린 등 보편적인 치료약제에 대해 적정한 반응을 나타내지 않거나 내약성이 없는 경우 또는 이러한 약제가 금기인 중등도-중증의 궤양성대장염 5. 어린이 및 청소년(6세-17세) 궤양성대장염 6. 류머티스성관절염환자에서의 증상, 증후 및 신체기능의 개선 7. 질환완화약제(DMARD)치료에 불충분한 반응을 보인 성인의 활성진행성 건선성관절염 8. 시클로스포린, 메토트렉세이트 등을 포함하는 전신적 요법에 반응하지 않거나, 금기이거나, 불내성을 지닌 성인에서의 중등도-중증의 판상건선 9. 베체트장염에 승인되어있다.

3. Adalimumab(아달리무맙, 제품명: 휴미라 주, Humira®)

Adalimumab은 TNF-α를 표적으로 결합하는 완전 인간단클론항체로서 2002년 미 FDA에서 '류마티스관절염'에 처음 승인되었고, 현재 국내에서 1. 류마티스관절염 2. 건선성관절염 3. 축성척추관절염 4. 성인크론병(만세이상) 5. 건선 6. 궤양성대장염 7. 베체트장염 8. 화농성한선염 9. 포도막염, 또한 1. 소아크론병(만만세) 2. 소아특발성관절염 3. 소아판상건선에 승인되어 있다.

이 약제는 최초의 완전 인간단클론항체로 파지 디스플레이 기술을 적용하여 개발되었고 CDR에 돌연변이를 일으켜 친화력을 증강시키는 전략이 사용되었다.

4. Golimumab(골리무맙, 제품명: 심퍼니 주, Simponi®)

Golimumab은 TNF-α를 표적으로 결합하는 완전 인간단클론항체로 2009년 미 FDA에서 처음 '건선성관절염, 축성척추관절염 치료'에 승인되었고, 현재 국내에서 '류마티스관절염, 건선성관절염, 축성척추관절염 및 궤양성대장염'에 승인되어있다.

IL-6 억제제

■ IL-6(Interleukin-6)

IL-6는 류마티스관절염 환자에서 관절 및 주변 조직을 손상시키는 염증반응을 일으킬 수 있는 항체 생산에 관여하는 호르몬유사 단백질(사이토카인)이다. 따라서 류마티스관절염의 대표적인 병리학적 변화는 활막에서 관찰할 수 있는데 활막이 비후되면서 융모성 형태로 관절 내로 돌출되는 양상을 보인다.

■ **작용 기전**

IL-6 항체는 soluble IL-6 수 용체과 막결합(membrane-bound) IL-6 수용체에 결합하여 IL-6의 막통과(transmembrane) 신호전달을 차단한다.

■ **치료 약제**

• Tocilizumab(토실리주맙, 제품명 : 악템라 주, Actemra®)

Tocilizumab은 IL-6을 표적으로 결합하는 인간화단클론항체로서 2010년 미 FDA에서 '류마티스관절염'에 처음 승인되었고, 현재 국내에서 '류마티스관절염, 전신형소아특발성관절염 및 다관절형소아특발성관절염'에 승인되어있다.

CTLA-4 억제제

■ **CTLA-4(Cytotoxic T- lymphocyte-associated antigen-4)**

CTLA-4는 CD28과 유사한 구조를 가지고 있는 항원으로 T 세포가 활성화되었을 때 일과성으로 발현되는 T 세포활성 항원의 일종이다. T 세포가 활성하되어 면역반응을 나타내기 위해서는 항원제시세포(APC)가 T 세포에 주조직적합복합체(MHC)와 CD80 또는 CD86(B7-1 또는 B7-2)와 같은 두 신호를 보내 결합하여야 한다.

■ **작용 기전**

CTLA-4 항체는 CD80 또는 CD86와 결합하여 T 세포를 활성화시키는 2차 전령을 차단하여 T 세포 활성화를 억제하여 TNF α, interferon α, IL-2 등 사이토카인 생산을 저해함으로써 류마티스관절염의 활액 내 염증을 경감시킨다.

■ **치료 약제**

• Abatacept(아바타셉트, 제품명 : 오렌시아 주, Orencia®)

Abatacept는 인간 IgG1 항체의 변형된 Fc 도메인에 CTLA-4의 extracellular poly-peptide 도메인을 융합(CTLA-4-Ig)시킨 수용성 융합 단백질(fusion protein)로 2005

년 미 FDA에서 '성인 류마티스관절염'에 처음 승인되었고, 현재 국내에서 '류마티스관
절염, 소아특발성관절염'에 승인되어있다.

IL-12/IL-23 억제제

■ IL-12/IL-23(Interleukin-23/23)

IL-12는 T 세포를 활성화시켜 체내 염증 반응을 일으키는 사이토카인이다. IL-12는 항
원제시세포(수지상 세포, 대식세포)에서 생산되어 Th1 세포 반응을 증진시키며 NK 세포
또는 T 세포에 의한 IFNγ 생산을 유도한다. 또한 IL-23은 IL-12에 합쳐진 이형이량체
(heterodimeric) 사이토카인이다.

■ 작용 기전

IL-12/IL-23 항체는 NK 세포 또는 T 세포 세포막에 있는 IL-12/IL-23 p40 subunit와
결합하여 IL-12/IL-23이 수용체에 결합을 방해하고 세포 내 신호전달을 차단하여 Th1
세포와 Th17 세포의 분화에 작용하는 사이토카인에 의한 염증을 차단한다.

■ 치료 약제

• Ustekinumab(우스테키누맙, 제품명: 스텔라라 주, Stellara®)

Ustekinumab은 IL-12/IL-23 p40 subunit을 표적으로 결합하는 인간단클론항체로
2016년 미 FDA에서 '크론병' 치료에 처음 승인되었고, 현재 국내에서 '크론병과 궤양성
대장염' 치료에 승인되어있다.

IL-17A 억제제

■ IL-17A(Interleukin-17A)

IL-17은 염증반응과 세포분화에 관여하는 사이토카인으로 IL-17A부터 IL-17F까지 6가
지 종류가 있으며 IL-17A은 T 세포에서 분화된 Th17에서 생성된다.

IL-17A는 IL-17A 수용체에 결합하여 각질형성세포(keratinocyte)의 과분화시키고 건
선 병변을 두껍게 한다.

■ 작용 기전

IL-17A 항체는 염증서 IL-17A에 선택적으로 결합하여 중화시켜 병변의 각질화를 억제

하는 작용을 한다.

■ **치료 약제**

1. Secukinumab(세쿠키누맙, 제품명: 코센틱스 주, Cosentyx®)

Secukinumab은 IL-17A을 표적으로 결합하는 인간단클론항체로 2015년 미 FDA에서 '중등도에서 중증의 판상 건선 치료'에 처음 승인되었고, 현재 국내에서 '판상 건선, 건선 성관절염 및 축성 척추관절염(강직성척추염'에 승인되어있다.

2. Ixekizumab(익세키주맙, 제품명: 탈츠 주, Taltz®)

Ixekizumab은 17A을 표적으로 결합하는 인간화 단클론항체로 2016년 미 FDA에서 '판상 건선'에 처음 승인되었고, 현재 국내에서 '판상 건선, 건선성관절염 및 강직성척추염'에 승인되어있다.

IL-23 억제제

■ **IL-23(Interleukin-23)**

IL-23은 이종이량체(heterodimeric) 사이토카인으로 p19와 IL-12와 연결된 p40 아단위 (subunit)로 구성되어 있다. IL-23은 세포 내 JAKs(주로 TYK2와 JAK2)와 STAT(signal transducer and activator of transcription(STAT) 경로를 활성화시켜 하위 유전자의 전사를 조절한다. IL-23은 주로 수지상세포와 대식세포에 의해 합성되며 Th17 세포 경로의 주요 촉진인자이다. 따라서 IL-23는 정상적인 염증과 면역반응에 관여하는 사이토카인으로 판상 건선의 비 병변 피부에 비해 병변 피부 내에서 상향 조절되어 있으며 IL-23 수용체와의 상호작용으로 염증촉진성 사이토카인을 생산하는 Th17의 분화, 증식 및 생존을 유도한다(IL-23/Th17) axis).

Th17 세포는 IL-17A, IL-17F 및 IL-22 뿐만 아니라 다른 염증촉진 사이토카인들을 생산하여 건선 같은 염증성 자가면역질환을 유발하는데 중요한 역할을 한다.

■ **작용 기전**

IL-23 항체는 IL-23의 하위 단백질인 p19와 선택적으로 결합해 IL-23의 신호전달경로를 차단 또는 저해하여 중요한 염증촉진성 사이토카인과 케모카인의 방출을 억제한다. 또한 IL-17A, IL-17F 그리고 IL-22의 혈청 수치를 감소시킨다.

- **치료 약제**
  - Guselkumab(구셀쿠맙, 제품명: 트렘피어 주, Tremfya®)

    Guselkumab은 IL-23을 표적으로 결합하는 인간단클론항체로 2017년 미 FDA에서 '판상 건선'에 처음 승인되었고, 현재 국내에서 '판상 건선, 손발바닥 농포증 및 건선성 관절염'에 승인되어있다.

IL-23 p19 억제제

- **IL-23 p19**

  IL-23 p19는 IL-23 p40와 같이 IL-23의 아단위(subunits)로서 p40보다 독특한 특징을 가지고 있다.

- **작용 기전**

  IL-23 p19 항체는 IL-23 중 p19에 높은 친화력을 가지고 선택적으로 결합하여 IL-23과 그의 수용체 복합체와의 상호작용을 저해하여 염증 신호와 그 과정을 차단한다. 하지만 IL-23과 p40 아단위를 공유하는 인체 IL-12에는 결합하지 않는다.

- **치료 약제**
  - Risankizumab(리산키주맙, 제품명: 스카이리치 주, Skyrizi®)

    Risankizumab은 IL-23p19를 표적으로 결합하는 인간화단클론항체로 2018년 미 FDA와 2019년 국내에서 '광선요법 또는 전신치료요법(생물학적 요법 포함)을 필요로 하는 중등도에서 중증의 성인 판상 건선의 치료'에 승인되었다.

IL-2 억제제

- **IL-2**

  IL-2는 백혈구(세포)의 활동을 조절하는 사이토카인으로 신호를 전달하는 분자 단백질의 한 종류이다. IL-2는 T 세포표면의 IL-2 수용체에 결합하여 면역을 활성화시켜 미생물 감염에 대한 인체의 자연적인 방어를 담당하고 외부 침입 물질을 구분한다.

- **작용 기전**

  IL-2 항체는 T 세포의 IL-2 수용체 α 사슬(CD25)과 결합하여 IL-2에 의한 세포 활성화를 억제하여 면역 활성을 억제한다.

- **치료 약제**
  - Basiliximab(바실릭시맙, 제품명: 씨뮬렉트 주, Simulect®)

    Basiliximab을 활성화된 세포의 IL-2 수용체 α 사슬(CD25)을 표적으로 결합하는 키메릭단클론항체로 '급성장기거부반응 예방'에 승인되었다.

BLys(BAFF) 억제제

- **BLys(BAFF)**

  BLyS(B-lymphocyte stimulator) 또는 BAFF(B-cell activating factor)는 B 세포를 활성화시켜 정상적인 면역반응을 유지하는 역할을 한다. 하지만 과도발현(overexpression)은 자가면역 B 세포의 증식과 생존을 일으켜 전신홍반성낭창(systemic lupus erythematosus) 같은 자가면역질환을 일으킨다.

- **작용 기전**

  BLys 항체는 B 세포표면에 있는 soluble BLys와 결합하여 BLys의 세포자멸사를 유도한다.

- **치료 약제**
  - Belimumab(벨리무맙, 제품명: 벤리스타 주, Benlysta®)

    Belimumab은 BLys을 표적으로 결합하는 인간단클론항체로 2011년 미 FDA와 2013년 국내에서 '자가항체양성인 활동성전신홍반루푸스 성인 환자의 치료'에 승인되었다.

Integrin 억제제

- **Integrin**

  Integrin은 세포접착 및 세포와 세포의 상호작용에 관여하는 세포막수용체의 총칭이다. 처음에는 닭의 섬유아세포 복합체를 integrin이라 명명하였지만 점차 유사한 수용체군을 총칭하여 integrin family이라고 하였다. Integrin은 세포 밖의 기질이나 다른 세포에서 가지고 있는 정보를 세포 내로 전달하는 작용 또는 그 반대 작용을 하는데 중요한 역할을 한다. 이는 생물학적 기능면에서는 장관 선택적 항염작용(gut-selective antiinflammatory activity)으로 창상의 치유, 지혈, 식작용, 생체 방어, 분화, 세포골격의 구축에 관여하는 것으로 알려져 있다. 장내 염증의 경우, 염증의 발생과 유지를 위해서는 먼저 혈중의 백혈구가 장점막의 염증부위로 모이게 하고 부착분자(adhesion molecule)에 의해 내피세포에 부착한 후 내피세포 내로 들어오는 과정이 필요하다. 이때 부착분자로는 E-selectin, inter-cellular adhesion molecule(ICAM)-1, ICAM-2, 혈관세포 접착분자-1(vascular cell adhesion molecule-1, VCAM-1), 점막단백질세포 접착분자-1(mucosal addressin cell adhesion molecule-1, MAdCAM-1) 등이 있다.

■ **작용 기전**

α4β7-integrin 항체는 백혈구 표면에 있는 α4β7-integrin과 결합하여 백혈구가 장관의 내피세포막에 부착을 못하게 한다.

■ **치료 약제**

• Vedolizumab(베돌리주맙, 제품명: 킨텔레스 주, Kynteles®)

Vedolizumab은 α4β7-integrin을 표적으로 결합하는 인간화단클론항체로 2014년 미 FDA와 2015년 국내에서 '중증의 활성궤양성대장염과 활성크론병의 치료'에 승인되었다.

알 레 르 기   치 료 제

IgE 억제제

■ **IgE(Immunoglobulin E)**

IgE는 제1형 과민반응에서 필수적인 역할을 하고 다양한 알레르기질환(알레르기 천식, 부비동염, 알레르기 비염, 아토피성 피부염, 식품 알레르기 등)을 일으킨다. IgE의 IgE 합성 경로와 IgE-매개성 알레르기/염증 경로(IgE-mediated allergic/inflammatory pathway)는 알레르기 천식의 중요한 발병 경로이다.

■ **작용 기전**

IgE 항체는 비만세포 및 호염기구 표면의 IgE 수용체(FcεRI)에 결합하여 혈중 내 IgE의 수치를 낮추며 IgE와 IgG 수용체의 결합을 차단하여 염증세포의 탈과립(degranulation)

을 억제한다.

■ 치료 약제

• Omalizumab(오말리주맙, 제품명: 졸레어 주, Xolair®)

Omalizumab은 IgE을 표적으로 결합하는 인간화단클론항체로 2003년 미 FDA에서 '천식'에 처음 승인되었고, 현재 국내에서 '알레르기성천식, 비용종을 동반한 만성비부비동염 및 만성특발성두드러기'에 승인되어있다.

천 식 치 료 제

IL-5 억제제

■ IL-5

기도의 호산구성(eosinophilic) 염증은 천식의 병인의 중요한 역할을 하며 천식 악화의 발생 빈도에 밀접한 관계가 있다. IL-5는 골수에서 호산구의 분화와 활성화 및 생존을 촉진하는 주요인자로 화학주성(chemotaxis), 독성 과립구단백질과 매개물질의 방출, 사이토카인 합성 등에 관여한다.

■ 작용 기전

IL5 항체는 호산구 세포표면에 있는 IL-5 수용체와 높은 특이성과 친화성으로 결합하여 IL-5 신호전달과 말초혈액 및 조직 호산구의 과발현을 차단한다. 따라서 IL-5가 중화되면 호산구성 염증을 감소시켜 천식의 악화를 감소시키고 천식의 조절을 개선시킨다.

■ 치료 약제

1. Mepolizumab(메폴리주맙, 제품명: 누칼라 주, Nucala®)

Mepolizumab은 IL-5을 표적으로 결합하는 인간화단클론항체로 2015년 미 FDA와 2016년 국내에서 '성인에서 기존 치료에 적절하게 조절되지 않는 중증 호산구성천식(severe eosinophilic asthma, SEA)의 추가 유지요법으로 치료 시작 시 혈중 호산구 150 cells/$\mu\ell$ 이상 또는 치료 시작 전 12개월 이내에 혈중호산구 300 cells/$\mu\ell$ 이상의 경우'로 승인되었다.

2. Reslizumab(레즐리주맙, 제품명: 싱케어 주, Cinquair®)

Reslizumab은 IL-5를 표적으로 결합하는 인간화단클론항체로서 2016년 미 FDA와 2017년 국내에서 '성인에서 기존 치료에 적절하게 조절되지 않는 중증 호산구성천식의 추가 유지요법으로 치료 시작 시 혈중호산구수 400 cells/㎕)의 경우'에 승인되었다.

3. Benralizumab(벤라리주맙, 제품명: 파센라 주, Fasenra®)

Benralizumab은 IL-5α를 표적으로 결합하는 인간화단클론항체로서 2017년 미 FDA와 2019년 국내에서 '성인에서 기존 치료에 적절하게 조절되지 않는 중증 호산구성천식의 추가유지요법"에 승인되었다. 이 약제는 3개월 동안 4주 1회 투여하고 이후 8주 1회 간격으로 투여한다.

황반변성 치료제

VEGF 억제제

■ VEGF(Vascular endothelial growth factor)

VEGF는 혈관 내피세포표면의 VEGF 수용체 1(VEGFR1)와 VEGF 수용체 2(VEGFR2)와 결합하여 혈관 내피세포의 증식, 이주(migration) 및 관(tubular)의 형성을 일으켜 기존의 혈관 (pre-existing vessel)으로부터 새로운 혈관을 만드는 혈관신생(angiogenesis)을 유도한다.

■ 작용 기전

VEGF 항체는 VEGF-1과 VEGF-2 수용체에 결합하여 VEGF-매개 혈관 내피세포의 증식을 억제함으로써 망막 내 혈관신생을 차단한다.

■ 치료 약제

1. Ranibizumab(라니비주맙, 제품명: 루센티스 주, Lucentis®)

Ranibizumab은 VEGF-A을 표적으로 결합하는 인간화단클론항체의 Fab 절편으로 안구 유리체 내에 직접 투여하는 유리체강내 주사제(intravitreal injection)이며, 2006년 미 FDA에서 '신생혈관성(습성)연령관련 황반변성'에 처음 승인되었다.

2. Aflibercept(애플리버셉트, 제품명: 아일리아 주, Eylea®)

Aflibercept는 VEGF-A, VEGF-B 및 PGF(placental growth factor)를 표적으로 결합하는 항체의 fusion protein으로 안구 유리체 내에 직접 투여하는 유리체강내 주사제이며, 2011년 미 FDA에서 '신생혈관성(습성)연령관련 황반변성'에 처음 승인되었다.

3. Brolucizumab(브로루시주맙, 제품명: 비오뷰 주, Beovu®)

Brolucizumab은 VEGF-A을 표적으로 결합하는 인간화단클론항체절편(scFv)으로 안구 유리체 내에 직접 투여하는 유리체강내주사제(intravitreal injection)이며, 2019년 미 FDA와 2021년 국내에서 '신생혈관성습성 연령관련 황반변성'에 승인되었다.
이 약제는 첫 3회 4주(1개월)마다 한번씩 투여하고 이후 12주(3개월) 마다 투여함으로써 Ranibizumab 보다 투약의 편리성이 개선되었다.

혈 전 억 제 제

Receptor Gp IIb/IIIa 억제제

■ Receptor GpIIb/IIIa(Glycoprotein IIb/IIIa)

GpIIb/IIIa(또는 integrin αIIbβ3) 수용체는 세포접착에 관여하는 수용체(integrin)로 혈소판 표면에 존재하는데, 세포 밖의 fibronectin과 세포 안의 세포골격에 결합하여 세포 안팎을 연결 통합하여 혈소판을 응집시킨다.

■ 작용 기전

GpIIb/IIIa 항체는 GpIIb/IIIa 수용체에 결합하여 아스피린과 유사하게 혈소판 응집을 억제하고 헤파린과 유사하게 혈전 생성을 억제한다.

■ 치료 약제

• Abciximab(압식시맙, 제품명: 클로티냅 주, Clotinab®)

Abciximab은 혈소판 표면에 있는 GpIIb/IIIa 수용체에 대한 Ig의 Fab 절편으로 주로 관상동맥내 생성된 혈전 방지에 사용하는 혈소판응집억제제이다.

RSV 바이러스 치료제

RSV 억제제

- **RSV(Respiratory syncytial virus)**

  RSV는 paramyxoviridae에 속하는 호흡기 세포융합바이러스로 만 2세까지 소아에서 감염이 잘 되며, 주로 모세기관지염과 폐렴으로 진행된다. 유아가 RSV에 감염되면 사망 위험률이 증가하고, 미숙아와 만성폐질환, 선천성심장질환을 보유한 고위험군 유아가 RSV에 감염되면 심각한 합병증을 유발할 수 있다. 매년 가을부터 초봄 사이에 가장 많이 발생하며 놀이방, 사람들이 많은 환경에 노출될 경우 감염률은 더 높다.

- **작용 기전**

  RSV 항체는 RSV 융합 단백질에 있는 항원 결정기(epitope)에 결합하여 RSV의 증식을 억제한다.

- **치료 약제**

  - Palivizumab(팔리비주맙, 제품명: 시나지스 주, Synagis®)

    Palivizumab은 RSV 융합단백질항원성 부위를 표적으로 결합하는 인간화단클론항체로 1998년 미 FDA와 2003년 국내에서 'RSV 질환에 대한 위험이 높은 소아에서 RSV로 인해 입원이 필요한 심각한 하기도질환의 예방'에 승인되었으며, 특히 재태 기간 35주 이하로 태어나고 RSV 계절 시작시점에 생후 6개월 이하인 소아, 최근 6개월 이내에 기관지폐이형성증(bronchopulmonary dysplasia) 치료가 필요했던 만 2세 이하의 소아 및 혈류역학적으로(haemodynamically) 유의한 선천성심장질환이 있는 만 2세 이하의 소아에 사용한다.

발작성야간혈색소뇨증 치료제

Complement C5α 억제제

- **Complement C5α**

  Complement C5a는 anaphylaxis 활성의 유발하여 염증을 일으키고 C5b는 막 공격 복합체(membrane attack complex)를 형성한다. Complement system(보체체계)가 활성

화되면 C5는 강력한 전혈전성(prothrombotic)과 전염증성(proinflammatory)의 강력한 anaphylaxis 독소(anaphylatoxin)인 C5a로 되면 용혈현상을 일으킨다.

■ 작용 기전

Complement C5α 항체는 특이적으로 C5 말단 부위에 결합하여 후기 단계의 보체연쇄증 폭반응(comlement cascade)의 활성화를 억제시켜 C5a에 의한 염증 효과 완화와 C5b에 의한 MAC 생성 방해로 인한 용혈을 억제한다. 하지만 C3 보체와는 결합하지 않으므로 opsonization 작용, 항감염력 및 면역복합체 청소 기능은 유지된다.

■ 치료 약제

1. Eculizumab(에클리주맙, 제품명: 솔리리스 주, Soliris®)

Eculizumab은 complement C5α-chain을 표적으로 결합하는 인간화단클론항체로 2007년 미 FDA에서 '발작성야간혈색소뇨증(paroxysmal nocturnal hemoglobuline-mia PNH)' 치료에 처음 승인되었고, 현재 국내에서 '발작성야간혈색소뇨증, 비정형 용혈성요독증후군(atypical Hemolytic Uremic Syndrome, aHUS), 전신 중증근무력증(refractory generalized myasthenia gravis) 및 시신경척수염범주질환(neuromyelitis optica spectrum disorder)'에 승인되어있다.

2. Ravulizumab(라불리주맙, 제품명: 울토미리스 주, Ultomiris®)

Ravulizumab은 Eculizumab과 동일 기전의 약제로서 2018년 미 FDA와 2020년 국내에서 '성인의 발작성 야간 혈색소뇨증(PNH)의 치료'에 승인되었으며 Eculizumab는 2주마다 유지 용량을 투여해야 하는 반면, 이 약제는 초기 용량 투여 2주후부터는 8주마다 한번 씩 유지 용량으로 투여하므로 환자의 편의성이 증대되었다.

다발성경화증 치료제

Integrin-α4 억제제

■ Integrin-α4(Very late antigen-4, VLA-4)

Integrin-α4는 T 세포표면의 integrin-α4β1와 결합하고 혈관세포접착분자-1(vascular cell adhesion molecule-1, VCAM-1)에 부착하여 혈관 내피세포 내로 침투한 후 중추신경계의 희소돌기아교세포(oligodendroglial cell)로 이동하여 염증반응 및 신경손상을 일으킨다.

■ **작용 기전**

Integrin-α4 항체는 integrin-α4와 결합하여 T 세포의 혈액-뇌 장벽(blood-brain barrier, BBB) 통과를 억제시켜 중추신경계로 들어가지 못하게 차단한다.

■ **치료 약제**

• Natalizumab(나탈리주맙, 제품명: 티사브리 주, Tysabri®)

Natalizumab은 α4β1 및 α4β7 integrin을 표적으로 결합하는 인간화단클론항체로 2004년 미 FDA와 2012년 국내에서 '고활성인 재발이장성 다발성경화증(relapsing-remitting multiple sclerosis, RRMS)의 단독 질병완화요법'에 승인되었다.

CD52 억제제

■ **CD52**

CD52는 성숙된 B 세포와 T 세포, NK 세포, 단구, 대식세포 및 남성 생식계 조직의 표면에 존재하는 세포막 비면역조절항원으로 세포들이 자유롭게 순환할 수 있도록 항부착작용(anti-adhesion)을 한다.

■ **작용 기전**

CD52 항체는 T 세포와 B 세포표면의 CD52와 결합하여 CDC, ADCC 및 세포자멸사를 유도한다. 다발성경화증에서 손상된 염증과정을 일으키는 것으로 추정되는 T 세포와 B 세포의 순환을 대폭 감소시키므로 다른 면역세포에 끼치는 영향은 매우 적다.

■ **치료 약제**

• Alemtuzumab(알렘투주맙, 제품명: 렘트라다 주, Lemtrada®)

Alemtuzumab은 CD52을 표적으로 결합하는 인간화단클론항체로 2014년 미 FDA와 2014년 국내에서 '임상 또는 영상적 특징으로 정의된 활성 상태의 재발완화형다발성경화증 성인 환자의 치료 '에 승인되었다.

해독제

Dabigatran 역전제

■ Dabigatran

Dabigatran(제품명: 프라닥사, Pradaxa®)은 새로운 경구 항응고제(new oral anticoag-ulant, NOAC)로 트롬빈(Factor IIa)를 직접 억제하여 피브린의 생성을 억제하는 직접 트롬빈 억제제(direct thrombin inhibitor, DTI)이다.

■ 작용 기전

Dabigatran 항체는 dabigatran과 결합하여 dabigatran의 항응고작용을 역전시켜 dab-igatran 복용 환자가 응급 수술 및 긴급 처치 시 dabigatran에 의해 생명을 위협하거나 조절되지 않는 출혈의 발생을 사전에 차단한다.

■ 치료 약제

• Idarucizumab(이다루시주맙, 제품명: 프락스바인드 주, Praxbind®)

Idarucizumab은 dabigatran을 표적으로 결합하는 인간화단클론항체로 2015년 미 FDA와 2016년 국내에서 'dabigatran의 항응고작용의 역전(reversal)제'에 승인되었다. 이 약제는 응급상황에서는 12시간보다 더 빠른 시간 내에 수술을 해야 하는 점을 고려할 때 즉각적인 역전 효과를 바탕으로 혈액 응고 수준을 빠르게 정상화하여 필요한 경우 수술을 빠르게 받을 수 있다.

이상지질혈증 치료제

PCSK9 억제제

■ PCSK9(Proprotein convertase subtilisin/kexin type 9, 전구단백질 전환효소 서브틸리신/켁신 9형)

간세포(Hepatocyte) 표면에 있는 LDL 수용체(LDL receptor, LDLR)는 혈중에서 순환하고 있는 LDL-C(circulating LDL-C)와 결합하여 엔도솜에 의해 세포 안으로 들어와 LDL-C는 세포내로 혼입되고, LDL 수용체는 재사용(recycling)된다.

Golgi에서 생성된 PCK9은 세포 밖으로 나와 간세포표면에 있는 LDL 수용체의 EGF-A domain(epidermal growth factor-like domain A) 부분과 결합하여 LDL 수용체-PCSK9 complex(LDLR-PCSK9 complex)를 형성하여 엔도솜에 의해 세포 안으로 들어와 리소솜에서 분해(degradation)된다. 결국 혈중에 LDL-C만 남게 되어 혈중콜레스테롤 수치가 증가하게 된다.

■ 작용 기전

PCSK9 항체는 PCSK9와 결합하면서 LDLR-PCSK9 complex를 차단한다. 그 결과, LDL 수용체는 혈중 LDL-C와 결합하여 제거함으로써 혈중 LDL-C 수치를 감소시킨다.

■ 치료 약제

1. Alirocumab(알리로쿠맙, 제품명: 프랄런트 주, Praluent®)

Alirocumab은 PCSK9을 표적으로 결합하는 인간단클론항체로 미 FDA와 2017년 국내에서 '원발성 고콜레스테롤혈증 및 혼합형 이상지질혈증'과 '죽상경화성 심혈관계 질환'에 승인되었다.

2. Evolocumab(에볼로쿠맙, 제품명: 레파타 주, Repatha®)

Evolocumab은 PCSK9을 표적으로 결합하는 인간단클론항체로 미 FDA와 2017년 국내에서 '고콜레스테롤혈증 및 혼합형 이상지질혈증', '동형 접합가족성 고콜레스테롤혈증' 그리고 '죽상경화성 심혈관계질환'에 승인되었다.

아토피피부염 치료제

IL-4Rα 억제제

■ IL-4Rα

IL-4Rα는 Type I 수용체(IL-4Rα/γc)를 통해 IL-4 신호전달을 그리고 Type II 수용체(IL-4Rα/IL-13Rα)를 통해 IL-4 및 IL-13 신호전달을 통해 염증촉진 사이토카인, 케모카인, IgE 등의 방출을 촉진한다.

■ **작용 기전**

IL-4Rα 항체는 IL-4Rα subunit에 선택적으로 결합함으로써 IL-4 및 IL-13의 신호전달
체계를 방해한다. 이를 통해 염증촉진 사이토카인, 케모카인, 산화질소 및 IgE의 방출 등
을 포함해 IL-4 및 IL-13이 매개하는 염증반응을 저해한다.

■ **치료 약제**

• Dupilumab(듀필루맙, 제품명: 듀피젠트 주, Dupixent®)

Dupilumab은 IL-4Rα을 표적으로 결합하는 인간단클론항체로 최초 2017년 미 FDA
에서 '아토피피부염'에 처음 승인되었고, 현재 국내에서 '성인(만 18세 이상), 청소년(만
12-만 17세) 및 소아(만 6-만 11세)에서 국소치료제로 적절히 조절되지 않거나 이들 치
료제가 권장되지 않는 중등도에서 중증 아토피피부염의 치료, 천식 및 비용종을 동반한
만성 비부비동염'에 승인되어있다.

혈우병 A 치료제

Factor IXa와 Factor X 동시 억제제

■ **혈액응고인자**

생체 내의 혈액응고 기전은 다양한 혈액응고 인자들이 순차적으로 활성화되면서 최종적으
로 피브리노겐이 피브린으로 전환되면서 혈액이 응고된다. 이를 blood clotting cascade라
하는데 이러한 혈액응고 인자 중 하나라도 결핍되면 혈액응고 반응이 일어나지 않는다. 혈
우병 A는 혈액응고인자 중 하나인 Factor VIII이 유전적으로 결핍된 경우로 Factor VIII은
Factor IXa와 Factor X를 결합시켜 Factor Xa로 변환시키는 역할을 담당한다.

■ **작용 기전**

Factor IXa와 Factor X 이중특이항체(bispecific antibody)는 Factor IXa와 Factor X에
동시에 결합해야 그 효과가 나타나므로 Factor IXa의 monospecific 항체와 Factor X의
monospecific 항체는 절대 구현할 수 없는 효과(각각의 monospecific 항체의 병용도 구현
하지 못한 효과)를 bispecific하게 디자인함으로써 그 효능을 나타낸다. 따라서 Factor IXa
와 Factor X에 동시에 결합함으로써 마치 인체 내에서 Factor VIII의 역할을 대신하게 된다.

- **치료 약제**
  - Emicizumab(에미시주맙, 제품명: 헴리브라 주, Hemlibra®)

    Emicizumab은 Factor IXa와 Factor X를 동시에 표적으로 결합하는 이중특이항체 (bsAb)로 2018년 미 FDA와 2019년 국내에서 현재 '성인 및 소아에서 혈액응고 제VIII 인자에 대한 억제인자를 보유한 A형 혈우병(선천성 혈액응고 제VIII인자 결핍)환자에서 의 출혈 빈도 감소 또는 예방을 위한 일상적인 예방요법(routine prophylaxis)'와 '성인 및 소아에서 혈액응고 제VIII인자에 대한 억제인자를 보유하지 않은 중증 A형혈우병(선 천성 혈액응고제VIII인자 결핍)환자에서의 출혈 빈도 감소 또는 예방을 위한 일상적인 예방요법(routine prophylaxis)'에 승인되었다. 특히 이 약제는 반감기가 길고 피아주사 라는 점에서 장점이 있다.

골다공증 치료제

RANKL 억제제

- **RANKL(Receptor activator of nuclear factor kappa B ligand)**

    RANKL은 TNF super family에 속하는 싸이토카인으로 파골세포를 활성화하는데 가장 중요한 역할을 하며 조골세포 또는 활성화된 면역세포에서 생성된다.

    골흡수를 자극하는 원인인 활성화된 파골세포는 골포면에 단단히 부착되어 부착면이 주 름지면서 강한 골용해(osteolysis)물질인 H+, cathepsin K 등을 특이적으로 분비한다. RANKL은 조골세포의 표면에 발현되며 RANKL이 발현되면 파골전구세포(pre-psteo- clast)가 파골세포로 분화를 시작하며 분화가 끝난 성숙 파골세포(mature osteoclast)를 거쳐 활성화된 파골세포(activated osteoclast)가 생성된다.

    활성화 파골세포표면에 있는 RANK 수용체에 RANKL가 결합하면서 골흡수를 증가시킨 다. 반면, RANKL에 대한 생체 내의 길항제가 존재하는데 이를 OPG라고 한다. 따라서 RANKL과 OPG와의 균형에 의하여 파골세포의 형성과 활성이 조절되게 된다.

- **작용 기전**

    RANKL 항체는 RANKL에 결합하면 파골세포의 성숙 과정이 차단되는데, 이는 파골세포 의 활성화(분화)를 촉진시키는 세포막 단백질 RANKL을 억제하여 골 파괴를 줄여주고 골량 및 골강도를 증가시키는 작용을 한다.

■ 치료 약제

• Denosumab(데노수맙 120mg, 제품명: 엑스지바 주 120mg, Xgeva®,
제품명: 프롤리아 주 60mg, Prolia®)

Denosumab은 RANKL을 표적으로 결합하는 인간단클론항체로 용량에 따라 Xgeva®는
2013년 미 FDA와 2014년 국내에서 '다발성 골수종 및 고형암의 골전이 환자에서 골격
계 증상(skeletal−related events) 발생 위험 감소'와 '성인 및 골 성숙이 완료된 청소년
에서 절제가 불가능하거나 수술적 절제가 중증의 이환을 일으킬 가능성이 있는 골거대
세포종 치료'에 승인되었다.

또한 Prolia®는 미 FDA에서 2010년 '골다공증 및 골 소실 치료, 2010년 골절 발생 고위
험도인 폐경 후 여성 골다공증', 2011년 '비전이성 전립선암 및 유방암 환자의 골 소실 치
료 '2012년 9월 '남성 골다공증 환자의 치료'에도 승인되었다.

Sclerostin 억제제

■ Sclerostin

Sclerostin은 골세포(osteocyte)에서 SOST 유전자에 의하여 만들어지는 단백이다. 골세포
는 운동 등의 기계적 자극으로 골형성하는 것과 관련이 있으므로 체중 부하를 못하고 누워
있는 환자들에게는 SOST 유전자 발현으로 sclerostin이 증가하여 골형성이 저하되고 거동
및 운동을 하게 되면 sclerostin이 감소하여 골형성이 증가하게 된다.

골세포는 뼛속 깊이 매몰되어 있는 비활동성 휴지기 세포로 간주해 왔다. 그러나 SOST 유
전자를 통해 발현되는 sclerostin이 발견됨에 따라 골세포가 내압감지자(mechanosensor)
로서 골재형성 조절에 중추적인 역할을 한다는 것이 밝혀졌다.

골세포에서 분비되는 sclerostin은 신호전달경로(Wnt signaling)을 억제한다. Wnt sign−
aling은 조골세포에서 조골세포의 형성을 촉진하고 그 기능을 증강시키는 작용을 하기 때
문에 골형성에 중요한 역할을 한다.

이 Wnt 단백들은 frizzled 단백과 LDL−receptor−related protein 5/6(LRP5/6)에 결합하
여 신호전달을 하며 LRP5의 활성화 돌연변이는 골량을 증가시키며, 반대로 불활성화 돌
연변이는 골다공증을 유발함이 보고되었다. 따라서 골세포에서 발현되는 sclerostin을 억
제하면 Wnt signaling에 의한 골형성이 유도된다

■ 작용 기전

Sclerostin 항체는 골형성을 저해하는 단백질인 sclerostin에 결합하여 결과적으로 Wnt signaling 촉진에 의한 골형성을 촉진한다.

■ 치료 약제

- Romosozumab(로모소주맙, 제품명: 이베니티 주, Evenity®)

Romosozumab은 sclerostin을 표적으로 결합하는 인간화단클론항체로 2019년 미 FDA 와 국내에서 '골절 위험이 높은 폐경 후 여성 골다공증 환자의 치료'와 '골절 위험이 높은 남성 골다공증 환자의 골밀도 증가'에 승인되었다. 이 약제는 한 달에 한 번, 총 210mg 용량을 두 번에 나누어 각각 다른 투여 부위에 105mg 씩 연속 2번 피하주사한다. 총 12 회 투여하며, 그 이후에는 골흡수 억제제를 통한 유지요법이 필요하다.

저인산혈증 치료제

EGF23 억제제

■ EGF23(Fibroblast growth factor23, 섬유아세포 성장인자23)

FGF23는 혈중 인산염의 농도와 비타민 D의 대사와 조절에 관여한다. 즉 EGF23은 증가되는 calcitriol에 반응하여 골세포에서 분비되는데, 신장 근위세뇨관에 있는 sodium-phosphate cotransporter, NPT)의 발현을 감소시킴으로써 칼슘의 재흡수를 감소시키고 인산염의 배설을 증가시킨다.

■ 작용 기전

EGF23 항체는 FGF23에 직접 결합해 저인산혈증의 원인인 과잉의 FGF23 작용을 억제하고 인산 농도를 정상화시켜 소아 구루병이나 성인 골연화증을 개선한다.

■ 치료 약제

- Burosumab(부로수맙, 제품명: 크리스비타 주, Crysvita®)

Burosumab는 FGF23을 표적으로 결합하는 인간단클론항체로 2018년 미 FDA와 2020 년 국내에서 'FGF23 관련 저인산혈증성 구루병 및 골연화증'치료에 승인되었다.

현재까지 유전성 저인산혈증의 치료는 낮아진 인 수치를 개선하기 위해 경구용 인산염, 비타민 D 대사체나 유사체가 사용되어 왔다. 하지만 고용량을 자주 투여해야 하며 구루병을 제대로 치료하지 못해 하지기형, 성장지연 등으로 일상생활에 제약이 있었다. 또한 위장관계 부작용, 대사 및 내분비계 이상 위험도 증가한다.

편두통 예방제

CGRP 억제제

- **CGRP(Calcitonin gene-related peptide, 칼시토닌 유전자-관련 펩티드)**

  CGRP는 삼차신경의 말단에서 분비되며 37개의 아미노산으로 칼시토닌, 아드레노메둘린 및 아밀린을 포함하는 펩티드 계열에 속한다. CGRP는 강력한 뇌혈관 확장제로 대뇌 혈관(cerebral vessel)과 경질막 혈관(dural vessel)을 확장시키는 물질로 혈장 단백 유출을 유도하여 혈관 확장과 신경성 염증을 일으켜 통증을 유발하는 것으로 알려져 있다.

- **작용 기전**

  CGRP 항체는 CGRP에 매개된 신경성 뇌경막의 혈관 수축을 일으키고 직접 혈관의 수축, 신경활성의 감소 및 펩타이드의 감소를 가져와 편두통의 발생을 지연시킨다.

- **치료 약제**

  1. Galcanezumab(칼카니주맙, 제품명: 앰걸러티 주, Emgality®)

     Galcanezumab은 CGRP를 표적으로 결합하는 인간화 단클론항체로 2018년 미 FDA와 2020년 국내에서 '간헐적 군발 두통 성인 환자에서 군발 기간 동안 군발 두통 발작의 감소'에 승인되었다.

     이 약제는 군발 두통 발작 기간이 시작될 때 300 mg(100 mg씩 연속 3회)을 군발 두통이 지속되는 군발 기간 동안 월 1회 피하주사 투여한다. 첫 번째 투여 1개월 후 치료의 유익성을 평가하여 이 약 300 mg(100 mg씩 연속 3회)을 1회 추가 투여할 수 있다.

  2. Fremanezumab(프레마네주맙, 제품명: 아조비 주, Ajovy®)

     Fremanezumab은 Frenuman(국내 미도입), Galcanezumab에 이어 세 번째 CGRP 단

클론항체이며 2018년 미 FDA와 2021년 국내에서 '성인에서의 편두통의 예방'에 승인
되었다. 이 약제는 1회 225mg을 1개월 간격 또는 1회 675mg(225mg 3회 연속)을 3개
월 간격으로 피하주사한다.

코로나-19(Covid-19) 치료제

Spike protein of SARS-CoV-2 억제제

- ### Spike protein of SARS-CoV-2

  Spike protein of SARS-CoV-2(SARS-CoV-2 스파이크 단백질)은 ACE2(angiotensin
  converting enzyme 2) 수용체를 통해 숙주세포의 표면에 강하게 부착하고, 숙주세포에
  존재하는 호흡기세포막에 있는 TMPRSS2(transmembrane protease serine subtype 2,
  2형 막관통세린프로테아제)가 단백질가위로 작용하여 스파이크 단백질의 일부분을 자르
  게 되면 바이러스가 세포 내로 침투하게 된다.

- ### 작용 기전

  Spike protein of SARS-CoV-2 항체는 Spike protein of SARS-CoV-2가 ACE2 수용
  체와 결합을 방해하여 바이러스의 인체 세포 내로의 침투를 차단한다.

- ### 치료 약제

  - #### Regdanvimab(레그단비맙, 제품명: 렉키로나 주, Rekirona®)

  Regdanvimab는 Spike protein of SARS-CoV-2를 표적으로 결합하는 인간단클론항
  체로서 2021년 국내와 유럽 EMA에서 'PCR 검사 등을 통해 코로나바이러스감염증-19
  가 확진된 성인으로서, '다음 기준에 모두 해당하는 고위험군경증*에서 모든 중등증 환
  자의 치료'에 승인되었다.

국내 재조합 치료용항체의약품 현황

순서	분류	표적	항체 종류	제조기술	성분명	제품명	제조사	주요 적응증
1	면역조절제	HER2	Humanized IgG1 mAb	Hybridoma	Trastuzumab (트라스투맙)	Herceptin® (허셉틴)	로슈	전이성 유방암 등
2					Pertuzumab (퍼투주맙)	Perjeta® (퍼제타)	로슈	전이성 유방암
3			Humanized IgG1; ADC	Hybridoma	Trastuzumab—emtansine (트라스투주맙-엠탄신)	Kadcyla® (캐싸일라)	로슈	전이성 유방암
4		EGFR	Chimeric IgG1 mAb	Hybridoma	Cetuximab (세툭시맙)	Erbitux® (얼비툭스)	머크	전이성 직결장암 등
5		VEGF	Chimeric IgG1 mAb	Hybridoma	Bevacizumab (베바시주맙)	Avastin® (아바스틴)	로슈	전이성 대장암 등
6		VEGFR-2	Human IgG1 mAb	Phage display	Ramucirumab (라무시루맙)	Cyramza® (사이람자)	릴리	위암
7		CD20	Chimeric IgG1 mAb	Hybridoma	Rituximab (리툭시맙)	Mabthera® (맙테라)	로슈	림프종, 류마티스관절염 등
8			Murine IgG1 mAb : ADC	Hybridoma	Ibritumomab tiuxetan (이브리투모맙-튜세탄)	Zevalin Kit® (제바린키트)	먼디파마	비호지킨림프종 등
9		CD22	Humanized IgG4 : ADC	Hybridoma	Inotuzumab ozogamicin (이노토주맙 오조가마이신)	Besponsa® (베스폰사 주)	화이자	재발성 또는 불응성 미만성 거대 B 세포 림프종
10		CD79β	Humanized IgG1 ADC	Hybridoma	Polatuzumab vedotin (폴라투주맙 베독산)	폴라이비 주, Polivy®	로슈	
11		CD30	Chimeric IgG1; ADC	Hybridoma	Brentuximab—vedotin (브렌툭시맙-베도틴)	Adcetris® (애드세트리스)	다케다	호지킨림프종 등
12		CD38	Human IgG1 mAb	Transgenic mice	Daratumumab (다라투맙)	Dazalex® (다잘렉스)	얀센	다발골수종
13			Chimeric IgG1 mAB	Hybridoma	Isatuximab (이사투시맙)	Sarclisa (살클리사)	사노피-아벤티스	
14		CD19/CD3	Murine bispecific tandem scFv	Hybridoma	Blinatumomab (블리나투모맙)	Blincyto® (블린사이토)	암젠	재발 및 불응성 전구 모세포 급성림프구성 백혈병
15		CTLA-4(CD152)	Human IgG1 mAb	Hybridoma	Ipilimumab (이필리무맙)	Yervoy® (여보이)	비엠에스	전이성 흑색종 등
16	면역조절제	PD-1	mAb Human IgG4 mAb	Transgenic mice	Nivolumab (니볼루맙)	Opdivo® (옵디보)	오노	전이성 흑색종 등
17			Humanized IgG4 mAb	Hybridoma	Pembrolizumab (펨브롤리주맙)	Keytruda® (키트루다)	엠에스디	
18		PD-L1	Humanized IgG1 mAb	Hybridoma	Atezolizumab (아테졸리주맙)	Tecentriq® (티쎈트릭)	로슈	방광암
19			Human IgG1 mAb	Transgenic mice	Avelumab (아벨루맙)	Bavencio® (바벤시오)	머크	전이성 메르켈세포암
20					Duvalumab (두발루맙)	Imfinzi® (임핀지)	아스트라제네카	비소세포폐암

21	면역조절제	TNF-α	Human IgG1 FC+TNFR2/p75 fusion protein	Transgenic mice	Etanercept (에타너셉트)	Enbrel® (엔브렐)	화이자	류마티스 관절염
22			Chimeric IgG1 mAb	Hybridoma	Infliximab (인플릭시맙)	Remicade® (레미케이드)	얀센	크론병, 류마티스 관절염 등
23			Human IgG1 mAb	Phage display	Adalimumab (아달리무맙)	Humira® (휴미라)	에보트	크론병, 류머티스관절염 등
24			Human IgG1 mAb	Phage display	Golimumab (골리무맙)	Simponi® (심퍼니)	얀센	성인 류마티스 관절염 등
25		IL-6R	Humanized IgG1 mAb	Hybridoma	Tocilizumab (토실리주맙)	Actemra® (악템라)	JW 중외	성인 류마티스 관절염 등
26		CD80 (B7-1) /CD86 (B7-2)	Chimeric IgG1 Fc+CTLA4 fusion protein	Hybridoma	Abatacept (아바타셉트)	Orencia® (오렌시아)	비엠에스	류마티스관절염 등
27		IL-12/ IL-23 p40	Human IgG1 mAb	Transgenic mice	Ustekinumab (우스테키누맙)	Stellara® (스텔라라)	얀센	중증의판상건선, 건선성관절염
28					Guselkumab (구셀쿠맙)	Tremfya® (트렘피어)	얀센	판상 건선 등
29		IL-17A	Human IgG1 mAb	Transgenic mice	Secukinumab 세쿠키누맙)	Cosentyx® (코센틱스)	노바티스	건선, 건선성과절염 등
30			Humanized IgG4 mAb	Hybridoma	Ixekizumab 익세키주맙)	Taltz® (탈츠)	릴리	판상 건선, 건선성관절염 등
31		IL-23 p19	Humanized IgG1 mAb	Hybridoma	Risankizumab (리산키주맙)	Skyrizi® (스카이리치)	애브비	판상건선
32		IL-2	Chimeric IgG1 mAb	Hybridoma	Basiliximab (바실릭시맙)	Simulect® (씨뮬렉트)	노바티스	신장이식시 병용 면역억제제
33		BLys (=BAFF)	Human IgG1 mAb	Phage display	Belimumab (벨리무맙)	Benlysta® (벤리스타)	글락소스 미스클라인	성인 전신홍반루푸스
34		integrin α4β7	Humanized IgG1 mAb	Hybridoma	Vedolizumab (베돌리주맙)	Kynteles® (킨텔레스)	다케자	궤양성대장염, 크론병
35	기타	IgE	Humanized IgG1 mAb	Hybridoma	Omalizumab (오말리주맙)	Xolair® (졸레어)	노바티스	알레르기성천식
36		IL-5	Humanized IgG1 mAb	Hybridoma	Mepolizumab (메폴리주맙)	Nucala® (누칼라)	글락소스 미스클라인	호산구성 천식
			Humanized IgG4 mAb	Hybridoma	Reslizumab (레즐(리주맙)	Cinquair® (싱케어)	한독	
37		IL-5α	Humanized IgG1 mAb	Hybridoma	Benralizumab (벤라리주맙)	Fasenra (파센라)	아스트라 제네카	
38		VEGF	Humanized IgG1 Fab	Hybridoma	Ranibizumab (라니비주맙)	Lucentis® (루센티스)	노바티스	황반변성 등
			Humanized scFv	Hybridoma	Brolucizumab (브로루시주맙)	Beovu® (비오뷰)		
39		VEGF	Chimeric IgG 1 Fc+VEGFR 1 & 2 fusion protein	Hybridoma	Aflibercept (애플리버셉트)	Eylea® (아일리아)	바이엘	황반변성 등
40		Receptor GpIIb/IIIa	Chimeric IgG1 Fab	Hybridoma	Abciximab, (압식시맙)	Clotinab®, (클로티냅)	이수앱지 스릴리	허혈성 심합병증 예방
41		Epitope in the F protein of RSV	Humanized IgG1 mAb	Hybridoma	Palivizumab (팔리비주맙)	Synagis® (시나지스)	애비브	소아환자의 하기도 질환 예방

42	Comple ment C5 α –chain	Humanized IgG2/4 mAb	Hybridoma	Eculizumab (에쿨리주맙)	Soliris® (솔리리스)	한독	야간혈색소뇨증 등
				Ravulizumab (라불리주맙)	Ultomiris® (울토미리스)	한독	야간혈색소뇨증
43	integrin α4	Humanized IgG4 mAb	Hybridoma	Natalizumab (나탈리주맙)	Tysabri® (티사브리)	사이넥스	다발성 경화증
44	CD52	Humanized IgG1	Hybridoma	Alemtuzumab (알렘투주맙)	Lemtrada® (렘트라다)	젠자임	
45	Dabiga –tran	Humanized Fab	Hybridoma	Idarucizumab (이다루시주맙)	Praxbind® (프락스바인드)	베링거 인겔하임	프라닥사 역전제
46	PCSK9	Human IgG2 mAb	Transgenic mice	Alirocumab (알리로쿠맙)	Praluent® (프랄런트)	사노피 –아벤티스	이상지질혈증
47			Transgenic mice	Evolocumab (에볼로쿠맙)	Repatha® (레파타)	암젠	
48	IL–4Rα	Human IgG4 mAb	Transgenic mice	Dupilumab (듀필루맙)	Dupixent® (듀피젠트)주	사노피 –아티스	아토피피부염 등
49	Factor IXa/ Factor X	Humanized IgG4, bispecific	Hybridoma	Emicizumab (에미시주맙)	Hemlibra® (헴리브라)	JW 중외	혈우병
50	RANKL	mAb Human IgG2	Transgenic mice	Denosumab (데노수맙데노수맙)	Xgeva® (엑스지바)	글락소 스미스 클라인	고형암의 골전이 환자에서 골격계 증상 발생 위험 감소
51					Prolia® (프롤리아)		골다공증
52	Sclerostin	Humanized IgG2	Hybridoma	Romosozumab (로모소주맙)	Evenity® (이베니티)	종근당	골다공증
53	EGF23	Human IgG1 mAb	Transgenic mice	Burosumab (부로수맙)	Crysvita® (크리스비타)	쿄와기린	인산혈증성 구루병 및 골연화증
54	CGRP	Humanized IgG4 mAb	Hybridoma	Galcanezumab (칼카니주맙)	Emgality® (앰걸러티)	릴리	편두통
55		Humanized IgG2 mAb	Hybridoma	Fremanezumab (프레마네주맙)	Ajovy® (아조비)	테바	
56	Kallikrein	Human IgG1 mAb	Transgenic mice	Lanadelumab 라나델루맙	Takhzyro® (탁자이로)	다케다	유전성 혈관부종
57	Spike protein of SARS– CoV–2	Human IgG scFv	Transgenic mice	Regdanvimab (레그단비맙)	Rekirona® (렉키로나)	쎌트리온	코로나–19
58	IL–6	Chimeric IgG1 mAb	Hybridoma	Siltuximab (실투시맙)	Sylvant® (실반트)	심오	다발성캐슬만병
59	CD2	Chimeric IgG1 mAb	Hybridoma	Dinutuximab (디누투시맙)	Quarziba® (콰르지바)	희귀의약품	신경아세포종
60	CD19	Humanized afucosylated IgG1 κ mAb	Hybridoma	Inebilizumab (이네빌리주맙)	Uplizna® (업리즈나)	미쓰비시 다나베	시신경척수염 범주질환
61	IL–6	Humanized IgG2 mAb	Hybridoma	Satralizumab (살트랄리주맙)	Enspryng® 엔스프링	로슈	

(※ 기타 — 42~61 행의 좌측에 "기 타" 세로 표기)

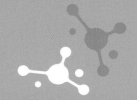

바이오의약품 임상약리학

PART 6

재조합 호르몬
의약품

PART 6
재조합 호르몬 의약품
(Recombinant Hormones)

▣ 소개

호르몬(Hormone)은 체내 특정 분비세포에서 합성·분비된 후 혈액을 따라 이동하고 표적세포 수용체에 결합하면서 인체에 특정 변화를 주는 내분비물질이다. 그동안 호르몬 의약품은 인슐린처럼 아미노산 서열이 동물과 유사한 경우 동물로부터 정제하여 사용하였다.

그러나 대량생산의 어려움, 정제 과정에서의 동물단백질 오염 가능성과 항체 생성에 따른 효능 상실 등이 문제점으로 대두되었다. 한편 소나 돼지 등과 아미노산 서열의 유사성이 낮은 성장호르몬 의약품 등은 인간의 뇌하수체로부터 얻을 수밖에 없었기 때문에 공급에 한계가 있었다.

또한 사람으로부터 얻는 또 다른 호르몬인 난포자극호르몬, 황체형성호르몬 등의 성선자극호르몬 의약품은 인간의 소변으로부터 분리하였지만 임상적으로 사용하기에는 충분하지 않았다.

재조합 기술이 발전함에 따라 1979년 처음으로 인간 인슐린 및 성장호르몬 유전자를 대장균에 도입하는데 성공하였으며, 1982년 사람 인슐린이 최초로 재조합 생물의약품으로 개발되었다.

I. 호르몬과 관련된 전반적인 이해

◆ 서론

호르몬은 일반적으로 신체의 내분비기관에서 생성되는 화학물질들이다. 이는 중추신경계를 주요 이동 경로로 하는 신경전달물질(neurotransmitter)에 비해 보다 광범위한 내분비

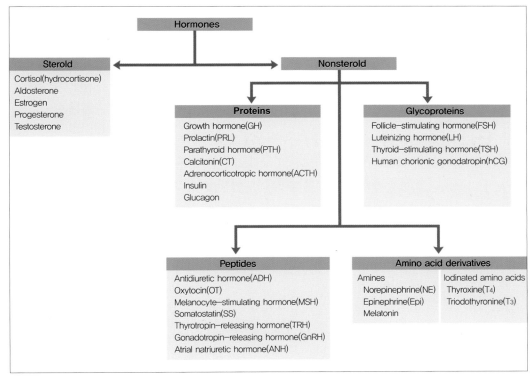

Figure 6–1. Classification of Hormone

기관에서 분비되어 혈액을 통해 넓은 범위에 비교적 오랜 시간 동안 작용한다.

따라서 호르몬은 다른 세포의 기능에 영향을 주는 세포에 의해 분비되고 호르몬을 분비하는 세포 주위의 세포외 공간으로 방출된다. 일부 호르몬은 짧은 거리를 이동하여 주위 세포에 효과를 나타내고 어떤 호르몬들은 혈액으로 들어가서 전신에 공급되어 보다 전신적인 효과를 나타낸다.

이러한 호르몬의 생리적 작용은 호르몬 분비에 대한 특별한 수용체를 갖고 있는 세포 즉 목표세포(target cell)에 국한된다.

1. 호르몬(Hormone)

호르몬은 특별한 분자 구조를 가진 유기물질로서 매우 강력하며 매우 낮은 농도에서도 표적세포에 세포 변화를 자극할 수 있다. 화학적으로 대부분의 호르몬은 콜레스테롤에서 합성되는 스테로이드(steoid) 또는 스테로이드 유사물질이거나, 아미노산에서 합성되는 아민(amine), 펩타이드(peptide), 단백질 또는 당단백질이다.

스테로이드호르몬은 탄소와 수소원자들로 구성된 복합 링(ring)을 갖고 있는 분자로서 스테로이드호르몬 간의 차이점은 이러한 링에 결합된 원자의 종류와 수 그리고 결합 방식이다. 이 호르몬에는 성호르몬(estrogen, testosterone)과 부신피질에서 분비되는 호르몬(aldosterone, cortisol) 등이 있다. 비타민 D는 변형된 스테로이드의 일종이다.

아민호르몬으로는 norepinephrine과 epinephrine 등이 있으며 뉴런에서 생산된다. 이들은 하나의 아미노산(tyrosine)으로부터 부신수질 안쪽부분에서 합성된다.

펩타이드호르몬은 비교적 짧은 아미노산의 고리로 되어 있다. 이에는 뇌하수체 후엽 호르몬(ADH, oxytocin)과 관련이 있고 일부(TRH, GnRH, SS)는 시상하부에서 생산된다.

단백질호르몬은 복잡한 분자 구조를 이루는 많은 아미노산이 연결되어 있다. 이에는 부갑상샘 호르몬(PTH)과 뇌하수체 전엽에서 생산되는 호르몬(GH, PRL) 등이 있다. 또한 뇌하수체 전엽에서 나오는 호르몬(FSH, LH와 TSH)은 당단백질로써 이러한 분자들은 단백질이 탄수화물과 결합되어 있다.

1) 스테로이드호르몬(Steroid hormone)

스테로이드호르몬은 비스테로이드호르몬과는 달리 세포막 구성 성분인 지질에 녹는데, 이 스테로이드 분자는 확산에 의해 비교적 쉽게 표적세포 내로 들어가 핵으로 들어가면 특이한 핵 단백질 분자인 수용체와 결합한다.

이어 스테로이드와 수용체의 복합체는 표적세포 DNA 분자의 특정 부위에 결합하여 특별한 유전자를 활성화시켜 특정 mRNA의 합성을 유도하게 된다. 따라서 스테로이드호르몬은 효소로 작용하여 세포대사의 속도를 변화시키고 막 이동계의 일부분으로 작용하며, 효소의 활성을 자극 또는 억제하는 단백질을 합성함으로써 목표세포에 영향을 끼친다. 이러한 스테로이드호르몬에 의한 세포반응 정도는 생성된 호르몬과 수용체 복합체의 수에 비례한다.

2) 비스테로이드호르몬(Nonsteroid hormone)

비스테로이드호르몬인 아민, 펩타이드 및 단백질은 보통 표적세포막에 위치한 특별한 수용체와 결합하는데, 각 수용체는 결합부위와 활성부위를 갖고 있는 단백질이다. 예를 들어, 어떤 호르몬은 수용체의 결합부위와 결합하면서 수용체의 활성부위를 자극하여 다른 막 단백질과 상호작용을 일으켜 전달신호를 보내게 된다.

이에 따라 막 결합효소 또는 막 이동기전이 변하게 되면서 다른 세포 물질의 농도를 변하게 한다. 이 신호전달물질은 처음의 호르몬에 반응하여 두번째로 세포의 변화를 일으키기 때문에 제2의 전령자(second messenger)로 작용한다.

제2의 전령자의 기전에 대한 세포반응은 막의 투과성을 변화시키고 여러 효소를 활성화시키며, 특정 단백질 합성을 증가시키고 특정 대사과정을 자극 또는 억제시키며 세포운동을 항진시키고 호르몬과 다른 물질의 분비를 촉발시킨다.

이러한 제2의 전령자에는 cAMP(cyclic Adenosine monophosphate), cGMP(cyclic Guano sine monophosphate) 등이 있다.

2. 호르몬 분비의 조절(Control of Hormonal Secretions)

호르몬은 매우 강력한 물질이기 때문에 내분비세포에 의한 방출은 정교하게 조절되어 분비되는 양은 신체에서 소모되는 양과 균형을 이룬다. 호르몬 분비를 조절하는 기전으로 되먹임계(feedback system)와 신경조절 등이 있다.

1) 되먹임계(Feedback system)

되먹임계에서는 신체 각 부분이 조절할 세포대사에 관련된 신호형태로 정보(feedback)를 계속해서 받아들인다. 조건이 변할 경우 각 부분은 정보에 대응하여 작용하고 그 활성을 조절한다.

일반적으로 호르몬 분비의 조절은 음성되먹임계(negative feedback system)가 담당한다. 이러한 시스템에서 내분비샘은 조절할 물질의 농도에 민감하거나 조절할 대사과정 중의 대사물질 농도에 민감하다. 농도가 적정 수준에 도달하면 내분비샘은 억제되고 분비작용은 약해진다.

따라서 호르몬의 농도가 감소됨에 따라 조절될 물질의 농도는 감소되고 샘에 대한 억제작용이 중지된다. 샘이 더 이상 억제되지 않으면 다시 호르몬을 분비시킨다. 이러한 음성되먹임계의 결과로 일부 호르몬은 비록 적정 수준에서 미약한 변동이 있긴 하지만 농도는 비교적 안정화되어 있다.

이러한 조절계로는 내분비샘과 시상하부 사이의 상호작용이 있는데, 시상하부에 있는 신경분비세포(neuro-secretory cell)는 방출(또는 억제) 호르몬(또는 인자)이라 하는 물질을 분비한다. 이러한 방출호르몬의 표적세포는 뇌하수체 전엽이다. 뇌하수체 전엽은 자신의 호르몬을 분비함으로써 그와 같은 물질에 반응한다. 그러므로 그러한 샘의 호르몬이 체액에서 적정농도에 이르면 음성되먹임계는 시상하부를 억제하고 방출호르몬의 분비가 줄어든다.

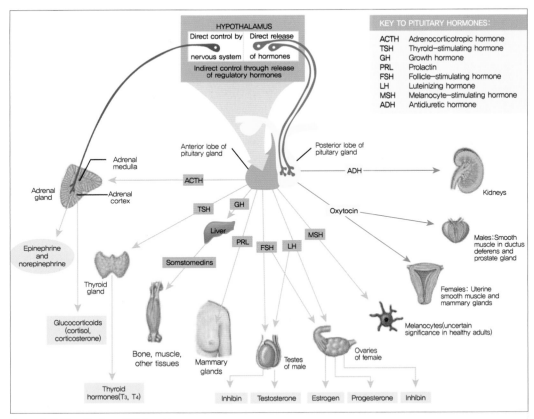

Figure 6-2. Classification of Pituitary Hormone

2) 신경 조절(Nerve control)

호르몬 조절기전의 또 다른 형태는 신경계이다. 예를 들어, 다른 호르몬 분비와 달리 부신수질은 신경흥분에 대한 반응으로 호르몬을 분비한다.

즉 부신수질의 경우 norephinephrine과 epinephrine 같은 호르몬이 뇌의 시상하부에서 기인된 절전교감신경(preganglionic sympathetic neuron) 흥분의 자극에 대한 반응으로 분비된다.

3. 뇌하수체호르몬(Pituitary hormone)

뇌하수체에는 전엽(anterior lobe)과 후엽(posterior lobe)이 있다. 뇌하수체 전엽은 콜라겐으로 이루어진 결합조직의 캡슐로 둘러싸여 있으며 주로 얇은 막의 혈관 주위에 벽돌 모양의 정렬된 상피조직으로 구성되어 있다.

상피조직 안에는 성장호르몬(GH)을 분비하는 somatotrope, prolactin(PRL)을 분비하는 mammatrope, 갑상샘자극호르몬(TSH)을 분비하는 thyrotrope, 부신피질자극호르몬(ACTH)을 분비하는 corticotrope 및 난포자극호르몬(FSH), 황체형성호르몬(LH) gonad-otrope 등이 있다.

전엽의 호르몬의 분비는 시상하부에서 생성된 방출호르몬에 의해 조절된다. 이러한 방출호르몬은 시상하부와 연결된 모세혈관의 혈액에 의해 수송되고 뇌하수체 줄기를 따라 아래로 지나가서 전엽의 모세혈관망을 만드는 뇌하수체 문맥(hypophyseal portal vein)을 형성한다. 그러므로 시상하부로부터 혈액으로 방출되는 물질은 직접적으로 전엽으로 이동된다.

뇌하수체 후엽은 샘상피세포로 구성된 뇌하수체 전엽과는 달리 신경섬유와 신경아교세포(pituicytes)로 구성되어 있다. 신경아교세포는 시상하부에서 나오는 신경섬유를 지지하는 기능을 한다. 뇌하수체후엽 호르몬에는 항이뇨호르몬(ADH)과 옥시토신(OT)이 있으며, 이들은 시상하부의 뉴런에서 생성된다. 이 호르몬들은 뇌하수체 줄기를 따라 축삭돌기(axon)를 거쳐 후엽으로 내려가고 축삭돌기의 끝부분에 있는 소포체에 저장된다. 이 호르몬들은 시상하부로부터 오는 신경 충격에 대한 반응으로 혈액에 방출된다. 비록 후엽은 어떠한 호르몬도 생성하지 않지만 항이뇨호르몬과 옥시토신이 그 조직 안에서 신경섬유에 의하여 분비된다.

결론적으로 시상하부는 신경계의 거의 모든 부분에서 정보를 받는다. 이러한 정보에는 개인의 감정상태, 체온, 혈액영양분 농도 등이 포함한다. 시상하부는 때때로 호르몬을 방출하는 작용으로 뇌하수체에 신호를 보내 정보에 대한 반응을 보여준다.

II. 성장호르몬(Growth hormone, GH) 및 성장호르몬 억제호르몬 (Growth hormone-inhibiting hormone, GHIH)과 재조합 의약품

◆ 서론

1921년 뇌하수체 추출물을 투여한 쥐에서 성장이 촉진된다는 사실을 발견하였고, 1958년에 사체의 뇌하수체에서 추출한 성장호르몬을 성장호르몬 결핍증 소년에게 투여하여 성장효과가 있었음을 처음으로 보고하면서 성장호르몬이 성장장애의 치료에 사용되기 시작하였다.

그러나 인체성장호르몬제는 Creutzfeldt-Jakob 질환(CJD)을 전파한다고 알려지면서 1985년에 사용이 금지되었고, 바로 그해 인슐린에 이어 두 번째로 유전자재조합에 의한 성장호르몬제(recombinant human growth hormone, somatropin)가 개발되었다.

하지만 재조합 데포형 성장호르몬이 주사 부위의 발적과 종창, 그리고 매일 맞는 성장호르몬과 동등한 효과를 위하여 2~2.5배 증량을 필요로 하는 등 제약이 많아 시장에서 퇴출되기도 했다. 이러한 여러 문제가 해결된 새로운 재조합 성장호르몬의 사용이 가능해지면서 현재 저신장증이 있는 소아뿐 아니라 터너증후군, 신부전증에 의한 성장지연, Prader-Willi syndrome 환자 등에 사용되고 있다.

1. 성장호르몬(Growth hormone, GH)

1) 성장호르몬(소마토트로핀)의 생리

소마토트로핀(Somatotropin)은 뇌하수체 전엽의 성장호르몬 분비세포(somatotrope)에서 합성·분비되는 191개의 아미노산으로 이루어진 펩타이드호르몬이다. 분비된 성장호르몬은 여러 말초조직에 위치한 소마토트로핀 수용체를 통하여 성장 및 대사 기능을 조절하는 작용을 나타내게 된다. 성장호르몬의 합성·분비에 관여하는 모든 요소들을 성장호르몬 축(GH-axis)이라고 한다.

소마토트로핀의 분비는 하루 중 특히 밤에 왕성하게 일어나는데 보통 성장기에 있는 어린이는 하루에 9~10회 정도의 성장호르몬 분출이 일어나며 맥박 치듯 왕성하게 박동적으로 분비된다. 그러나 사춘기에 최고를 이루다가 20대 이후에 매 10년마다 14.4% 씩 서서히 감소하여서 60대가 넘으면 20대의 50% 이하로 감소한다. 노인이 될수록 이러한 성장호르몬의 박동성 분비가 없어지고 결국은 분비 결함과 함께 성장호르몬의 결핍증상이 나타난다. 소마토트로핀 분비의 신경내분비적 조절과 관련하여, 성장호르몬 분비를 촉진하는 시상하부호르몬인 성장호르몬 분비촉진호르몬(growth hormone-releasing hormone, GHRH), ghrelin, pituitary adenylate cyclase-activating peptide, 갑상샘자극호르몬 분비호르몬(thyrotropin-releasing hormone, TRH) 등과 성장호르몬의 분비를 억제하는 성장호르몬 분비억제호르몬(growth hormone-release-inhibiting hormone, GHRIH)인 소마토스타틴(somatostatin), neuropeptide Y(NPY), cortistatin 등에 의해 조절된다.

이 중 소마토트로핀 합성·분비의 제일 중요한 조절인자는 시상하부의 신경분비핵(neurosecretory nuclei)에서 분비되는 GHRH 및 소마토스타틴이다.

이들 두 펩타이드는 교대로 분비되며 성장호르몬 분비에 반대효과를 가지고 있다. 즉 GHRH가 방출될 때에는 소마토트로핀이 억제되고 소마토스타틴이 방출될 때에는 소마토트로핀 분비가 억제되면서 서로 반대의 작용을 통해 성장호르몬 분비를 아주 정밀하게 유지하고 있으며 그 작용은 나이, 성별, 그리고 대사상태에 따라 다르게 나타난다.

또한 위장관펩타이드호르몬인 그렐린(ghrelin)은 소마토트로핀의 분비를 증가시키는 작용을 하며, GHRH, 소마토스타틴, 그렐린은 서로 밀접하게 연관하여 소마토트로핀의 박동성 분비를 조절한다. 이외에도 뇌하수체 전엽에서 발현되는 시상하부호르몬에 대한 수용체의 상태에 의해서도 영향을 받는다. 아울러 그렐린, insulin-like growth factor-I(IGF-I), 렙틴(leptin) 등의 말초호르몬에 의해서도 조절되는 것으로 알려져 있다.

2) 소마토트로핀의 작용

소마토트로핀은 성장이 종료하기 전 소아에서는 세포의 성장을 자극하며 보통보다 더 빠르게 세포분열을 일으키게 해주지만, 성장이 종료된 후 성인에서는 인체 구성성분인 지방의 감소와 근육의 증가를 나타내며, 골밀도를 증가시키고 심기능 개선, 기억력 향상 등 노화의 현상을 반전시키는 호르몬이다.

소마토트로핀은 혈중 아미노산 증가, 혈중 지방산 감소, 혈당 감소, 운동, 적절한 스트레스, 적절한 수면 등이 나타나게 되면 시상하부와 뇌하수체를 통해서 박동성으로 분비된다. 특히 세포막을 통하여 아미노산의 이동을 증가시키고 세포가 이러한 분자를 단백질로 변화시키는 속도를 빠르게 해준다. 아미노산 중 arginine과 ornithine은 소마토스타틴을 억제해서 소마토트로핀의 분비를 증가시켜준다.

한편 소마토트로핀은 간이나 다른 조직을 자극해서 IGF-1을 분비시킨다. IGF-1은 조골세포(osteoblast)와 연골세포(chondrocyte)의 분화를 촉진하고 근원세포(myoblast)의 성장과 분화도 자극한다. 이로써 뼈의 성장과 석회화(mineralization)를 촉진하고 근육량을 증가시킨다. 소마토트로핀은 직접적으로 뼈조직의 길이 증가를 자극할 수 있지만 연골에 대한 영양은 중개물질을 필요로 하는데, 소마토메딘(somatomedin)이 소마토트로핀에 대한 반응으로 간에서 방출되어 연골 성장을 증가시킨다.

이러한 소마토트로핀 조절에는 개인의 영양상태가 관여된다. 예를 들어, 단백질이 부족한 상태 또는 비정상적으로 낮은 혈당농도를 유지할 때에는 더 많은 소마토트로핀이 방출된다. 반대로 혈액 내에 단백질과 포도당 농도가 증가하면 성장호르몬의 분비량은 감소한다. 시상하부는 혈액의 영양분 농도를 감지하며 그에 대한 반응으로 GHRH를 방출한다.

3) 재조합 성장호르몬제의 응용

미 FDA는 재조합 성장호르몬제의 사용을 성장호르몬 결핍성 저신장증, 따라잡기 성장을 하지 못한 저신장부당 경량아(small for gestational age), 특발성(idiopathic) 저신장증, 성인의 성장호르몬결핍증, 성인의 후천성면역결핍증, 터너증후군(Turner's syndrome), 프라더-윌리증후군(Prader-Willi syndrome), 만성신부전, SHOX(short stature homeobox) 유전자결핍증, 누난증후군(Noonan Syndrome) 등에 승인하였다.

재조합 성장호르몬제는 소아의 근골격, 결합조직, 장기의 성장을 촉진하며 성인에서의 대사작용에도 중요한 역할을 하여 말초에서 인슐린의 작용을 길항하고 인슐린과 인슐린유사성장인자(IGF-1)의 생성을 촉진한다. 소마트로핀에 의해 혈중농도가 상승한 인슐린유사성장인자는 연골형성뿐 아니라 골격과 연조직의 성장에 직접적으로 관여함으로써 성장에 주요한 기능을 한다.

성장호르몬은 저신장증 치료를 위해서 성장호르몬 결핍성(growth hormone deficiency, GHD) 저신장증뿐만 아니라 터너증후군, 가족성 저신장증, 만성신장질환, 태아발육부전증 같은 성장호르몬 비결핍성저신장(non-GHD)에서도 성장호르몬을 투여하여 성장촉진효과가 있다고 보고하였다.

그러나 이런 성장촉진효과는 GHD인 경우에서는 거의 일치되지만, non-GHD 저신장증에서는 성장호르몬 치료에 따른 성장효과에 대해서는 논란이 많다. 현재까지 전세계적으로 저신장증에서 성장호르몬을 치료제로 사용한 3대 주요 질환은 특발성(idiopathic) GHD가 가장 많았으며 그 다음은 기질성(organic) GHD 및 성장호르몬결핍증 이외의 원인으로 초래된 저신장증인 경우이다.

GHD인 경우 소아에서는 성장 촉진효과 목적으로, 성인에서는 신체구성의 장애, 골밀도 감소, 심혈관장애, 지질대사 이상, 삶의 질 저하 등 대사장애 교정 목적으로 성장호르몬을 치료제로 사용하여 왔다.

2. 성장호르몬 억제호르몬(Growth hormone-inhibiting hormone, GHIH)

1) 성장호르몬 억제호르몬(또는 소마토스타틴)

소마토스타틴(Somatostatin)은 시상하부를 비롯한 중추신경계 및 말초신경계에서 광범위하게 발견된다. 시상하부에 존재하는 뇌실주위핵(periventricular nucleus) 및 실방핵(paraventricular nucleus)에 위치한 소마토스타틴합성 신경세포는 정중융기로 축삭을 내며, 이 부위에서 소마토스타틴이 문맥계로 분비되어 뇌하수체 성장호르몬합성 세포에 작용하여 성장호르몬의 분비를 조절한다. In vitro에서 소마토스타틴은 기저 혹은 GHRH 및 그렐린에 의한 성장호르몬의 분비반응을 억제한다.

소마토스타틴의 작용은 5가지의 아형을 가진 소마토스타틴수용체(somatostatin receptor, SSTR)에 의해 매개된다. 뇌하수체 전엽에서는 이 5가지 SSTR가 모두 발현되지만, SSTR2와 SSTR5가 뇌하수체 성장호르몬분비 세포에서 가장 많이 발현된다.

SSTR2 및 SSTR5 특이성 효능제는 SSTR1, SSTR3 및 SSTR4 효능제보다 1,000배 정도 낮은 농도에서도 효과적으로 성장호르몬의 분비를 억제하므로 SSTR2 및 SSTR5가 뇌하수체 성장호르몬분비세포에서의 소마토스타틴의 성장호르몬분비 억제작용을 매개하는 주된 수용체로 여겨지고 있다.

여러 면에서 SSTR2는 일관된 결과를 보여주지만 다른 수용체를 통한 작용은 차이가 많은 것으로 보인다. SSTR2를 통한 소마토스타틴의 작용은 adenylyl cyclase의 억제를 통해 나타난다. 그 결과 세포내 cAMP 수치가 감소하고 칼슘채널이 억제되며 K^+ 채널은 활성화된다.

SSTR1는 뇌, 췌장(β cells), 위장계, 여러 종양세포에, SSTR2는 뇌, 뇌하수체, 췌장(α cells), 위장계, 부신, 면역세포, 여러 종양세포에, SSTR3는 뇌, 위장계, 간, 비장, 여러 종양세포에, SSTR4는 뇌(다른 아형보다 적음), 위장계, 폐, 심장, 태반, 여러 종양세포에, SSTR5는 뇌, 뇌하수체, 췌장(β and δ cell), 위장계, 여러 종양세포에 존재한다.

소마토스타틴과 연관되는 약제는 말단비대증, 위·장·췌장계 내분비성 종양의 증상 경감 등에 사용한다. 그 중 말단비대증은 인슐린유사성장인자-I(IGF-I)의 비정상적인 과다분비를 유발하고 성장호르몬 과다 분비를 특징으로 하는 희귀질환으로, 대부분 뇌하수체의 양성종양으로 인해 발생한다.

말단비대증은 기대수명 감소, 심혈관계 문제 및 손, 발, 기타 장기의 비대, 얼굴모양 변형, 피로, 관절통, 대사장애 등을 포함하는 임상적 변화와 연관이 있다. 골관절증, 대사성합병증(인슐린 저항성, 고혈당, 고지질혈증 등), 신생물 발생 위험, 뇌하수체기능 저하, 척추골절, 삶의 질 감소 등 다양한 2차적인 전신합병증을 동반할 수 있다.

말단비대증의 치료는 종양의 성장과 성장호르몬(GH) 및 IGF-I의 분비를 조절하고 질병의 징후와 증상들을 예방해 삶의 질을 향상시키고 조기사망을 예방하는 것이다. 따라서 주로 수술, 방사선치료, 도파민유사체(dopamine agonist), 소마토스타틴 유사체(somatostatin analog, SSA), 성장호르몬수용체 길항제(growth hormone receptor antagonist) 등을 이용한 치료법이 사용되며, 혈중 성장호르몬 및 IGF-I 수치의 정상화를 달성한 환자의 비율로 치료효과를 평가한다.

이 중 소마토스타틴 유사체(SSA)는 성장호르몬분비성 뇌하수체 종양(소마토스타틴 수용체와 결합)에 작용하여 성장호르몬 과분비 및 IGF-1 과분비를 모두 조절하는 합성의약품으로 소마토스타틴 수용체 배위자(somatostatin receptor ligand, SRL)라고도 한다. SSA 1세대로 octreotide acetate(산도스타틴라르, Sandostatin LAR®)와 lanreotide acetate(소마툴린오토젤, Somatulin Autogel®)가 있고 2세대로 pasireotide pamoate(시그니포라르, Signifor LAR®) 등이 있다. 또한 재조합 성장호르몬 수용체길항제(growth hormone receptor antagonist)로 소마버트(Somavert®)가 있다.

2) 재조합 성장호르몬 수용체길항제(Growth hormone receptor antagonist, GHRA)

말단비대증환자의 경우 GH 및 IGF-I 수치의 조절이 중요하며, 특히 IGF-I 수치 정상화 달성을 생화학적 치료목표로 권고하고 있다. 이에 대해 소마토스타틴 유사체(SSA) 중 1세대 SSA(Octreotide LAR와 lanreotide LAR)는 많은 환자에서 GH 및 IGF-I 수치가 적절하게 조절되지 않으며, 2세대 SSA(Pasireotide LAR)는 1세대 SSA와 비교하여 고혈당 부작용이 더 높은 비율로 발생하는 것으로 보고되어 당뇨병 등 당대사장애 관련 동반질환이 있는 경우 적합하지 않다.

재조합 성장호르몬수용체길항제는 기존의 SSA억제제제가 소마토스타틴수용체와 결합하여 GH와 IGF-I 분비를 억제하는 것과는 달리, GH 수용체에 경쟁적으로 결합하여 GH와 그 수용체 간의 결합 및 이합체화를 모두 억제함으로써 GH의 신호전달을 차단하고, 최종적으로 IGF-I의 농도를 효과적으로 감소시킨다. 따라서 GH 수용체에 매우 선택적이며 프로락틴을 포함한 다른 사이토카인수용체에는 교차반응하지 않는다.

III. 성선자극호르몬(Gonadotropin)과 재조합 의약품

◆ 서론

1962년경 난포자극호르몬(FSH)를 폐경기 여성의 소변으로부터 추출된 인간폐경기성성선자극호르몬(human menopausal gonadotropin, menotropin, hMG)으로 사용하였는데, 이 약제는 FSH의 특이적 활성도가 낮고 FSH 이외의 황체형성호르몬(LH)와 소변 내 단백질 등을 포함하고 있어서 배란유도제로 사용시 채취된 난자의 질 저하와 낮은 수정률, 낮은 배아활성도 및 초기 임신 소실을 유발하였다.

hMG제제 이후 지난 수십 년간 단클론(monoclonal) 항체를 사용한 정제화 과정의 발달로 폐경기여성 소변으로부터의 FSH을 보다 효율적으로 추출한 순수 난포자극호르몬제(urinary human FSH, uhFSH, urofollitropin)가 개발·생산되어 사용되었다.

이후 아주 극소량의 LH 활성도를 포함하고 소변 내의 단백질과 바이러스 등의 불순물을 극소량만 함유하고 있는 성분인 고순도 난포자극호르몬(highly purified uhFSH, highly purified urofollitropin)의 개발은 초기 hMG 보다 더 높은 임신율을 보고하였다.

그럼에도 불구하고 폐경기여성의 소변에서 추출한 FSH는 많은 수의 소변 공여자로부터 많은 양의 소변을 모아야 하는 단점이 있고, 공급에 있어서도 안정성을 보이지 않으며, 배치(batch) 간의 불일치성 등이 문제점으로 대두되었다.

생명공학 기술의 발달로 1960년도에 최초로 성선자극호르몬의 구조가 밝혀졌으며 1988년도에는 유전자 재조합 기술의 발달로 처음으로 chinese hamster ovary(CHO) cell line을 사용하여 인간 FSH α와 ß subunit을 인코딩(encoding)하는 유전자를 발현 벡터(expression vector) 속으로 주입해 넣음으로써 LH의 활성이 전혀 없고 소변 내의 단백질 불순물을 포함하지 않은 두 가지 종류의 재조합 인간난포자극호르몬(recombinant human FSH, rhFSH, follitropin alpha and follitropin beta)를 합성하였다.

1. 난포자극호르몬(Follicle-stimulating hormone, FSH)

난포자극호르몬(FSH)은 시상하부호르몬인 생식선자극호르몬방출호르몬(GnRH)에 의해 뇌하수체 전엽의 호염기성 세포에서 분비되는 당단백질성 성선자극호르몬으로 혈액 속의 성호르몬 양 및 인히빈(inhibin)이나 액티빈(activin)의 양 등에 의해 조절된다. 분자량 약 20,000~50,000이고 당함량이 약 20%이며 α와 β 아단위(subunit)으로 이루어지는데 α 아단위는 LH의 α 아단위와 아미노산 배열이 같다.

FSH는 여성의 난소에 작용하여 난포의 발육과 성숙을 촉진하며, LH와 함께 배란, 자궁의 발육, 발정(estrous)현상 등을 초래하는 작용을 한다. 남성에서는 정소(testis)의 간질세포(Leydig cell)에 작용하여 정자의 성숙, 정세관(seminiferous tubule)의 발육을 촉진시키는 정자형성호르몬이다. 시상하부는 여아 10세 또는 그 이후부터 GnRH을 분비하기 시작하는데, GnRH는 성선자극호르몬인 FSH와 LH를 분비하기 위해 뇌하수체 전엽을 자극한다. 이 호르몬들은 여성 성세포의 성숙을 조절하고 성호르몬을 생산하는데 가장 중요한 역할을 한다.

여성호르몬은 난소, 부신피질, 태반(임신중) 등에서 분비되며, 이에는 에스트로겐(estrogen)과 프로게스테론(progesterone)이 있다. 에스트로겐에는 estrone(E1), estradiol(E2), estriol(E3) 등의 종류가 있는데, E2의 작용이 가장 강하다.

에스트로겐은 주로 난소에서 합성되며 부신 안드로겐(androgen)에서도 합성되기도 한다. 사춘기에는 뇌하수체 전엽의 영향으로 난소가 분비하는 호르몬의 양이 증가한다. 에스트로겐은 질, 자궁, 난관, 난소 및 바깥 부속기관들이 성장하도록 촉진하며 여성의 2차 성징의 발달과 유지를 맡고 있다.

또한 난소는 프로게스테론를 합성한다. 이 호르몬은 여성의 생리주기 동안에 자궁에서 일어나는 변화들을 촉진시킨다. 그 외에 유선에 영향을 주고 뇌하수체 전엽에서 나오는 성선자극호르몬(gonadotropin)의 분비를 조절하도록 돕는다.

1) 여성의 생리주기(Female reproductive cycle)

여성의 생리주기는 자궁 내벽에서의 규칙적이고 반복되는 변화로 보통 13세경에 시작하여 중년까지 계속되며 중년 이후에 그 주기가 멈춘다. 여성의 첫 번째 생리주기(초경)는 난소와 여성 생식조절체계의 다른 조직들이 성숙해지고, 어떤 호르몬에 반응할 수 있게 된 이후에 시작된다. 이때 시상하부의 GnRH 분비는 FSH와 LH를 역치 단계에까지 분비하도록 뇌하수체 전엽을 자극한다.

이 중 FSH는 난포의 성숙을 촉진하도록 난소에 작용하며, 난포의 과립막세포(granulosa cell)는 에스트로겐과 약간의 프로게스테론을 생산한다. LH 또한 에스트로겐 생산에 있어서 어떤 난포막세포(theca cell)들이 에스트로겐을 합성하는데 필요한 전구물질(testoster-one)을 분비하도록 자극한다.

생리주기의 첫 주 혹은 그 정도의 기간에 증가되는 에스트로겐의 농도는 자궁내막이 두꺼워지는 것을 비롯하여 자궁 안쪽의 변화를 가져온다. 한편 성장하고 있는 난포는 그 주기의 14일째까지 성숙을 끝마치고, 마치 수포와 같은 것이 부푼 것처럼 난소표면 위에 나타난다. 난포가 성숙해지는 동안 분비되는 에스트로겐은 뇌하수체 전엽에서 LH를 분비하지 못하게 하고 축적하게 한다. 그리고 에스트로겐은 뇌하수체 전엽세포들이 시상하부에서 90분 간격으로 규칙적으로 방출되는 GnRH의 작용에 더 민감해진다.

난포가 성장한지 14일경에 뇌하수체 전엽세포는 마침내 GnRH의 분비에 반응하고, 난포에서 분비되는 프로게스테론이 많이 분비되도록 반응한다. 이후 뇌하수체 전엽세포는 축적된 LH를 분비하게 되며 약 36시간 동안 계속되는 LH 농도로 인해 부풀어 오른 난포벽이 약해지고 파열(배란)되는 원인이 된다. 동시에 난모세포와 난포액이 배란과정에 난소에서 빠져나온다. 다시 뇌하수체로부터 분비된 FSH에 의해 원시난포(primordial follicle) 몇 개가 성숙되기 시작한다. 그 다음에는 LH에 의해 그 중의 하나가 완전히 성숙한 상태로 발전하고, 나머지는 폐쇄난포(atretic follicle)가 된다. 난포가 성숙해지면 에스트로겐을 분비하게 되고, 그 분비가 어느 정도 선을 넘으면 뇌하수체에 양성되먹임(positive feedback)이 걸린다. 이로 인해 LH가 급격하게 분비되고(LH surge) 배란(ovulation)이 일어난다.

배란에 이어 난소 내에 있는 난포의 잔여물들과 속난포막(theca interna)이 급속한 변화를 가져오며, 난포액으로 채워져 있던 공간이 혈액으로 가득차는데, 이 혈액은 곧 응고되어 LH의 영향으로 단세포와 포막의 세포들이 크게 확대되어 난소 내에 황체(corpus luteum) 라고 하는 새로운 분비구조를 형성한다.

따라서 난포의 나머지 부분은 황체가 되고, LH의 작용으로 에스트로겐과 프로게스테론을 분비한다. 그리고 배란으로부터 2주일이 경과하면 황체가 퇴화되어 에스트로겐과 프로게스테론이 감소하며, 뇌하수체에 대한 음성되먹임(negative feedback)이 풀리고 LH, FSH 의 상승이 재개되어 다음 주기에 들어간다. 황체가 퇴화됨에 따라 자궁내막을 유지하는 호르몬이 감소하여 내막이 허혈상태가 되고, 괴사를 일으켜 출혈과 함께 탈락되는 것이 월경이다.

난포세포는 생리주기의 전반부 동안에 약간의 프로게스테론을 분비하기는 하지만, 황체세포는 그 주기의 나머지 절반 동안에 많은 양의 프로게스테론과 에스트로겐을 분비한다. 결과적으로 황체가 형성되면 프로게스테론의 혈중농도는 급격히 증가한다.

프로게스테론은 자궁내막에 작용하여 혈관과 분비조직을 왕성하게 만든다. 또한 자궁샘에 작용하여 글리코겐과 지방질을 많이 분비하도록 한다. 그 결과 자궁의 내막조직은 태아에게 유리한 환경을 공급하는 영양소와 전해질 등의 액으로 가득 차게 된다.

한편 에스트로겐과 프로게스테론은 뇌하수체 전엽으로부터 LH의 분비를 억제한다. 황체도 또한 FSH의 분비를 억제하는 인히빈(inhibin) 호르몬을 분비한다. 결과적으로 황체가 활동하는 동안에는 난소 내의 다른 난포세포는 성장하지 못한다. 하지만 배란 중에 방출된 난모세포(oocyte)가 정자에 의해 수정되지 않으면 황체는 그 주기의 대략 24번째 날에 퇴화하기 시작한다.

황체가 기능을 멈추게 되면, 에스트로겐과 프로게스테론의 농도가 급격히 떨어진다. 그 반응으로 자궁내막에 있는 혈관들은 수축된다. 이 작용으로 두꺼워진 자궁내막에 산소와 영양소를 공급하는 것이 감소되고, 이런 내부조직(탈락막, decidua)은 곧 퇴화되어 떨어져 나가버린다. 파괴된 세포 부스러기와 모세혈관에서 새어나온 혈액이 합해져 질을 통해 월경으로 나간다. 이 흐름은 보통 주기의 28일째에 시작하여 에스트로겐의 농도가 비교적 낮은

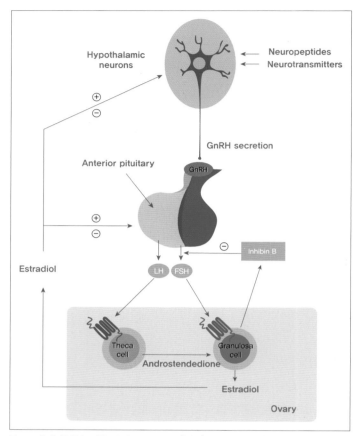

Figure 6-3. Follicle-Stimulating Hormone(FSH)

3~5일 동안 계속된다. 월경의 시작은 생리주기의 끝과 새로운 주기의 시작을 의미한다.

2) 임신 중 호르몬의 변화

정상적인 생리주기 중에 황체(corpus luteum)는 배란 후 약 2주 내에 퇴화되며, 그 결과 에스트로겐과 프로게스테론의 농도가 급속히 떨어지며, 자궁내막은 더 이상 유지되지 않고 월경으로 떨어져 나간다. 이런 현상이 착상 후에 일어나면 배자(배아, embryo)도 손실된다(자연유산).

이러한 자연유산을 막아주는 기전은 인간융모성선촉진호르몬(human chorionic gonado-tropin, HCG)라는 호르몬과 관계가 있다.

이 호르몬은 발육 중에 있는 배자를 둘러싸고 후에 태반형성과 관계가 있는 영양막(troph-oblast) 세포층에 의해 분비된다.

HCG는 LH와 비슷한 성질을 가지고 있으며, 황체를 유지시키고 에스트로겐과 프로게스테론을 계속 분비하도록 한다. 이렇게 하여 자궁벽은 계속 자라고 발달한다. 동시에 뇌하수체 전엽에서의 FSH와 LH의 분비가 억제되어 정상 생리주기가 끝난다.

HCG의 분비는 약 2개월 동안 높은 수준으로 계속되다가 4개월 말경에는 비교적 낮은 수준으로 분비된다. 황체는 임신기간 내내 유지되기는 하지만 호르몬의 기능은 처음 3개월(first trimester) 이후에는 약해진다. 이는 태반이 보통 그때까지 잘 발달되고 태반의 조직이 충분한 양의 에스트로겐과 프로게스테론을 분비하기 때문이다.

잔여 임신기간 중에는 태반의 에스트로겐과 프로게스테론이 자궁벽을 유지한다. 태반은 또한 태반 락토겐이라고 하는 호르몬을 분비한다. 이 호르몬은 유방의 발육을 촉진하고 태반의 에스트로겐과 프로게스테론에 의해 도움을 받는 기능인 유즙분비를 준비하는 것으로 알려지고 있다. 태반의 프로게스테론과 황체에서 나오는 리랙신(relaxin)은 출산과정이 시작되기까지 자궁의 수축 작용이 억제되도록 하기 위해 자궁근층에서 평활근의 수축을 억제한다.

임신 기간 중 태반의 에스트로겐의 높은 농도는 질과 외부 생식기관들을 커지게 한다. 또한 리랙신은 치골 결합인대와 천장골의 관절들을 함께 이어주는 인대가 이완되도록 한다. 보통 임신 마지막 주에 일어나는 이런 작용은 이 관절들의 운동범위를 크게 하여 산도를 통한 태아의 출산을 도와준다.

2. 난임의 개념과 치료

1) 난임의 정의

난임은 임신이 가능한 상태이지만 특별한 이유 없이 임신이 되지 않거나 다른 원인으로 인해 일시적으로 임신이 어려운 경우이고, 불임은 임신이 되지 않는 명확한 이유가 있어서 임신이 완전히 불가능한 상태를 의미한다. 즉 생물학적 기준으로 임신 가능 여부에 따라 난임과 불임을 구분한다.

난임의 원인은 아주 다양한데 크게 여성 요인과 남성 요인으로 나누어지며, 통계적으로 비슷한 비율을 차지하고 있다. 여성 난임의 원인에는 배란장애, 난소기능저하, 자궁내막증이나 자궁근종과 같은 자궁질환 등이 있다. 이외에도 자궁이상, 난관이상, 복강 내 이상 등이 있다.

남성 난임의 원인에는 정자의 운동능력저하, 정자생성장애, 정자기능이상, 정류고환, 고환염전(testicular torsion), 정관 이상, 정관폐쇄, 호르몬 이상, 발기부전, 지속적인 음낭온도

상승, 약물부작용 등이 있다. 이외에도 과로나 스트레스, 불규칙한 식습관 및 생활습관 등 환경적 요인이 건강 상태에 영향을 미쳐 생식기능이 떨어지기도 한다.

여성 난임의 경우 1/3에서 1/2에서는 배란의 이상을 발견할 수 있다. 배란의 이상은 난자가 성숙한 난자를 생산할 수 있는 능력이 없거나, 난자가 배출되는 경로에 이상이 생긴 경우이다. 난자가 전혀 배출되지 않는 경우는 무배란이다. 배란 문제를 일시적으로 해결하고 임신 능력을 향상시키기 위해 사용하는 약제를 배란유도제라 한다.

이 약제들은 다만 배란의 이상이 있는 여성에게서 배란이 보다 규칙적으로 일어나도록 도와주는 역할을 한다. 배란유도제는 배란의 시기를 조절하여 난자가 성숙한 상태에서 배출될 수 있도록 자극한다. 이 약제들은 자궁 내막의 상태를 개선하여 다른 종류의 배란 이상을 교정하는 목적으로도 사용된다.

2) 보조생식술(Assisted reproduction technology, ART)

보조생식술은 인공적으로 생식 과정을 유도하는 모든 시술을 의미하며, 크게 인공수정과 시험관아기 그리고 시험관아기 시술의 2세대 기술이라고 불리는 미세조작술이 있다. 점차 보조생식술은 수술적 요법이나 배란유도 등에 의한 임신 시도에서 별 효과가 없었던 부부들에게 효과적이다.

1979년 첫 시험관아기 탄생 이후 1990년대 들어서 보조생식술(ART)과 배아복제 등 생식 의학 분야에 많은 변화와 발전이 있었다. 보조생식술 중 1992년에 소개된 난자세포질 내 정자주입법(intracytoplasmic sperm injection, ICSI)도 소개되었다.

특히 과배란유도 방법에 있어 clomiphene, 성선자극호르몬 등을 이용한 이전의 방법으로 황체호르몬(LH)의 조기 급증 등 주기 취소율이 20%에 이르고, 이러한 난소 반응이 난자의 질 저하에도 영향을 미치는 것으로 알려져 이러한 반응을 극복할 수 있는 새로운 방법이 필요하게 되었다.

1984년 과배란 유도에 성선자극호르몬방출호르몬작동제(gonadotropin−releasing hor-mone agonist, GnRHa)를 사용한 이후 GnRHa를 이용한 여러 가지 방법의 과배란유도 주기가 시행되었으며, 현재에도 과배란유도법 중 가장 대표적인 방법이다.

난자가 배란되어 정자와 수정이 되기 위해서는 성숙난자(metaphase II)가 필요하며, 난자 성숙시키기 위해서는 LH의 급상승(surge)이 필수 조건이다. 이 LH 급증을 유도하기 위해서 LH와 구조가 비슷한 hCG 제제가 사용되어 왔다. 최근에는 난자 성숙을 위해 쓰여 오던 hCG주사를 대체해서 GnRH agonist가 사용되고 있다.

3) 배란유도제

(1) 배란유도제의 기작

배란유도제는 배란의 시기를 조절하거나 비정상적인 배란의 양상을 조절하는데 모두 사용할 수 있다. 이 약제들은 적절히 주입하면 대부분의 환자들에게서 배란을 유도하고, 매 주기마다 한 개 이상의 난자가 성숙할 수 있도록 자극하여 배란 후에 일어나는 문제를 교정할 수도 있다. 또한 배란유도제로 배란 시기를 조절하면, 가장 임신이 일어날 확률이 높은 날짜에 정자 주입을 계획할 수 있다.

배란유도제는 희발배란증인 여성에게서 매달 배란의 빈도를 증가시키거나, 무배란증인 여성에게서 배란을 유도할 때 사용한다. 다낭성난소증후군(polycystic ovary syndrome, PCOS)으로 남성 호르몬이 과다하게 생성되어 배란하지 않는 경우, 뇌하수체에서 FSH와 LH의 생산이 부족할 경우, 또는 FSH와 LH에 대해 난소가 잘 반응하지 않을 경우에도 배란유도제를 사용할 수 있다. 무월경증이나 황체기 부전을 일시적으로 교정하기 위해서 사용하는 경우도 있다.

황체에서 프로게스테론의 생산이 조기에 중단되었을 경우에 황체기부전이 발생한다. 황체기부전이 생기면 자궁내막이 불충분이 성숙하거나, 난소가 정상 배란기에 난자를 배출하지 않는 경우가 발생한다. 예를 들어, 배란일부터 다음 월경기까지의 기간(황체기)은 정상적으로 약 11일에서 16일까지인데 황체기 부전이 발생하면, 이 기간이 더 짧아져서 자궁내막이 배아를 받아들이기에 적당한 환경이 될 때까지 발달하지 못하기 때문에 착상은 일어나지 않는다.

배란유도제는 배란 후에 황체로부터 프로게스테론 생성을 늘림으로써 황체기 부전을 교정하는 역할을 한다. 따라서 자궁내막은 배아가 착상하기에 보다 적당한 환경이 되며, 자연 프로게스테론을 사용하여 배란유도제의 작용을 보조할 수도 있다.

배란유도제는 난소가 한 주기마다 한 개 이상의 난자를 생산할 수 있도록 한다. 이 때 배란유도제를 쓰는 목적은 자궁 내 정자삽입(intraunterine inseminaion, IUI)이나 체외수정(시험관아기법, in vitro fertilization, IVF) 같은 보조생식 기술의 준비를 위해서다. 즉 성숙한 난자를 여러 개 얻어서 그 중 적어도 하나의 난자에서 수정이 일어나 임신의 확률이 증가하기를 기대하기 위해서다.

(2) 배란유도제의 종류

흔히 사용하는 약제에는 클로미펜(clomiphen), 난포자극호르몬(FSH), 인간융모성선자극호르몬(hCG), 인간폐경성선자극호르몬(hMG) 등이 있고, dopamine agonist의 일종인 브로모크립틴(bromocriptin), 카베골린(cabergoline)이 있으며, GnRH 길항제(GnRH antagonist, GnRHant)와 재조합 성선자극호르몬 분비호르몬작동제(GnRH agonist, GnRHa)도 사용된다.

이 중 GnRH 길항제는 합성 펩타이드(synthetc decapeptide)로서 국내에는 세트로타이드 주(Cetrotide®, Cetrorelix), 오가루트란 주(Orgalutran®, Ganirelix)가 있다. 이들 약제는 항히스타민 분비 부작용이 거의 없고 최소 유효 용량으로 임상적 적용이 가능하다. 이들 약제는 GnRH 수용체에 결합함으로써 즉각적인 효과를 나타내어 약제 투여 후 수 시간 내에 난소호르몬의 혈중 농도가 감소하는 것을 볼 수 있으며, 투여 중단 후에도 즉시 뇌하수체 기능이 회복되는 것을 볼 수 있다.

특히 이들 약제의 빠른 효과와 용량에 비례한 LH, FSH의 억제, 그리고 투여 중단 후 빠른 뇌하수체 기능의 회복으로 체외수정시술을 적은 부작용으로 훨씬 간단하게 시행할 수 있게 되었다. 또한 다낭성난소증후군(PCOS)과 같은 여러 가지 부인과적 질환에도 효과적으로 이용할 수 있다.

이들 약제의 수정률과 임신율에 있어 기존의 GnRH 작동제를 이용한 경우와 큰 차이가 없으며, 투여된 성선자극호르몬의 양과 투여기간이 줄어듦을 보고한 바 있으며, GnRH 작동제를 사용한 경우보다 보다 주기 취소율을 낮출 수 있고, 특히 저반응군에서 더 효과적이라는 보고도 있다.

GnRH 작동제는 뇌하수체와 난소와의 소통을 막음으로써 스스로가 난포의 자극에 필요한 유일한 자극으로 작용하기 때문에 배란 주기가 불규칙하여 hMG 치료에 반응하지 않는 여성에게 사용된다. 또한 뇌하수체가 미성숙한 상태로 LH 급상승을 일으키는 것을 방지할 목적으로 사용하는 경우도 있다. 이는 조기 LH 급상승은 체외수정(in vitro fertilization, IVF)이나 생식체 난관내이식(gamete intrafallopian transfer: GIFT)시에 배란유도를 억제할 가능성이 있기 때문이다.

따라서 이 약제는 뇌하수체의 성선자극호르몬 분비를 가역적으로 억제함으로써 LH의 조기 급상승을 막아 미성숙난포의 배란을 줄이는데 있다. 이는 난소주기 조절에 중요한 역할을 하고, 임상적으로 효과적으로 이용되어 왔다.

GnRH 작동제는 이전에 조기배란으로 인한 주기 취소율이 20%까지 이르던 것을 2% 정도까지 감소시켰고, 불충분한 난포의 발달을 감소시켜 결과적으로 임상적 임신율을 높이는데 기여하였다.

GnRH 작동제는 투여 직후의 섬광효과(flare up effect) 이후 뇌하수체의 LH 수용체의 탈감작을 이용한 것으로 지금까지 장기투여법, 단기투여법, 초단기투여법, 초장기투여법 등 여러 가지 방법이 개발되어 사용되고 있다.

특히 가장 효율적인 방법으로 알려진 장기투여법은 시험관아기 프로그램의 근간이 되어 왔다. 그러나 기전의 특성상 치료 중 낭종이 형성될 수 있으며, 탈감작까지 10~14일의 시간이 필요하므로 상대적으로 치료기간이 길고 많은 양의 성선자극호르몬의 투여가 필요하며 결과적으로 치료에 많은 비용이 들게 된다. 또한 초기 임신을 간과할 가능성이 있으며, 이후 정상기능으로 회복되기까지 오랜 시간이 걸려 황체기 보강을 하여야 하는 단점이 있다.

4) 재조합 성호르몬제

(1) 재조합 난포자극호르몬제(recombinant human FSH, rhFSH)

더 많은 수의 난포 성장을 유도하기 위해서는 외인성 성선자극호르몬(gonadotropin) 특히 FSH을 사용하여 난소를 자극하는 것은 난임치료에 필수적인 과정이다. FSH은 뇌하수체에서 분비되는 복잡한 이성질체로 구성된 당단백(glycoprotein)이다.

rhFSH는 uhFSH에 비해 여러 가지 장점이 있다. 먼저 FSH 생산에 있어서 대량의 소변을 수집하여 공급하여야 하는 소변량 의존성 없이, 일정하면서도 계속적인 FSH을 공급할 수 있는 대량생산이 가능하고, 배치 간의 일치성이 높다는 장점을 가지고 있다. 또한 그 효능이 매우 효율적이고 정제화 과정을 거치기 때문에 소변 내 단백질과 인체 내 존재하는 바이러스 오염을 피할 수 있다는 장점이 있다.

FSH의 특이적 활성도가 1mg의 단백질당 10,000IU 이상으로 높은 rhFSH는 임상적으로 현재 사용되는 약제 중 가장 순수하고, 인체 내 FSH과 약물역동학적인 특성이 유사하다고 볼 수 있다.

이런 높은 순도는 안정성과 순응도 면에서 여러 가지 장점이 있는데 예를 들면, uhFSH 주사 시 국소적, 전신적 부작용의 발생하는 반면에 rhFSH는 피하주사가 가능하여 주사 투여 부위에 통증과 면역반응이 uhFSH보다 훨씬 적다.

(2) 재조합 인체융모성선자극호르몬(recombinant HCG, r-hCG)

r-hCG는 인체 내에서 배란 전 LH가 급상승할 때와 같은 기전으로, hCG는 우성 난포가 난자를 배출할 수 있도록 자극한다. hCG는 임신 시 태반에서 분비되거나, 임신한 여

성의 요에서 추출하며 LH와 화학 구조와 작용이 비슷한 호르몬이다.

hCG를 주입한지 36시간에서 72시간이 되면 배란이 일어나며 10일 이내에 임신 검사를 하면 양성으로 나올 수 있다. 만약 hCG를 주입한 후에도 배란이 일어나지 않으면 hMG나 FSH의 사용을 고려해야한다.

IV. 부갑상샘호르몬(Parathyroid hormone, PTH)과 재조합 의약품

◆ 소개

골다공증치료제 대부분을 차지하는 골흡수억제제는 폐경후여성 골다공증(high turnover osteoporosis) 치료에 효과적이지만 노인성 골다공증(low turnover osteoporosis)에는 골형성 촉진제가 효과적일 수 있다.

골형성촉진제는 부갑상샘호르몬 계열 및 Wnt signal 계열 등이 다양하게 개발되고 있으며, 현재 부갑상샘호르몬제(PTH 1-34, teriparatide)에는 포스테오(Forsteo®)와 테리본(Teribone®)이 있고, 부갑상샘관련 펩타이드 유사체(Parathyroid hormone related peptide (PTHrp) analogue)인 Abaloparatide(34 amino acids) 팀로스(Tymlos®) 등이 있다.

1. 부갑상샘호르몬(Parathyroid hormone, PTH)

부갑상샘호르몬(PTH)은 부갑상샘에서 분비되는 84개의 아미노산으로 구성된 펩타이드로 골재형성의 주요 매개체이며 칼슘의 항상성을 유지하는데 핵심적 조절인자로 혈중 칼슘농도 증가와 혈중 인산농도 감소를 일으키며 뼈, 신장 및 장에서 작용한다.

뼈 재흡수의 증가로 칼슘과 인산이온이 뼈에서 방출되어 이들 물질의 혈중농도가 증가하게 된다. 동시에 PTH는 신장이 혈중칼슘을 유지하면서 요로 더 많은 인산염을 배출하도록 한다. 또한 비타민 D 대사의 영향으로 장에서 음식물로부터 칼슘의 흡수를 자극하기도 한다. 비타민 D(Cholecalciferol)는 식품 또는 식이 콜레스테롤로부터 체내에서 합성되어 장내 효소들의 작용으로 프로비타민 D(7-dehydrocholesterol)가 된다. 이들 대부분이 피부에 저장되며 자외선에 노출되면 비타민 D(hydroxycholecalciferol)로 전환되어 혈액 또는 여러 조직에 저장된다. Hydroxycholecalciferol은 PTH에 의해 신장에서 dihydoxylcholecalciferol로 활성화되어 장의 내용물로부터 칼슘의 흡수기전을 조절한다.

이러한 PTH은 비타민 D의 합성을 증가시켜 장에서의 칼슘 흡수를 증가시키고, 신장에서는 칼슘 재흡수를 증가시켜 칼슘의 배설을 억제하며 대신 인의 배설을 증가시킨다. 그리고 골조직에서는 파골세포의 골흡수 기능을 증가시켜 혈중 칼슘농도를 유지하도록 한다.

부갑상샘은 시상하부에 의해 조절되지 않으며 PTH의 분비는 혈중 칼슘농도간의 음성되먹임 작용에 의해 조절되어진다. PTH은 혈중 칼슘농도가 저하되면 PTH의 분비가 증가되며, 이는 PTH을 분비하는 세포표면에 있는 칼슘감지수용체(calcium-sensing receptor, CaSR)에서 혈중 칼슘농도를 인지하고 PTH의 분비를 조절하기 때문이다. 반대로 혈중 칼슘농도가 지속적으로 증가되면 PTH의 분비가 감소된다.

따라서 안정된 혈중 칼슘농도의 유지는 칼시토닌(calcitonin)과 PTH에 의해 조절되는데, 칼시토닌이 상대적으로 많으면 혈중 칼슘이온의 농도가 감소하고, PTH가 상대적으로 많으면 혈중 칼슘이온의 농도가 증가하게 된다.

2. 부갑상샘호르몬의 응용

PTH은 직접적으로는 조골세포의 증식력을 촉진하고 세포사멸을 억제해 주며, 간접적으로는 성장호르몬인자 분비촉진 및 조골세포 억제인자인 스클레로스틴(sclerostin)의 분비를 막아줌으로 골형성을 촉진하게 된다. 또한 조골세포에서 합성되는 RANKL(receptor aetivatior of nuclear kappa-B ligand)를 억제하여 파골세포의 형성을 억제시키고 성숙한 파골세포는 골흡수작용을 강화시킨다.

아울러 PTH은 골세포 표면의 PTH 수용체(PTH1R)와 결합하면, 세포 내 cAMP가 증가하고 MEF2(myocyte enhancer factor 2)를 통하여 SOST(sclerostin) 유전자 발현을 억제하는 것이 알려졌다. 대부분의 골표면은 활성화 되지 않은 조골세포로 덮여 있는데, 간헐적인 PTH 투여와 스클레로스틴 억제에 의하여 조골세포가 활성화하면서 골형성이 일어나는 면적이 증가하여 골량이 증가하게 된다. PTH과 스클레로스틴의 이와 같은 작용기전은 wnt 신호전달체계를 활성화시킨다.

따라서 PTH은 우선적으로 조골세포를 활성화시키며, 이후 파골세포도 자극하게 되는 상황에서 골형성촉진기간(anabolic window)이 발생하게 된다. 이때가 골형성수치가 최고에 이르는 기간이 된다. 즉 PTH 투여 후 골형성촉진인자가 먼저 상승하고 약 3개월 이후에 골흡수표지자가 상승하면서 전체 골질량이 증가하게 된다.

3. 재조합 부갑샘호르몬제

포스테오와 테리본 이 두 약제를 비교하면 첫째 포스테오가 테리본보다 임상시험에서 위약군 대비 여러 측정 항목에서 좀 더 우수한 결과가 보고되었다. 둘째 허가사항에서 포스테오는 여성과 남성에 모두 승인된 반면, 테리본은 여성에만 승인되었는데, 이는 테리본은 여성에만 임상효과가 확인되었다는 점이다. 셋째 포스테오는 1일 1회 주사하는 반면, 테리본은 1주 1회 주사한다.

이들 약제들의 부작용으로 경한 오심, 두통, 현훈 및 하지 동통이 있고, 고칼슘혈증이 있어 소변으로 칼슘배설이 증가하므로 부갑상샘호르몬 치료 중에는 혈중칼슘을 주기적으로 관찰하는 것이 바람직하다. 부갑상샘호르몬에 과민반응이 있거나, 성장기 어린이, 임신 및 수유부, 파젯병, 고칼슘혈증, 골의 악성종양이나 골에 방사선조사를 받은 경우에는 부갑상샘호르몬 투여를 하지 않는 것이 바람직하다.

HIGHLIGHTS
페길화(Pegylation)

DNA 재조합 기술은 폴리펩티드 약제들의 대량생산을 가능하게 하였다. 하지만 체내 단백질분해효소에 의해 분해가 쉽고 짧은 생체 내 반감기를 가지고 있고 신장에서 빨리 제거되고 중화 항체를 유발시키는 경향이 있다. 이에 이들의 아미노산 서열을 바꿔 효소에 의한 분해와 항원성 부작용을 차단하거나 면역글로불린 혹은 알부민과 결합시켜 반감기를 개선시키고 리포솜과 같은 약제운반체에 포함시켜 연구하고 있다.

Pegylation은 PEG(polyethylene glycol, 폴리에틸렌 글리콜)이 독성이 거의 없고 체내에서 쉽게 분해하며 신장에서도 그대로 분해되는 특징을 가지고 있는 특징을 이용하여 이를 폴리펩티드 등 약제에 결합시키는 방법으로, 최근에는 리포솜에 pegylation하여 doxorubicin과 같이 캡슐화된 항암제제에도 사용한다. PEG 기술은 연속적인 에틸렌 글리콜 단위를 연결하여 선형 혹은 측쇄를 갖은 고분자를 만드는 것을 말한다. 이 PEG 구조를 원하는 약제에 화학적으로 연결하면 용액상의 PEG은 각 단위의 에틸렌 글리콜들이 2~3개의 물분자와 화합된다.

이로 인해 이 분자들은 같은 분자량을 가진 단백질보다 5~10배 크기의 분자들을 형성한다. PEG 고분자 및 화합된 물 분자들은 붙어있는 약제를 보호하는 역할을 하여 효소의 의한 분해를 막고, 신장에서의 급속한 제거를 막으며 세포표면의 단백질과 상호작용을 막는다.

1 세대 pegylation은 여러 개의 이성체 혼합물을 형성하였고 이에 대한 항체를 유발하였다. 또한 선형의 PEG 고분자를 주로 사용하였으므로 불안전한 결합, 단백질과 교차결합되어 불활성의 덩어리를 만들기도 하였다.

현재 사용되고 있는 약제는 pegademase(Adagen®)로 아데노-아민 제거효소이며 중증 복합면역결핍증(severe combined immunodeficiency disease, SCID) 치료에 사용하며, pegspargase(Oncaspar®)는 아스파라긴분해효소로 백혈병 치료에 사용한다.

제2세대 pegylation은 PEG 유도체와 연결방법을 개선하여 더 큰 PEG 고분자를 만들어 약동태학 및 약동력학 효과를 증진시키고 선형대신 측쇄를 가진 구조를 사용하여 분자량을 증가시켰다. 이는 같은 선형 PEG 보다 훨씬 큰 분자처럼 작용하고, 이들은 연결된 약제를 감싸서 항원 형성을 늦추고 파괴되는 것을 막는다.

현재 사용되고 있는 약제는 C형 간염치료제로 peginterferon alfa 2b(PegIntron®)가 있는데, 이는 interfeon alfa 2b보다 더 높은 바이러스 반응을 보이며 일주일에 3번 대신, 한번만 사용함으로써 약의 투여량을 줄여준다.

또한 항암요법 후 결핍된 백혈구의 생산을 촉진시키는 filgrastim(Neupogen®)의 PEG 유도체인 pegfilgrastim(Neulast®)이 있고 pegylate된 폴리펩티드로 인간성장호르몬 길항체인 pevisomant(Somavert®)이 있다.

◼ 주요 약제

1. 재조합 성장호르몬 수용체길항제

• Pegvisomant(페그비소만트, 제품명: 소마머트 주, Somavert®)

소마버트는 2020년 국내에서 '수술 및 /또는 방사선 치료에 적절한 반응을 보이지 않으며 소마토스타틴 유사체 치료로 IGF-1 농도가 정상화되지 않거나 불내약성인 성인말단비대증 환자의 치료'에 승인되었다.

이 약제는 성장호르몬 수용체를 차단함으로써 IGF-1 과분비를 억제하는 주된 약제로 IGF-1 정상화 반응률이 90% 이상이다.

2. 재조합 인간 FSH+LH((recombinant hFSH+hLH, rhFSH+rhLH)

• 퍼고베리스(Pergoveris®, 성분명: Folitropin α+lutropin α)

퍼고베리스는 2019년 국내에서 '내인성혈청황체형성호르몬(LH) 농도 1.2IU/L 미만인 중증의 황체형성호르몬(LH)과 난포자극호르몬(FSH) 결핍 여성에서 난포 발달의 자극'에 승인되었다.

이 약제는 여성의 난임시술 중 난포 발달을 자극하는 자가주사제로 세계 최초 재조합 인간 난포자극호르몬(r-hFSH 폴리트로핀알파 150IU)와 재조합 인간황체형성호르몬(r-hLH

루트핀알파 75IU)가 혼합된 치료제이다. 이 약제는 FSH 뿐만 아니라 LH이 함께 포함되어 있어 두 호르몬 모두 결핍된 중증 난임 환자에서 사용 가능하다. 따라서 자연주기에서 LH의 생리학적 작용 효과를 제공한다는 특징이 있다.

3. 재조합 인간부갑상샘호르몬제
(recombinant human parathyroid hormone, rhPTH, Teriparatide)

1) Teriparatide(테리파라타이드. 제품명: 포스테오 주, Fosteo®)

포스테오는 34개 아미노산으로 이루어진 재조합 인간부갑상샘호르몬 1-34(rhPTH 1-34)로서 골생성을 촉진시키는 최초의 약제이다. 이 약제는 2006년 국내에서 폐경 후 여성 및 골절의 위험이 높은 남성에 대한 골다공증과 골절의 위험이 높은 여성 및 남성에 있어서 지속적인 글루코코르티코이드 요법과 관련된 골다공증의 치료에 승인되었다. 이 약제는 1일 1회 20μg을 대퇴부 또는 복부에 피하주사하며 한 환자의 일생에서 24개월 이상 사용할 수 없다.

2) Teriparatide acetate(테리파라타이드 아세테이트, 제품명: 테리본 주, Teribone®)

테리본은 포스테오와 동일한 성분(teriparatide)이며 2015년 국내에서는 두 번째 골형성 촉진제로 승인된 재조합인간부갑상샘호르몬 1-34(rhPTH 1-34)이다. 이 약제는 골형성에 관여하는 부갑상샘호르몬의 일부를 합성한 제제로 주 1회 피하주사(최대 72주)로 골절의 위험성이 높은 폐경 후 여성의 골다공증의 치료에 효과를 나타낸다.

국내 재조합 호르몬의약품 현황

분류	성분명	제품명(제조사)	적응증
recombinant human Growth hormone(rhGH)	Somatotropin	유트로핀 주, 펜주, 프러스 주 (Eutropin®, LG 화학)	1. 소아: 　1) 뇌하수체 성장호르몬 분비장애로 인한 성장부전 　2) 터너 증후군으로 인한 성장부전 　3) 만성신부전으로 인한 성장부전 　4) 프라더-윌리 증후군 소아의 성장 및 체구성 개선 　5) 임신주수에 비해 작게 태어난(SGA) 저신장 소아에서의 성장장애 　6) 특발성 저신장증(ISS) 환아에서의 성장장애 2. 성인: two dynamic test에 의해 확인된 성장호르몬 결핍증을 가진 성인의 성장호르몬 대체요법으로서 환자는 아래의 기준을 충족시켜야 한다. 　1) 유년기 개시형 결핍증 (Childhood Onset): 유년기에 성장호르몬 결핍증으로 진단받은 환자는 성장호르몬 대체요법을 시작하기 전에 반드시 재평가를 받아 성장호르몬 결핍증임이 확인되어야 한다. 　2) 성인기 개시형 결핍증 (Adult Onset): 성장호르몬 대체요법을 시작하기 전에 시상하부 또는 뇌하수체 질환 등에 의한 2차적 성장호르몬 결핍증과 적어도 한 가지 이상의 다른 호르몬 결핍증(프로락틴 제외)이 진단되어야 하며, 적절한 대체요법을 받고 있어야 한다.
recombinant Growth hormone receptor antagonist)	Pegvisomant	소마버트 (Somavert®, 화이자)	수술 및 / 또는 방사선 치료에 적절한 반응을 보이지 않으며, 소마토스타틴 유사체 치료로 IGF-I 수치가 정상화되지 않거나, 불내약성인 성인 말단비대증의 치료.
recombinant human FSH (rhFSH, GnRH 작용제)	Follitropin	고나도핀 엔에프 주, 프리필드 주 (Gonadopin®, 동아에스티)	다음과 같은 임상적 상황에서 여성의 불임증 치료 1. 보조생식 프로그램(즉, in vitro fertilization/embryo transfer: IVF/ET, gamete intra-fallopian transfer: GIFT, zygote intra-fallopian transfer : ZIFT, intra-cytoplasmic sperm injection : ICSI) 실시 중 다수의 난포를 성숙시키기 위한 조절된 난포 과자극(controlled ovarian hyperstimulation). 2. Clomiphene citrate로 치료되지 않은 여성의 무배란증(다낭성난포질환(PCOD)을 포함하는 WHO 그룹 II에 해당되는 환자들)
recombinant human FSH (rhFSH, GnRH 작용제)	Follitropin β	퓨레곤 용액 주, 펜 주 (Puregon®, MSD)	1. 여성의 불임증 치료 　-Clomiphene citrate으로 치료되지 않은 여성의 무배란증(PCOS 포함) 　-보조생식프로그램 실시 중 다수의 난포를 성숙시키기 위한 조절된 난소 과자극 2. 남성: 저성선자극호르몬성 성선부전 의한 정자형성 결핍증

recombinant human FSH (rhFSH, GnRH 작용제)	Follitropin α+β	폴리트롭 주, 프리필드시린지 주 (Follitrope®, LG화학), 고나도핀 엔에프 프리필드 주(동아에스티)	여성의 불임증 치료: 보조생식프로그램(즉, in vitro fertilization/embryo transfer; IVF/ET, gamete intrafallopian transfer; GIFT, zygote intrafallopian transfer; ZIFT, intracytoplasmic sperm injection; ICSI) 실시 중 다수의 난포를 성숙시키기 위한 조절된 난소과자극(controlled ovarian hyperstimulation)
	Follitropin δ	레코벨 프리필드 주 (Rekobelle®, 페링)	체외수정(in vitro fertilization, IVF) 또는 세포질 내 정자 주입술(intracytoplasmic sperm injection, ICSI)과 같은 보조 생식술(Assisted Reproductive Technology, ART)을 받는 여성에서 다수의 난포를 성숙시키기 위한 조절된 난소 자극(Controlled Ovarian Stimulation)
recombinant human LH (rhLH)	Lutropin α	루베리스 주 (Luveris®, 머크)	심각한 황체형성호르몬(LH)와 난포자극호르몬(FSH) 결핍 여성에서 FSH와 병용하여 난포 발달의 자극 임상시험에서 심각한 LH결핍 환자는 내인성 혈청 LH 농도 1.2IU/L미만으로 정의되었다.
recombinant human hCG (rhCG)	Choriogonadotropin α	오비드렐 펜주, 리퀴드 주 (Ovidrel®, 머크)	체외수정(in vitro fertilization, IVF)과 같은 보조생식술에 앞서 과배란을 유도하는 여성에서 난포성장을 자극한 후 최후의 난포성숙 및 황체화 유발
recombinant hFSH+hLH (rhFSH+rhLH)	Folitropin α+lutropin α	퍼고베리스 주 (Pergoveris®, 머크)	내인성 혈청 황체형성호르몬(LH) 농도 1.2IU/L 미만인 중증의 황체형성호르몬(LH)과 난포자극호르몬(FSH) 결핍 여성에서 난포 발달의 자극.
1-34 recombinant human PTH (rhPTH 1-34)	Teriparatide	포스테오 주 (Fosteo®, 릴리)	1. 폐경기 이후 여성 및 골절의 위험이 높은 남성에 대한 골다공증의 치료 2. 골절의 위험이 높은 여성 및 남성에 있어서 지속적인 글루코코르티코이드 요법과 관련된 골다공증의 치료
	Teriparatide acetate	테리본 피하주사 (Teribone®, 동아에스티)	골절의 위험이 높은 폐경기 후 여성에 대한 골다공증의 치료
recombinant human TSH (rhTSH)	Thyrotropin	타이로젠 주 (Thyrogen®, 사노피-아벤티스)	1. 갑상선 재발가능 및 전이여부 진단 2. 갑상선암 절제환자에서 잔재 갑상선 조직 제거시 치료 목적으로 방사선 요오드와 함께 사용

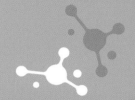

PART 7

재조합 당뇨병약제

PART 7
재조합 당뇨병약제
(Recombinant Antidiabetics)

▣ 소개

인슐린요법은 2형 당뇨병의 치료에서 경구 혈당강하제만으로 혈당조절 목표에 도달하지 못하는 경우 시작하여야 한다. 특히 경구 혈당강하제를 최대용량으로 사용하거나 두 종류 이상의 약제를 병용해도 HbA1C가 목표에 도달하지 못하면 혈당 조절이 더 악화되기 전에 인슐린 치료를 시작하는 것이 합리적이다.

2형 당뇨병환자는 당뇨병 진단 당시 이미 인슐린 분비능이 50% 이하로 저하되어 있으며, 6년 후에는 25% 정도로 매우 저하되기 때문에, 베타세포 기능을 보호하기 위하여 조기 인슐린요법이 필요하게 된다. 인슐린 치료의 장기적인 효과는 인슐린 초기 분비(first-phase secretion)의 정상화이다.

따라서 조절되지 않는 체중감소와 고혈당에 의한 증상이 있을 경우에 인슐린요법이 필요하다. 또한 비대상성(uncompensated) 간질환이 동반된 경우 인슐린 치료를 적극 고려해야 하며 심근경색, 뇌졸중, 급성질환의 동반, 수술 시에도 인슐린 치료를 적극 고려해야 한다.

인크레틴기반 치료제(incretin-based therapy)는 합성 인크레틴 주사용 GLP-1 수용체 작용제와 DPP-4 효소를 억제하는 경구용 DPP-4 억제제가 있다. 이 약제들은 인크레틴 작용을 유지하기 위해 개발되었으며, 인슐린을 증가시켜 말초조직에서 당 섭취를 촉진시키며, 글루카곤을 저하시켜 간에서 과잉의 당 생성을 억제시킨다. 결국 공복 및 식후 상태에서 혈당을 떨어뜨리는 작용을 한다.

이 약제들은 기존의 인슐린 또는 경구 혈당강하제들의 잠재적 부작용인 저혈당 쇼크, 심장발작, 고인슐린혈증, 비만 등이 거의 나타나지 않고 췌장 베타세포의 기능을 되살리는 등 좀 더 근본적인 치료가 가능해질 것으로 예상하고 있다.

이 중 GLP-1 수용체작용제는 DPP-4 억제제와 달리 인체에 인크레틴과 같은 성분의 약제를 직접 주사함으로써 인크레틴에 의한 혈당 조절과 간에서의 포도당 과잉 생성 억제 작용을 돕는다.

I. 당뇨병과 관련된 전반적인 이해

◈ 서론

췌장은 위장의 후면과 벽측 복막의 뒤에 있는 길고 약간은 납작한 기관이다. 췌장은 소화액을 소장에 운반하는 관을 통해 십이지장(duodenum)과 붙어있다. 췌장의 내분비 부분은 혈관과 밀접하게 관련되어 있으며 집단적으로 분포되어 있는 세포로 구성되어 있다. 랑겔한스섬(Islets of Langerhans)이라는 이들 집단들은 호르몬을 분비하는 세포의 3가지 뚜렷한 형태를 가지고 있다. 즉 글루카곤을 분비하는 알파세포(alpha cells), 인슐린을 분비하는 베타세포(beta cells), 소마토스타틴(somatostatin)을 분비하는 델타세포(delta cells)의 형태가 있다.

1. 인슐린(Insulin)

인슐린은 간에서 포도당을 글리코겐으로 만드는 것을 자극하고 비탄수화물이 포도당으로 변하는 것을 억제한다. 또한 인슐린은 인슐린수용체를 가지고 있는 세포막을 통한 포도당의 능동확산을 촉진시키는 특이한 효과를 가지고 있다. 이들 세포에는 골격근, 심근 및 지방조직의 세포들이 포함된다. 이런 작용의 결과로 인슐린은 혈당치를 내린다. 그리고 인슐린은 아미노산을 세포 안으로 운반하고 단백질 합성을 촉진시킨다. 또 지방의 합성과 저장을 하도록 지방세포를 자극한다. 이는 글루카곤 분비의 경우처럼 인슐린 분비도 혈액 당농도에 민감한 음성되먹임계에 의해 조절된다.

식사 후 포도당이 비교적 많을 때 베타세포로부터 인슐린이 분비된다. 간에서의 글리코겐의 합성과 포도당의 지방세포와 근육세포 안으로의 운반을 촉진함으로써 인슐린은 혈액의 포도당 농도의 급격한 증가(고혈당증, hyperglycemia)를 막을 수 있다. 식사 사이나 밤중에 포도당의 농도가 비교적 낮을 때는 인슐린의 방출이 줄어든다.

혈중 인슐린이 줄어듦에 따라 포도당은 지방세포와 근육세포 안으로 들어가는 것이 줄어들고, 신경세포같이 인슐린수용체가 없는 세포에 사용되기 위해 포도당은 혈액에 남아 있는다. 신경세포는 ATP를 생성하기 위해 지속적인 포도당의 공급이 있어야 한다.

또한 인슐린이 줄어듦에 따라 글루카곤의 분비는 늘어남으로써 섭취한 탄수화물의 양이 큰 차이에도 불구하고 두 호르몬의 상호작용으로 비교적 일정한 혈액의 당농도를 유지할 수 있다.

뇌에 있는 신경세포는 인슐린수용체가 없기 때문에 이 세포는 단순확산에 의해 포도당을 사용하며, 이런 이유 때문에 신경세포는 혈액의 포도당 농도변화에 매우 민감하다. 델타세포에 의해 분비되는 소마토스타틴(somatostatin)은 글루카곤 분비를 억제시킴으로써 탄수화물을 조절한다.

1) 인슐린의 생합성

처음 생합성되는 전구 인슐린은 preproinsulin으로 N-terminal 부위에 위치한 소수성 아미노산 23개로 구성된 leader peptide에 의해 소포체(endoplasmic reticulum)로 유도되어 disulfide bond가 형성되면서 3차 구조의 proinsulin이 된다.

Proinsulin은 A와 B 사슬 사이를 연결하는 펩타이드(connecting peptide) 구조를 가지고 있으며 골기체(golgi body)로 운반되어 단백분해(proteolysis) 과정에 의해 절단되어 인슐린을 합성한다. 단백분해 과정에서 trypsin-like protease와 carboxypeptidase-B like protease가 작용하는데 췌장 소도에서 합성되는 다른 호르몬들도 이와 유사한 단백분해과정을 거친다.

2) 인슐린의 분비

합성된 인슐린은 세포질내 과립에 저장되고, 저장된 인슐린은 포도당이 유입되면서 여러 과정을 거쳐 분비된다. 포도당은 당수송체인 GLUT-2(glucose transporter-2)를 통해 유입된 후 glucokinase(HK)에 의해 glucose-6-phosphate(G6PD)가 되고 최종산물 pyruvate로 된다. Pyruvate는 미토콘드리아에서 TCA 과정에서 ATP를 생성한다. 이때 ATP/ADP ratio에서 ATP가 증가하는 상황은 혈중 포도당을 비롯한 에너지원이 유입된다는 의미이다.

생성된 ATP는 세포막에 존재하는 ATP-민감성 K^+ 통로(ATP-sensitive K^+ channel, KATP)를 폐쇄시키면 세포 내 K^+은 세포 밖으로 유출이 차단되고 그 전위차에 의해 막전위의 탈분극(depolarization)을 유도한다. 탈분극이 유도됨에 따라 L-형 전압 의존성 Ca^{2+} 통로(L-type voltage dependent calcium channel, VDCC)가 개방되고 세포 밖 Ca^{2+} 이 급격히 세포 내로 유입된다. 이러한 Ca^{2+} 의 유입은 세포 내 ATP 농도와 관련된다. 즉 포도당 수치가 높아 세포 내로 유입된 포도당이 증가하고 포도당 대사가 활발히 일어나면 ATP의 합성 또한 증가한다.

세포 내부로 유입된 Ca^{2+}은 단순히 인슐린의 분비에만 작용하지 않는다. 세포내 Ca^{2+} 농도의 증가는 세포막에 존재하는 칼슘펌프(Ca^{2+} ATPase)를 활성화시켜 세포 내의 Ca^{2+}이 외부로 빠져나가게 하는 음성되먹임작용(negative feed back action)을 일으킨다. 하지만 그 전에 세포내 Ca^{2+} 농도의 증가는 세포가 자체적으로 소포체 내부에 저장하고 있는 Ca^{2+}이 세포질로 유출되도록 만든다. 이 과정은 근세포에서 일어나는 그 과정과 다소 유사하다. 결과적으로 Ca^{2+} 농도가 증가하면 인슐린이 저장되어 있는 분비성 과립(secretory granule)을 세포 밖으로 분비시킨다(exocytosis). 만약 분비가 너무 많이 증가하면 세포자멸사(apoptosis)를 통해 조절된다.

인슐린의 분비는 포도당에 의해서만 이루어지지 않는다. 즉 ATP/ADP ratio를 증가시키는 다른 상황에서도 인슐린 분비를 증가시키게 되며, 지방산 또는 아미노산들도 α-Keto-glutarate로 들어가서 ATP를 생성하여 인슐린 분비를 자극한다.

부교감신경 자극에 의한 acetylcholine이나 CCK(cholecystokinin) 등은 세포막에 있는 G-단백연결수용체(G-protein-coupled receptor, GPCR)의 Gq 수용체와 결합한 후 세포 내 Ca^{2+} 농도를 증가시켜 인슐린 분비를 증가시킨다. Incretin(GLP-1, GIP), VIP(vaso-active intestinal peptide), PYY(peptide-YY) 등은 G-단백연결수용체의 Gs 수용체와 결합하여 cAMP를 증가시켜서 인슐린 분비를 증가시킨다.

반면 adrenaline과 somatostatin 등은 인슐린 분비를 억제한다. 이 중 adrenaline은 α2 수용체를 통해 K+ channel을 닫히지 않게 하여 과분극(hyperpolariztion)이 되기 때문이다. 또한 thiazide 이뇨제는 혈중 K+을 낮추고 세포 안과 밖의 K+ 농도 차를 줄여서 세포막의 탈분극이 일어나지 않아 인슐린 분비가 감소되는 것으로 추측하고 있다.

3) 인슐린의 신호전달계

인슐린은 췌장의 베타세포에서 분비되어 탄수화물과 지방 대사를 조절하는 호르몬으로서 표적세포(간, 근육 및 지방세포 등)를 자극하여 혈류로부터 포도당을 유입하고 또한 저장하는 역할을 한다. 이러한 인슐린 표적세포에는 세포당 200,000~300,000개의 풍부한 인슐린수용체가 존재하는 반면 적혈구나 뇌세포에는 단지 40여개의 인슐린수용체가 존재한다. 인슐린은 이들 표적세포의 세포막에 존재하는 인슐린수용체의 알파 아단위와 결합하면 베타 아단위에 내재되어 있는 타이로신카이네이즈(tyrosine kinase)를 활성화시킨다. 활성화

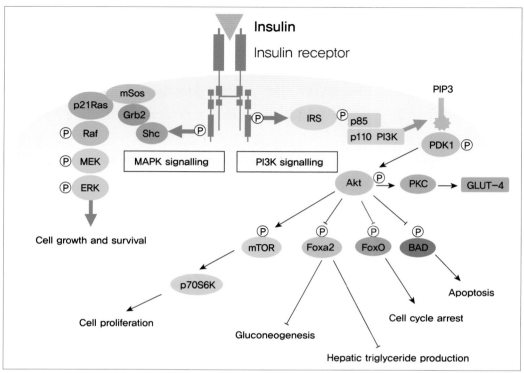

Figure 7-1. Signal Transduction in Insulin Action

된 인슐린수용체 타이로신카이네이즈(receptor tyrosine kinase)는 각종 단백을 인산화 시키고 이어 신호전달경로(signaling pathway)를 통해 다양한 생리 작용을 발휘한다. 이러한 신호전달경로에는 대사성 신호를 전달하는 PI3K(Phoshoinositide 3-kinase) 경로와 증식성 신호를 전달하는 MAPK(Mitogen-activated protein kinase) 경로가 있다.

대사성 신호는 인슐린수용체의 활성에 의해 인슐린수용체기질(insulin receptor substance, IRS) 특히 IRS-1을 인산화하고 PI3K 경로를 활성화시킨다. 활성화된 PI3K는 다시 세린-트레오닌인산화효소인 Akt를 활성화시킨다. 활성화된 Akt는 세포 내 신호전달에 관여하는 다양한 단백을 활성화하여 근육과 간세포에서 당원 합성, 지방세포에서 지질 합성, 근육세포에서 단백질 합성 등을 촉진하고 포도당 당신생 및 간내 중성지방 합성 억제, 세포주기(cell cycle) 및 세포자멸사(apoptosis)를 억제한다. 또한 PI3K에 의해 활성화된 Akt와 aPKCs는 근육에서 당수송체인 GLUT-4(glucose transporter-4)를 세포질 내 저장소에서 세포막으로 이동시켜 포도당을 유입한다.

증식성 신호는 인슐린 수용체의 활성에 의해 Shc를 인산화하고 Ras-MAPK 경로를 활성화시켜 영양소 흡수, 에너지 생성, 세포의 성장 및 생존 등에 관여한다.

4) 인슐린의 생리작용

인슐린의 생리적 작용은 다양하며 크게 에너지 대사성 효과와 비대사성 효과로 나눌 수 있다. 대사성 효과에는 동화작용(합성대사, anabolism)과 이화작용(분해대사, catabolism)으로 구분할 수 있는데, 간세포에서 동화작용(당원합성 및 저장, 해당작용, 단백합성, 지방 및 VLDL 합성)을 촉진하고 이화작용(당원분해, 포도당 신생, 케톤체 생성)을 억제하며, 지방세포에서 동화작용(지방합성, 지방산 흡수, 지방산 합성과 에스테르화)을 촉진하고 이화작용(지방분해)을 억제하며, 골격근세포에서 동화작용(아미노산 흡수, 단백 및 당원 합성)을 촉진하고 이화작용(단백분해, 아미노산 방출)을 억제한다.

이러한 인슐린 작용은 작용시간에 따라 즉시 나타나는 작용과 서서히 나타나는 작용으로도 구분할 수 있다. 즉시 나타나는 작용에는 간이나 근육에서의 포도당 유입 증가, 포도당 대사에 관여하는 효소들의 활성화 등이 있으며 서서히 나타나는 작용에는 당원합성과 지방합성 효소의 발현 등이 있다.

비대사성 효과는 아직 명확하지는 않지만 세포 증식에 대한 작용으로 세포성장 및 유사분열생식(mitogenesis) 과정에 관여하여 세포의 증식 및 비후를 촉진하며 유전자 수준에서

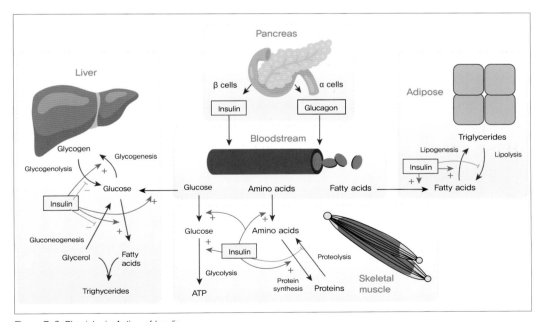

Figure 7-2. Physiologic Action of Insulin

다양한 유전자의 발현을 직접 조절하는 것으로 알려져 있다. 또한 저농도로 장기간 인슐린 유사성장인자(insulin-like growth factor, IGF) 수용체에 작용하여 세포의 성장을 촉진하기도 한다.

2. 인크레틴(Incretin)

인크레틴은 췌장의 내분비선을 자극하는 호르몬으로 췌장 베타세포의 인슐린 분비 능력을 향상시키는 역할을 한다. 인크레틴에는 포도당 의존성 인슐린 분비자극 폴리펩타이드(GIP, glucose-dependent insulinotropic polypeptide)와 글루카곤 유사 펩타이드(GLP-1, glucagon-like peptide 1, GLP-1)가 있다.

이 중 GLP-1은 다양한 영양적, 신경적 및 내분비적 요인에 의해 분비되는 인크레틴 호르몬으로 주로 음식물을 섭취하였을 때 수분 내에 혈중으로 빠르게 분비되어 인슐린의 합성과 분비를 증가시키고 베타세포의 증식을 촉진시키고 세포자멸사를 억제한다.

1) 인크레틴의 종류

(1) 위장억제성 폴리펩타이드(Glucose-dependent insulinotropic polypeptide, GIP)

1970년 소장 점막에서 위산분비 억제효과가 있는 펩타이드를 분리하여 위장억제성 폴리펩타이드(GIP)라 하였다. 이후 이 호르몬이 인슐린 분비를 자극하는 것이 확인되면서 glucose-dependent insulinotropic polypeptide(GIP)로 변경되었다.

이 호르몬은 42개의 아미노산으로 구성되어 있으며 상부소장인 십이지장과 공장에 존재하는 장내분비 K 세포(Enteroendocrine K cell)에서 분비되며 혈장 반감기가 5~7분으로 식사 직후 분비되어 혈중 농도가 식전에 비해 10~20배에 달하며 식후 초기 인슐린 분비를 자극한다. GIP 수용체는 췌장베타세포, 지방 조직, 장, 뇌, 심장, 뇌하수체, 부신 등에 존재하며 GIP 유사물질은 제2형 당뇨병 환자에서 저항성을 보이므로 치료제로 사용할 수 없다.

(2) 글루카곤 유사 펩타이드-1(Glucagon-like peptide 1, GLP-1)

글루카곤 유사 펩타이드(GLP-1)는 30개의 아미노산으로 구성되어 있으며 원위부 회장과 대장에 존재하는 장내분비 L 세포(Enteroendocrine L cell)에서 분비되며 혈장 반감기가 1~2분으로 식사 직후 분비되어 식후 초기의 인슐린 분비를 자극한다. 이 호르몬은 GIP와 마찬가지로 포도당, 지방산 혹은 펩톤에 의해 자극되어 분비된다. GLP-1

수용체는 췌도, 신장, 폐, 심장, 근육, 뇌 등 많은 조직에 존재하며 GLP-1은 인크레틴 반응의 90%를 담당한다.

GLP-1은 활성화되기 위하여 아미노산 구조 중 N 말단의 일부가 절단되어 GLP-1(7-37) 또는 GLP-1(7-36) 아미드(amide) 형태가 된다. 생성된 GLP-1은 체내에서 DPP-4 효소에 의해 말단의 2개의 아미노산이 절단되면서 GLP-1(9-36) 아미드가 되면서 활성도가 사라진다. GLP-1은 베타세포 표면에서 발현되는 GLP-1 수용체와 결합하면 전사인자인 pancreatic duodenal homeobox-1(PDX-1)의 상향조절(upregulation)을 통하여 인슐린 유전자의 전사와 증식이 증가된다. GLP-1은 인슐린 분비 촉진, 글루카곤 분비 억제 및 소화기관 등에 작용한다.

2) GLP-1 작용

(1) 인슐린 분비의 촉진

인슐린 분비는 G-단백연결수용체(G-protein coupled receptor, GPCR)인 GLP-1 수

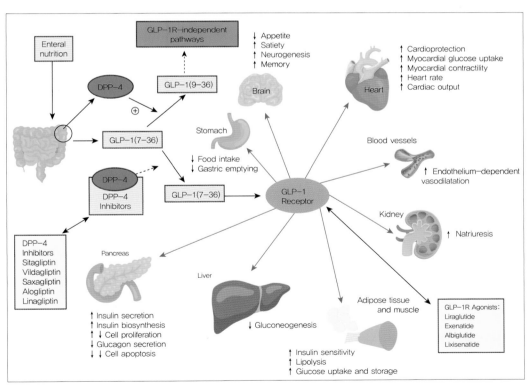

Figure 7-3. GLP-1R Agonists and DPP-4 Inhibitors

용체를 통해 일어난다. 즉 GLP-1과 GLP-1 수용체와의 결합에 의해 G-단백연결수용체가 활성화되면 연결된 Gs_α 아단위에 의해 adenyl cyclase가 세포 내 cAMP의 농도를 증가시킨다. 이어 protein kinas(PKA)와 Epac(exchange nucleotide protein directly activated by cAMP)의 활성화를 통해 KATP(ATP-sensitive potassium) 통로와 전압 의존성 K^+ 통로(voltage-dependent K^+ channel)를 억제한다. 결과적으로 베타세포의 막전위의 탈분극과 재분극이 각각 관여하여 인슐린 분비를 촉진시킨다.

Sulfonylureas와 GLP-1은 모두 인슐린 분비를 촉진한다는 점에서는 유사하지만 작용 방식에서는 큰 차이를 보인다. 즉 sulfonylurea는 K^+ channel의 수용체에 결합함으로써 혈당에 관계없이 지속적으로 세포막의 탈분극을 유발하여 인슐린 분비를 촉진하기 때문에 저혈당이 발생한다. 하지만 GLP-1이나 GIP는 아직 확실한 경로가 밝혀지지 않았지만 인슐린의 분비를 촉진시키는 경로에서 혈당 의존적으로 작동한다는 점이다. 따라서 GLP-1은 강력한 인슐린 분비 증가물질 중 하나로 포도당 농도에 비례하여 인슐린 분비를 촉진시키지만 혈당이 80mg/dl 이하로 떨어지면 인슐린 분비가 정지되므로 저혈당을 일으키지 않는다.

(2) 베타세포의 증식

GLP-1은 베타세포에 대한 증식 효과가 있다는 것이 밝혀졌다. 베타세포의 증식뿐 아니라 췌관 상피세포의 원시세포로부터 새로운 베타세포의 분화도 자극한다. 나이가 든 당불내성 쥐에게 GLP-1을 투여한 결과 베타세포의 증식이 유도되었을 뿐 아니라 당불내성도 개선되는 효과를 보였다. 최근에 GLP-1은 사이토카인과 유리지방산에 의해 유도된 베타세포의 세포자멸사를 억제시킨다는 보고도 있다.

(3) 글루카곤 분비 억제

GLP-1은 포도당 농도에 비례하여 글루카곤 분비를 억제시킨다. 높은 혈당에서는 글루카곤 분비를 억제하고 낮은 혈당에서는 글루카곤 분비를 억제하지 않아 저혈당이 발생한 상황에서도 심각한 문제를 유발하지 않는다.

(4) 소화기관에 대한 효과

GLP-1은 원위부 소장에 영양소가 전부 흡수되지 않고 존재할 경우 내분비적 기전에 의하여 상부 위장관 운동과 분비를 억제시킨다. 이는 위장을 비우는 속도(gastric emptying time)가 늦어져 결과적으로 인슐린 분비를 자극할 영양소의 흡수를 지연시키게 된다.

3) 엑센딘-4(Exendin-4)

정상적으로 소장에서 분비되는 인크레틴은 DPP-4(Dipeptidyl-peptidase-4) 효소에 의해 1~2분 사이에 급속히 분해되어 그 중 80%가 비활성화 된다. 결국 식후에 분비된 인크레틴의 15~20%만이 췌장과 간에 도달해 혈당조절 기능을 한다. 인크레틴 분비량이 현저하게 감소되어 있는 당뇨병 환자의 경우 활성화한 인크레틴의 양이 더욱 적어진다. 그러므로 DPP-4 효소에 가역적이고 경쟁적으로 부착하여 DPP-4 억제 효과를 나타내고 GLP-1의 급속한 분해를 지연시킨다면 치료약제로서 개발이 가능하다.

그러나 GLP-1의 혈중 반감기가 너무 짧기 때문에 약제로 개발에 문제가 되었다. 이에 DPP-4 효소에 대해 저항성을 가지고 있는 물질을 찾다가 힐러몬스터 독도마뱀(Gila Monster Lizard)의 타액에서 'Exendin-4'을 우연히 발견하였다.

이 도마뱀은 미국 남서부와 멕시코의 사막지대에 서식하는데, 1년에 서너 번만 먹이를 먹는데 한 번에 자기 체중의 3분의 1에 달하는 먹이를 섭취한다. 이 도마뱀은 먹지 않는 기간에는 에너지를 보전하기 위해 인슐린을 만드는 췌장 기능이 쇠퇴했다가 먹을 때가 되면 췌장 기능이 되살아나는 것으로 알려져 있다.

엑센딘-4는 39개의 아미노산으로 구성된 펩타이드로 GLP-1과 53%의 염기서열 동질성을 보이며 2~4시간 정도의 생물학적 반감기를 갖고 있다. 이 물질을 재합성 과정을 거쳐 최초의 GLP-1 수용체 작용제인 exenatide(바이에타, Byetta®)가 개발되었다.

3. 글루카곤(Glucagon)

Glucagon은 간을 자극하여 글리코겐을 포도당으로 변하게 하고(glycogenolysis) 아미노산 같은 비탄수화물을 포도당으로 변하게 한다(gluconeogenesis).

또한 글루카곤은 지방을 지방산과 글라이세롤으로 분해(lypolysis)되도록 자극한다.

글루카곤의 분비는 혈액의 당 농도가 낮을 때 알파세포로부터 호르몬 분비를 자극하는 음성되먹임계에 의해 조절된다. 혈액의 당 농도가 높아질 때 글루카곤의 분비는 중단된다. 이 기전은 식사 사이나 운동할 때와 같은 포도당이 급격히 사용될 때 포도당 농도가 낮아지면서 일어나는 저혈당증(hypoglycemia)을 막아준다.

II. 재조합 인슐린제제

◈ 서론

인슐린은 1921년 Banting과 Best가 개 췌장에서 인슐린을 추출한 후 1922년부터 상용화가 되었다. 1936년 Haegedorn은 작용시간을 연장시킨 NPH insulin을 개발하였다. 1970년 이전에 제조된 인슐린은 소나 돼지의 췌장에서 추출하여 정제한 것으로 많은 불순물을 함유하고 있었다. 불순물로는 proinsulin, 인슐린 중간산물, 췌장 조직 단백뿐 아니라 glucagon, somatostatin, 또는 췌장 polypeptide 등을 함유하고 있었다.

이후 돼지의 인슐린 분자 중에서 B chain의 carboxyl 말단부에 있는 alanine을 threo-nine으로 치환시켜 만든 반합성 사람인슐린(human insulin)이 개발되었다. 1990년 이후 DNA 재조합 기술을 이용하여 생합성한 사람인슐린으로 개발된 인슐린유도체(insulin analogues)들이 현재까지 널리 쓰이고 있다. 이들 사람인슐린제제들은 완전한 순도를 가지고 있으며, 돼지 인슐린에 비하여 피하에서의 흡수가 빠르고 작용시간이 다소 짧은 경향을 보이며 항체 생성이 적은 편이다.

1990년대 이후 속효성 인슐린(rapid 혹은 ultra-short acting insulin)이 개발되면서 식후 혈당강하와 야간 저혈당 발생에 있어 개선 효과를 보였으며, 2000년대 들어 insulin glargine과 insulin detemir 같은 장시간형 인슐린(long acting insulin)이 개발됨으로써 야간 저혈당 발생의 감소와 함께 중간형 인슐린에 비해 혈당을 안정적으로 유지할 수 있게 되었다. 또한 인슐린 주사를 용이하게 할 수 있도록 중간형 및 속효성 인슐린이 다양한 비율로 혼합 조제된 혼합형 인슐린(pre-mixed insulin)이 소개되었으며 이를 사용하는 용기도 개발되어 펜형인슐린 주사 및 다양한 인슐린 펌프들이 널리 사용되고 있다.

국내의 임상에서 이용되는 거의 대부분의 인슐린은 1mL에 100units의 인슐린이 함유되어 있고, 인슐린용 주사기도 대부분이 100단위에 맞게 제작되어 공급되고 있다.

1. 식전인슐린(Prandial Insulin)

1) 속효성(Rapid acting)인슐린유사체

(1) Insulin Lispro(인슐린 리스프로, 제품명: 휴마로그, Humalog®)

휴마로그는 최초의 rapid-acting 인슐린유사체로서 1996년 미 FDA 승인되었으며 비병원성의 Escherichia coli을 이용하여 DNA 재조합 기술에 의해 사람인슐린 B chain 28번째 아미노산 proline이 lysine으로 치환되고 B chain 29번 아미노산 lysine이 proline으로 치환된 인슐린유사체이다.

이 약제는 인슐린과 비슷한 인슐린유사성장인자-1(insulin-like growth factor-1, IGF-1)의 구조로부터 착안하여 개발하게 되었다. IGF-1은 인슐린과 달리 인슐린수용체와의 친화력이 낮은 반면 insulin lispro는 인슐린수용체와의 친화력이 인슐린과 동일하다.

(2) Insulin Aspart(인슐린 아스파트, 제품명: 노보래피드, NovoRapid®)

노보래피드는 2000년 미 FDA에서 승인되었으며 Saccharomyces cerevisiae(Baker's Yeast)를 이용하여 DNA 재조합 기술에 의해 사람인슐린 B chain 28번째 아미노산 proline이 aspartic acid로 치환된 인슐린유사체이다.

(3) Insulin Glulisine(인슐린 글루라이신, 제품명: 애피드라, Apidra®)

애피드라는 2004년 미 FDA에서 승인되었으며 비병원성의 Escherichia coli을 이용하여 DNA 재조합 기술에 의해 사람인슐린 B chain 3번째 아미노산 aspargine이 lysine로 치환되고 B chain 29번 아미노산 lysine이 glutamic acid로 치환된 인슐린유사체이다.

따라서 regular insulin은 피하주사인 경우 최대 효과 발현 시간이 2시간 이후에야 나타나므로 식후 고혈당을 방지하기 위하여 식전 30분에 주사해야 하는 불편이 있는 반면 rapid-acting insulin들은 효과 발현 시간이 짧기 때문에 식사 직전(15분 이내)에 주사하면 된다. 그러므로 식후 고혈당이 문제가 되거나 저혈당이 빈번히 발생하는 사람에게 효과적이다.

2) 단시간형인슐린(Short acting insulin)

단시간형인슐린은 regular insulin(RI)이라고도 하며 Human Regular(제품명: 휴물린 알주)이 있다. 이 약제는 인슐린의 가장 기본적인 형태이며, 포장지는 알(R, regulsr)이라는 글씨로 표시가 되어 있고, 투명한 용액이다. 이 약제는 보통 피하주사 시 30분 정도 후에 작용이 시작되어 2~3시간 후 최대 효과가 나타나며 6.5시간 정도 작용하고 이후 점차적으로 약효가 떨어진다. 이 약제는 응급 상황에서 정맥주사로 사용할 수 있으며 인슐린 펌프용으로도 사용된다.

2. 기저인슐린(Basal Insulin)

1) 중간형인슐린(Intermediate acting insulin)

중간형인슐린은 Haegedorn이 zinc과 protamine을 혼합하여 제조한 NPH(neutral pro-tamine Haegedorn) insulin으로 작용 시간이 짧은 RI의 단점을 보완하여 피하주사 시 RI 보다 서서히 흡수되어 작용 시간을 길게 만든 인슐린이다. 포장지는 엔(N)이라는 글씨로 표시가 되어 있고 백색의 혼탁한 용액이다. 피하 주사 시 1~3시간 후 작용이 나타나기 시작하여 5~8시간 후에 최대 효과가 나타나며 18시간 정도 효과가 지속된다.

2) 장시간지속형 인슐린(Long acting insulin)

기저 인슐린 병용 요법으로 기존에 많이 사용되던 인슐린은 NPH, Ultralente(국내에는 없음) 등이 있지만 이러한 인슐린 제제는 그 작용시간이 비교적 짧고 체내 혈중농도의 변화가 심하여 24시간 동안의 혈당 변화 정도가 심하다는 단점이 있었다.

이를 보완한 장시간지속형 인슐린이 개발되었다.

(1) Insulin Glargine U100(인슐린 글랄진 U100, 제품명: 란투스, Lantus®)

란투스는 1992년 처음 개발된 최초의 장시간 지속형인슐린유사체이다. 이 약제는 비병원성의 Escherichia coli을 이용하여 DNA 재조합 기술에 의해 사람인슐린 A chain 21 번째 아미노산인 asparagine이 glycine으로 치환되어 있고, B chain의 말단 부분에 2 개의 arginine이 붙어 있는 구조이다.

이러한 아미노산 조성의 변화는 생리적 pH에서의 약제의 수용성을 감소시켜 분해를 지연시키는 작용을 한다. 이는 주사부위로부터 점진적으로 용해시키고 흡수 지연에 의해 작용시간이 연장되어 주사 시 정상인에서의 기저 인슐린처럼 약 24시간 일정한 농도를 유지할 수 있다.

특히 피하주사 후 장시간에 걸쳐 서서히 일정 속도로 흡수되어 혈중인슐린의 peak가 없이 비교적 일정한 혈중 농도를 유지하는 특징이 있다. 이 약제를 이용한 혈당 조절의 향상은 임상적으로 NPH와 동등하며, 야간 저혈당의 빈도는 유의하게 낮았다. 하지만 산성으로 중성 pH로 된 다른 종류의 인슐린과 혼합할 수 없는 단점이 있다.

(2) Insulin Glargine U300(글랄진 U300, 제품명: 투제오, Toujeo®)

투제오는 란투스의 농축형으로 란투스가 1ml 당 100units의 인슐린을 포함하는데 비해 1ml 당 300units의 고농축인슐린을 포함하고 있다. 이 약제는 란투스에 비해 긴 반 감기 및 작용시간(36시간)을 가지고 있어 투여 시간이 24±3시간으로 유연해져 환자들 의 편의성이 개선되었으며, 기저인슐린으로서 더 안정적이고 지속적인 혈당강하 효과 를 나타냈다.

임상연구에서 이 약제는 란투스와 혈당강하 효과 및 저혈당 유발 빈도에서 유의한 차이 가 없었지만 야간 저혈당 발생이 유의하게 낮은 것으로 나타났다. 제2형 당뇨병의 경우 이 약제는 란투스에 비해 지속적인 혈당유지 효과, 야간 저혈당, 저혈당의 발생 및 체중 증가에 있어 유의한 이점이 있는 것으로 보고되었다.

(3) Insulin Detemir(인슐린 디테머, 제품명: 레베미어, Levemir®)

레베미어는 Saccharomyces cerevisiae를 이용하여 DNA 재조합 기술에 의해 사람 인 슐린 B chain 30번째 아미노산인 threonine이 삭제되고 B chain 29번째에 C14 fatty acid chain이 붙어 있는 구조이다.

이 약제는 중성 pH를 가지고 있고, 피하로 흡수된 후에 혈장의 알부민과 결합되어 서 서히 분리됨으로써 작용시간의 연장을 가져온다. 작용시간은 약 20시간 정도로 insulin glargine에 비해 다소 짧으며, 1일 2회 주사가 필요할 수 있다.

(4) Insulin Degludec(인슐린 디글루덱, 제품명: 트레시바, Tresiba®)

트레시바와 리조덱스(Ryzodeg®, 성분명: insulin degludec/insulin aspart)는 2013년 유럽 EMA와 2014년 국내에서 '1세 이상의 소아와 청소년 및 성인에서의 당뇨병 치료' 와 '성인에서의 당뇨병 치료'에 각각 승인되었다. 이후 미 FDA는 트레시바의 잠재적인 심장 위험성에 대한 추가 임상을 요청하면서 승인이 보류됐다가 2015년 9월 승인되었 다. 현재 국내에서는 트레시바 플렉스터치주 100units/mL이 소개되고 있다.

트레시바는 하루 중 언제든 투여가 가능한데다 낮은 저혈당증 수반율과 용이한 취급 등 의 장점이 있다. 특히 트레시바는 기존 기저인슐린 란투스(insulin glargine)와의 임상 시험을 통해 트레시바가 란투스에 비해 저혈당증 발생률을 크게 감소시킨 것으로 나타 났으며 HbA1c 감소효과는 란투스와 동등한 수준으로 입증되었다. 또 활성시간이 42시 간이 넘기 때문에 환자들이 투여시간을 자유롭게 조정할 수 있는 장점도 있다.

Insulin degludec는 phenol과 zinc를 포함하여 dihexamer 형태의 안정된 상태로 있 게 되며 피하주사 후 phenol이 빠르게 분해되어 multi-hexamer 형태로 주입부위에서 저장(depot)하게 되어 전신순환으로의 흡수를 지연시키고 일부 알부민과 결합한다. 이후 zinc이 서서히 제거되면서 dimer나 monomer 형태로 분해되어 약효를 발휘한다. 이 약제는 피하주사 시 서서히 지속적으로 혈관에 흡수되어, 2~3일 후 안정 상태(steady state)에 도달하여 초장시간의 매우 안정적인 프로파일을 나타낸다. 상용량에서 42시간 이상의 작용시간을 나타내므로 혈당 강하 작용과 효과에 있어 일간 차이(day-to-day variability)를 줄일 수 있다. 이런 약동학적 양상은 저혈당의 발현을 감소시키며 주사시간 간격을 늘려 주사의 횟수를 줄일 수 있게 한다.

3. 사전 혼합형 인슐린(Pre-mixed insulin)

사전 혼합형 인슐린은 속효성인슐린과 중간형 인슐린을 일정비율로 섞어 만든 제제로서 혼합 비율에 따라 용도를 달리 선택 할 수 있다. 속효성인슐린이 들어 있어 빠른 작용시작 시간을 가질 수 있게 되었고, 중간형 인슐린이 들어 있어 긴작용 시간을 갖게 되었다.

속효성인슐린과 중간형 인슐린을 미리 혼합하여 상품화한 것이 혼합형 인슐린이다. 속효성 인슐린과 중간형 인슐린의 혼합 비율에 따라 10/90, 20/80, 30/70, 40/60, 50/50 등이 있다. 중간형 인슐린이 혼합되어 있기 때문에 용액이 혼탁되어 보인다. 가장 많이 쓰이는 종류가 20/80과 30/70이다.

HIGHLIGHTS
혁신 1형 당뇨병 면역치료제

1형 당뇨병은 자가면역기전으로 췌장의 베타세포가 파괴되는 질환이다. 베타세포의 파괴는 인슐린 분비량 감소로 이어지며 이에 속효성, 중간형, 지속형, 혼합형 등 여러 종류의 인슐린과 더불어 인공 췌장과 같은 의료기기가 대안으로 제시된다. 또한 인슐린은 1형 당뇨병 환자의 혈당 강하에 우수한 효과를 보이지만 동시에 저혈당을 초래하는 만큼 단점이 있다.

이런 상황에서 면역을 활용해 질환의 지연 또는 완치를 목표로 한 시도가 이루어지고 있다. 면역을 활용한 백신, 재생의료, 키메릭항원수용체(CAR-T 세포치료제) 등 형태로 1형 당뇨병을 공략하고 있다. 이러한 면역 관련 제제가 1형 당뇨병 발병 가능성이 높은 고위험군에게 대안을 제시할 수 있다고 평가했다.

먼저 GAD-alum은 GAD65 단백질 재조합 면역치료제로 면역관용을 늘려 베타세포를 보호하는 기전에 따라 1형 당뇨병 백신이라고 한다. 주성분인 GAD65는 1형 당뇨병의 주요 자가항원으로 베타세포에 발현하는 단백질이다.

이 약제는 임상2상 DIAGNODE-2 연구에서 1형 당뇨병 환자들을 대상으로 효능이 평가되었다. 연구결과, GAD-alum(+비타민 D)은 위약(+비타민 D)에 비교하여 C-펩타이드 보전율을 높이지 못했다. 하지만 HLA DR3-DQ2 유전자를 보유한 환자군에선 이 약제 투여군이 위약군보다 C-펩타이드 보전율이 우수하였다. 이 결과를 참고로 GAD-alum은 임상3상에서 HLA DR3-DQ2 유전자를 가진 1형 당뇨병 환자들에게 효능이 평가된다.

다음 레미젠(Remygen®)은 화학적 합성 과정을 거친 GABA(γ-aminobutyric acid) 성분의 재생·면역조절제다. 전임상에서 베타세포의 기능을 촉진하는 결과를 보였다. 효능은 임상1/2상 ReGenerate-1 연구에서 검증되고 있다.

또한 테플리주맙((Teplizumab)은 최초의 1형 당뇨병 질환조절제(disease-modifying therapy)로 CD3 작용기전을 바탕으로 유전적 가공을 통해 5개 모듈의 CAR-T 세포(5MCAR)이다. 이 약제는 베타세포를 파괴하는 CD8+T 세포를 탈진시켜 질환의 진행을 늦추는 것으로 평가된다. 5MCAR은 1형 당뇨병 일으키는 T 세포를 표적할 또 다른 T 세포를 만든 형태로 당뇨병 쥐모델에서 췌장에 침투하는 T 세포를 제거해 당뇨병 발생을 예방하는 방식이다.

이 약제는 2021년 미 FDA에서 건강한 피험자들을 대상으로 진행한 단일 저용량 약물체내동태/약력학(PK/PD) 가교시험에서 상용화 예정 제품과 임상시험용으로 제조된 원료의약품 유래 제품을 비교·평가한 결과 약물체내 동태의 비교 동등성이 입증되지 못했다는 사유로 보완을 요청받은 바 있으며 다시 도전할 것으로 예상된다.

III. 재조합 GLP-1 수용체 작용제

◆ 서론

GLP-1 수용체작용제(Glucagon-like peptid 1 receptor agonist)에는 exenatide, lixisenatide, liraglutide, albiglutide, dulaglutide 등이 있다. 이 약제들에는 사람 GLP-1과 약 53%의 상동성(homology)을 가지며 DPP-4의 분해에 저항성을 가지는 아메리카 독도마뱀의 타액에서 유래한 exendin-4를 기반으로 개발된 exenatide와 lixisenatide 등이 있고, 사람 GLP-1를 기반으로 합성된 liraglutide, albiglutide 등이 있다.

이 약제들 중 exenatide와 lixisenatide는 1일 1~2회 피하주사를 해야 한다는 점에서 사용에 제한이 있다. 이에 따라 작용시간을 연장시키는 연구가 크게 두 가지로 시도되었는데 알부민이나 의료용 중합체에 결합시켜 피하주사 후 흡수를 지연시키는 방법과 신장에서의 배설을 지연시키는 방법이 진행되었다. 이를 통해 liraglutide, exenatide LAR, albiglutide, dulaglutide 드이 개발되었다. 2형 당뇨병은 병이 진행되는 과정에서 베타세포의 기능이 저하되고 인슐린 저항성이 지속되는 경향이 있기 때문에 유병기간이 길어질수록 경구 혈당강하제로는 치료에 한계가 있을 수 있다. 특히 한국인을 포함한 아시아 2형 당뇨병 환자들의 경우 인슐린 분비기능이 감소되는 경우가 많으므로 혈당이 높을 때 인슐린 분비를 증가시키는 기전을 가지고 있는 GLP-1 수용체 작용제를 투여하면 혈당 강하 효과가 더 높게 나타나는 것으로 알려졌다. 따라서 이 약제들은 2형 당뇨병 환자에서 metformin, sulfonylurea 또는 thiazolidinedione을 복용하고 있거나 metformin과 sulfonylurea 병합요법 또는 metformin과 thiazolidinedione 병합요법으로 치료함에도 적절한 혈당조절이 되지 않는 경우에 사용한다.

참고적으로 임상 결과에 의하면 GLP-1 수용체작용제는 장시간 지속형 인슐린제제보다 저혈당 발생률이 적었고 체중 감소 효과가 있었으나 오심, 구토 및 설사 등의 위장관 부작용 발생은 더 높게 나타났다. 따라서 GLP-1 수용체작용제는 위장관 부작용, 투약비용이 비싼 단점이 있지만 체중을 감소시키고 저혈당의 빈도가 적은 장점이 있다.

1. GLP-1 수용체작용제(GLP-1 receptor agonist)

1) Exenatide(엑세나타이드, 제품명: 바이에타 주, Byetta®)

Exenatide는 최초의 GLP-1수용체작용제로 39개의 아미노산으로 구성되어 있으며, 인간의 GLP-1과 염기서열이 53% 유사성을 가진다.

이 약제는 2형 당뇨병 환자에서 30주간 exenatide를 10μg 투여하였을 때 0.8~0.9%의 당화혈색소 감소 및 1.6~2.8kg의 체중감소 소견을 보였다. 이 약제는 보통 시작 용량은 5μg을 1일 2회이며 한달 후 10μg을 1일 2회로 증량하여 유지한다. 부작용으로 구역, 구토 및 식욕감소가 가장 흔하다.

2) Lixisenatide(릭시세나타이드, 제품명: 릭수미아 주, Lyxumia®)

Lixisenatide는 exendin-4의 C 말단부를 변형하여 작용시간을 늘린 exendin-4 유사체로 2~4시간의 짧은 반감기를 보이지만 GLP-1 수용체에 강한 결합력으로 2일 1회 사용이 가능하다.

이 약제는 1일 1회 20μg을 사용할 때 가장 좋은 효능을 나타낸다. 임상연구에서 0.7~0.9%의 당화혈색소 감소 효과 및 의미 있는 체중 감소 효과를 보였으며, 구역 및 구토 증상은 약

20% 환자에서 나타났다.

2. 지속성 GLP-1 수용체작용제
(Delayed long-acting GLP-1 receptor agonist)

1) Dulaglutide(둘라글루타이드, 제품명: 트루리시티 주, Trulicity®)

Dulaglutide는 GLP-1을 IgG4의 Fc fragment에 결합시켜 DPP-4 가수분해에 저항하도록 만들어진 장기 작용 GLP-1 유사체로 주 1회용이다. 특히 주사 펜은 바늘(needle) 탈부착 및 남은 약제 보관의 불편함이 없는 일회용이다.

이 약제는 주 1회 투여 및 편리한 투여방법으로 대체가능 약제와 비교해 자가투여 시 편의성을 개선하였다. 임상연구에서 1.52%의 당화혈색소 감소 효과 및 2~2.5kg의 체중감소를 보였으며 부작용으로 구역, 설사, 복부팽만이 발생할 수 있다.

2) Liraglutide(리라글루타이드, 제품명: 빅토자 주, Victoza®)

Liraglutide의 펩타이드 전구체는 Saccharomyces Cerevisiae에서 DNA 재조합 기술로 생산된다. 사람 GLP-1의 34 부위에 lysine을 arginine으로 대체하여 사람 GLP-1과 97%에 유사하다. liraglutide는 펩타이드 전구체 26번 부위에 lysine에 glutamic acid spcer와 함께 palmitic acid를 부착시켜 제조된다.

이 약제는 피하주사 후 중합체로 결합되어 흡수가 지연되면서 1일 1회 주사가 가능하다. GLP-1과 97%의 상동성을 가지며 혈중 반감기는 9~14시간이다. 초회 용량은 0.6mg으로 시작하며 매주 증량하여 최대 1.8mg까지 사용한다. 신장으로 배설되지 않고 중등도 이상의 간기능 장애 시 배설에 영향을 받을 수 있다. 평균 HbA1c 감소능은 1.6%이고 30주에 최대 2.5kg의 체중이 감소된다.

3) Exenatide LAR(엑세나타이드 라르, 제품명: 바이듀리언 주, Bydureon®)

Exenatide LAR(long acting release)는 exenatide의 마이크로입자(microspheres)를 D, L lactic-co-glycolic acid라는 중합체에 결합시켜 피하주사 후 서서히 흡수되도록 개발된 약제이다. 반감기는 4일이며 1주 1회 2mg을 투여한다.

4) Albiglutide(알비글루타이드, 제품명: 이페르잔 주, Eperzan®)

Albiglutide는 인간 GLP-1 이합체를 인간알부민에 결합하여 DPP-4에 저항성을 갖도록 개발된 약제로 반감기는 6~8일이다. 용량에 비례한 혈당감소 효과가 있으며 두통이 가장 흔히 발생하고 변비, 복부팽만감, 구토 등이 발생할 수 있다.

5) Semaglutide

(세마글루타이드, 제품명: 오젬픽 주, Ozempic®, 리벨서스 정, Rybelsus®)

Semaglutide에서 오젬픽은 1주 1회 사용하는 주사제이고, 리벨서스는 세계최초의 경구용 GLP-1 수용제 작용제이다.

3. 인슐린제제+GLP-1 수용체 작용제 복합제

1) 솔리쿠아 100/33 주

(Soliqua®, 성분명: 100units insulin glargine/33mcg lixisenatide)

솔리쿠아는 장시간형사람인슐린유사체인 insulin glargine과 GLP-1 수용체 작용제인 lixisenatide의 고정용량복합제로 1일 1회 피하주사 한다.

이 약제는 운동과 식이에 대한 보조제로서, 성인 2형 당뇨병환자의 혈당조절을 향상시키기 위하여 다음의 경우투여한다. ▲ 경구혈당강하제의 병용투여 이후 혈당조절 효과가 불충분한 경우 이 약제와 메트포르민을 병용투여, ▲ 기저인슐린 단독투여 이후 혈당조절 효과가 불충분한 경우, ▲ 기저인슐린과 경구혈당강하제의 병용투여 이후 혈당조절 효과가 불충분한 경우 이 약제와 경구혈당강하제를 병용투여, ▲ GLP-1 수용체효능제와 경구혈당강하제의 병용투여 이후 혈당조절 효과가 불충분한 경우 이 약제와 경구혈당강하제를 병용투여.

2) 줄토피 플렉스터치 주

(Xultophy®, 성분명: 100units insulin degludec/3.6mg liraglutide)

줄토피는 장시간형 사람 인슐린 유사체인 insulin degludec과 glucagon-like peptide-1(GLP-1) 효능제인 liraglutide의 고정 용량 복합제로 1일 1회 피하주사 한다.

이 약제는 2형 당뇨병 환자의 혈당 조절을 향상시키기 위해 다음의 경우에 경구혈당강하제와 병용투여한다. ▲ 경구혈당강하제의 병용투여 이후 혈당조절 효과가 불충분한 경우, ▲ GLP-1 수용체 효능제와 경구혈당강하제의 병용투여 이후 혈당조절효과가 불충분한 경우, ▲ 기저인슐린을포함하는 모든 인슐린요법과 경구혈당강하제의 병용투여 이후 혈당조절효과가 불충분한 경우.

국내 재조합 당뇨병약제 현황

● 인슐린 제제

성분명 (제조사)	제품명 제형 및 용량		사용법	작용 시작	최고 작용	작용 시간
1. 식전 인슐린(Prandil insulin)						
1-1. 속효성(Rapid acting) 인슐린 유사체(투명)						
Lispro (Lily)		휴마로그 퀵 펜주 100 IU/mL (Humalog® Kwik Pen Inj) 300 IU/3 mL	식사 직전 (15분 이내) 혹은 식사 직후	10–15 분	1–2 시간	3.5– 4.75 시간
		휴마로그 카트리지 주 100 IU/mL (Humalog® Cartridge Inj) 300 IU/3 mL				
		휴마로그 주 100 IU/mL 바이알 (Humalog® Inj Vial) 100 IU/mL 1000 IU/10 mL	식사 직전 (15분 이내) 혹은 식사 직후. 지속적 피하 인슐린 주입 펌프 또는 정맥 주사 가능			
Aspart (Novo)		노보래피드 플렉스펜 주 100 IU/mL (NovoRapid FlexPen Inj) 300 IU/3 mL	식사 직전 (15분 이내) 혹은 식사 직후	10–15 분	1–1.5 시간	3–5 시간
		노보래피드 주 100 IU/mL (NovoRapid® Inj Vial) 1000 IU/10 mL	식사 직전 (15분 이내) 혹은 식사 직후. 지속적 피하 인슐린 주입 펌프 또는 정맥 주사 가능			
Glulisine (Sanofi)		애피드라 주 솔로스타 100 IU/mL (Apidra® Inj, Solostar® Inj) 300 IU/3 mL	식사 직전 (15분 이내) 혹은 식사 직후	10–15분	1–1.5시간	3–5 시간
		애피드라 주 바이알 100 IU/mL (Apidra® Inj Vial) 1000 IU/10 mL	식사 직전 (15분 이내) 혹은 식사 직후. 정맥 투여 가능			
1-2. 단시간형(Short-acting) 인슐린(투명)						
Human Regular (Lily)		휴물린 알 주 100 IU/mL (Humulin® R Inj Vial) 1000 IU/10 mL	식전 30분 이내에 피하, 근육내, 정맥내 주사 또는 지속 정맥내 주사	30분	2–3시간	6.5 시간
2. 기저 인슐린(Basal insulin)						
2-1. 중시간형(Intermediate-acting)						
Human NPH (Lily)		휴물린 엔 퀵 펜주 100 IU/mL (Humulin® N Kiwk Pen Inj) 300 IU/3 mL	식전 30분 이내에 피하주사	1–3시간	5–8시간	18 시간 까지
		휴물린 엔 주 100 IU/mL (Humulin® N Inj Vial) 1000 IU/10 mL				
2-2. 장시간형(Long-acting)						
Glargine (Sanofi)	U100	란투스 주 솔로스타 (Lantus® Inj Solostar®) 300 IU/3 mL	1일 1회 하루 중 어느 때라도 투여 가능	90분	없음	24시간
		란투스 주 바이알 (Lantus® Inj Vial) 1000 IU/10 mL				
	U300	투제오 주 솔로스타 (Toujeo® Inj Solostar) 450 IU/3 mL		6시간	없음	36시간 이상
Detemir (Novo)		레버미어 플렉스펜 주100 IU/mL (Levemir® FlexPen Inj) 300 IU/3 mL	1일 1–2회 하루 중 어느 때라도 투여 가능	90분	없음	24시간

Degludec (Novo)	트레시바 플렉스터치 주 100 IU/mL (Tresiba® FlexTouch Inj 300 IU/3 mL)	1일 1회 하루 중 어느 때라도 투여 가능	60–90분	없음	42시간 이상

3. 사전 혼합형 인슐린(Pre-mixed insulin)

성분명 (제조사)		제품명® 제형	사용법	비고
Aspart 70/30 (Novo)		노보믹스 30 플렉스펜 주 100 IU/mL (Novomix® 30 FlexPen Inj) 300 IU/3 mL	1일 1–3회 식사 직전 혹은 식사 직후	바이알 또는 펜형 인슐린 안에 고정 비율의 인슐린이 섞여 있는 형태 (속효성 인슐린 또는 속효성 인슐린 유사체와 중간형 인슐린이 혼합상태)
		노보믹스 50 플렉스펜 주 100 IU/mL (Novomix® 50 FlexPen Inj) 300 IU/3 mL		
Degludec / Aspart 70/30(Novo)		리조덱 플렉스터치 주 100 IU/mL (Ryzodec® FlexTouch Inj) 300 IU/3 mL	1일 1–2회 주된 식사와 함께	
Lispro (Lily)	75/25	휴마로그믹스 25 퀵펜 주 100 IU/mL (Humalog® mix 25 Quick pen Inj) 300 IU/3 mL	1일 1–3회 식사 직전 혹은 식사 직후	
		휴마로그믹스 25 카트리지 주 100 IU/mL (Humalog® mix 25 Cartridge Inj) 300 IU/3 mL		
	50/50	휴마로그믹스 50 퀵펜 주 100 IU/mL (Humalog® mix 50 Quick pen Inj) 300 IU/3 mL		
		휴마로그믹스 50 카트리지 주 100 IU/mL (Humalog® mix 50 Cartridge Inj) 300 IU/3 mL		
NPH / Regular 70/30 (Lily)		휴물린 70/30 퀵펜 주 100 IU/mL (Humulin 70/30 Kwik Pen Inj) 300 IU/3 mL	1일 1–2회 식전 30분 전	

● GLP-1 수용체 작용제

성분명 (제조사)	제품명® 제형	용량	사용법
1. Short-acting			
Exenatide (AstraZeneca)	바이에타 펜주 10 μg (Byetta® pen Inj)	0.6 mg/2.4 mL	1일 2회 6시간 이상 간격을 두고 하루 중 2회 주요 식사 전 1시간내 투여 시작 용량 5 μg을 적어도 1 개월간 투여 후 10 μg으로 증량 가능
	바이에타 펜주 5 μg (Byetta® pen Inj)	0.3 mg/1.2 mL	
Lixisenatide (Sanofi)	릭수미아 펜주 20 μg (Lyxumia® pen inj)	0.3 mg/3 mL	1일 1회 식전 1시간 전 시작 용량 10μg을 총 14일 동안 투여 후 유지 용량인 20 μg으로 증량 가능
	릭수미아 펜주 10 μg (Lyxumia® pen Inj)	0.15 mg/3 mL	
2. Long-acting			
Dulaglutide (Lily)	트루리시티 펜주 1.5 mg/0.5 mL (Trulicity® pen Inj)	1.5 mg/0.5 mL	주 1회 시작 용량은 0.75 mg/주 시작하여 1.5 mg/ 주까지 증량 가능 식사와 관계없이 투여
	트루리시티 펜주 0.75 mg/0.5 mL (Trulicity® pen inj) 0.75 mg/ 0.5 mL	0.75 mg/0.5 mL	

성분명 (제조사)	제품명® 제형	용량	사용법
Liraglutide (Novo)	빅토자 펜주 6 mg/mL (Victoza® pen Inj)	18 mg/3 mL	1일 1회, 식사와 관계없이 투여 초회 0.6 mg/일, 1주일 이상의 간격을 두고 1.2 mg/일, 최대 1.8 mg 증량 가능
	삭센다 펜주 6 mg/mL (Saxenda® pen Inj)	18 mg/3 mL	1) 초기 BMI 30 kg/m2 이상인 비만 2) BMI 27-30 kg/m2 + 당뇨병 전단계, 제2형 당뇨병, 고혈압, 이상지질혈증 중 한가지 이상(3 mg/일 12주로 5% 이상 체중감량 안되면 중단)
Exenatide LAR (Lily)	바이듀리언 주 2 mg, 4 mg (Bydureon® Inj)		주 1회 2 mg
Albiglutide (Glaxo)	이페르잔 주 30 mg, 50 mg (Eperzan® Inj)		주 1회 50 mg 증량 가능
Semaglutide (Novo)	오젬픽 주(Ozempic®)	1.5mL, 3mL	주 1회
	리벨서스(Ryblesus®)	3mg, 7mg, 14mg	1일 1회 경구복용(3mg→7mg→14mg)
Teglutide (다케다)	가텍스 주(Gattex®)	5mg	단장증후군

● 기저 안슐린+GLP-1 수용체 작용제

성분명 (제조사)	제품명® 제형	용량	사용법
Insulin Glargine / Lixisenatide(Sanofi)	솔리쿠아펜(Sanofi) 10-40 (Soliquapen® 10-40) 3 ml	100 IU/mL / 50 µg/mL	1일 1회 식사 전 1시간 이내에 투여
	솔리쿠아펜 30-60 (Soliquapen® 30-60) 3ml	100 IU/mL / 33 µg/mL	
Insulin degludec / liraglutide(Novo)	줄토피 플렉스 터치 (Xultophy®) 3ml		1일 1회 식사 관계없이

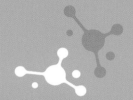

PART 8

재조합 사이토카인 의약품

PART 8
재조합 사이토카인 의약품
(Recombinant Cytokines)

▣ 소개

1970년대 면역세포에서 항체 외에 또 다른 분자들이 분비됨을 확인하였고, 이 분자들이 면역체계의 소통망을 이루고 있음을 알게 되었다. 분비된 이 분자들은 표적세포 표면에 존재하는 특정 수용체에 결합하여 면역 또는 숙주 방어의 효능 단계에 작용한다. 이와 같이 세포간 소통을 돕는 가용성 당단백질 매개인자를 사이토카인이라 한다.

면역체계에서는 림프구에서 생산되어 다른 림프구, 단핵구, 조혈세포 등의 세포 증식 및 분화를 조절하는 림포카인(lymphokine) 또는 인터류킨(interleukin)이 가장 중요한 역할을 하며, 인터페론(interferon), 종양괴사인자(tumor necrosis factor, TNF) 등도 중요한 역할을 한다.

이러한 사이토카인에는 생리적 기능에 따라 백혈구 이동을 촉진하는 주화성인자(chemokine, 케모카인), 혈액세포의 분화 및 증식을 촉진하는 조혈인자(hematopoietin, 헤마토포이에틴), 림프구와 단핵구 등의 세포 증식 및 분화를 조절하는 백혈구활성인자(lymphokine, 림포카인) 및 종양세포에 독성을 나타내어 세포자멸사를 유도하는 종양괴사인자(TNF)가 있다.

따라서 사이토카인은 그 정의를 간단하게 표현하기가 어려울 만큼 다양한 특성을 갖는 단백 조절물질이며, 이들 사이토카인은 인체 내 다른 단백 매개물질인 호르몬, 성장인자, 항체 등과 같이 기본적으로 유사한 신호전달작용 기전을 가지지만 이들 매개물질과는 서로 다른 차이점을 가지고 있다.

I. 사이토카인(Cytokine)과 관련된 전반적인 이해

◈ 서론

면역반응이 적절하게 일어나기 위해서는 여러 면역세포들의 직접 또는 간접적인 상호작용이 있어야 한다. 예를 들어, B 세포가 항체를 생산하기 위해서는 T 세포의 작용이 필요한데 B 세포 표면에 있는 주조직적합복합체(MHC)와 T 세포 표면에 있는 T 세포수용체(TCR)사이의 직접적인 결합이 중요하다.

면역세포의 상호작용에는 한 세포표면에 있는 수용체와 다른 세포표면에 있는 수용체간의 직접적으로 결합을 통한 세포간의 소통(communication)이 중요한 수단이 되고 있다. 면역반응에서의 세포 상호작용은 이와 같이 수용체간의 직접적인 접촉에 의해 나타나기도 하지만, 세포가 분비해낸 단백질(cytokine)에 의해 나타나는 경우도 많이 있다.

이들 단백질들은 어떤 세포에 의해 생성·분비되며, 다시 자신이나 이웃한 세포 또는 먼 곳에 있는 세포에 작용하여 세포의 증식과 분화를 유도하기도 하며, 기능과 활성의 변화를 유도할 수 있다. 즉 사이토카인은 인체 내 핵을 가진 모든 세포에서 생산되는 조절단백물질로 숙주 방어와 손상·치유과정에 관여하는 세포들과 조혈세포에 작용하여 면역반응과 조혈작용을 조절하는 인자들을 말한다. 결론적으로 사이토카인은 여러 가지 면역세포들에 의해 만들어지고, 여러 가지 면역세포의 활성화(activation), 성장(growth), 분화(differentiation) 등에 영향을 미치며 선천면역과 획득면역 반응에 관여한다.

1. 사이토카인의 명명

1974년 특이 항원에 반응한 림프구가 생산하는 단백물질인 림포카인(lymphokine)이 다양한 세포들로부터 만들어지고, 생산세포에 따라 다양한 기능을 한다는 것이 밝혀지면서 림포카인을 사이토카인이라 불리게 되었다.

1979년 제2차 국제 림포카인 워크숍에서 사이토카인의 명명 체계 확립을 위해 인터류킨(interleukin, IL)이라는 용어가 채택되게 된다. 인터류킨은 서로 다른 종류의 백혈구들 사이에 상호작용을 하는 신호매개물질로서의 능력을 가진 단백물질을 뜻하며, 이전까지 연구자들에 따라 다양한 이름으로 불려지던 일부 사이토카인들이 IL-1, IL-2 등으로 명명되는 것을 시작으로 현재 많은 종류의 인터류킨이 소개되었다.

현재 사이토카인에는 인터류킨계, 케모카인계, 인터페론계, 콜로니촉진인자(colony stim-ulating factor)계, 성장인자(growth factor)계 및 종양괴사인자(tumor necrosis factor,

TNF)계 등 200여종 이상의 단백물질이 있다.

사이토카인의 작용기전이나 역할에 관한 연구는 많은 새로운 사실들을 규명하고 계속 새로운 사이토카인들이 밝혀지고 있으나, 사이토카인에 대한 분류는 아직 정립되지 않아 연구자들이나 관련 서적에 따라 조금씩 다르게 표현되고 있다.

2. 사이토카인의 연구

사이토카인 연구의 시작은 네 분야로 나누어질 수 있다. 가장 먼저이면서 가장 중요한 연구 분야는 1960년 중반 림포카인과 관련된 연구로, 림프구에서 분비되는 단백 매개물질이 백혈구들의 증식과 기능을 조절한다는 연구보고가 시작이었고, 이어 단핵구 또한 백혈구의 기능을 조절할 수 있는 모노카인(monokine)을 분비한다는 것이 알려지게 되었다.

두 번째 연구 분야는 인터페론(interferon)계로 원래 1950년대에 항바이러스 제제로써 시작하였고, 점차 면역계 내·외부의 세포 증식과 분화에 광범위한 작용을 하는 단백물질로 인식하게 되었다.

세 번째 연구 분야는 조혈성장인자(hematopoietic growth factor, HGF)계로 이는 조혈모세포의 성장과 분화에 작용할 뿐만 아니라 완전히 분화된 조혈세포의 기능을 일부 조절하는 것으로 알려지면서 현재 사이토카인의 한 부류가 되었다.

네 번째 연구분야는 비조혈세포에 작용하는 성장인자들(growth factor)로 epidermal growth factor(EGF), platelet-derived growth factor(PDGF), fibroblast growth factor(FGF)로, 성장인자들은 세포 증식의 촉진작용 이외에 사이토카인의 작용을 나타내며 이 가운데 transforming growth factor(TGF)-β는 사이토카인에 속하는 대표적인 성장인자이다.

3. 사이토카인의 종류

사이토카인에는 크게 인터류킨(IL)계, 인터페론(IFN)계, 종양괴사인자(TNF)계, 콜로니촉진인자(CSF)계, 성장인자(GF)계 등이 있다. 인터류킨은 분비세포, 표적세포 및 기능에 따라 현재 약 40 종류가 발견되었고 인간 유전체는 50 종류이상 존재하는 것으로 알려져 있다. 인터페론은 IFN type I과 II로 구분하고 type I에는 IFN-α, -β, -ε, -κ, -ω가 있고, type 2에는 IFN-γ가 있다. 종양괴사인자에는 TNF-α와 TNF-β가 있고 TNF-β는 lymphotoxin-α(LTA)라고도 한다. 콜로니촉진인자는 조혈성장인자(hematopoietic growth factor)라고도 하며, 골수성장인자(myeloid growth factor)에는 대식세포콜로니촉진인자(M-CSF, macrophage-CSF, CSF1), 과립구·대식세포콜로니촉진인자(GM-CSF, granulocyte macrophage-CSF, CSF2), 과립구콜로니촉진인자(G-CSF, granulocyte-CSF, CSF3)가 있고, 적혈구생성인자인 적혈구생성호르몬(erythropoietin, EPO)과 거핵구성장인자(mega-karyocyte growth factor)인 혈소판증식촉진인자(thrombopoietin, TPO) 등이 있다.

또한 성장인자에는 형질전환성장인자(transforming growth factor, TGF-ß 등이 있다.

표 8-1. Classification of Cytokine

	Main sources	Target cell	Major function
Cytokines			
IL-1	Macrophages, B cells, dendritic cells	B cells, NK cells, T cells	Proliferation and differentiation, pyrogenic, BM cell proliferation
IL-2	T cells	Activated T and B cells, NK cells	Proliferation and activation
IL-3	T cells, NK cells	Stem cells	Hematopoietic precursor proliferation and differentiation
IL-4	Th cells	B cells, T cells macrophages	Proliferation of B and cytotoxic T cells, enhances MHC class II expression stimulates IgG and IgE production
IL-5	Th cells	Eosinophils, B cells	Proliferation and maturation stimulates IgA and IgM production
IL-6	Th cells, macrophages, fibroblasts	Activated B cells, Plasma cells	Differentiation into plasma cells
IL-7	BM stromal cells, epithelial cells	Stem cells	B and T cell growth factor
IL-8	Macrophages	Neutrophils	Chemotaxis, pro-inflammatory
IL-9	T cells	T cells	Growth and proliferation
IL-10	T cells	B cells, macrophages	Inhibits cytokine production and mononuclear cell function anti-inflammatory
IL-11	BM stromal cells	B cells	Differentiation, induces acute phase proteins
IL-12	T cells	NK cells	Activates NK cells
Interferons			
IFN-α	Leukocytes	Various	Anti-viral, anti-proliferative
IFN-ß	Fibroblasts	Various	Anti-viral, anti-proliferative
IFN-γ	T cells	Various	Anti-viral, ant-inflammatory activation, increases neutrophil and monocyte function, MHC I and II expression on cells
Tumor necrosis, factor			
TNF-α	Macrophages Monocytes	Macrophages Tumor cells	Phagocyte cell activation, endotoxic shock Tumor cytotoxicity, cachexia
TNF-ß	T cells	Phagocytes, tumor cells	Chemotactic, phagocytosis, oncostatic, induces other cytokines
Colony stilmulating factor			
G-CSF	Fibroblasts, endothelium	Stem cells in BM	Granulocyte production
GM-CSF	T cells, marcophages, fibroblasts	Stem cells	Granulocyte, monocyte, eosinophil production
M-CSF	Fibroblast, endothelium	Stem cells	Monocyte production and activation
Erythropoietin	Endothelium	Stem cells	Red blood cell production
others			
TGF-ß	T cells and B cells	Acivated T and B cells	Inhibit T and B cell proliferation, inhibit hematopoiesis promote wound healing
MIP	Macrophages	T cells	Chemotaxis

IL : interleukin, TGF-ß : transforming growth factor, MIP : macrophage inhibiting protein, BM : bone marrow.

γc 패밀리 사이토카인(γc Family cytokine)

사이토카인은 세포에서 분비되어 표적세포에 존재하는 수용체를 통해 작용하는 물질들로 면역반응에서 주요한 역할을 하고 있다. 많은 종류의 사이토카인 중 γc 패밀리 사이토카인은 γc 단백질을 공통으로 사용하는 사이토카인 수용체 γ 사슬 패밀리(common cytokine receptor γc family)이며 이에는 IL-2, IL-4, IL-7, IL-9, IL-15, IL-21 등이 포함된다.

이들 γc 패밀리 사이토카인은 선천 및 획득 면역반응을 조절하는 역할을 하고 세포 기능 및 다른 사이토카인의 작용을 조절하며 다양한 질병에서 임상적으로 적용이 가능해 보인다.

IL-2는 1976년 이 패밀리에서 가장 처음 발견된 사이토카인으로 T 세포의 성장인자로 알려졌지만, 이후 IL-2가 더 광범위한 역할을 한다는 것으로 발견되었다. 즉 NK 세포와 cytotoxic T 세포의 세포융해작용을 촉진하고 세포의 상태에 따라 생존을 조절하며, B 세포의 면역글로불린 생성을 증가시키고 Th1, Th2, Th9 세포의 분화를 촉진하고 Th17 세포의 분화는 억제하는 효과를 가지고 있다는 것이 확인되었다.

IL-4는 B 세포분화와 IgG1과 IgE를 증가시키는 면역글로불린의 종류 변환(class switch)을 유도하며, Th9 세포의 분화를 촉진하고, 기생충 감염 시 몸을 보호하는 역할을 하고 있다. IL-4는 IL-13과 기능적으로 많이 유사한데, 최근 Treg의 발생과 항상성 조절 및 회복 기전에도 역할을 하는 것으로 알려져 있다.

IL-7은 흉선의 수질에서 T 세포의 발생에 필수적인 요소로 발견되었으며, IL-15과 함께 기억 CD8+ T 세포와 기억 CD4+ T 세포를 조절한다. 마우스에서는 pre-B 세포의 성장인자로 중요한 역할을 하지만, 사람에서는 IL-7이 없더라도, 정상적인 B 세포의 발생에 문제가 없다. 이외에도 Treg 세포의 발생에서도 역할을 할 수 있다고 생각되고 있다.

IL-9은 후기 T 세포의 성장인자로 발견되었으며, 비만세포의 성장인자로써도 작용한다. Th9 세포의 분화는 IL-2는 물론 IL-1, IL-4, IL-25, IL-33, type I 인터페론에 의해 촉진 되고, IL-23, IL-27에 의해서 억제된다. 상황에 따라서 IL-6, IL-10, IL-21은 Th9 세포의 분화를 촉진시킬 수도 억제시킬 수도 있다.

IL-9는 항암 효과와 goblet 세포의 점액 생산 촉진, 알러지성 염증을 유발, 염증성 장질환의 발생을 촉진하는 것으로 알려져 있으며 IL-9 + T 세포의 경우 질병의 중등도와 연관되어 있다.

IL-15은 NK 세포의 발생을 유도하는 주요한 인자로 기억 CD8+ T 세포의 항상성을 조절하는 역할을 한다. IL-2처럼 IL-15은 NK 세포와 CD8+ T 세포의 세포융해작용을 증가시키지만, IL-2와는 달리 AICD(activation-induced cell death)을 유발하지는 않는다. IL-15이 Treg의 발생과정에 역할을 한다는 보고가 있으나, IL-2가 Treg의 발생·생존·유지에 비교적 더 중요한 인자로 알려져 있다.

IL-21은 특별한 기능을 가진 요소로 발견되기 보다는 IL-2Rβ와 가장 유사한 orphan type I 사이토카인 수용체의 리간드로써 발견되었다. T 세포가 항원에 의해 자극을 받으면 IL-21이 생산되는데 Th17, NKT, TFH(follicular helper T cell, 여포 보조 T 세포) 세포가 가장 중요한 생산자로 알려져 있고 T, B 세포를 포함하여 B10 세포, NK 세포, 수지상세포, 대식세포, 비만세포, 상피세포에 작용한다. γc 패밀리 사이토카인 약제로서, IL-2 억제성 항체인 daclizumab은 IL-2Rα에 대한 단클론항체를 사람에게 적용할 수 있도록 개발되었다. 신장이식 거부 반응과 재발성 다발성 경화증 환자의 치료에 대해 미 FDA의 승인을 받았지만, 뇌병증 유발을 이유로 승인이 자진 철회되었다. IL-2Rα를 타깃으로 한 약물의 효용성과 부작용 모두 IL-2이 면역반응에서 매우 복잡한 기능을 가지고 있음을 시사해주고 있다.

Dupilumab(Dupixent®)은 항 IL4Rα 단클론항체로 IL-4와 IL-13 신호기전을 둘 다 억제하여 중증 천식 및 아토피성피부염의 치료제로서 승인 되었다. 일시적인 호산구의 증가가 dupilumab 치료 환자들에게서 관찰되었다.

이 약제는 흥미롭게도 약물에 의한 탈모와 원형탈모를 가진 환자에서의 모발이 다시 자라는 것이 둘 다 보고되어 있다. IL-4의 역할이 type I과 type III의 면역반응에 제한되어 있다는 것이 자가면역질환에서 증가되는 것을 설명할 수 있으나, 반대로 dupilumab이 원형탈모를 개선할 수 있다는 것은 IL-4가 이러한 질병을 유발하는 경우가 있다는 것을 짐작할 수 있게 한다.

CAR T(Chimeric antigen receptor-T) 세포는 매우 활발하게 연구되는 분야로 전형적으로 IL-2에 의해서 증식된다. 사이토카인의 효과를 모방하기 위하여 CD19 CAR는 IL-2Rβ가 STAT과 결합하는 세포질 내 부분을 가지고 있으며 일반적인 TCR zeta와 CD28 co-stimulatory 도메인을 가지고 있다. IL-2가 전신적으로 독성을 나타낼 수 있기에 CAR-T세포를 IL-15으로 자극하는 것이 독성을 낮출 수 있는 방법으로 제안되었다.

4. 사이토카인의 기능

1) 사이토카인의 특성

하나의 사이토카인은 언제나 한가지의 세포에 의해서 만들어지는 것이 아니고, 보통 여러 가지의 세포에 의해 만들어진다. 또한 하나의 세포는 상황에 따라 서로 다른 여러 가지의 사이토카인을 만들어낼 수도 있다.

많은 종류의 사이토카인들이 세포의 성장이나 분화를 촉진하는 단백질(growth factor or differentiation factor)로 작용하지만, 하나의 사이토카인이 언제나 한가지의 세포에 작용하여 한가지의 작용을 유도하는 것이 아니고, 여러 가지의 세포에 작용하여 서로 다른 여러 가지의 다양한 반응(pleiotropism, 다양성)을 유도할 수 있다.

또한 사이토카인들은 그 활성이 중복(redundancy in activity)될 수 있어 여러 가지의 다른 사이토카인이 같은 세포에 작용하여 같은 종류의 변화를 유도하기도 한다. 종종 사이토카인은 다른 사이토카인과 같이 작용하여 서로의 활성에 영향을 미칠 수도 있다. 어떤 사이토카인들은 서로 같이 작용하면 그 효과가 상승적으로 나타나는 경우(synergy, 상승작용)도 있으며, 반대로 그 효과가 상쇄되는 경우(antagonism, 길항작용)도 있다.

또한 하나의 사이토카인은 다른 사이토카인의 생산에 영향을 미칠 수 있으며, 결과적으로 다양한 사이토카인의 연쇄반응(cascade induction)을 유도할 수도 있다. 이러한 사이토카인의 작용은 그 분비가 일시적으로 일어나고 곧 자연히 사라지기 때문에 특정한 사이토카인의 작용은 그 생성 원인이 사라지면 같이 사라지게 된다.

2) 사이토카인의 분비와 작용

사이토카인은 다양한 세포에서 생산 · 분비되며 다양한 작용을 가지고 있다. 특히 같은 사이토카인이라 하더라도 그 작용이 다양하게 나타나기 때문에 사이토카인을 특정한 부류로 분류하기는 매우 어렵다.

T 세포는 대식세포가 제시한 항원을 인식하여 활성화되어 면역반응을 유도할 때에도 수많은 사이토카인들이 작용하는 것을 볼 수 있다. 선천면역과 획득면역의 각 단계 즉, 항원인식에서부터 작용단계에 이르기까지 다양한 사이토카인들이 관여하고 있으며, 일부의 사이토카인들은 림프구나 기타 혈구의 생성에도 관여하고 있다.

사이토카인의 작용은 특정한 세포에 의하여 분비되어, 특정한 세포표면에 존재하는 그 사이토카인의 수용체에 결합하여 그 세포의 작용을 변화시킨다. 대부분의 사이토카인은 면역반응에 의해 특정한 세포로부터 만들어지며, 자신과 상호작용을 하고 있는 이웃해 있는 세포에 작용한다.

사이토카인은 자신이 만들어 자신이 사용하는 경우 이를 자가분비인자(autocrine factor)라 한다. 예를 들어, T 세포가 항원을 인식한 후 IL-2를 생산하고, IL-2는 T 세포가 항원을 인식하여 활성화 될 때 만들어지며 T 세포 밖으로 분비된 다음 IL-2를 생산한 자신과 반응하여 T 세포의 성장을 촉진하게 된다.

대부분의 사이토카인들은 분비되어 주변 군접세포에 작용하는 경우 이를 주변분비인자(paracrine factor)라고 한다. 예를 들어, 대식세포가 T 세포에 항원을 보여줄 때, 자신이 제시한 MHC-항원을 인식한 T 세포에 IL-1을 만들어 T 세포의 증식을 도와주는 데 이 경우의 IL-1은 주변분비인자로 작용한 것이다.

일부 사이토카인들은 혈액 중에 다량 존재하여 마치 호르몬처럼 작용할 수도 있는 데, 이러한 경우의 사이토카인을 내분비인자(endocrine factor)라고 한다.

예를 들어, 그람음성 세균에 의한 패혈증(septicemia)의 경우, 항원의 자극이 심하게 일어나 다량의 TNF-α나 IL-1 등이 만들어지게 된다. 이들 사이토카인들은 혈관을 따라 뇌에까지 그 작용을 나타내어 열이 나는 등의 반응을 유도할 수 있다.

일반적으로 특정한 사이토카인이 위에서 말한 세 가지 작용방법 중 한 가지만을 보여주는 것이 아니고, 비록 같은 사이토카인이라 하더라도 상황에 따라 그 작용방법이 다르게 나날 수도 있다.

3) 사이토카인과 면역세포

(1) 보조 T 세포(Helper T cell)

특정한 병원성 미생물에 대한 면역반응은 미생물에 따라 적절한 형태로 일어난다. 예를 들어, 수용성 독소에 대한 면역반응은 항체에 의해 독소의 작용을 중화하며, 반면 세포 내에 증식하는 바이러스에 대한 면역반응은 세포성 면역반응으로 감염된 세포를 파괴한다.

이와 같이 면역반응의 유도는 상당한 부분 T 세포 특히 보조 T 세포가 어떤 종류의 사이토카인을 생산하느냐에 달려있다. 따라서 보조 T 세포는 면역반응을 조절하는 세포로 세포표면에 CD4를 가지고 있기 때문에 CD4+T 세포라고도 한다.

이들 CD4+T 세포는 그들이 생산하는 사이토카인의 종류에 따라 Th1 세포와 Th2 세포로 나눌 수 있다. Th1 세포는 지연성과민반응(delayed type hypersensitiviy)이나 세포독성 T 세포반응과 같은 세포성 면역반응을 촉진하며, 또한 IgG 급의 항체 생산을 촉진하여 대식세포에게 세균이 잘 잡아먹히도록 하기도 한다(opsonization). 반면 Th2 세포는 주로 호산구(eosinophil)를 활성화하기도 하며, B 세포를 활성화하여 주로 IgE 급 항체의 생산을 촉진한다.

(2) Th1 세포와 Th2 세포의 기능

사이토카인 분비 능력의 차이는 이들 보조 T 세포의 기능을 좌우한다. Th1 세포가 분비하는 IFN-γ는 대식세포를 활성화하여 대식세포의 미생물 살해능력을 증가시키며, Th1 세포의 분화를 촉진하는 IL-12를 만들어낸다. 또한 IFN-γ는 B 세포에 작용하여 IgG 급의 항체 생산의 촉진을 증가시키고 염증반응을 촉진하여 지연성 과민반응과 같은 반응도 유도하며, 세포독성 T 세포의 생산도 도와준다.

Th2 세포는 IL-4와 IL-5를 분비하여 IgE 생산을 촉진하고 호산구의 활성화를 유도하여 기생충에 대한 면역반응을 촉진한다.

특히 IL-4는 Th2 세포의 활성화에 중요하며, IL-12는 Th1 세포의 활성화에 중요한 것으로 알려져 있다. 세포 내에서 증식하는 미생물에 의하여 활성화된 대식세포는 주요한 IL-12의 생산자로 알려져 있으며, 이들 세포에 의하여 활성화된 T 세포는 주로 Th1 세포로 분화되는 것으로 알려져 있다.

반면 IL-4의 생산은 Th2 세포의 분화에 중요한 역할을 하는데, 이는 T 세포, 비만세포(mast cell), 호산구(eosinophil), 호염기구(basophil) 등이 IL-4을 생산하기 때문이다. 따라서 Th1과 Th2 세포들의 활성화에는 복잡한 사이토카인 네트워크가 관여하는 것으로 추정된다.

5. 사이토카인과 사이토카인 수용체

사이토카인의 작용은 분비된 사이토카인이 세포표면에 존재하는 그 사이토카인의 수용체에 결합함으로써 그 작용을 나타낸다. 사이토카인의 경우와 마찬가지로 사이토카인의 수용체도 다양한 세포에서 발현되고 있기 때문에 사이토카인의 작용이 다양하게 나타나는 이유이기도 하다.

일반적으로 사이토카인 작용의 특이성은 어떤 사이토카인이 어떤 세포에 작용하였느냐에 의해 결정된다. 이러한 성질은 특정한 사이토카인이 사이토카인 수용체에 결합하여 어떠한 신호전달과정이 유도되어 어떠한 종류의 유전자들이 발현되었느냐에 의하여 결정된다. 지금까지 다양한 종류의 사이토카인 수용체의 유전자가 분리되었으며, 그 구조적 특성에 따라 면역글로불린 상위군 수용체(immunioglobulin superfamily receptor), class I 사이토카인 수용체군(class I cytokine receptor family), class II 수용체군(class II cytokine receptor family), TNF 수용체군(TNF receptor family), 케모카인 수용체군(chemokine receptor family) 등이 있다.

II. 조혈성장인자(Hematopoietic growth factor)와 재조합의약품

◈ 서론

혈액을 구성하고 있는 적혈구, 백혈구 및 혈소판 등은 골수 내 기질세포에 따라 조혈모세포(hematopoietic cell)의 연속적 분화과정에서, 조혈모세포는 각종 혈구로부터 분화하는 중간과정인 전구세포를 거쳐 점진적으로 분화된다.

조혈모세포는 대부분 자가복제 능력을 갖추고 계속 분열하면서 각각의 특성화된 분화과정을 거치게 되고, 분화과정이 끝나면 그대로 남아 평생 일정한 양의 조혈모세포를 유지하는 데 사용한다.

조혈모세포의 증식과 분화과정은 조혈성장인자들에 의해 조절되며, 조혈모세포로부터 분화하는 과정은 골수경로(myeloid pathway)와 림프경로(lymph pathway)로 구분된다.

골수경로에서 생성된 골수계 전구세포(myeloid stem cell)인 CFU-GEMM(colony forming unit-granulocyte-erythrocyte-monocyte-megakaryocyte) 세포는 조혈전구세포(hematopoietic progenitor cell)로서 림프구를 제외하고 적혈구, 혈소판, 다핵구 및 대식세포 그리고 과립구(호중구, 호산구, 호염구) 등 모든 혈액세포의 모세포가 된다.

림프경로에서 생성된 림프모세포(lymphoid stem cell)는 B 세포, T 세포, 형질세포 등 림프구의 모세포가 된다.

이러한 조혈모세포의 증식과 분화를 조절하는 조혈모성장인자에는 적혈구 분화에 필요한 에리스로포이에틴(erythropoietin), 거핵세포(karyocyte)로의 분화에 필요한 트롬보포이에틴(thrombopoietin) 및 인터류킨, 과립구, 대식세포 및 거핵세포로의 분화를 유도하는 콜로니촉진인자(colony stimulating factor, CSF) 등이 있다.

1. 적혈구생성호르몬(Erythropoietin, EPO)

1) 적혈구의 생성과 조절

적혈구 생성(조혈, Hematopoiesis)은 신생아가 태어난 후 거의 적색 골수의 내막에 분포하고 있는 조직에 의해 이루어지는데, 적색 골수 내에 조혈모세포(hematopoietic stem cell)는 세포가 헤모글로빈을 합성할 수 있는 적혈구모세포(erythroblast)로 전환된다.

적혈구모세포는 재증식하여 많은 딸세포를 만들어낸다. 새로이 형성된 세포의 핵은 곧 위축되고 세포질과 세포막의 얇은 층에 싸여 뽑히듯 빠져나오면서 적혈구(erythrocyte)가 만들어진다. 이때 미성숙한 적혈구의 일부는 1~2일 동안 그물 같은 구조물을(망상) 포함하고 있는데, 이들 그물망은 세망내피계를 나타내며 이 같은 세포를 망상적혈구(reticulocyte)라고 한다.

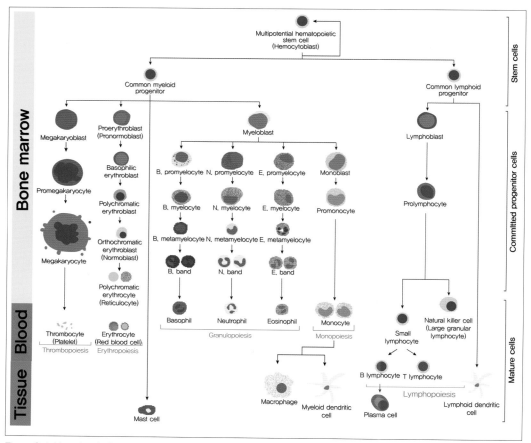

Figure 8-1. Hematopoiesis

적혈구의 평균 생존기간은 약 120일이며 이들 세포의 많은 숫자가 매일 순환되면서 제거된다. 그러나 순환 혈액중의 세포의 숫자는 상대적으로 안정되어 존재하며 이 같은 현상은 생체 항상성 기전이 적혈구 생성 속도를 조절한다.

적혈구 생성 속도는 에리스로포이에틴을 포함한 음성되먹임 기전에 의해 조절된다. 지속적인 산소 결핍과 반응하여 성인의 경우 주로 신장의 간질세포에서 그리고 약간은 간 및 뇌에서도 소량 생산된다. 하지만 태아에서는 주로 간에서 생성된다.

예를 들어, 고도가 높은 곳에서는 pO_2가 감소하고 조직으로 분배되는 산소의 양이 감소한다. 이같은 산소 농도의 저하는 에리스로포이에틴의 방출을 촉진시켜 혈액을 경유하여 적색 골수로 들어가 적혈구 생성을 증가시키도록 자극한다.

며칠 후 보다 많은 수의 새로이 형성된 적혈구가 순환 혈액 중에 나타나기 시작하고 생성 속도의 증가는 신장과 간 조직이 산소 결핍을 경험하는 동안은 계속 지속된다. 결국 순환하는 적혈구 수는 조직의 산소 요구도를 만족시키기에 충분해진다. 이렇게 되면 pO_2가 정상으로 되돌아가면 에리스로포이에틴의 방출은 중단되고 적혈구 생성 속도는 감소한다.

2) 에리스로포이에틴 수용체(Erythropoietin receptor)

에리스로포이에틴은 에리스로포이에틴 수용체와의 단백질-단백질 상호작용으로 기능을 나타낸다. 에리스로포이에틴 수용체는 적혈구 전구체(erythroid progenitor) 뿐만 아니라 뇌, 망막, 심장, 근육, 신장 및 혈관내피세포에도 분포한다.

에리스로포이에틴은 이 조직들에서 항세포자멸사(antiapoptosis)에 의한 조직보호(tissue-protective) 효과가 있는 것으로도 알려져있다. 특히 적혈구 전구체의 세포분화를 촉진하여 적혈구 생성을 자극하며 세포자멸사를 억제하여 적혈구의 생존을 증가시킨다.

에리스로포이에틴 수용체들은 여러 조직에 분포하지만 서로 동일하지 않고 적혈구 생성 관련 수용체가 다를 가능성이 있다. 신장조직의 경우 급성 허혈성 및 독성 신손상에서 에리스로포이에틴은 세포자멸사를 억제하고 신상피세포의 재생을 증가시켜 신장조직을 보호한다.

에리스로포이에틴은 적혈구 전구체에 있는 수용체에 결합하여 JAK2 신호체계를 활성화시킨다. 에리스로포이에틴 수용체는 골수, 말초신경, 중추신경계 등 여러 조직에서 발현되지만, 혈액 내에서는 적혈구 스스로 에리스로포이에틴 수용체를 발현하지 못하므로 에리스로포이에틴에 반응할 수도 없다. 그러나 간접적으로 적혈구의 수명에는 영향을 줄 수 있다고 보고되었다.

3) 에리스로포이에틴의 작용

에리스로포이에틴은 헤마토포이에틴(hematopoietin)이라고도 불리는데 적혈구 생성에 관여하는 당단백질호르몬으로서 단백질 신호분자인 사이토카인이며 적혈구의 전구체의 형태로 골수에 존재한다.

인간 에리스로포이에틴의 크기는 34 kDa이며 골수에서 하루 2억개 정도의 적혈구를 생산하는 생체유래물질이다. 또한 에리스로포이에틴은 신경손상에 대한 뇌의 반응에 중요한 역할을 하고, 상처의 회복과정에도 관여한다고 알려졌다.

에리스로포이에틴은 적혈구 생성에 필수적인 호르몬으로 이 호르몬이 없다면 적혈구를 생성 할 수 없다. 체내가 저산소증의 상태라면, 신장은 에리스로포이에틴을 생산·분비하여 적혈구의 생산을 늘리게 한다. 에리스로포이에틴은 인간의 골수에 있는 적혈구의 전구체세포에 영향을 주어 세포를 세포자멸사로부터 보호하게 된다.

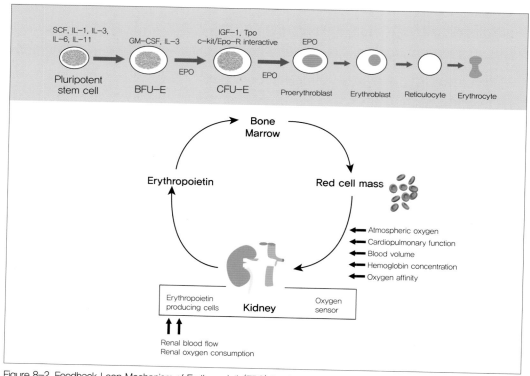

Figure 8-2. Feedback Loop Mechanism of Erythropoietin(EPO) Production

에리스로포이에틴은 IL-3, IL-6, 글루코코르티코이드와 줄기세포인자(stem cell factor, SCF)와 같은 다른 다양한 성장인자와 협동하는 인자이다. 적아구군형성단위(burst-forming unit-erythroid, BFU-E)세포는 에리스로포이에틴 수용체를 발현하기 시작하고 에리스로포이에틴에 반응한다.

적아구콜로니 형성단위(colony-forming unit-erythroid, CFU-E)는 수용체의 최대치를 발현하며 다음 분화를 위해 완전히 에리스로포이에틴에 의존적이게 된다. 적혈구의 전구체인 proerythroblast와 basophilic erythroblast는 또한 에리스로포이에틴 수용체를 발현하여 더욱 성숙시킨다.

4) 재조합 인간조혈호르몬(recombinant human erythropoietin, rhEPO)

재조합 인간조혈호르몬(rhEPO)은 적혈구 생성자극제(erythropoiesis-stimulating agent, ESA)로 골수 중 조혈조직의 적아구계 전구세포에 작용하여 적혈구 원시세포의 분열과 분화를 자극함으로써 적혈구 생성을 유도하고 골수에서 혈관으로의 망상적혈구(reticulocytes)의 유리를 유도하여 적혈구로 성숙시킨다. 이런 과정을 통해 hematocrit과 hemoglobin(혈색소)이 증가된다.

현재 rhEPO는 erythropoietin-α, erythropoietin-β, darbepoetin-α 등이 있으며, 이 중 erythropoietin-α와 erythropoietin-β는 동일한 아미노산 배열을 가지고 당 사슬의 탄수화물 구성성분이 다르나 약효 면에서는 유사하다.

특히 자연 에리스로포이에틴은 분자질량의 40%가 될 정도로 높은 수준으로 당화되어 있는데 혈액 내에서 반감기는 5시간이다. 반감기는 에리스로포이에틴의 당화 구성에 따라 다양하므로 에리트로포이에틴의 당화 재조합 기술은 혈액 내에서 안정성에 연관을 준다. 따라서 에리스로포이에틴은 골수에서 조혈모세포에 작용해 적혈구 원시세포의 분열과 분화를 자극해 만성신부전(chronic kidney disease, CKD) 관련 빈혈, 항암치료 후 발생한 빈혈 치료에 사용한다.

rhEPO는 1989년 만성신부전 환자의 빈혈치료제로 미 FDA에서 승인된 이후 만성신부전 환자의 안전하고 효과적인 빈혈치료제로 사용되고 있다 빈혈의 치료는 투석환자 및 투석 전 만성신부전 환자의 생존율을 향상시키고 입원율과 유병률을 감소시키며 삶의 질을 향상시킨다.

또한 투석 전 초기 만성신부전 환자에서도 에리스포이에틴으로 빈혈을 교정함으로써 좌심실 비대나 심부전 등의 심혈관계 합병증을 감소시킨다. 조혈호르몬으로서의 에리스로포리에틴의 효과는 만성신부전 환자 이외 HIV 감염 환자나 치료를 받은 AIDS 환자의 빈혈 치료 또는 항암요법을 받은 악성종양환자의 빈혈치료 등으로 그 적응증이 확대되었다.

(1) Erythropoietin-α, Erythropoietin-β

재조합 에리스로포이에틴제는 166개의 아미노산으로 이루어져 있고 아미산 24, 38, 83 및 126번의 위치에 4개의 당화(glycosylation) 부위를 가지며, 약 30.4 kDa의 분자량을 가진 체내에 천연으로 존재하는 당단백질이다. 이 약제들은 반감기가 24시간 정도로 1주일에 3회 투약한다.

2) Darbepoetin-α

Darbepoetin-α는 erythropoietin-α에 탄수화물 체인을 결합시킨 에리스로포이에틴 유사체로 탄수화물 체인에 있는 시알산(sialic acid)에 의해 간에서의 대사가 지연되어 지속시간이 긴 특징을 가지고 있으며 반감기가 48시간 정도로 1주일에 1회 또는 2주에 1회 투약한다.

3) Methoxypolyethylene glycol-epoetin-β(PEG-EPO)

Methoxy polyethylene glycol-epoetin-β는 약 130시간의 긴 반감기를 가진 ESA로서 continuous erythropoietin receptor activator(CERA)라고도 하며, 만성신부전 환자의 빈혈 치료에 가장 최근 도입된 약제이다.

2. 혈소판생성호르몬(Thromopoietin, TPO)

1) 혈소판(Thrombocyte, Platelet)의 생성

혈소판 생성은 일반적인 세포의 생성과는 다르다. 일반적인 세포는 유사분열을 통해서 만들어지나 혈소판은 유사분열 없이 세포질의 분획(demarcation)에 의해 한 개의 거핵세포(megakaryocyte)로부터 2,000~3,000개씩 만들어진다.

이러한 원시적인 분획에 의해 만들어지는 혈소판은 생성 시기의 환경 및 주위의 여러 인자들의 영향을 받아 항상 같은 크기의 혈소판이 만들어지지 않아 순환하고 있는 말초혈액 내 혈소판 크기는 일정하지 않다. 종전에는 이러한 다양성은 혈소판이 나이가 들어감에 따라 크기가 작아져서 생기는 현상으로 생각했다.

그러나 실제로 혈소판의 나이와 무관하게 거핵구가 생성될 때와 혈소판이 생성 될 때 크기가 결정된다. 혈소판을 만드는 속도는 혈소판의 크기를 결정하며, 순환하고 있는 혈소판 수, 혈소판 생성에 관여하는 여러 인자들의 복합적인 작용 등 여러 가지 요소들이 크기를 결정한다. 혈소판 생성에 관여하는 인자로는 트롬보포이에틴 및 각종 사이토카인이 있다.

특히, 트롬보포이에틴은 혈소판 생성 과정에서 중요한 역할을 하여 혈소판 수뿐만 아니라 크기까지 결정하는 중요한 인자이다.

2) 혈소판의 역할 및 작용

혈소판은 혈전에 결정적인 역할을 하지만 상처치유, 염증, 미생물에 대한 방어기전, 혈관 신생, 종양의 성장 및 전이에도 중요한 역할을 한다. 혈소판은 크기가 작고 디스크 형태의 구조 때문에 적혈구 또는 백혈구와 같은 거대 물질이나 혈류에 의해 혈관 가장자리로 밀리게 된다.

혈소판은 내피세포의 표면 가까이에 위치하여 혈관의 손상을 빨리 감지하고 반응하기에 적합하다. 혈소판이 콜라겐 등과 결합한 vWF와 같은 활성화 인자에 의해 활성화하면 서로 또는 피브린(fibrin)과 작용하여 상처부위에 마개를 형성한다.

형성된 마개(plug)는 혈소판이 디스크 형태에서 납작한 형태로 모양이 바뀌도록 활성화시키고 또 다른 혈소판이 상처 부위에서 작용하도록 한다. 내피세포는 혈소판과 내피 밑의 콜라겐 사이에 barrier가 있어 과도한 혈소판의 활성화를 조절하고, nitric oxide, eicosanoid prostaglandin, ecto-nuclease CD39 등도 이 음성조절(negative regulation) 기전에 관여한다.

3) 혈소판 활성화

혈관 내피세포의 표면에는 혈전이 형성되기 어렵지만, 일단 내피세포가 손상을 입으면 내피세포 밑의 혈관벽을 구성하고 있는 콜라겐과 fibronectin 등의 성분이 혈액에 노출되어 혈전형성을 촉진하게 된다. 즉 혈액 내에서 순환하고 있던 혈소판이 노출부위에 달라붙게 되는데, 이러한 부착(adhesion)의 매개는 vWF에 의하여 이루어지고, 이것은 혈소판 glycoprotein Ib 수용체에 vWF가 결합함으로써 시작한다.

이어 다른 여러 자극물질(collagen, thrombin, epinephrine, serotonin 등)이 혈소판 수용체에 결합하면 혈소판은 활성화(activation) 된다. 활성화된 혈소판은 세포 내 과립으로부터 방출된 물질(ADP, thromboxane A2)들이 혈소판 수용체에 결합하면 혈소판은 더욱 활성화된다.

활성화된 혈소판막에는 glycoprotein IIb/IIIa 수용체가 존재하는데, 여기에 피브리노겐과 vWF가 결합함으로써 혈소판 응집(aggregation)이 일어나게 된다. 이 결합에는 세 개의 아미노산 서열인 RGD(arginine-glycine-aspartic acid)가 매개하며 이러한 일련의 과정의 결과로 혈전이 형성된다.

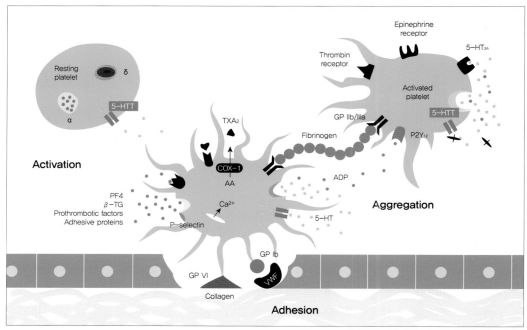

Figure 8–3. Steps of Platelet Aggregation

특히 활성화된 혈소판은 phospholipase A2의 작용으로 세포막의 phospholipid로부터 arachidnic acid를 생성한다. 이 arachidonic acid는 cyclooxygenase의 작용으로 단계적으로 prostaglandin endoperoxide인 PGG2와 PGH2로 되며, 여기에 thromboxane synthase이 작용하여 thromboxaneA2가 비로소 만들어진다. Thromboxane A2는 강력한 혈관 수축작용이 있을 뿐 아니라, thromboxane A2/PGH2 는 ADP와 같이 혈소판 수용체에 결합하여 혈소판의 활성화를 촉진한다.

혈소판의 수명은 평균 10일 정도이므로 아스피린을 약 7일간 중단하면 혈액응고를 억제하는 효과는 거의 없어진다. 따라서 3일간 아스피린을 중단하면 혈액응고의 위험성은 감소할 수 있다. 그러므로 발치 같은 간단한 수술을 위해서는 아스피린을 3일에서 5일간 중단하는 것이 바람직하며 큰 수술을 위해서는 약 7일간만 중단하는 것이 추천된다.

4) 트롬보포이에틴의 생성 및 작용

트롬보포이에틴(TPO)은 거핵세포(megakaryocyte) 및 혈소판 조혈작용을 조절하는 주요 성장인자로서 간세포(hepatocyte)에서 주로 합성되고 분비된다. 간세포는 말초혈액 혈소판 수에 영향을 받지 않고 일정하게 트롬보포이에틴을 발현하기 때문에 혈액 및 조직의 유

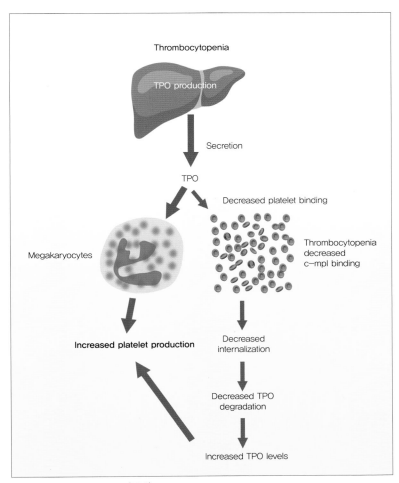

Figure 8-4. Thrombopoietin(TPO)

리 트롬보포이에틴 농도는 혈소판과 거대 핵세포 표면의 트롬보포이에틴 수용체에 결합되고 남은 양에 의해 결정되는 것으로 알려져 있다.

하지만 이러한 수동적 조절 기전만으로 트롬보포이에틴 농도 변화를 모두 설명할 수는 없는데, 염증이 동반된 다양한 임상 조건에서 IL-6에 의해 트롬보포이에틴 농도가 증가되는 것은 잘 알려져 있고 특발저혈소판자색반병(idiopathic thrombocytopenic purpura, ITP) 환자의 트롬보포이에틴 농도는 혈소판 수로부터 예상할 수 있는 것보다 더 낮아져 있다.

5) 트롬보포이에틴 수용체작용제

현재 트롬보포이에틴 수용체작용제에는 합성의약품 레볼레이드(Revolade®, Eltrombopag

olamine)와 재조합 인간혈소판생성호르몬(recombinant human thrombopoietin, rhT-PO)로 엔플레이트(Nplate®, Romiplostim)이 있다.

트롬보포이에틴수용체작용제는 조혈모세포와 거대핵세포의 성숙으로부터 거핵세포전구세포(megacaryocytic progenitor)의 증식과 분화를 유도하는 거대핵세포가 발현되어 있는 인체 트롬보포이에틴수용체의 관통영역(transmembrane domain)에 작용하여 혈소판의 수를 증가시킨다.

3. 콜로니촉진인자(Colony stimulating factor, CSF)

1) 콜로니촉진인자의 종류와 역할

조혈세포는 혈구생성과정(hematopoiesis)을 촉진하는 사이토카인으로, 이들 사이토카인들은 골수의 전구세포에 작용하여 특정한 세포의 분화 및 성장을 촉진하는 단백질인자로서 발견되었다.

골수의 전구세포를 반고체의 연한 한천배지(soft agar)에서 배양하면서, 단백질인자를 넣어주게 되면, 배지(agar) 위에 특정한 세포의 집단이 colony를 이루어 자라게 된다. 이러한 집락(colony) 중에 있는 세포를 조사하면 넣어준 단백질이 세포분화에 관여하는 것을 알 수 있다. 이와 같이 전구세포에 작용하여 특정한 세포집단의 분화를 촉진하는 사이토카인을 콜로니촉진인자(CSF)라고 한다.

혈구 생성과정에 관여하는 사이토카인에는 IL-3, GM-CSF, M-CSF, G-CSF, IL-7 등이 있다. IL-3는 CD4+ T 세포에 의해서 생산되어 대부분의 미성숙 골수세포에 작용하여 여러 형태의 혈구를 생산한다.

GM-CSF(Granulocyte-macrophage CSF)는 활성 T 세포, 대식세포, 혈관내피세포, 섬유아세포 등에 의해 만들어져, 과립구와 단핵구 계통의 세포들이 분화되도록 조절한다.

M-CSF(Monocytes-macrophage CSF)는 대식세포, 혈관내피세포, 섬유아세포에 의해 생산되어 단핵구가 될 세포들에 작용한다. G-CSF(Granulocyte CSF)는 활성 T 세포, 대식세포, 혈관내피세포, 섬유아세포에 의해 생성되어 과립구가 될 세포들에 작용한다. IL-7은 골수기질세포(bone marrow stromal cell)에 의해 생산되어 B 세포가 될 세포에 작용한다.

2) 재조합 인간과립구-콜로니촉진인자(recombinant human granulocyte-colony stimulating factor, rhG-CSF)

항암제 투여 후 호중구 수치가 낮은 환자는 항생제 또는 항진균제로 감염에 대처한다. 이와같이 병행하여 과립구(granulocyte) 생산을 자극하여 호중구 수를 증진시키는 약제로서 GM-CSF 또는 G-CSF을 사용한다.

현재 재조합 과립구-콜로니촉진인자에는 E. coli에서 생산한 filgrastim(G-CSF3)과 CHO 세포에서 생성한 lenograstim(G-CSF3), filgrastim의 지속형제제로는 pegfilgrastim, lipegfilgrastim과 tripegfilgrastim 등이 있다.

특히 E. coli 유래의 유전자재조합 G-CSF에 대한 항체 발생률은 높지 않으며, 또한 이러한 항체가 G-CSF의 유효성이나 안전성에 어떠한 영향을 미치는지에 대해서는 아직 보고된 바가 없다. 유전자재조합 G-CSF는 피하주사나 정맥주사로 투여하고, 면역반응을 일으킬 수 있는 환자별 위험인자는 아직 알려지지 않았다.

(1) Filgrastim과 pegfilgrastim

Filgrastim은 내인성 인간 G-CSF와 서열이 동일하지만 말단에 아미노산이 한 개 추가되어 175개의 아미노산 단백질로서 분자량은 약 18,000 Da이며, pegfilgrastim는 20 kDa의 polyethylene glycol(PEG) 분자 하나를 filgrastim에 결합시켜 분자량이 대폭 커진 (약 39,000 Da) 변형단백질이다.

Filgrastim이 1일 1회 투여하는 것에 비해, pegfilgrastim는 pegylation의 결과로, 반감기와 작용기간이 길어져 화학요법 주기 당 1회씩 투여하는 것이 원칙이다.

(2) Lenograstim(G-CSF3)

Lenograstim은 G-CSF 유전자를 도입한 CHO 세포에서 생산된 인체 G-CSF와 동일한 174개의 아미노산 배열을 가지고 있으며 기전은 filgrastim과 동일하다.

(3) Lipegfilgrastim

Lipegfilgrastim은 당화 기술을 적용해 분자 구조학적인 개선을 이룬 새로운 지속형 호중구감소증 치료제로 분자구조학적인 개선을 통해 약물 수용체와의 결합력을 높이고, pegfilgrastim 제제 대비 약동학적 / 약력학적(PK/PD) 효과를 향상시켰다.

(4) Tripegfilgrastim

Trigegfilgrastim은 당화 기술을 적용하여 기존의 G-CSF 보다 약효를 지속시킨 바이오베터 의약품이다.

III. 인터페론(Interferon, IFN)과 재조합 의약품

◈ 서론

인터페론은 1957년 알릭 아이삭(Alick Issacs)과 장 린덴만(Jean Lindenmann)이 인플루엔자 바이러스를 관찰하는 도중 바이러스의 증식을 방해(interfere)하는 인자로써 처음 발견하였고, 'Interferon'이라고 명명하였다. 이후 추가적인 연구로 약간 다른 구조와 다른 기능을 수행하는 interferon α, β, γ 등으로 분류하고 있다.

인터페론은 말 그대로 항바이러스제이지만 직접적으로 병원체를 사멸하지 못하며 단지 병원체들이 증식하지 못하게 방해할 뿐이다. 즉 바이러스 표면의 단백질 합성을 차단하고 면역기능과 염증을 억제하여 세포 성장을 통제함으로써 바이러스들을 방해한다. 또한 자연살해세포와 대식세포 등의 선천면역세포들의 활성화를 돕는다.

1. 인터페론의 종류

인터페론에는 크게 3가지 종류가 있는데, 수용체에 따라 IFN-α로 알려진 수용복합체에 붙는 1형 인터페론(interferon type I, IFN-1)과 IFNGR(interferon gamma receptor)에 붙는 2형 인터페론(interferon type II, IFN-2), CRF(cytokine receptor family)2-4와 CRF2-12에 신호를 보내는 3형 인터페론(interferon type III, IFN-3)이 있다.

이 중 1형 인터페론은 항원제시세포에서 생산·분비되어 다양한 인터페론 촉진유전자를 발현하고, 2형 인터페론은 T 세포 및 자연살해세포(NK 세포)에서 분비되어 대식세포의 분화를 도우지만 3형 인터페론은 아직 잘 알려지지 않았다.

1) 1형 인터페론(Interferon type I, IFN-1)

IFN-1은 바이러스의 증식을 방해하는 단백질로서 IFN-α와 IFN-β 두 가지가 있다. IFN-α는 단핵식세포(mononuclear phagocyte)에서 생산되고, IFN-β는 섬유아세포(fibroblast)에서 생산된다. 이들은 모두 바이러스의 감염에 의해 감염된 세포에서 생산되는데, 여러 가지 서로 다른 바이러스의 증식을 방해하고 세포 증식(cell proliferation)을 억제할 수 있으며, NK 세포의 세포독성을 증가시키고 1형 주조직적합복합체(MHC) 발현은 증가시키지만 2형 MHC 발현은 감소시킨다.

이들은 항원제시세포인 대식세포, 수지상세포, B 세포 등에서 발현되는데, 이는 감염된 세포로부터 분비되는 폴리펩타이드이며 3가지의 중요한 기능을 가진다.

첫째, 감염된 세포나 그 주변의 세포들에서, 특히 바이러스 같은 감염성 물질의 확산을 제한하는 세포에 내재된 항균성 상태를 유도한다. 둘째, 염증촉진반응(pro-inflammatory response)과 사이토카인 생산을 억제하는 반면, 항원제시(antigen presentation) 또는 NK 세포의 기능을 촉진하는 상태를 균형있게 유지하면서 선천면역반응을 조절한다. 셋째, 획득면역반응을 활성화시켜 높은 친화성을 가지는 항원 특이적인 T 세포와 B 세포 반응과 면역 기억(immunological memory)을 촉진한다.

따라서 IFN-1은 급성 바이러스 감염에는 방어적 기작을 하지만 박테리아 감염이나 자가면역질환에 대해서는 방어적 기작과 유해한 기작을 같이 가지고 있다.

2) 2형 인터페론(Interferon type II, IFN-2)

IFN-2는 IFN-γ라고도 하며 CD4+ T 세포 또는 CD8+ T 세포에 의해 만들어져 면역반응을 조절하기 때문에 면역 인터페론(immune interferon)이라고도 한다. 이는 T 세포, B 세포, 중성구, NK 세포, 혈관내피세포(vascular endothelial cell)에 작용하여 이들 면역세포들을 활성화시킬 수 있으며, 대식세포활성인자(macrophage activating factor, MAF)로 작용하여 1형 및 2형 MHC 발현을 증가시킨다.

IFN-2는 T 세포 및 NK 세포 등이 IL-12에 의해 활성화된 후 신호전달경로를 통해 분비되어 NK 세포 활성화, 대식세포 활성화, IgG 항체 종류 변환 유도, Th2 억제, MHC 발현 증가 등에 작용한다.

대식세포는 단핵구가 감염을 인식하고 감염 부위로 이동하여 분화된 세포로서, 활성화 이전에는 항원을 완전히 분해하는 능력이 없어 2형 MHC를 통해서 분해한 펩타이드를 NK 세포나 보조 T 세포에게 전달하거나 IL-12를 분비하여 NK 세포나 보조 T 세포를 활성화시킨다. 이로 인해 활성화된 NK 세포 및 보조 T 세포는 IFN-2를 분비하고 이때 CD40 리간드(CD40L)와 CD40 수용체(CD40R)의 작용을 IFN-2가 보조한다. 반면 활성화된 대식세포는 IL-8을 분비하여 호중구 등의 백혈구를 활성화시킨다. 또한 IFN-2는 형질세포의 항체에 종류 변환(class swithch)을 유도하여 IgG 항체 분비를 유도한다.

2. 재조합 인터페론제(recombinant Interferon)

1) Interferon α-2a

인체 백혈구에서 분리한 interferon α-2a 유전자를 플라스미드에 삽입하여 대장균에서 발현시킨 165개 아미노산으로 구성되어 있으며 종양세포의 증식을 억제, 바이러스 복제의 억제, 숙주 면역반응의 증진을 통해 항종양 및 항바이러스 활성을 가지고 있다.

2) Peginterferon α-2a

Peginterferon α-2a은 interferon α-2a와 bis-mPEG의 공유결합체로 세포표면의 특정 막수용체와 결합하여 효소활성의 유도, 대식세포에서의 식균력의 활성화 등 면역조절활성의 증가, 표적세포에 대한 림프구의 세포독성 증가, 그리고 바이러스 감염세포에서의 바이러스 증식 억제 등 복합적인 세포내 반응을 나타내어 항바이러스 작용을 한다.

3) Interferone β-1a

인간 Interferone β 유전자를 중합효소 연쇄반응으로 증폭한 후 CHO(중국 햄스터 난소세포)에 도입하여 생산하며, 아미노산 서열은 천연 섬유아세포유래 인터페론과 동일하다. Interferone β는 섬유아세포 및 대식세포 등 여러 세포형에서 생산되며 세포표면수용체와 결합함으로써 생물활성을 매개할 수 있는 유전자 산물이나 표지물의 발현을 유도하는 일련의 세포 내 현상을 개시한다.

4) Interferon γ

인간 Interferon γ 유전자를 대장균에서 생산된 비당화 단일단백질이다. Interferon γ는 다른 인터페론는 달리 식균작용을 활성화하는 효과를 나타내는데, 식균작용는 활성산소종의 생산을 통해 세포 내 미생물 살균활성을 높인다.

식균작용 시 활성산소종을 생산하지 못하는 선천성 유전질환인 만성육아종 환자에서 interferon γ는 과산화물 생산량을 높여 식균작용을 증진시키고 병원균의 살균을 촉진한다. 파골세포의 결함으로 뼈의 과대 성장과 식균작용 시 산소대사 결핍을 가져오는 또 다른 유전질환인 골화석증에서 interferon γ는 식균작용 시 과산화물 생산을 촉진시키며 또한 파골세포의 기능을 증진시킨다.

IV. 인터류킨(Interleukin)과 재조합의약품

◈ 서론

인터류킨은 백혈구가 세포 사이에서 서로 소통하기 위한 사이토카인으로 다양한 인터류킨들이 세계보건기구(WHO)-국제면역학회연합(International union of immunologic society, IUIS)에 의해 'IL-번호'의 형태로 공식 명명되어 현재까지 30여종이 알려지고 있다. 이에 새로운 인터류킨으로 분류되기 위해서는 첫째, 기존에 알려진 인터류킨과 다른 형태의 분자로 정제되고 분자적으로 클로닝 및 발현되어야 한다. 둘째, 면역세포에서 생산되는 천연물질이어야 한다. 셋째, 면역체 밖에서 주된 기능을 발휘하는 물질의 일부분이 아니어야 한다. 넷째, 기술적 호칭에 의해 적절히 설명될 수 없는 물질이어야 한다.

1. 주요 인터류킨의 종류

1) IL-1(Interleukin 1)

IL-1은 활성화된 단핵식균세포, 상피세포(epithelial cell), 혈관내피세포(endothelial cell) 등에 의해 만들어져 염증반응을 매개하는 사이토카인이다. IL-1에는 IL-1α와 IL-1β의 두 가지형이 있는데, 적은 양에서는 CD4+ T 세포와 B 세포의 활성화하며, 염증세포를 자극할 수 있다. 그러나 IL-1이 과량 만들어지면 호르몬으로 작용하여 발열, 급성기반응(acute phases response)등이 나타난다.

2) IL-2(Interleukin-2)

IL-2는 T 세포를 G1 상태에서 S phase로 전환시키는 T 세포 성장인자로서 CD4+ T 세포에 의해 생산된다. IL-2는 autocrine 또는 paracrine factor로 작용하는 분자량 14~17 kDa의 당단백질이다. IL-2는 또한 NK 세포에 작용하여 성장을 촉진하며, 그것의 살해능력을 강화하며 림포카인 활성세포(lymphokine activated killer, LAK), B 세포에 작용하여 그 성장을 촉진하기도 한다.

3) IL-4(Interleukin 4)

IL-4는 CD4+ T 세포와 활성화된 비만세포에 의해 만들어지는 약 20 kDa크기의 단백질로서 B 세포 성장인자의 작용을 한다. IL-4는 또한 B 세포의 면역글로불린의 종류 변화(class switch)에 관여하는 분화인자(differentiation factor)로 작용할 수 있으며, CD4+ T 세포, 비만세포, 대식세포 등을 활성화하기도 한다.

4) IL-5 (Interleukin 5)

IL-5는 활성화된 CD4+ T 세포와 비만세포에 의해 생산되며, B 세포나 호산구에 작용하여

그들의 성장이나 분화를 조절한다

5) IL-6(Interleukin 6)

IL-6는 간세포에 작용하여 급성기반응단백질(acute phase response protein)을 만들게 하며, B 세포에 작용하여 B 세포의 성장을 촉진하고, T 세포나 가슴샘세포(thymocyte)에 공동자극제(co-stimulator)로 작용한다.

6) IL-8(Chemokines)

Il-8은 염증반응에서 2차 매개 단백질(secondary mediator)로 작용하여 염증세포들을 활성화하고, 그들을 염증부위로 유인하는 화학유인인자(chemotatic factor, chemokins)의 작용을 가지고 있다.

V. 종양괴사인자(Tumor necrosis factor, TNF)와 재조합 의약품

◆ 서론

미국의 윌리엄 콜리(William B. Coley)는 세균에 감염된 환자에서 종양이 괴사되는 것을 관찰하고, 세균배양액(일명 Coley 독소)을 암환자에게 주사하여 종양이 괴사되는 것을 확인하였다. 감염된 세균의 외피막에 있는 지질다당류(lipopolysaccharide, LPS)가 대식세포를 자극하여 분비되는 물질이 암세포를 괴사시키는데, 이 물질을 종양괴사인자(TNF)라 한다.

현재 TNF는 암세포를 사멸할 뿐만 아니라 정상세포에도 작용하여 식세포의 세균살해작용, T 세포의 활성 그리고 B 세포의 항체 생산에 보조인자로서의 역할을 한다고 알려져 있다.

또한 TNF는 발열, 상처를 치유하기 위한 염증작용, 림프구 등 면역세포를 활성화 작용 그리고 수면, 통증, 식욕 등을 조절하는 생리작용 등에도 관여한다.

TNF에는 TNF-α와 -β가 있고 TNF-α는 활성화된 대식세포에서, TNF-β는 활성화된 T 세포에서 분비된다.

1. 종양괴사인자(Tumor necrosis factor)의 종류

1) Tumor necrosis factor-α(TNF-α)

TNF-α는 그람음성균에 의한 감염 시 세균의 바깥 세포막에 있는 지질다당류(LPS)가 분비되어 활성화된 림프구에서 생성된다.

LPS의 분비량이 적으면 TNF-α도 적게 생성되는데, 이는 염증반응을 일으켜 백혈구들이 혈관내피세포에 부착하는 것을 촉진하고 염증세포들의 미생물 사멸 능력을 증가시키며, 단핵식균세포(mononuclear phagocyte)에 작용하여 여러 가지 염증반응에 관여하는 사이토카인을 생산하면서 염증반응을 촉진한다.

또한 T와 B 세포의 활성화 공동자극제(co-stimulator)로 작용하고 콜로니촉진인자(CSF)의 합성을 유도할 수도 있으며, 1형 MHC의 발현을 증가시키고 종양세포에 작용하여 세포자멸사(apoptosis)를 유도하기도 한다.

그러나 패혈증(septicemia)에서 LPS가 다량 분비되면 TNF-α의 과잉 생성으로 조직의 손상이나 전신혈관응고와 같은 심각한 결과를 초래할 수 있으며, 심한 경우에는 내독소 쇼크(endotoxin shock)로 사망에까지 이를 수 있다.

특히 과량의 TNF-α는 내분비 호르몬 작용을 나타내어, 체온상승(endogenous pyrogen)을 유발할 수 있으며, 간세포(hepatocyte)에 작용하여 급성기반응단백질(acute phase reactant protein)들을 혈액 내에 만들게 한다. 또한 TNF-α는 골수전구세포의 분열을 억제하여 림프구 감소증(lymphopenia)이나 면역결핍(immunodeficiency)을 유도할 수도 있으며, 근육세포의 대사작용을 촉진하여 저혈당 상태를 유도할 수도 있다.

2) Lymphotoxin(LT)

Lymphotoxin은 활성화된 T 세포에 의해 생산되는 단백질로서 TNF-β라고도 하며 급성의 염증반응에 관여한다.

2. 재조합 TNF-α 항체의약품

PART 5. 재조합 치료용 항체 의약품 참조

VI. 조직 성장인자(Tissue growth factor)

◆ 서론

인체는 모두 단 한 개의 세포에서 시작되며, 이 최초의 세포는 두 개의 똑같은 딸세포로 분열한다. 이와 같은 세포분열 과정에서 세포는 독특한 성질을 나타내기 시작하며 이를 일컬어 세포가 분화한다고 말한다. 갓 태어난 신생아는 성인의 몸에서 발견되는 모든 형태의 세포들을 이미 갖고 태어난다. 태아의 발달을 조절하는 기전은 아직 밝혀지지 않았지만, 이 단계의 조절은 성장호르몬과는 무관하다.

1. 조직 성장인자의 역사

1986년 노벨 생리의학상은 최초로 상피세포 성장인자들을 분리해냄으로써 성장 신호가 세포 밖에서 안으로 전달되는 과정을 발견한 스탠리 코헨(Stanley Cohen)과 리타 레비몬탈치니(Rita Levi-Montalcini)가 공동수상하였다. 1962년 스탠리 코헨은 흰쥐 턱 밑샘 추출액에서 펩타이드성 세포증식인자를 발견하였고, 리타 레비몬탈치는 신경세포의 성장 조절을 밝혀냈다.

인체의 성장은 주로 뇌하수체에서 분비되는 성장호르몬이 조절한다. 신생아 시기에 이 호르몬이 부족하면 성장 발달이 지연되고, 성장호르몬 결핍 환자는 결국 충분히 성장하지 못하게 된다. 하지만 이 뇌하수체의 성장호르몬이 직접 세포의 성장을 촉진하는 것은 아니고, 또한 태아의 성장은 이 성장호르몬과는 별개이다.

뇌하수체가 아닌 생물조직에 있는 성장인자의 경우, 성장과 분화는 세포에서 분비되는 어떤 신호물질에 의해 조절되며, 이는 또한 인근에 위치한 세포들에게 많은 영향을 주게 되는데, 이러한 신호물질 중에서 처음으로 규명된 물질이 신경성장인자(nerve growth factor, NGF)와 상피성장인자(epidermal growth factor, EGF)이다. 이로써 리타 레비몬탈치니가 발견한 NGF와 스탠리 코헨이 발견한 EGF는 성장과 분화 연구에 새로운 시대를 열게 되었다. 이후 서로 다른 형태의 세포에서 분리된 다양한 성장인자들이 속속 밝혀지기 시작했다. 스탠리 코헨은 이 EGF의 수용체 또한 분리하였으며 그 특징도 규명하였다. 이 수용체는 두 부분으로 나누어져 있는데, 이 두 부분은 각각 EGF와 직접 결합하는 세포막 외부 부분과, 효소의 기능을 가진 세포막 내부 부분이다. 세포 외부에 위치한 수용체가 EGF와 결합하면, 이로 인해 수용체 내부의 효소가 활성화된다는 개념이다. 더 나아가 일부 바이러스성 발암유전자는 EGF 수용체 내부 효소와 동일한 활성을 갖는 단백질을 생성함으로써 암세포의 성장을 촉진하는 것으로 밝혀졌다.

2. 주요 조직 성장인자의 종류

성장인자로 상피성장인자(epidermal growth factor, EGF), 신경성장인자(nerve growth factor, NGF), 섬유아세포성장인자(fibroblast growth factor, FGF), 혈관내피성장인자

(vascular endothelial growth factor, VEGF), 인슐린성장인자(insulinlike growth factor, IGF), 형질전환 성장인자(trans-forming growth factor, TGF), 뇌유래신경영양인자(brain-derived neutrophic factor, BDNF), 혈소판유래성장인자(plateletderived growth factor, PDGF), 태반성장인자(placental growth factor, PlGF), 간세포성장 인자(hepatocyte growth factor, HGF) 등과 뼈 형성 단백질(bone morphogenetic protein, BMP) 등이 알려져 있다.

1) 상피성장인자(Epidermal growth factor, EGF)

상피성장인자(EGF)는 세포의 분열을 유도하여 상피세포의 성장을 촉진하고 콜라겐을 합성하는 섬유아세포의 증식을 촉진시킨다. 이는 세포호르몬의 일종으로 세포조절물질로 작용하여 다양한 세포의 증식과 분화를 유도하여 세포를 복구하고 세포주기를 정상화하여 피부세포의 주요 구성 물질들의 생성을 촉진한다. 상피성장인자는 피부뿐만 아니라 당뇨성 족부궤양치료제에도 많이 사용되고 있다.

정상적인 상처회복은 염증반응, 육아조직 형성, 신생 상피세포와 혈관 형성과 같이 3단계의 기전이 이루어졌을 때 치유가 가능하지만 당뇨성 족부궤양 환자들은 이 모든 기전에 장애가 있어 혈관생성이나 육아조직 형성이 매우 늦다.

2) 신경성장인자(Nerve growth factor, NGF)

신경성장인자(NGF)는 신경세포(neuron)의 성장에 관여하는 단백질로 생물체 발달 초기에 발달이 미숙한 신경세포를 유지시키고 성숙한 신경세포와 뇌세포 조직으로의 분화를 유도한다. NGF는 지금까지 발견된 유일하게 중추신경계통과 주위 신경계통 손상에 대해 복구작용이 있는 활성물질이다. 따라서 파킨슨병, 무도병, 노년치매증 등 신경손상 질병 치료에서 중요한 인자로 인식되어 다양하게 연구되고 있다.

3) 섬유아세포성장인자(Fibroblast growth factor, FGF)

섬유아세포성장인자(FGF)는 뇌와 뇌하수체 속에 존재하며, 섬유아세포를 포함한 다양한 세포에서 발현된다. FGF는 현재까지 22종류가 분리되었고 FGFR1, 2, 3, 4와 결합하여 여러 기능을 한다. 그 중 basic fibroblast growth factor(bFGF)가 뼈 형성부터 혈관 형성 등 다양한 기능을 나타내고 있어서 가장 활발하게 이용되고 있다.

4) 혈관내피성장인자(Vascular endothelial growth factor, VEGF)

혈관내피성장인자(VEGF)는 platelet-derived growth factor(PDGF)에 속해 있고, VEGF-A, B, C, D, E, placental growth factor (PlGF)-1, 2가 있다. VEGF의 주요 기능으로 혈관신생(angiogenesis) 유도하고, 혈관의 투과도(permeability)를 증가시킨다. VEGF는 그의 수용체인 Flt-1(VEGFR-1)과 KDR(VEGFR-2)을 통하여 신호전달 물질로 작용하여 기능을 나타낸다.

5) 형질전환 성장인자-β(Trans-forming growth factor-β, TGF-β)

형질전환 성장인자(TGF-β)는 섬유아세포의 형질 전환을 유도하는 물질로 처음 알려졌으며 세포 분화 및 증식, 이동, 생존, 세포외 기질의 생산, 면역 체계 등을 조절하는 성장인자이며 특히 혈관의 발생과 혈구 세포 생산에 중요한 역할을 한다.

6) 뼈 형성 단백질(Bone morphogenetic protein, BMP)

뼈 형성 단백질(BMP)은 TGF-β에 속하고, BMP receptor(BMPR, BMPR Ia, BMPR Ib, BMPR II)와 결합하여, 뼈 형성을 유도하는 성장인자이다. 소의 뼈 조직에서 처음으로 정제되었다. BMP는 이후, 재조합 기술의 발전에 따라 현재 여덟 종류의 BMP(BMP-1~8)가 분리되었다. 특히 BMP-2와 BMP-7이 뼈 형성에 있어서 우수한 효과를 보이는 것으로 알려져 있다.

▣ 주요 약제

1. 재조합 인터류킨-2 유사체(recombinant Interleukin-2 analog)

1) Anakinra(아나킨라, 제품명: 키너렛 주, Kineret®)

Anakinra는 재조합 인간 interleukin-1 수용체 길항제로 염증 및 면역반응과 관련된 신체 내 화학물질(interleukn)를 저하시킨다. 이 약제는 성인의 중등도에서 중증 류마티스 관절염의 증상을 경감시키며 질병의 진행을 늦추는데 도움이 된다.

또한 크라이오피린-관련 주기적증후군(cryopyrin-associated periodic syndrome, CAPS)의 한 형태인 희귀유전질환인 신생아-발병 다중시스템염증성질환(neonatal-onset multisystem inflammatory disease, NOMID)에도 사용된다. 특히 코로나19 바이러스 감염의 중증 합병증은 신호전달 분자인 IL-1β와 IL-6에 의한 염증반응에 의해 발생하는 것으로 알려져 있는데, 이 약제가 중증 합병증이 발생한 코로나19 환자의 호흡기능을 개선할 수 있다는 보고가 있다.

2) Aldesleukin(알데스류킨, 제품명: 프로류킨 주, Proleukin®)

Aldesleukin은 재조합 인간 interleukin-2 유사체로 2007년 국내에서 '전이성 신장세포암'에 승인된 위치지정 돌연변이를 통한 유전자 변형에 의해 일부 아미노산이 교체된 비당화단백질이다.

이 약제는 항종양제 및 생체반응조절제로 천연 IL-2와 유사한 작용을 하며 면역세포 상호작용기능을 매개하는 대표적 단백질로서 림프구 및 호산구 증가 등 세포성면역반응을 활성하며 TNF, IL-1, IFN-γ 등의 사이토카인 생성을 촉진한다.

2. 재조합 인간조혈호르몬(recombinant human erythropoietin, rhEPO)

- Methoxypolyethylene glycol-epoetin-β
  (PEG-EPO, 제품명: 미쎄라 프리필드 주, Mirsera®)

  Methoxypolyethylene glycol-epoetin-β는 2008년 국내에서 '만성 신질환의 증후성 빈혈 치료'에 승인된 약제로 약 130시간의 긴 반감기를 가진 ESA로서 continuous erythropoietin receptor activator(CERA)라고도 하며, 만성신부전 환자의 빈혈치료에 가장 늦게 도입되었다.

  이 약제는 기존에 ESA를 투여 받지 않은 만성신부전 환자의 경우 투석 실시여부와 무관하게 월 1회 또는 2회로 나누어 투여하고, 이후에는 헤모글로빈 수치에 따라 1개월 간격으로 25%씩 증량 또는 감량하도록 하고 있다.

3. 재조합 인간 혈소판생성호르몬
(recombinant human thrombopoietin, rhTPO)

- Romiplostim(로미플로스팀, 제품명: 엔플레이트 주, Nplate®)

  Romiplostim은 국내에서 '코티코스테로이드 또는 면역글로불린 또는 비장절제술에 충분한 반응을 보이지 않은 만성 면역성(특발성) 혈소판 감소성 환자에서의 저혈소판 감소증'에 승인된 약제로, 이 약제는 혈소판 생성을 조절하는 트롬보포이에틴(TPO)의 퓨전 단백질 유사체(fusion protein analog of thrombopoietin)이다.

  이 약제는 파지 디스플레이 기술에 의해 트롬보포이에틴 수용체인 c-Mpl과 결합할 수 있는 TPO 유사체 펩타이드(트롬보포이에틴 수용체 결합 영역, thrombopoietin recep-tor-binding domain, TRBD) 2분자를 인간 IgG1의 Fc 부위와 융합시킨 형태의 재조합 단백질(peptibody: peptide+antibody)로 대장균에서 생산한다.

4. 재조합 인간 과립구—집락촉진인자
(recombinant human granulocyte—colony stimulating factor, rhG—CGF)

- Lipegfilgrastim(리페그필그라스팀, 제품명: 롱퀵스 프리필드주, Lonquex®)

Lipegfilgrastim는 재조합 methionyl G-CSF로 세포독성 화학요법을 투여 받는 암환자의 발열성 호중구감소증의 발생과 중증 호중구감소증의 발현 기간을 감소시키는 항암보조 치료제다. 항암화학요법 치료 1주기당 1회 투여로 약효가 지속되는 2세대 약물로 65세 이상의 고령 환자에게도 처방이 가능하다.

5. 재조합 인간 기본 섬유아세포성장인자
(recombinant basic fibroblast growth factor, rh-bFGF)

- Trafermin(트라페르민, 제품명: 피블라스트® 스프레이)

Trafermin은 국내에서 2008년에 '욕창, 화상(2도 또는 3도)으로 인한 국소적 피부손상, 하지궤양'에 승인되었다. 이 약제는 섬유아세포의 증식과 상피의 육아조직화, 혈관신생을 촉진하여 손상된 조직의 회복을 돕는다.

이 약제는 염기성 재조합 인간 섬유아세포성장인자(recombinant human basic Fibro-blast growth factor, rh-bFGF)로서, 혈관내피세포, 섬유아세포 등에 존재하는 FGF 수용체에 특이적으로 결합하여, 혈관 신생작용과 육아형성 촉진작용 등을 보임으로써 치유효과를 나타낸다. 또한, bFGF는 콜라겐합성, 창상구축, 상피화, 기질생성 등을 촉진시킨다.

이 약제는 항균작용이 없으며 세포증식 촉진작용으로 인해 악성종양이나 기왕력이 있는 환자에 대한 신중 투여를 권고하고 있다.

국내 재조합 사이토카인의약품 현황

분류	성분명	제품명(제조사)	적응증
Interleukin	Anakinra	키너렛 주(Kineret®, 한국희귀의약품센터)	1가지 이상의 질환조절 류마티스 약물(DMARD)에 듣지 않는 18세 이상의 중등증~중증의 활동성 류마티스 관절염 환자의 징후와 증상을 경감시키고 구조적 손상의 진행을 늦추기 위한 목적으로 사용한다. 이 약제는 단독 투여 또는 종양괴사인자(TNF) 차단제 이외의 다른 DMARD 약물과 병용 투여할 수 있다.
	Aldesleukin	프로류킨 주 (Proleukin®, 비엘엔에치)	전이성 신장세포암
EPO	Recombinant human erythropoietin	에스포젠 주, 프리필드 주(Espogen®, 엘지화학)	만성신부전 환자에서 나타나는 빈혈 1. 증후성 빈혈 2.수혈이 필요한 빈혈
	Epoietin-α	팬포틴 프리필드주 (Panpotin®, 팬젠)	1) 만성 신부전증 환자의 빈혈치료: 증후성 빈혈, 수혈이 필요한 빈혈 2) 수술시행 환자의 자기혈 저혈 3) 화학요법을 받는 암환자에게 나타나는 빈혈
	Darbepoetin-α	네스프 프리필드 시린지 (Nesp®, 쿄와기린/보령)	1) 만성 신부전 환자의 빈혈 2) 고형암의 화학요법에 의한 빈혈
	Methoxypolyethylene glycol- epoetin beta	미쎄라 프리필드 주 (Mircera®, 로슈)	만성 신질환 환자의 증후성 빈혈치료
TPO	Romiplostim	엔플레이트 주 (Nplate®, 쿄와기린)	코티코스테로이드 또는 면역글로불린 또는 비장절제술에 충분한 반응을 보이지 않은 만성 면역성(특발성) 혈소판 감소성 환자에서의 저혈소판 감소증
G-CSF	Filgrastim	류코스팀 프리필드시린지 주(Leucostim®, 동아에스티)	1. 고형암에 대해 항암화학요법을 받고 있는 환자의 호중구감소증 2. 혈액종양(급성골수성백혈병)의 항암화학요법을 받고 있는 환자의 호중구감소증 3. 조혈모세포의 말초혈증으로의 가동화 4. 조혈모세포이식 시 호중구 증가 촉진
	Pegfilgrastim	뉴라스타 프리필드 시린지 (Neurasta®, 쿄아기린)	악성 종양에 대한 세포독성화학요법 투여 받는 환자의 발열성 호중구감소증의 기간 감소(만성 골수성 백혈병과 골수이형증후군은 제외함)
	Lenograstim	뉴트로진 주 (Neutrogin®, JW 중외)	1. 고형암에 대해 항암화학요법을 받고 있는 환자의 호중구감소증 2. 혈액종양(급성골수성백혈병)의 항암화학요법을 받고 있는 환자의 호중구감소증 3. 조혈모세포의 말초혈증으로의 가동화 4. 조혈모세포이식 시 호중구 증가 촉진 5. 선천성 특발성 호중구 감소증 6. 사람면역결핍바이러스(HIV) 감염증 치료에 지장을 초래하는 호중구감소증 7. 면역억제요법(신이식)에 따른 호중구감소증 8. 조혈모세포의 말초혈중으로의 동원
	Lipegfilgrastim	롱퀵스 프리필드 주 (Longquex®, 한독테바)	고형암 및 악성림프종에 대한 세포독성 화학요법을 받고 있는 환자의 중증 호중구감소증 기간 감소
	Tripegfilgrastim	듀라스틴 주 프리시린지 (Durastin®, 동아에스티)	고형암 및 악성림프종에 대한 세포독성 화학요법을 받고 있는 환자의 중증 호중구감소증 기간 감소

Interferon	Interferon α-2a	동아 인터페론 알파-2 주 (동아에스티)	모상세포백혈병
	Interferone β-1a	레비프 프리필드 주 (Rebif®· 머크)	임상적 독립증후군 재발성다발성 경화증
		레비도즈 프리필드 주 (Rebidose®· 머크)	임상적 독립증후군 재발성 다발성 경화증
	Peginterferon β-1a	플레그리디펜 주 (Plegidy®, 에자이)	재발성 다발성 경화증의 치료
	Interferone β-1b	베타페론 주 (Betaferon®· 바이엘)	다발성 경화증 재발방지 및 진행억제
Fibroblast	Trafermine	피블라스트 스프레이 (Fiblast®· 대웅)	욕창, 화상에 의한 국소적 피부손상, 하지제양

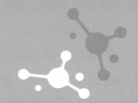

PART 9

재조합 혈액응고
관련 의약품

재조합혈액응고 관련 의약품
(Recombinant Coagulants)

▣ 소개

출혈성질환은 혈액응고과정에서 일부분이 잘못되었을 때 발생한다. 만약 한 가지 요소가 사라지거나, 부족해지거나 또는 기능 이상이 있으면 과다 출혈이 발생할 수 있다. 이러한 출혈은 초기 소아기 때부터 출혈 발생이 시작될 정도로 출혈이 심하거나 혹은 출혈을 동반하는 수술이나 치과 시술 후, 또는 외상 후에 국한하여 나타나는 정도로 경미할 수도 있다. 유전성 출혈질환은 드문 질환이지만 하나의 응고인자 또는 혈전 형성요소의 결핍이나 기능이상에 의해 일어나는 경향이 있다. 가장 흔한 유전질환으로는 혈우병 A(제8응고인자 결핍)와 폰빌레브란트병이 있다.

후천성 출혈질환은 다양하고 유전성 출혈질환보다 더 빈번히 발생한다. 이 질환의 원인으로는 간질환이나 비타민 K 결핍으로 초래되는 수많은 응고인자의 결핍 및 억제인자(특히 제8응고인자 억제인자 또는 제8 응고인자에 대한 항체) 등이 있다.

최근 혈우병 A 환자의 예방적 치료약제로서 소개된 헴리브라(Hemlibra®, Emicizumab-kxwh)는 혈액응고인자 또는 유전자 재조합 혈액응고인자가 아닌 세계 최초의 새로운 계열의 재조합 이중특이성 단클론항체이다.

I. 혈액응고 등과 관련된 전반적인 이해

◆ 서론

외상 또는 어떤 질환에 의해 혈관벽에 손상을 받아 출혈이 생기면 혈관수축 → 1차 지혈과정 → 2차 지혈과정을 통해 지혈된다. 이어 혈관손상이 회복되면 지혈과정 중에 형성된 섬유소가 용해(fibrinolysis)되면서 혈액의 흐름이 정상화 된다. 따라서 지혈과정은 혈관, 혈소판, 응고인자, 응고억제인자, 섬유소 용해가 관여하는 일련의 복잡한 과정이다.

1. 정상적인 혈관 내 항응고

정상적으로 혈관 내 혈액이 응고되지 않는 이유는 내피세포(endothelium) 표면의 특징, 피브린(fibrin)의 작용 및 헤파린(heparin) 등 여러 요인에 의한다.

1) 내피세포 표면의 요인

혈관 내피세포는 매우 매끄러워 이물질이 부착하기 힘들고, 내피세포 아래 당질층(glyco-calyx)의 층이 응고인자인 혈소판이 들어오지 못하도록 차단하고 있으며, 내피세포막에 부착된 단백(thrombomodulin)은 비정상적으로 형성된 트롬빈(thrombin)과 결합하여 이를

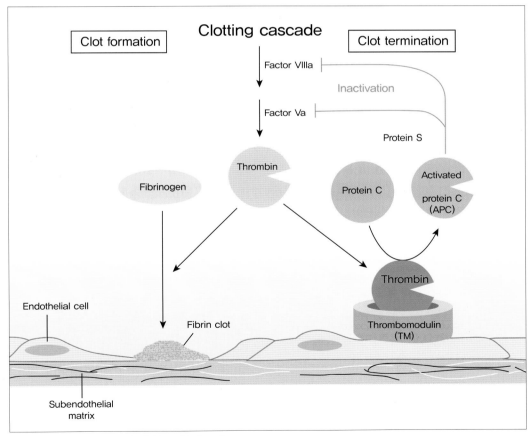

Figure 9-1. Thrombomodulin(TM)-Thrombin Complex

제거하기 때문에 혈관 내에서 내인성 응고경로가 활성화되지 않는다.

특히 thrombomodulin(TM)-thrombin 복합체는 C 단백을 활성화시켜 V 응고인자 또는 VIII 응고인자를 불활성화하여 응고단계를 차단한다. 반대로 내피세포가 손상을 받으면 내 피세포의 매끄러움이 소실되고, glycocalyx-thrombomodulin 층이 손상되어 XII 응고인 자가 활성화되고, 혈소판이 내막하 콜라겐에 노출되어 내인성 및 외인성 응고경로가 활성 화되어 응고가 시작된다.

2) 피브린(Fibin)의 항트롬빈 작용과 항트롬빈 III

혈관 내 혈액이 응고되지 않는 가장 중요한 기전의 하나는 혈액 내의 트롬빈을 지속적으로 제거하는 과정이 있기 때문이다.

이 과정에서 중요한 인자는 피브린사(섬유소사, fibrin thread)와 α-globulin인 항트롬빈

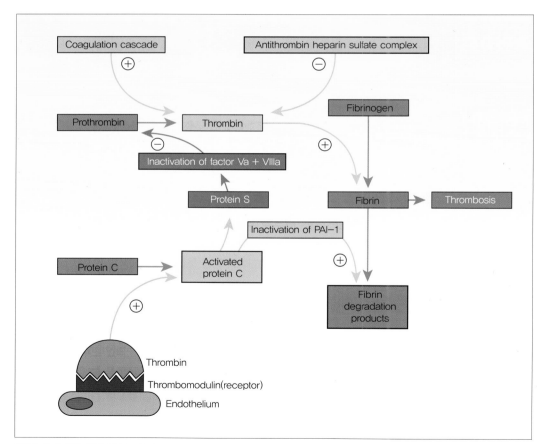

Figure 9-2. Natural Anticoagulants

III(antithrombin III 또는 antithrombin-heparin cofactor)이다.

만약 혈전이 형성되면 약 85~90%의 피브린은 피브린사로 흡착된다. 이 피브린사는 트롬빈이 다른 부위로 퍼지지 못하게 하여 심한 혈전(blood clot, thromus) 형성을 억제한다. 피브린사로 흡착되지 못한 피브린은 혈액으로 나가면 응고 현상이 지속되기 때문에 이는 항트롬빈 III 와 결합하여 피브리노겐에 작용을 하지 못하도록 한다.

3) 헤파린(Heparin)

헤파린은 매우 강력한 항응고제로서 인체 혈액 내에는 양이 매우 적지만 정상 상태 하에서는 충분한 항응고작용을 한다. 헤파린 분자는 매우 강한 음전기를 띤 복합 다당질로 헤파린 자체는 항응고작용이 거의 없으나 항트롬빈 III와 결합하면 수백~수천 배 이상의 항응고작용을 한다.

헤파린-항트롬빈 결합은 트롬빈을 순환계에서 제거하는 역할을 하며, 그 외에 활성화된 XII, XI, IX, X 응고인자를 제거하여 응고가 일어나지 않도록 한다. 임상적으로 헤파린은 대부분의 심장 수술, 혈관 수술에 헤파린을 사용하며, 혈전증에 의한 급성 및 만성 혈관폐쇄질환에 일차적으로 사용하는 매우 중요한 약제로 사용된다.

헤파린은 체내의 비만세포(mast cell)와 호염기세포(basophilic cell)에서 만들어져 혈관 내 항응고작용을 한다. 이 비만세포는 주로 폐나 간장의 모세혈관 주위에 많은데 이는 폐나 간장에는 이물질이 많이 들어와 응고작용이 수시로 일어나기 때문이다.

2. 자연 항응고물질(Natural anticoagulants)

1) 조직인자 경로 억제제(Tissue factor pathway inhibitor, TFPI)

TFPI는 외인성 경로의 억제인자로서 Xa 응고인자와 복합체를 형성하여 Xa 응고인자 활성도를 억제하고, Xa 응고인자/TFPI 복합체는 세포막과의 작용으로 국소적 TFPI 농도를 증가시켜 세포막에 붙어 있는 VIIa 응고인자/TF(tissue factor) 복합체의 억제를 증가시킨다.

2) C 단백

C 단백은 thrombin-thrombomodulin 복합체에 의해 활성화된다. 활성 C 단백은 S 단백과 결합하여 Va 응고인자와 VIIIa 응고인자를 불활성화 한다. 또한 프라스미노겐 활성제(plasminogen activator)에 의한 플라스민 활성화를 촉진시켜 섬유소 용해과정을 촉진시키는 작용도 있다. 활성 C 단백은 C 단백 억제인자에 의해 억제된다.

3) S 단백

S 단백은 C 단백의 보조인자로서 다른 비타민 K 의존인자와 달리 세린(serine) 단백분해효소의 작용을 하지 않는다. 혈장 내에서 자유형과 C4b-결합단백과 결합한 결합형으로 존재하며 C 단백의 보조인자로 작용하는 것은 자유형이다.

4) 항트롬빈 III(Antithrombin III, Heparin cofactor I)

항트롬빈 III(AT III)은 혈액응고 기전에 있어서 가장 중요한 생리적 억제인자로서 전체 억제작용 기전의 70~80% 이상을 차지하고 있다. 실제 응고기전에서 주 억제작용의 표적은 트롬빈이지만 그 외 Xa 응고인자, IXa 응고인자, XIIa 응고인자, XIa 응고인자 및 칼리크레인(kallikrein) 인자에도 작용하여 억제 작용을 한다.

AT III은 트롬빈과 1:1 비율로 트롬빈 활동성 세린(serine) 부위에 결합하여 작용을 억제시키게 된다. 아주 경한 응고기전으로 형성된 소량의 트롬빈 이나 다른 인자의 활성화는 ATIII 작용으로 곧 제거 억제 현상이 일어나 바람직하지 않은 응고나 혈전 형성을 예방할 수 있으나 큰 혈관 손상이나 파종성혈관내응고(disseminated intravascular coagulation, DIC)가 진행이 되어 트롬빈 생성이 많아지고 계속 인자들이 활성화될 때는 생리적 억제기전으로는 억제할 수 없게 된다. AT III의 억제작용은 헤파린 존재 하에서 더욱 강하게 나타난다.

3. 혈액응고의 기전

혈액과 조직 내에는 50종 이상의 혈액을 응고시키는데 관여하는 물질들이 존재한다. 이 중 혈액 내에서 혈액을 응고시키는데 관여하는 물질은 전응고물질(procoagulant)이고 혈액응고를 방지하는 것은 항응고물질(anticoagulant)이다. 이 두 물질은 혈액과 조직 내에서 항상 평형을 이루지만 보통 항응고물질이 우세하여 응고가 일어나지 않도록 한다. 하지만 혈관이 손상을 받으면 이 부위에서 전응고물질(procoagulant)이 활성화되어 항응고물질의 작용보다 우세하여 혈액이 응고된다.

혈액의 응고에는 3가지의 기본 과정이 있다. 먼저 혈관이나 혈액이 손상을 받으면 프로트롬빈활성제(prothrombin activator) 복합제가 형성된다.

다음 프로트롬빈 활성제는 프로트롬빈을 트롬빈으로 변하도록 촉매 작용을 한다. 마지막으로 트롬빈은 피브리노겐을 피브린사로 변화시켜 혈소판이나 혈액세포 및 혈장을 둘러싸 혈전(blood clot)를 형성한다.

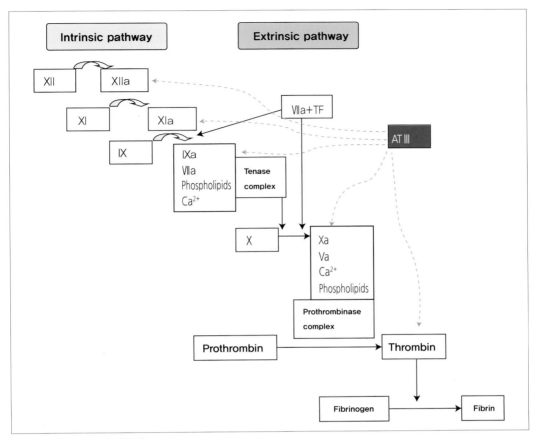

Figure 9-3. Antithrombin III(ATIII)

1) 프로트롬빈(Prothrombin)에서 트롬빈(thrombin)으로 변환

프로트롬빈은 α2-globulin인 혈장 단백으로 매우 불안정하여 트롬빈 등의 작은 분자로 쉽게 잘라진다. 프로트롬빈은 간에서 주로 생성되어 끊임없이 응고기전으로 소실된다. 이때 간에서는 프로트롬빈을 생성하기 위하여 비타민 K가 필요하다.

혈관이나 혈액 내 특별한 활성물질이 손상을 받으면 프로트롬빈 활성제가 형성되는데, 이는 프로트롬빈을 트롬빈으로 변환시키고 트롬빈은 피브리노겐을 피브린으로 변화시킨 다음 이 피브린 단량체(monomer)를 중합체(polymer)로 만들어 결국 피브린사(fibrin thread)를 형성하여 혈소판과 혈구를 둘러싸 혈전을 형성한다.

이 혈전을 형성하는데 소요되는 시간은 약 10~15초가 소요되며 혈전을 형성하는데 소요되는 시간은 주로 프로트롬빈 활성제의 형성과 관계가 있다고 한다.

2) 피브리노겐(Fibronogen)에서 피브린(fibrin)으로 변환

피브리노겐은 분자량이 큰 단백으로 프로트롬빈과 마찬가지로 간에서 생성되기 때문에 간
질환 환자들에서는 피브리노겐의 혈중 농도가 낮아 출혈성 경향이 나타난다. 트롬빈은 단
백분해를 할 수 있는 단백효소로 이는 피브리노겐 분자에 부착된 4개의 저분자량 펩타이
드를 제거함으로 피브린 단량체를 형성한다. 이는 자발적으로 수 초 이내에 중합체를 형성
하여 긴 피브린사를 형성한다. 이어 그물 모양의 혈전 망상체(clot reticulum)를 형성한다.
피브린 단량체가 중합체로 되는 초기에는 결합이 약한 수소의 비공유결합(non-covalent)
으로 이루어지지만 수 초가 지나면 조직이나 혈소판 등과 특히 피브린 자체에서 피브린 안
정화인자(fibrin stabilizing factor)를 활성화하여 피브린 단량체 사이를 공유결합하게 하
고 피브린사를 교차결합(cross-link)하여 단단한 혈전(혈전)을 형성한다.

혈액은 상온에 방치하면 혈전(혈병, blood clot)이 형성되는데, 혈전 형성 후 몇 분이 지나면
혈전에서 약 20~60분까지 계속 액체가 나온다. 이 액체를 혈청(serum)이라 한다. 이 혈청
은 대부분의 피브리노겐과 응고인자가 매우 적거나 없기 때문에 응고되지 않는다.

혈전 수축에 혈소판이 매우 중요한 작용을 한다. 혈소판은 피브린사와 부착하며, 특히 혈소
판은 전응고물질(procoagulants) 중의 하나인 피브린 안정화인자를 유리하여 피브린사들
을 더욱 교차 결합시켜 혈전이 수축하도록 한다.

또한 혈소판에 있는 thrombosthenin, actin, myosin 분자들을 활성화하여 혈전을 더욱
수축하도록 한다. 또한 트롬빈과 세포 내의 미토콘드리아나 소포체(endoplasmin reticu-
lum), 골기체 등에 많이 함유된 Ca^{++} 이온이 혈전 수축을 유도한다. 혈전 수축이 일어나면
손상된 혈관의 가장자리를 끌어당겨 지혈이 되도록 한다.

혈전이 형성되면 이 혈전이 주위의 응고 현상이 일어나도록 하여 더욱 많은 혈전이 발생되
도록 한다. 이 기전의 가장 중요한 것이 트롬빈의 작용으로 이 트롬빈의 단백분해 작용으로
피브리노겐 뿐만 아니라 다른 혈액응고인자를 활성화하여 응고작용이 지속된다. 따라서 혈
관 내 혈전이 일어나기 시작하는 환자는 혈류장해 뿐 아니라 혈액응고가 지속되기 때문에
조기에 치료를 하여야 한다.

4. 혈액응고(Coagulation)와 섬유소 용해(Fibrinolysis)

1) 혈관수축

혈관의 안쪽을 덮고 있는 내피세포는 혈관수축에 중요한 역할을 한다. 내피세포는 순환 혈
액과 주위 조직 사이에 경계를 이루고 있는 세포로서, 혈액 내에 혈소판 등 여러 세포들

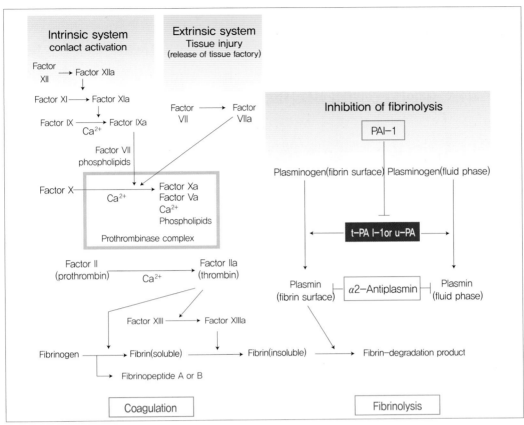

Figure 9-4. Coagulation and Fibrolysis

의 부착 및 응집을 방지하고 혈관벽을 매끄럽게 유지한다. 하지만 내피세포는 혈소판 부착과 응집을 촉진시키고 혈관을 수축하는 물질을 분비하기도 한다. 혈청 중 von Willebrand factor(vWF)는 평소에는 내피세포로부터 분비되어 혈장에 존재하지만, 트롬빈 등으로 자극되면 칼슘을 동원(mobilization) 하면서 혈소판 부착 및 응집을 유도한다.

2) 1차 지혈과정

1차 지혈과정은 혈소판 활성화가 혈액응고를 가속화시키는 과정이다. 혈관벽이 손상받으면 내피 밑층이 노출되고 혈소판의 GPIb/IX 복합체와 내피 밑층의 vWF가 결합하여 혈소판이 혈관의 콜라겐에 부착한다. 혈관에 부착한 혈소판이 활성화되면 ADP(adenosine diphosphate), 세로토닌, 칼슘, vWF, 섬유결합소(fibrinonectin) 등이 분비된다. 분비된 ADP가 주변의 혈소판들과 결합하면 혈소판의 GPIIb/IIIa의 구조적 변화가 생겨 피브리노겐을 매개로 혈소판 부착과 응집이 일어나 혈소판마개(platelet plug)를 형성한다.

3) 2차 지혈과정

1차 지혈과정에서 혈소판마개가 형성됨과 동시에 외인성 경로(extrinsic pathway, 혈관벽이나 주위 조직의 손상으로 시작)와 내인성 경로(intrinsic pathway, 혈액 자체에서 시작)에서 응고인자들이 활성화되고, 이어 피브린이 생성되고 지혈마개(hemostatic plug)를 형성한다.

혈액응고의 시작은 프로트롬빈이 트롬빈으로 변환되면서 응고가 시작되는데 이에 대한 기전은 매우 복잡하다. 손상된 혈관과 주위조직, 혈액 및 손상된 혈관내피세포와 내피세포 밖의 콜라겐이나 다른 조직들에 혈액이 노출되면 바로 프로트롬빈 활성제 복합(prothrombin activator complex)이 형성되어 프로트롬빈을 트롬빈으로 변환하게 된다.

(1) 외인성 경로

외인성 경로는 혈관 내 피하세포막 단백인 조직인자(tissue factor, TF)와 VII 응고인자가 결합하여 IX 응고인자, X 응고인자를 활성화한다. 즉 혈관이나 혈관 밖 조직에 손상이 오면 트롬빈 활성제가 형성되기 시작하여 다음의 3가지 단계로 응고과정이 일어난다.
  a. 조직에 손상이 오면 세포막의 인지질(phospholipid)과 단백분해효소로 작용하는 당단백을 포함하는 트롬보플라스틴이 형성된다.
  b. 조직 트롬보플라스틴은 IIV 응고인자와 결합하며 조직 인지질과 칼슘이온의 효소작용으로 X 응고인자를 Xa 응고인자로 변환한다.
  c. Xa 응고인자는 조직 트롬보플라스틴이나 혈소판에서 유리된 인지질과 복합하고 V 응고인자 와 함께 트로빈 활성제를 형성한다. 이 트롬빈 활성제는 프로트롬빈을 트롬빈으로 변환하여 응고 작용이 일어나기 시작한다. V 응고인자는 처음에는 활성화되지 않은 상태로 존재하다가 트롬빈이 형성되면 이에 의해 활성화되며, 트롬빈은 양성되먹임(positive feedback)의 효과를 나타낸다.

(2) 내인성 경로

내인성 경로는 접촉인자(contact factor)에 의해 XII 응고인자의 활성화가 이루어져 순차적으로 XI 응고인자, IX 응고인자, VIII 응고인자, X 응고인자가 활성화되어 트롬빈을 생성한다. 즉 트롬빈 활성제 형성을 시작하는 두 번째 기전은 혈액이 손상을 받거나 혈액이 손상된 혈관벽의 콜라겐에 노출되면 폭포처럼 연속반응(cascade response)이 일어난다.

a. 혈액이 손상을 받거나 혈관벽의 콜라겐에 노출되면 혈액 내의 중요한 XII 응고인자와 혈소판에 변화를 일으켜 단백분해효소인 XIIa 응고인자로 변환된다. 동시에 혈액손상이 일어나면 혈소판이 손상을 받게 됨으로 III 인자(platelet factor)로 불리는 지단백을 포함하는 인지질을 유리하여 응고가 시작된다.

b. XIIa 응고인자는 XII 응고인자를 활성화시킨다. 이 반응에는 HMW kinogen과 prekallikrein이 필요하다.

c. XIa 응고인자는 효소반응으로 IX 응고인자를 역시 활성화시킨다.

d. IXa 응고인자는 VIIIa 응고인자, 혈소판 인지질과 손상된 혈소판에서 유리된 III 인자와 함께 X 응고인자를 활성화한다. 이때 VIII 응고인자와 혈소판이 부족한 경우 응고작용이 지연된다.

e. 이 과정은 외인성 응고경로와 같이 Xa 응고인자는 V 응고인자와 결합하고 혈소판이나 조직 인지질복합물인 프로트롬빈 활성제를 형성한다. 이어 프로트롬빈을 트롬빈으로 변환시킨다.

두 경로를 통하여 생성된 트롬빈은 피브리노겐에 작용하여 피브린 중합체를 생성하고 여기에 XIII 응고인자가 작용하여 견고한 피브린를 형성하여 혈액을 응고시킨다.

따라서 진단검사에서 혈액응고와 관련되어 기본적으로 시행하고 있는 activated partial thromboplastin time(aPTT) 검사는 내인성 경로의 이상 유무를 알아보는 검사이고, prothrombin time(PT) 검사는 외인성 경로의 이상 유무를 확인하는 검사이다.

5. 혈액응고인자

1954년 국제 혈액응고인자 명명위원회에서 로마숫자로 표시하기로 제안하였다. I 응고인자부터 XIII 응고인자까지 12개가 있으며 VI 응고인자는 없다. 또한 IX 응고인자가 크리스마스 인자(Christmas factor), X 응고인자가 Stuart-Prower 인자, XII 응고인자가 Hageman인자라고 불리는 것은 처음 발견된 응고인자결핍 환자의 이름이지만 현재는 잘 사용하지 않는다.

조직에 존재하는 트롬보플라스틴(thromboplastin)을 제외한 모든 응고인자는 혈액 내에 있다. 대부분의 응고인자는 간에서 생성되어 혈장 내에 비활성 효소원(zymogen)으로 존재하며 순차적으로 활성화되어 세린 단백분해효소(serine protease)로서 다음 단계의 응고인자를 활성화시킨다.

표 9-1. Blood Clotting Factors

FACTOR NUMBER	FACTOR NAME	NATURE	SOURCE	PATHWAY ; FUNCTION
I	Fibrinogen	plasma protein	liver	Common pathway; converted to filbrin (insoluble weblike substance of clot)
II	Prothrombin	plasma protein	liver*	Common pathway; converted to thrombin (converts fibrinogen to fibrin)
III	Tissue factor(TF)	plasma membrane glycoprotein	tissue cells	Activates extrinsic pathwy
IV	Calcium ions (Ca²⁺)	inorganic ion	plasma	Needed for essentially all stage of coagulation process; always present
V	Proaccelerin	plasma protein	liver, platelets	Common pathway
VI**				
VII	Proconvertin	plasma protein	liver*	Both extrinsic and intrinsic pathway
VIII	Antihemophilic factor (AHF)	plasma protein	liver, lung capillaries	Intrinsic pathway; deficiency results in hemophilia A
IX	Plasma thromboplastin component(PTC)	plasma protein	liver*	Intrinsic pathway; deficiency results in hemophilia B
X	Stuart factor	plasma protein	liver*	Common pathway
XI	Plasma thromboplastin antecedent(PTA)	plasma protein	liver	Intrinsic pathway; deficiency results in hemophilia C
XII	Hageman factor	plasma protein activated by negatively charged surfaces (e.g,glass)	liver	Intrinsic pathway; activates plasmin initiates clotting in vitro; activation initiates inflammation
XIII	Fibrin stabilizing factor (FSF)	plasma protein	liver, bone marrow	Cross-links fibrin, forming a strong, stable clot

* Synthesis requires vitamin K
** Number no longer used; substance now believed to same as factor V

활성화된 응고인자는 로마숫자 뒤에 a를 표시한다(예: Xa 응고인자). 일부 응고인자는 다른 응고인자의 보조인자(cofactor)로 작용을 한다(예: Va 응고인자는 Xa 응고인자의 보조인자, VIIIa 응고인자는 IXa 응고인자의 보조인자, TF는 VIIa 응고인자의 보조인자). II 응고인자, VII 응고인자, IX 응고인자, X 응고인자가 카복실화 하는데 비타민 K를 필요로 하며, 이러한 응고인자를 비타민 K 의존인자(vitamin K dependent factor)라고 한다.

1) 폰빌레브란트인자(von Willebrand factor, vWF)

vWF는 혈관의 내피세포(endothelium), 골수의 거핵구(megakaryocyte) 및 내피하 결합조직(subendothelial connective tissue)에서 발현하는 2,050개의 아미노산으로 구성된 단량체(monomer) 단백질이 혈장 내에서 집합하여 불균일한 다량체(multimer) 형태로 존재하고 분자량이 20,000 kDa 이상인 매우 큰 당단백질이다.

vWF 제제는 혈장유래의약품(plasma-derived medicinal product, PDMP)로서 혈장의 동

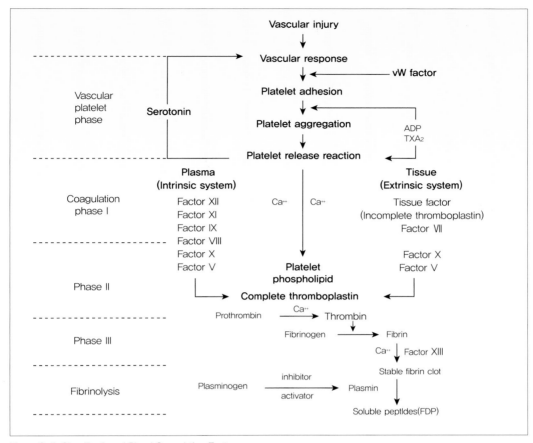

Figure 9-5. Classification of Blood Coagulation Factors

결침전물로부터 분리·정제되고, 혈장 내에서 VII 응고인자(FVIII)는 vWF와 복합체 형태로 존재하기 때문에 대부분의 경우 vWF 제제는 FVIII을 같이 포함하고 있다.

혈장유래의 vWF는 vWF의 결핍 또는 기능 저하에 의한 유전성 출혈질환인 폰빌레브란트병(von Willebrand disease, VWD)에 적용한다.

2) VII 응고 인자(Coagulation factor VII, FVII)

FVII은 비활성 상태인 효소전구체(zymogen) 형태로 간에서 합성되는 50 kDa의 비타민 K 의존성 당단백질로 사람의 혈장에는 0.5mg/L가 함유되어 있어 다른 비타민 K 의존성 응고인자에 비해 농도가 약 10배 정도 낮으며 반감기는 4~6 시간으로 매우 짧다.

인간의 혈장 내에는 효소전구체 형태의 FVII와 활성화된 형태의 FVII(FVIIa)등 두가지 형태의 FVII이 존재하는데, 대부분은 비활성화 상태인 FVII 형태로 존재한다. 조직 손상에 따라 조직으로부터 유리된 인지질과 당단백질의 복합체인 조직인자 또는 조직 트롬보플라스틴(tissue thromboplastin)이라 명명되는 FIII에 의해 혈장 내의 FVII은 FVIIa로 전환되고 FVIIa는 다시 조직인자와 결합하여 형성된 TF/FVIIa 복합체는 칼슘이온 존재 하에 FX를 FXa로 전환시키는 효소 역할을 한다.

3) VIII 응고인자(Coagulation factor VIII, FVIII)

FVIII는 간에서 A1-A2-B-A3-C1-C2의 6개 영역으로 구성된 2,332개 아미노산을 지닌 단일 폴리펩타이드 사슬로 합성된 후 소포체 내 가공과정을 거쳐 혈장에서 불활성 상태의 당단백질로서 중쇄의 B 영역이 절단되어 경쇄(A3, C1, C2 영역)과 중쇄(A1, A2, 및 B 영역)으로 이루어진 이량체단백질(heterodimeric protein) 형태로 존재한다.

또한 혈장 내에 존재하는 FVIII는 생체 내에 존재하는 다른 단백질에 비해 분자량이 매우 큰 단백질이고 혈액응고에 관여하는 특성 때문에 매우 불안정한 성질을 갖고 있다. 그러나 혈장 내에서 FVIII은 vWF와 결합되어 안정한 복합체로 순환되고 있다.

불활성화 FVIII는 다시 절단되어 활성화된 FVIIIa는 다양하게 당화되어 다양한 분자량을 지닌 단백질복합체가 된다. 이 중 중쇄의 B 영역은 FVIII의 활성에는 관여하지 못하지만, 대부분의 당화영역을 지니고 있어서 다양한 분자형을 만드는데 기여한다.

1970년대와 80년대 혈장유래 FVIII로 인한 감염사고가 빈번해지자 재조합 기술을 활용한 FVIII 제품의 생산 가능성에 관심이 집중되었다. 1984년 FVIII의 유전자 구조가 밝혀졌고, 이 후 FVIII의 cDNA 클론이 분리되어 조직배양을 통해 사람 FVIII의 분리 · 정제가 실현되었다. 이에 따라 재조합 혈액응고 제8인자(recombinant FVIII, rFVIII) 제품의 정제, 표준화 및 대량 생산에 성공하여 현재 사용 중에 있다.

4) IX 응고인자(Coagulation factor IX, FIX)

FIX은 간세포에서 합성되어 415개의 아미노산으로 구성된 약 58 kDa의 단일사슬 단백질로 사람의 혈장 속에는 약 5mg/L의 농도로 존재하며, 증상이 심한 혈우병 B 환자에서 발생할 수 있는 자연적인 출혈을 예방하기 위해 사용한다.

5) XI 응고인자(Coagulation factor XI, FXI) 및 XIII 응고인자(Coagulation factor XIII, FXIII)

FXI은 혈우병 C(hemophilia C) 또는 로젠탈증후군(Rosenthal syndrome)이라고도 알려

져 있는 유전성 제11인자 결핍증(FXI-deficiency) 환자에서 외상이나 수술 등에 의해 유발된 출혈을 관리하기 위해 사용된다.

그러나 현재의 진단 기술로는 유전성 제11인자 결핍증 환자의 혈장 속에 포함되어 있는 FXI의 농도와 출혈경향을 정확하게 예측할 수 없다. 따라서 경우에 따라 불필요하게 FXI를 보충하여 혈전증 발생 위험을 높이거나, 반대로 적절한 FXI 보충요법이 시행되지 않아 환자 수술 도중 치명적 출혈이 발생할 가능성도 있다.

FXIII의 경우에는 전세계적으로 인구 100~300만 명 중 1명 정도로 발병하는 희귀질환인 제13인자 결핍증(FXIII-deficiency) 환자의 출혈관리를 위해 사용한다.

6) 피브리노겐(fibrinogen)

피브리노겐은 간에서 합성되는 340 kD의 당단백질로 Aα, Bβ, γ 폴리펩타이드 사슬이 이황화결합을 통해 $(A\alpha-B\beta-\gamma)_2$의 형태를 이루고 있다. 수용성 단백질인 피브리노겐은 트롬빈에 의해 아미노 말단의 α, β 사슬이 절단되어 불용성의 피브린으로 전환되어 혈소판과 함께 안정한 혈전(blood clot)를 형성함으로써 지혈작용에 관여한다.

사람의 혈장에서 분리·정제된 피브리노겐은 선천성 무피브리노겐혈증(congenital afibrinogenemia), 이상피브리노겐혈증(dysfibrinogenemia), 저피브리노겐혈증(hypofibrinogenemia) 환자의 출혈성소인(hemorrhagic diathesis)에 대한 보충요법으로 사용한다.

일반적으로 혈장 유래의 피브리노겐 농축액(fibrinogen concentrate)은 냉에탄올 분획법에 의한 혈장분획제제 제조과정 중 동결침전물로부터 분리·정제되며, 분획과정에서 FVIII의 분획과 경쟁적 관계에 있어 전 세계적으로 피브리노겐의 생산·공급량은 많지 않은 실정이다.

7) 프로트롬빈 복합체 농축물(Prothrombin complex concentrate, PCC)

프로트롬빈 복합체 농축물은 4-factor PCC(4F-PCC)와 3-factor PCC(3F-PCC) 그리고 activated PCC(aPCC)로 구분된다. 4F-PCC는 FII, FVII, FIX 및 FX를 포함하고 있으며, 3F-PCC는 4F-PCC에 포함된 혈액응고인자 중 FVII를 제외한 3가지 혈액응고인자를 포함하고 있다. aPCC는 비활성화 상태의 비타민 K 의존성 혈액응고인자가 포함되어 있는 4F-PCC 또는 3F-PCC와는 달리 4종의 비타민 K 의존성 혈액응고인자 중 주로 FVII이 활성화된 상태(FVIIa)로 존재하고 포함된 FX도 일부 활성화된 상태(FXa)로 존재한다. 원래 PCC는 제9인자결핍증(FIX deficiency) 또는 크리스마스병(Christmas disease)이라고도 불리는 혈우병 B에 의한 출혈의 치료 및 예방을 위한 FIX의 공급을 위해 개발되었다. 이후 후천성 혈우병 A 또는 FVIII에 대해 중화 자가항체가 생성된 혈우병 A 환자를 위해 FVIII의 응고기전을 우회하는 우회치료(bypassing therapy)에 혈장유래 aPCC 약제로 훼이바(Feiba®)가 있다.

8) 피브린 실란트(Fibrin sealant)

피브린 실란트는 혈액응고 기전의 마지막 단계를 모방하여 출혈부위에 혈전을 축적하도록 개발되어 수술 등 출혈이 발생하는 과정에서 국소지혈, 조직접합, 상처치유의 보조 목적 등으로 사용되는 약제이다. 이 약제는 인간의 혈장에서 분리한 피브리노겐 농축액과 트롬빈 및 $CaCl_2$ 용액이 포함되어 있는 세트로 구성되어 있고, 사용 시에는 두 세트의 약제가 동시에 같은 비율로 섞이며 도포 부위에서 혈전이 형성되도록 고안되어 있다.

일부 상용화된 제품에는 피브린 단량체(fibrin monomer)의 교차결합(cross-link)과 안정화를 위해 피브리노겐 세트에 FXIII을, 그리고 플라스민에 의해 혈전이 분해되는 것을 억제하기 위해 아프로티닌(aprotinin)을 포함시킨 제품도 있다.

6. 출혈성 질환

1) 혈소판 부족(혈소판감소증) 또는 기능이상

(1) 유전성

드문 유전적 질환의 여러 종류가 혈소판 질환을 일으킬 수 있다.

(2) 후천성

골수에서 혈소판을 충분히 생산하지 못하는 경우이다. 면역성 혈소판감소성 자반증, 자가면역질환 등은 자가항체에 의해 감소된다. 퀴닌, 설파 항생제, 금제제와 같은 약제들은 혈소판수를 감소시킬 수 있으며, 아스피린, 비스테로이드성 항염제와 같은 약제는 혈소판의 기능이상을 일으킬 수 있다. 또한 에이즈바이러스(HIV), 간질환, 신부전, 백혈병, 골수종, 간경화, 전신성홍반성낭창(루푸스)과 같은 질환은 혈소판수의 감소를 일으킬 수 있다.

이 중 혈소판감소증은 혈액 내 혈소판의 수가 매우 감소되어 출혈성 질환이 발생하는 질환이다. 혈소판감소증의 경우 매우 작은 정맥이나 모세혈관이 파열되는 것이 특징적이며 전신 피부에 점상의 작은 출혈로 나타나 혈소판 감소성 자반증이라고도 한다. 이

표 9-2. Clinical Classification Bleeding of Disorders

Platelet disorders	Congulation disorders
Quantative platelet disorders **Increased destruction** – Imune thrombocytopenia – Systemic lupus erythematosus – Drug–induced **Decreased production** – Fanconi anemia, aplastic anemia – Drug–induced **Consumption/sequestration** –Disseminated intravascular coagulation, hemolytic uremic syndrome, Kasabach–Merritt syndrome, sepsis Qualative platelet disorders Inherited – Glanzmann disease, Bernard–Soulier sydrome, von Willebrand's disease Aquired – Drug–induced – Liver disease, uremia, myeloproliferative disorders	Congenital coagulation factor deficiency Hemophilia A, B von Willebrand's disease Other factor deficency disease Acquired coagulation factor deficiency Disseminated intravascular coagluation Liver disease Vitamin K deficency Vascular disorders Ehler–Danlos syndrome Congenital cutis hyperelastica Hereditary hemorrhagic telangiectasia Henoch–schönlein purpura

질환을 보면 혈소판은 작은 혈관의 출혈에 매우 중요한 역할을 하는 것을 알 수 있다.

2) 응고인자 결핍 또는 기능이상

(1) 유전성

① 혈우병(응고인자 결핍)

혈우병은 X 염색체 연관 유전의 출혈질환으로서 기본적으로 남자에서 발생한다. 첫 출혈은 포경수술(환상절제술) 또는 유아기의 기타 다른 시술을 받을 경우 나타날 수 있다. VIII 응고인자 결핍 때문에 발생하는 출혈의 중증도는 그 응고인자의 활성도에 따라 달려있다.

만약 VIII 응고인지 활성도가 매우 낮다면 생명을 위협하는 출혈을 일으킬 수 있고, 활성도가 중등도 정도라면 경미하거나 중등도 정도의 출혈만을 일으킬 수 있으나, 수술을 받거나 치과 시술을 받는 경우 주로 문제를 일으킬 수 있다.

따라서 출혈성 질환은 혈액응고인자 이상으로 인체에서 출혈을 일으키는 질환이다. 이 질환의 종류는 매우 다양하지만 혈소판 수와 응고장애의 유무에 따라 분류하는 것이 일반적이다.

② 폰빌레브란트병

폰빌레브란트 인자의 결핍 혹은 결함으로 나타나는 상대적으로 흔한 질병이다. 폰빌레브란트 인자는 혈관이 손상된 부위에 혈소판이 부착되도록 하는 단백질인데, 폰빌레브란트 인자는 VIII 응고인자와 연관되어 있어서, 만약 VIII 응고인자가 부족하다면, 폰빌레브란트 인자도 영향을 받을 수 있다.

(2) 후천성

간 기능이상, 혹은 간질환, 비타민 K 결핍, 지방흡수 불량, 뱀독, 항암치료, 억제인자 등에 의한 경우가 있다. 이 중 억제인자는 VIII 응고인자와 같은 특정 응고인자를 표적으로 하는 항체로서 응고인자의 활성을 감소시키고, 응고인자의 보충을 더 많이 해야 한다. 특히 대부분의 혈액응고인자는 간장에서 만들어지기 때문에 간염이나 간경화증이 있는 경우 출혈성 경향이 생긴다. 또한 비타민 K 부족이 있는 경우 간장에서 비타민 K에 의존하여 형성되는 혈액응고인자의 부족으로 출혈성 경향이 생긴다. 즉 비타민 K는 혈액 응고인자 중 프로트롬빈, IIV, IX, X 응고인자의 형성에 필요한 것이기 때문에 비타민 K가 부족한 경우 출혈성 경향이 생긴다. 하지만 비타민 K 는 인체의 소장에서 박테리아에 의해 일부 형성되기 때문에 비타민 K 부족에 의한 출혈성 경향은 매우 드물다. 항응고제 약제 같은 약제들은 혈전 질환을 치료하는데 사용되나 과다한 양이 주입되면 출혈을 일으킬 수도 있다.

파종성 혈관 내 응고(Disseminated intravascular coagulation, DIC)는 출혈질환과 혈전질환 둘 다 일으킬 수 있다. 이는 대개 위급한 상황이며, 출산 합병증이나, 심한 감염에 따른 세균이 생성한 내독소로 인해, 또는 백혈병과 같은 특정 암 때문에 발생할 수 있다. DIC는 신체 전반에 걸쳐 미세한 혈전을 형성하여, 이로 인해 빠른 속도로 응고인자를 소모하며, 이는 반대로 다시 과도한 출혈을 일으키게 하는 원인이 된다.

7. 혈우병(Hemophilia)

혈우병은 히랍어로 '피(hemo)를 사랑한다(philia)'라는 뜻이며, 1828년 Shönlein에 의해 Hämophilie(love of blood)라고 불러지게 되었다. 혈우병은 역사적으로 19세기 말 유럽 왕가의 결혼으로 인하여 영국, 스페인, 독일, 러시아 등 왕실에서 발생하였기 때문에 '왕실병(The Royal Disease)'이라고도 한다.

인체 내 혈액응고인자 중 VIII 응고인자(factor VIII, FVIII)가 부족한 경우 혈우병 A, IX 응고인자(factor IX, FIX)가 부족한 경우 혈우병 B라 하며, XI 응고인자(factor XI, FXI)이 부족한 경우 혈우병 C라 한다. 이 중 혈우병 A는 '고전적 혈우병'이라고도 하며 전체 혈우병 환자의 80~85%를 차지한다. 또한 혈우병 B는 약 15%를 차지하는데, 처음으로 혈우병 B로 진단을 받은 환자 이름에서 유래하여 '크리스마스병(Christmas's disease)'이라고도 한다. 혈우병은 대부분 선천성 유전성이지만 일부의 경우 가족력 없이 자연적으로 유전자 변이가 일어났을 때 발생하기도 한다. 혈우병 A와 B의 유전자는 열성 유전이며 X 염색체에 존재하므로 남성에게서 많이 발병하며, 여성의 경우는 보인자가 되거나 태아 상태에 사망하는 경우가 많다. 하지만 혈우병 C는 4번 염색체의 이상이므로 성별과 관계없이 발생한다. 혈우병 외에 폰빌레블란트병(von Willebrand disease, vWD)은 응고인자 Ⅷ와 결합하는 폰빌레브란트인자(von Willebrand factor, vWF)가 부족한 경우로 혈우병과 유사한 부분이 있고, 그 외에 응고인자 결핍으로 프로트롬빈(II 응고인자) 결핍, 피브리노겐(I 응고인자) 결핍 그리고 V, VII, X, XII, XIII 응고인자의 결핍도 있으나, 이들은 선천성 응고장애 질환으로 분류되며 혈우병에는 포함시키지 않는다.

혈우병의 치료는 부족한 응고인자를 보충하는 것으로 혈우병의 중증도와 환자의 몸무게, 출혈의 중증도에 따라 투여량을 결정하게 된다. 유전자재조합 제품이 출시됨에 따라 조기 관절변형을 막기 위해 예방적으로 인자를 투여하는 유지요법이 보편화되어 있다.

또한 출혈을 예방하도록 외상을 최대한 막고, 혈소판 기능을 저하시키는 아스피린과 비스테로이드 항염증제는 절대 복용하지 말아야 한다. 최근에는 분자유전학적인 진단기법의 발달로, 이전보다 손쉽게 산전 진단으로 환자 및 보인자를 발견할 수 있게 되었다.

1) 혈우병의 증상 및 진단

혈우병은 유전성 중증 출혈질환 중 가장 흔한 질환으로, VIII, IX 응고인자의 결핍으로 인해 발생하며 성염색체 열성으로 유전되어 아들에서는 병이 발생하지만, 딸은 보인자가 된다. 일반적으로 신생아기에는 출혈증상을 보이지 않다가 걷기 시작하는 돌 전후에 출혈증상이 나타나기 시작하며, 활발하게 걷고 뛰는 3~4세에는 관절이나 근육 내 출혈이 자주 발생하게 된다. 초기에는 발목 출혈이 많이 발생하지만, 자라면서 무릎과 팔목관절의 출혈이 흔하고, 통증으로 자신의 출혈을 인식할 수 있다.

혈우병의 경우 검사실 소견은 혈소판 수, BT(bleeding time), PT(prothrombin time)는 정상이나 aPTT는 연장되어 있고, VIII, IX 응고인자의 활성도 검사로 혈우병을 확진하게 된다. 혼합 검사에서 aPTT는 교정되나 항체가 존재할 경우 교정이 안 될 수 있다. 활성도가

1% 미만일 경우 중증, 1~5%를 중등도, 5~25%를 경증으로 분류한다.

2) 혈우병의 임상적 분류

(1) 응고인자 활성도에 따라

혈우병 A와 B는 혈액 중에 포함되어 있는 응고인자의 수준에 따라 중증도를 구분한다. 즉 VIII 또는 IX 응고인자의 정상치는 1unit/mL 또는 100%로 나타내는데, 그 수준(활성도)이 1% 이하이면 '중증', 1.1~5% 사이이면 '중등증', 5.1% 이상이면 '경증'이다. 중증은 외상이나 외부의 충격이 없이도 출혈을 일으킬 수 있는데, 이를 '자연출혈'이라고 한다. 중증에서는 관절 또는 연조직의 심한 출혈이 저절로 반복하여 발생하고 손상 후 또는 수술 후 심한 출혈이 발생한다. 중등증은 중간 정도의 출혈 경향을 보이며 출혈이 수술 또는 경미한 손상 후 발생한다. 경증은 정상 생활 중 저절로 출혈이 발생하는 경우는 드물지만 심한 손상이나 수술 후에는 과도한 출혈이 생길 수 있으며 때로는 평생 출혈 경향을 느끼지 못하는 경우도 있다.

(2) 출혈 정도에 따라

혈우병에서 출혈은 크게 위중한 출혈과 경미한 출혈로 구분한다. 위중한 출혈(major bleeding)은 중추신경계 외상 또는 출혈(요추천자, 경막외 마취 등 포함), 수술, 복막뒤 공간 출혈, 마취를 포함한 발치, 심한 위장관 출혈, 상기도 및 호흡기관 출혈, 진행된 관절강 내 출혈 및 근육 출혈, 기타 임상적으로 위중한 출혈을 총칭한다. 경미한 출혈(minor bleeding)은 경한 관절강 내 출혈(대부분 자연 발생한 경우), 표재성 혈종, 구강 내 출혈, 치아 출혈, 비출혈, 경한 혈뇨 등을 말한다.

(3) 항체(응고인자 억제인자, Inhibitor) 발생에 따라

항체(Inhibitor)는 VIII 또는 IX 응고인자에 대한 inhibitory IgG antibodies를 줄인 용어로 응고인자 투여 후 응고인자의 응고기능을 중화시켜 출혈을 일으킨다. 항체 발생률은 혈우병 A에서 중증은 30% 미만, 중등증은 3%, 경증은 0.3% 정도로 총 15~20% 정도 발생하고, 혈우병 B에서는 1.5~3% 정도 발생하는 것으로 알려져 있다.

항체는 투여한 응고인자에 대해 외부 물질로 인식하여 만들어지는데, 이때 만들어진 항체는 응고인자를 무력화시켜 지혈을 못하게 만든다. 이러한 항체는 대부분 어릴 때 나타나며, 단지 몇 번의 응고인자 투여한 후에도 나타나기도 한다. 따라서 응고인자 용량증가에도 불구하고 치료에 반응이 없을 때 항체 형성을 의심할 수 있다.

항체 검사에는 베데스다 분석(Bethesda Assay)이 있으며, 이 검사는 항체의 중화능력(neutralizing activity)을 이용하여 항체를 측정한다. 37℃ 수조에서 2시간(혈우병 A) 혹은 10분(혈우병 B) 혈장을 배양한 후 대조군 혈장의 50%까지 응고인자 활성도를 낮추는 항체의 양을 측정한다.

항체 역가(titer)는 보통 베데스다 역가(Bethesda Unit, BU)로 표시하는데, 베데스다 분석 상 항체가가 5BU/mL 이상인 환자를 고(高)항체(high-titer inhibitor) 환자라고 하고, 그 이하를 저(低)항체(low-titer inhibitor) 환자라고 한다. 1BU는 corrected residual factor VIII activity가 100에서 50으로 감소할 경우이다.

또한 응고인자를 투여 후 항체 역가 증가가 미미하여 저항체 상태로 유지되는 환자를 저반응자(low responder), 반대로 응고인자 투여 후 항체역가가 상승하여 한 번이라도 고항체 상태가 된 환자를 고반응자(high responder)로 분류한다.

따라서 응고인자 투여 후 항체 수치가 저항체/저반응자는 5BU 이상으로 올라가지는 않는 경우, 저항체/고반응자는 5BU 이상으로 올라가는 경우이다. 고항체/고반응자는 항체 수치가 5BU보다 더 높으면서 응고인자 투여 후 그 수치는 훨씬 더 높이 올라가는 경우이다. 일부 환자는 응고인자 투여 후 일시적으로 항체가 발생하지만 시간에 따라 소멸되는 일시적 항체를 보이기도 한다.

II. 혈우병 약제

◆ 서론

1970년~2010년에 걸친 40년간의 혈우병의 치료는 급진적으로 발전하였다. 1840년 혈액 내의 어떤 물질의 결핍에 의하여 출혈이 잘 생긴다는 사실이 확인되었고 1947년경 혈우병도 여러 종류가 있다는 사실이 알려졌으며 1960년대까지 혈장과 전혈로만으로도 치료가 가능해졌다.

1965년 응고인자들이 동결침전물(cryoprecipitate)에 많이 함유됨을 발견한 이래 응고인자 농축액이 개발되었다. 1970년대 부터 국내에서 혈장에서 추출한 해당 농축 응고인자 VIII(농축 FVIII)를 개발하였다. 그러나 혈장유래(plasma-derived) 농축 응고인자는 수혈과 연관된 간염, 에이즈 등으로 인해 혈우병환자가 많은 희생을 치르는 문제가 발생하였다.

그 후 점차 그 순도와 안전성이 향상되었지만 문제점은 남아있었다. 최근의 혈장유래 응고인자는 분획제제로 고도로 선별된 사람혈장으로 제조되며, 이들 혈장은 제조과정에서 무균단계를 거치면서 지질-외피 보유 및 많은 외피 비보유 바이러스의 전파 가능성이 배제되어 있다.

그럼에도 불구하고 프리온(prion)과 일부 외피 비보유 바이러스 및 기타 알려지지 않은 병원균에 의한 감염 우려는 여전히 남아 있기 때문에 혈액매개 병원균의 전파 위험을 낮추고 응고인자의 공급을 사람혈장에 의존하지 않기 위해서 재조합제제가 개발되었다.

1993년 재조합 응고인자 시대가 열리면서 처음으로 재조합 VIII 응고인자(rFVIII)가 개발되었으며, 1990년 후반 rFIX, rFVIIa가 개발되었다. 2010년대로 들어오면서 바이오시밀라(biosimilar) rFVIII 및 rFIX 제제가 개발되고 fusion & pegylated rFVIII 및 rFIX 등의 개발이 진행되고 있다.

현재는 단클론항체(monoclonal antibody) 및 재조합(recombinant) 응고인자들이 주로 사용되고 있다. 그 중 재조합제제는 세포배지나 최종 안정 산물에서 사람 또는 동물 단백의 사용 여부에 따라 다시 구분한다.

1. 혈우병 약제의 특성

혈우병은 출혈이 생기지 않도록 외상을 방지 것이 중요하지만, 외상이 없이도 출혈이 있을 수 있다. 혈우병 환자에서 혈소판 기능에 영향을 미치는 약물, 특히 아스피린과 비스테로이드항염제(NSAIDs)는 금기이다. 심한 출혈 증상이 있다면, 응고인자를 빠른 시간 안에 투여하여야 한다.

현재 VIII 응고인자제제와 IX 응고인자제제가 있으며, 이는 공급 재료(source)나 순도(purity), 그리고 바이러스 비활성화 방법 등에 따라 나누어진다.

VIII 응고인자의 반감기는 약 8~12시간이고, 1U/kg 투여시 2% 응고인자 활성도를 상승시킬 수 있다. IX 응고인자의 반감기는 18~24시간이고, 1U/kg 투여 시 1% 응고인자 활성도를 상승시킬 수 있다. 응고인자 보충요법은 각 출혈 유형에 따라 필요한 응고인자 수준과 투여 간격을 결정한다.

2. 혈우병의 치료

급성출혈의 치료 및 예방의 치료목표는 환자에게 부족한 응고인자를 지혈에 적절한 수준까지 보충시키는 것이다. 응고인자 투여용량은 질환의 심한 정도, 출혈부위, 출혈의 심한 정도, 임상적 상황 등에 따라 결정된다.

혈우병 치료가 많이 발전하였고, 특히 응고인자의 공급이 비교적 수월해지면서 대량 출혈의 위험이 줄어 평균 수명이 길어졌지만, 아직도 관절병증과 같은 만성적인 합병증은 여전히 문제가 되고 있다.

미국 혈우병재단의 의료자문위원회(Medical and Scientific Advisory Council of the National Hemophilia Foundation)와 세계혈우연맹(World Federation of Hemophilia), 세계보건기구(World Health Organization)에서는 모두 출혈을 방지하고 만성적인 관절병증을 막기 위한 최선의 방법으로 일 년에 46주 이상 응고인자를 보충하는 유지요법을 추천하고 있다.

현재 가장 일반적으로 제안되는 유지요법의 표준지침은 25~40IU/kg의 응고인자 제제를 혈우병 A 환자의 경우 일 주일에 3회, 그리고 혈우병 B 환자의 경우 일주일에 2회 주사하는 것이다. 여러 연구에서 유지요법은 출혈 시 보충요법에 비해 혈우병성 관절병증의 발생을 늦추거나 막을 수 있는 것으로 발표하였다. 유지요법에는 여러 가지 다른 방법이 있다. 일차 유지요법은 관절질환이 나타나기 전 어린 환자들에게 시행하는 방법이고, 이차 유지요법은 관절 이상이 나타난 뒤 더 이상의 손상을 막기 위해 시작하는 방법이다.

응고인자는 혈장유래 응고인자, 재조합 응고인자, 단클론항체 응고인자 등이 있으며, 각각 장 · 단점이 있다.

3. 재조합 응고인자

1) 재조합 FVIIa

재조합 FVIIa는 선천적 FVII 결핍 환자 및 FVIII 또는 FIX에 대한 항체를 가진 혈우병 환자의 출혈조절에 사용한다.

재조합 활성화된 FVII(rFVIIa)에는 노보세븐(NovoSeven RT®)이 있다. 이는 짧은 반감기로 인한 반복적인 투여와 상당한 고가인 약제비는 문제점으로 남아있다.

2) 재조합 FVIII

재조합 FVIII에는 SHL(Standard half-life) 계열과 PEGylation 기술을 적용, 반감기가 연장된 EHL(Extended half-life) 계열로 구분할 수 있다.

이들 약제들은 FVIII 유전자 및 폰빌레브란트인자(vWF) 유전자를 함께 재조합시킨 CHO 세포, BHK 세포 등에서 배양하여 FVIII-vWF 복합체로 생산하여, 단클론항체를 이용한 면역크로마토그래피로 정제하여 바이러스를 불활성화시킨 후 sucrose, albumin 등으로 안정화시켜 제조한다.

3) 재조합 FIX

현재 시판되고 있는 혈장유래 FIX 제제, 특히 제조공정 상 헤파린–친화크로마토그래피 단계 없이 제조된 제제에는 FIX 이외의 단백질이 다수 포함되어 있다. 과거에는 혈우병 B 환자에서 출혈의 조절 및 예방을 위해 혈장유래 FIX 제제를 포함하여 프로트롬빈 복합체 농축물(prothrombin complex concentrate, PCC), 신선동결혈장(fresh frozen plasma, FFP) 등을 사용하였다.

최근에는 활성화된 형태의 재조합 FIX(recombinant activated coagulation factor IX, rFIXa) 제품을 많이 사용하고 있다. 베네픽스 주(BeneFIX®, recombinant blood coagulation factor IX), 릭수비스 주(Rixubis®, recombinant Blood coagulation factor IX, Nonacog gamma) 등이 있다.

4) 재조합 FXI

혈장 유래의 FXI나 FXIII는 현재 일부 국가에서만 사용이 가능하고 유전자 재조합기술을 이용한 이들 단백질의 상업적인 생산에 대한 연구개발이나 투자도 미비한 상황에서 2020년 재조합 FXIII A–subunit인 트레튼(Tretten®) 미 FDA의 승인을 받았다. 그러나 현재 대부분의 국가에서는 FXI 결핍증에 신선동결혈장(fresh frozen plasma, FFP)을 그리고 FXIII 결핍증에는 FFP 및 동결침전제제(cryoprecipitate)를 사용하고 있다.

비인자 응고제제와 유전자치료제

혈우병 치료에 있어서 응고인자제제의 한계를 극복하기 위해 다음과 같은 특징을 가진 새로운 약제들이 개발되고 있다. 이에는 좀 더 긴 반감기, 투여의 편의성, 안정적 지혈효과, 응고인자에 대한 자가항체의 유무와 관계없이 지혈효과 발휘, 적절한 가격 등이 있다.

최초의 비인자 응고제제(non-clotting factor concentrates hemostasis product)에는 2019년 국내에 소개된 헴리브라(Hemlibra®, Emicizumab)로서 FVIII의 역할을 대신해서 FIX와 FX를 결합할 수 있게 하는 특이이중항체이다. 이 약제는 혈우병 A 환자에 사용되면 FVIII와 구조적으로 일치하지 않기 때문에 FVIII에 대한 자가항체를 유발하지 않으며, 자가항체가 있는 환자에도 효과적으로 사용할 수 있고 피하투여가 가능하고 긴 반감기를 가지고 있다.

현재 비인자 응고제제로 개발 중인 피투시란(Fitusiran®)은 RNA 간섭(RNA interference)을 이용한 안티트롬빈(antithrombin) III 발현 억제제로서 간에서 안티트롬빈 III를 합성하는 mRNA를 억제하여 안티트롬 빈응의 활성을 저해하여 혈우병 A, B에도 치료가 가능하다.

안티트롬빈 III은 간세포에서 생산되는 작은 단백질 구성원으로 혈전생성에 필요한 혈액응고인자인 트롬빈과 FX을 억제하는 혈전생성 억제인자이다. 만약 안티트롬반의 혈중농도가 감소하면 트롬빈과 FX의 활성을 증가하여 혈전생성 능력이 증가할 수 있다.

이 약제는 현재 국내 환자를 포함한 글로벌 임상시험 중 부작용이 발생하여 두 번째 자발적으로 임상시험을 중단하였으나 다시 임상시험이 재개될 것으로 예상하고 있다.

또 다른 비인자 응고제제인 컨시주맙(Concizumab)은 외인성 조직인자계 응고억제제(tissue factor protein inhibitor, TFPI) 저해제로 FVII와 조직인자(tissue factor)의 복합체인 TFPI의 저해는 FVIII와 FIX를 거치지 않는 지혈과정의 시작으로 FX의 활성으로 이행될 수 있다.

이 약제는 TFPI에 있는 3개의 쿠니츠형 효소저해영역 중 제 2영역에 높은 친화성을 가지고 있는 인간화 단클론항체(humanized monoclonal antibody)로 항체 유무에 관계없이 피하주사로 혈우병 A, B 환자에서 투여할 수 있다.

이들 비인자응고제제는 모두 피하주사가 가능하며 반감기는 2~4주로 예방요법으로 사용된다. 하지만 피하주사 시에는 최대 효과를 나타내는데 일정 시간이 필요하다.

또한 유전자치료는 질병을 유발하는 결핍되거나 기능을 하지 못하는 유전자의 기능을 대체할 수 있는 유전자를 도입하는 치료방법으로 혈우병과 같은 단일 유전자 질환은 좋은 치료대상이 된다. 혈우병은 유전자치료에 아주 적합한 질환으로 출혈 증상은 응고인자의 수치의 넓은 범주 내에서 조절이 가능하고 정밀한 조절이 필요하지는 않다. 아울러 응고인자는 순환계로 분비되기 때문에 일부의 간세포로의 유전자 운반으로도 출혈 경향을 호전시킬 수 있다.

이러한 유전자치료는 환자가 필요로 하는 유전자를 바이러스벡터를 운반체로 하여 환자의 유전체에 주입하는 방법으로, 여러 벡터가 연구 되었다. 바이러스 벡터로는 파보바이러스 계열로 사람에게 비병원성이고 약한 면역성을 가지며 복제가 되지 않는 아데노연관 바이러스(Adeno-associated virus, AAV) 벡터를 이용하여 응고 기능에 필요한 FIX 유전자 및 FVIII 유전자를 도입하여 지속적으로 연구되고 있다.

유전자치료는 단 회 정맥투여로 치료 효과가 지속되는 장점이 있지만 치료 반응이 환자마다 다양하고 치료 목표 수치가 정해지지 않는 등 해결해야 될 과제들이 남아있다.

III. 항체(Inhibitor) 치료제

◈ 서론

항체 환자의 치료는 항체가 없는 환자의 치료에 비해 더 어렵다. 만약 출혈이 일어나면 지혈이 어렵고, 잦은 출혈로 인해 합병증이 잘 생기게 된다. 고항체 환자에서는 활성화 프로트롬빈 복합체(activated prothrombin complex contrates, Feiba®)이나 활성화 VII 응고인자 재조합 제제(Novoseven®)와 같은 우회치료제를 투여해야 지혈이 일어나게 된다.

중증 혈우병 환자에서 유지요법을 통해 출혈 횟수와 관절병증 발생을 감소시킬 수 있는 방법과 같이 항체 환자에서도 우회치료제를 주기적으로 투여하는 방법이 시도되고 있다.

그러나 이러한 항체 환자에서는 면역관용요법(ITI)을 통해서 항체를 제거하는 것이 치료의 궁극적인 목적이다. 면역관용요법의 성공률은 보고에 따라 30~80%로 다양하며, 성공적으로 면역관용요법이 이루어지면 환자는 다시 지속적인 응고인자 투여를 받을 수 있다.

1. 면역관용유도요법(Immune tolerance induction, ITI)

면역관용유도요법(ITI)은 항체가 발생한 환자에서 항체를 없애기 위한 방법이다. 이 치료는 조기에 시작할수록 효과가 좋으며 응고인자 뿐 아니라 면역억제제(rituximab, cyclosporine, mycophenolate mofetil, cyclophosphamide, human immunoglobulin G 등)를 포함한 다양한 프로토콜이 존재하며 일률적으로 용량을 제시할 수는 없다. 장기적으로 항체를 근본적으로 해결하기도 한다.

ITI에 사용하는 약제에는 혈우병 A 환자에서 human blood coagulation factor VIII(그린에이트 주, 그린에이트 에스디 주, 그린모노 주), recombinant blood coagulation factor(애드베이트 주), 그린진에프 주(Beroctacog alfa), 진타솔로퓨즈 프리필드주(Moroctocog alfa) 등이 있고 혈우병 B 환자에서는 recombinant blood coagulation factor IX(베네픽스 주) 등이 있다.

2. 우회치료(Bypassing therapy)

우회치료제(Bypassing agent)는 출혈 시 혈액응고기전에 필요한 응고인자를 우회하여 해당 결핍 응고인자의 존재와 무관하게 작용하는 활성인자 및 다른 응고인자 제제를 말한다. 응고인자 치료 중 항체가 발생하면 고용량의 응고인자 투여(ITI)로 적절한 응고인자 수치에 도달할 수 있지만, 고용량의 응고인자 투여로도 효과가 없게 되면 우회치료제를 선택할 수 있다. 또한 저항체 상태라도 고항체 반응군인 경우 ITI 또는 수술이 예정된 환자, 더 심각한 출혈이 우려되는 환자에는 우회치료제를 선택할 수 있다.

현재 응고인자 VIII 또는 IX에 대한 항체를 보유한 혈우병 A 및 혈우병 B 환자에 사용 가능한 우회치료제로는 혈장유래 훼이바 주(Feiba®, VIII Factor bypassing agent)와 재조합 노보세븐알티 주[NovoSeven RT®, Activated eptacog alfa, recombinant FVII(rFVIIa)] 등이 있다.

▣ 주요 약제

1. 혈우병 A

1) 애디노베이트 주(Adynovate®, 성분명: recombinant blood coagulation factor VIII, rurioctocog α pegol)

애디노베이트는 FVIII 결핍증을 일시적으로 대체하며 FVIII 클리어란스 수용체에 대한 결합을 감소시키는 애드베이트(Advate®)에 페길레이션(PEGylation, 폴리에칠렌 글리콜 중합체 사슬 결합법)을 통하여 말단 반감기를 연장시킨 약제이다.

이 약제는 일상적 예방요법을 위해 주 3~4회 정맥투여가 필요한 기존 VIII 응고인자 치료제 대비 반감기가 약 1.5배 연장, 약물 투여 횟수를 주 2회로 줄인 게 특징이다.

2) 헴리브라 주(Hemlibra® 성분명: 에미시주맙, Emicizumab)

헴리브라는 혈장유래 혈액응고인자 혹은 재조합 혈액응고인자가 아닌 새로운 기전의 유전자재조합 이중특이 단클론항체(recombinant humanized bispecific monoclonal antibody)로서 '혈액응고 Ⅷ 인자에 대해 억제인자를 보유한 또는 혈액응고 Ⅷ 인자에 대해 억제인자를 보유하지 않은 중증 혈우병 A 환자에서의 출혈 빈도 감소 또는 예방을 위한 일상적인 예방요법(routine prophylaxis)'에 승인되었다.

이 약제는 항체들이 생긴 소아 및 성인 혈우병 A 환자들에게서 출혈 발생을 예방하거나 발생빈도를 감소시킨다. 이 약제는 emicizumab으로서 1회 3mg/kg(체중)을 1주 간격으로 4회 피하투여하고, 이후에는 1회 1.5mg/kg(체중)을 1주 간격으로 1회 피하 투여한다. 이 약제는 허가 임상시험에서 활성형 프로트롬빈 복합체(activated prothrombin complex concentrates, aPCC) 제제와 병용투여 시 심각한 혈전성 미세혈관병증(thrombotic microangiopathy, TMA) 및 혈전색전증(thromboembolism)이 발현된 사례가 확인되었다. 따라서 치료상 부득이한 경우를 제외하고, 이 약제 투여 중 및 투여 중단 후 6개월간은 aPCC 제제의 투여를 피해야 한다.

이 약제는 활성화 IX 응고인자 및 X 응고인자에 동시에 이중결합하여 효과적인 지혈에 필요한 결손된 활성화 VIII 응고인자의 기능을 회복시킨다. 이 약제는 VIII 응고인자와 구조적 관련성이나 sequence homology가 없기 때문에 VIII 응고인자에 대한 억제인자를 생성시키지 않는다. 또한 이 약제는 이전의 Ⅷ 응고인자 제제에 의해 생성되는 면역원성 및 불안정한 지혈능을 극복하고 Ⅷ 응고인자를 활성화시킨다. 이중특이단클론 항체 구조이기 때문에, 효율적인 표적인지와 결합특이성이 높고 약물동력학이 우수하다는 특징을 지닌다. 아울러 반감기가 길고 생체 내에서 매우 안정하다.

다만 미 FDA는 '헴리브라'의 사용설명서에 돌출주의문(boxed warning)을 삽입해 이 약물을 투여 받는 동안 24시간 이상 출혈을 치료하기 위해 응급 치료약물을 투여 받았던 환자들에게서 중증 혈전이 발생한 사례들이 관찰되었음을 고지토록 하였다.

2. 혈우병 B

1) 베네픽스 주(BeneFIX®, 성분명: recombinant blood coagulation factor IX)

베네픽스는 노나코그 감마(nonacog gamma)를 주성분으로 하는 재조합 응고인자 IX (recombinant human coagulation factor IX)로 혈장유래 IX 응고인자의 Ala148 대립유전자(allele)를 재조합하여 구축한 CHO 세포주에서 생산된다. 이 약제는 체내 IX 응고인자와 구조 및 기능면에서 동일하여 비활성도는 240단위/mg이다.

이 약제는 '혈우병 B 환자의 출혈 에피소드의 억제 및 예방 및 혈우병 B 환자의 출혈 에피소드의 빈도 감소 및 예방을 위한 일상적 예방요법(routine prophylaxis)'에 승인되었으며 혈우병 B 환자의 면역관용유도(ITI)에도 사용된다.

이 약제는 415개 아미노산을 가진 단쇄(single-chain) 정제 당단백질로 주 1~2회 용법용량이 가능하다.

2) 알프로릭스 주

(Alprolix®, 성분명: Coagulation factor IX(recombinant), FC fusion protein)

알프로릭스는 인간 IgG1의 Fc 부위에 공유 결합시킨 재조합 인간 IX 응고인자(recombinant factor IX-Fc, rFIXFC)로 IX 응고인자 부분은 내인성 IX 응고인자와 아미노산 서열상 148번 트레오닌만 변형되어있으며 구조적 및 기능적으로 모두 유사하다.

또한 Fc 부위는 IgG1의 경첩 부위와 CH2 및 CH3 영역을 포함하며 분자량은 약 98 kDa으로 867개의 아미노산으로 구성되어있다.

3. 우회치료제

1) 노보세븐알티 주

(NovoSeven RT®, 성분명: Factor VIIa recombinant, ectacog alfa)

노보세븐 알티는 인간 VIIa 응고인자 유전자를 재조합하여 구축한 MHK 세포에서 생산된 비타민 K 의존성 당단백질로 406개 아미노산으로 구성되어 있고 자가 절단에 의해 2개 사슬로 이루어진 활성형 VII 응고인자가 되며 실온(room temperature, RT)에서 일정하다. 이 약제는 X 응고인자를 Xa 응고인자로 활성화하며 Xa 응고인자는 다른 인자들과 함께 프로트롬빈을 트롬빈으로 전환하고 트롬빈은 피브리노겐을 피브린으로 전환하여 국소 혈전을 생성을 유도한다.

따라서 VIII 또는 IX 응고인자에 대한 항체가 5BU 초과인 선천적 혈우병 환자, VIII 또는 IX 응고인자의 투여에 2차 면역학적 기억 반응이 강하게 나타날 것으로 예상되는 선천적 혈우병 환자, 후천적 혈우병환자, 선천적 VII 응고인자 결핍 환자, GP IIb-IIIa 또는 HLA에 대한 항체를 가지고, 현재 혈소판 수혈 불응증이 나타나거나 과거력이 있는 글란즈만 혈소판무력증(Glanzmann's Thrombasthenia) 환자에서 출혈 시 치료 및 수술 또는 침습적 시술 시 출혈의 예방에 사용한다.

2) 훼이바 주(Feiba®, 성분명: Prothrombin complex)

훼이바는 혈장유래 VIII 응고인자 항체우회활성복합체(Factor VIII inhibitor bypassing anti-Inhibitor coagulation complex)로서 aPCC(activated prothrombin complex concentrate) 또는 AICC(anti-inhibitor coagulant complex)로 vitamin K-dependent agent인 II, VII, IX, X 응고인자가 함유되어 있다. 그러므로 프로트롬빈을 트롬빈으로 활성화하는 과정에서 prothrombinase complexes concentrator의 역할을 하는 V 및 X 응고인자, 칼슘, phospholipid 중 X 응고인자의 역할을 돕는다.

국내 재조합 혈액응고관련 의약품 현황

분류	성분명	제품명(제조사)	기원	비고
혈우병 A (Factor VIII 결핍)	Blood coagulation factor VIII	그린에이트 주 (Green Eight®, 녹십자)	plasma-derived	
		애드베이트 주 (Advate®, 다케다)	recombinant	SHL
		코지네이트-에프에스 주 (Kogenate FS®, 바이엘)	recombinant	SHL
	Beroctocog α	그린진에프 주 (Greengene F®, 녹십자)	recombinant	SHL
	Moroctocog α	진타솔로 퓨즈프리필드 주 (Xyntha solofuse®, 화이자)	recombinant	SHL
	Recombinant blood coagulation factor VIII-Fc fusion protein, efmoroctocog α	엘록테이트 주 (Eloctate®, 사노피)	recombinant, Fusion protein	EHL (Extended Half-Life)
	Recombinant blood coagulation factor VIII, rurioctocog α pegol	애디노베이트 주 (Adynovate®, 다케다)	recombinant Pegylated	EHL
	Lonoctocog α	앱스틸라 주 (Afstyla®, 에스케이플라즈마)	recombinant, Single chain	EHL
	Emicizumab	헴리브라 주 (Hemlibra®, JW 중외)	recombinant Bispecific antibody	SC injection
혈우병 B (Factor IX 결핍)	Human haemophilic factor IX complex	훼나인 주 (Facnyne®, 녹십자)	plasma-derived	
	Recombinant blood coagulation factor IX	베네픽스 주 (Benefix®, 화이자)	recombinant	ITI
	Recombinant (nonacog gamma,	릭수비스 주 (Rixubis®, 다케다)	recombinant	Half-life extended
	Eftrenonacog alfa	알프로릭스 주 (Alprolix®, 사노피)	recombinant, FC Fusion protein	Half-life extended
	Albutrepenonacog alfa	아이델비온주 (Idelbion®, 씨에스엘베링)	recombinant, FC Fusion protein	Half-life extended

FXIII 결핍	Human plasma fraction with a FXIII	피브로가민 피 주 (Fibrogammin P®, 희귀의약품센터)	plasma-derived	제13인자 선천적 결핍 및 그 결과로 나타나는 출혈성 소질, 출혈 및 상처 치유에서의 장애
von Willebrand 치료제	Human coagulation factor VIII/ human von Willebrand factor	이뮤네이트 주 (Immunate®, 다케다)	plasma-derived	ITI
우회치료제 (Bypass agent)	Recombinant FVIIa	노보세븐 알티 주 (Novoseven RT®, 보노디스크)	recombinant	Factor VII
	Prothrombin complex (factors II, IX, and X, mainly non-activated; and factor VII, mainly in the activated form)	훼이바 주 (Feiba®, 다케다)	plasma-derived	Anti-inhibitor coagulation complex
Factor I	Fibrinogen	파브리노겐 주 (Fibrinogen®, 녹십자)	plasma-derived	
Fibrin sealant	Human fibrinogen concentrate , aprotinin, thrombin	그린 플라스트 큐 프리필드 실린지 키트 (Green plast Q®, 녹십자)	plasma-derived	조직 접착, 봉합, 국소지혈
	Human fibrinogen concentrate , aprotinin, thrombin, CaCl$_2$ 용액			
	Human fibrinogen, human blood coagulation factor VIII, aprotinin, human thrombin	베리플라스트-피 콤비 세트 (Beriplast P combi®, 에스케이플라즈마)		
	Fibrin, fibrinogen, aprotinin, thrombin, CaCl$_2$ 용액	티실 (Tissel®, 다림)		
	Fibrinogen, thrombin, CaCl$_2$ 용액	타코실 (Tachosil®, 현대)	plasma-derived	수술시 지혈
Thrombin	Human thrombin	플로실 헤모스태틱 매트릭스 (Floseal hemostatic matrix®, 박스터)	plasma-derived	출혈
Anti-thrombin	Freeze-dried concentrated human antithrombin III	안티 트롬빈 III 주 (Antithrombin III®, 녹십자)	plasma-derived	1. 선천성 항트롬빈 III에 기인하는 혈전색전합병증의 예방 및 치료 2. 후천성 항트롬빈 III의 결핍의 예방 및 치료
Tissue plasminogen activator	Alteplase	액티라제 주 (Actilyse®, 베링거인겔하임)	recombinant	1. 급성심근경색증 2. 급성폐색전증 3. 급성허혈뇌졸중 (증상 발현 후 4.5 시간 이내에 적절한 영상기법)
FX 결핍	Human coagulation factor X	코아가덱스주 (Coagadex®, 희귀의약품센터)	plasma-derived	긴급도입의약품

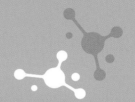

PART 10

재조합 효소
의약품

PART 10
재조합 효소 의약품
(Recombinant Therapetic Enzymes)

▣ 소개

선천성(유전성) 대사질환은 비정상적인 생화학적 대사가 태어날 때부터 나타나는 질환으로 대부분 한 개의 효소나 조효소가 유전적으로 그 기능의 장애가 있는 경우이며, 특정 유전자의 돌연변이로 유전자의 산물인 단백질의 변화로 초래되는 모든 질환을 말한다.

이러한 단백질에는 효소, 수용체, 수송단백, 세포막, 구조단백 등 다양한데, 만약 특정 효소에 이상이 있으면 그 효소에 의해 대사되어야 할 물질이 그대로 신체에 축적되고, 축적물에 독성이 있으면 기능장애가 나타나게 된다.

생화학적 대사의 이상에 따라 여러 가지 전구물질 및 이들의 비정상적인 대사물질은 체내에 축적될 뿐만 아니라 최종 산물의 생성에도 장애를 받으며, 이 물질이 인체에 중요한 역할을 할 경우에는 이 물질의 결핍으로 여러 가지 장애를 초래하게 된다.

이와 같이, 대사 이상에 의하여 정신적, 신체적 장애가 발생하는 원인은 유해한 물질이 축적되는 경우와 생체에 중요한 물질이 형성되지 못하는 경우의 두 가지가 있다. 그러므로 장애의 발생 원인에 따라 치료방법이 다르다.

I. 효소(Enzyme) 등과 관련된 전반적인 이해

◈ 서론

효소는 생물체 내에서 각종 화학반응을 촉매하는 단백질로 세포 내·외에서 특수한 촉매작용을 하지만 그 자체는 변하지 않고 영양·발효·부패 등 생체가 영위하는 화학반응을 촉진한다.

효소는 단백질이기 때문에 무기 촉매와는 달리 온도나 pH 등 환경요인에 의해 그 기능이 크게 영향을 받는다. 대개의 효소는 온도 35~45℃ 정도에서 그 활성이 가장 높다.

이것은 온도가 올라가면 화학반응 속도가 일반적으로 빨라짐에 따라 효소의 촉매작용도 커지지만, 온도가 일정 범위를 넘으면 화학반응 속도는 빨라도 단백질의 분자구조가 변형을 일으키기 때문에 그 촉매 기능이 떨어진다. 효소는 pH가 일정 범위를 넘으면 그 기능이 급격히 떨어진다. 이것은 단백질의 구조가 그 주변 용액의 pH의 변화에 따라 달라지는데, 이는 효소작용은 특정 구조를 유지하고 있을 때만 나타나기 때문이다.

효소는 아무 반응이나 비선택적으로 촉매하는 것이 아니고, 한 가지 효소는 한 가지 반응 또는 극히 유사한 몇 가지 반응만을 선택적으로 촉매하는 기질 특이성을 가지고 있다.

이는 효소와 기질이 마치 자물쇠와 열쇠의 관계처럼 공간적 입체구조가 정확히 들어맞는 것끼리 결합하여, 그 결과 기질이 화학반응을 일으키기 때문이다.

1. 효소의 특성

효소는 고분자 단백질로서 생명체를 유지시키는 수많은 생화학반응들 거의 모두가 효소에 의해 이루어진다. 화학 촉매에 의한 반응은 대부분 높은 온도와 압력, 매우 높거나 낮은 pH 상태에서 일어나지만, 효소에 의한 촉매반응은 100℃ 이하의 온도, 낮은 압력, 중성에 가까운 pH 상태에서 일어난다.

또한 효소는 화학 촉매제보다 기질(substrate)과 생성물(product)에 대한 특이성이 높다. 그러므로 효소에 의한 반응은 거의 부산물(by-product)을 만들지 않는다. 예를 들어, 리보솜(ribosome)에서 단백질을 합성할 때 효소에 의해 촉매 되는 경우 1000개의 아미노산이 만들어지지만 실수로 잘못 만드는 경우가 거의 없다.

그러나 화학적으로 합성하는 경우에는 반응이 불완전하게 일어나며 부가적인 다른 반응까지 같이 일어나서 100개 정도의 아미노산밖에 만들지 못한다. 효소는 대부분 기질의 농도에 따라 촉매 작용의 속도가 다양하게 변한다.

2. 효소의 구조

효소는 구형의 단백질 분자로 활성 부위(active site)를 가지고 있다. 이 활성 부위는 효소에 의한 촉매 반응하는 동안 기질과 결합한다. 효소는 특정한 기질하고만 결합하여 반응을 촉매하는데 이러한 효소의 성질을 기질 특이성(substrate specificity)이라 한다.

효소의 기질특이성은 효소활성 부위의 모양과 기질 분자의 모양에 의해 결정된다. 이것은 효소와 기질이 마치 퍼즐 조각을 맞추듯 특정한 방식으로 결합해야 하기 때문이다. 또한 많은 효소들은 비단백질을 포함하기도 하는데 이를 보조인자(cofactor)라 한다.

이는 효소에 영구적으로 붙어있거나 기질에 약하게 붙어있다. 보조인자에는 보결족(prosthetic group)이라 부르는 아연, 철, 마그네슘과 같은 금속이온과 조효소(coenzyme)라고 부르는 유기분자가 있다. 일부 비타민(B1, B2 등)과 NAD, FAD, CoA 등이 조효소로 작용한다. 이 보조인자들은 적정량만 필요하며 지나치게 많은 경우에는 유해할 수도 있다.

3. 효소보충요법(효소대체요법, Enzyme replacement therapy, ERT)

인체의 대사과정에서 효소 활성이 결핍되거나 비정상적으로 되면 주요 기질이 축적되거나 주요 생성물이 결핍되어 임상적 증상이 나타나게 되는 데, 이를 유전적 효소결핍증(enzyme deficiency)이라 한다. 이러한 증상을 개선하기 위해 효소를 보충하는 방법이 사용되고 있다. 효소보충요법(ERT)은 부족한 효소를 보충하는 치료법을 통해 질환의 증상을 완화시키거나 진행을 늦추는 효과를 볼 수 있다. 이를 통한 효과는 환자마다 다양할 수 있으며 효소보충요법을 시행하더라도 질환에 관련 약제의 치료는 병행해야 한다.

또한 장기적인 효소보충요법은 효소 분리 · 정제에 사용된 조직원(tissue source)에 따라 그 효율성이 달라진다. 즉, 동물로부터 정제된 단백질은 체내에서 항체 생산을 유도하여 반복 사용 시 효능 감소를 가져온다. 따라서 동물유래 효소 대신 사람 유래의 재조합 효소를 사용하고 PEG과 결합시키게 되면 효소보충요법에서의 면역원성을 낮추고 효용성을 증진시킨다.

현재까지 개발된 약제들은 뇌혈관장벽(BBB)을 통과하지 못하므로 중추신경계와 관련된 증상에 대해서는 효과를 보지 못하고 있다. 앞으로 뇌척수액(CSF)으로 직접 약제를 투여하거나, 중간엽 줄기세포와 효소치료제의 병행 투여, 항체에 약제를 결합시켜 투여하는 방법 등 새로운 방법들에 대한 연구가 진행 중에 있다.

II. 효소관련 질환과 재조합 효소의약품

◆ 서론

효소관련 질환 중 대표적인 리소좀축적질환은 다양한 기관에 진행적으로 이상을 초래하는 질환으로 치료하지 않는 경우 조기 사망 등 심각한 결과를 가져올 수 있다. 이들 질환에 대한 완치는 할 수 없으나 효소보충요법으로 환자 스스로 만들 수 없는 효소를 정기적으로 외부에서 보충함으로써 질환 증상 및 사망의 위험을 감소시키고 있다.

효소보충요법은 리소좀축적질환에서 표준이 되는 치료이지만, 지속적으로 1~2주마다 2~6시간 동안 약물을 정맥으로 투여해야 된다는 점에서 일상생활이 제한 받을 수 있다. 투여 관련 이상반응으로 흔히 정맥주사 부위에 자극감, 발적, 가려움이 있으며 그 밖에 발열, 부종, 무력감 등이 있다. 더 심각한 반응으로는 아나필락시스, 호흡곤란, 부정맥 등이 있다. 이런 부작용이 있을 경우, 주입 속도를 감량하고 전처치로 해열제, 항히스타민제, 경우에 따라 스테로이드를 사용할 수 있다.

효소보충요법은 시행되더라도 이미 진행된 증상에 대해서는 비가역적이므로 조기에 진단을 하여 치료를 시작하는 것이 중요하다. 또한 효소보충요법을 장기간 시행한 후 치료 효과 및 생존률에 대해서 지속적인 평가가 필요하며 무엇보다 뼈와 중추신경계에 대한 효과는 제한적이므로 이에 대한 새로운 치료법의 개발이 필요하다.

리소좀축적질환은 과거에는 불치의 병으로 여겨졌던 질환이지만, 이를 위해 유전자 재조합기술을 이용한 재조합 효소 의약품들이 개발되었다. 재조합 효소의약품은 펩타이드 또는 단백질 등을 유효성분으로 하는 바이오의약품으로 인간에서 발견되는 펩타이드 또는 단백질과 거의 동일한 단백질을 대량생산하여 얻어을 수 있다. 그밖에도 기질제한치료(substrate deprivation therapy), chaperone 치료, 유전자치료 등이 연구되고 있다.

현재 효소보충요법이 가능한 질환은 고셔병(Gaucher disease), 파브리병(Fabry disease), 폼페병(Pompe disease), 뮤코다당체침착병 (Mucopolysaccharidosis, MPS) 1형, 2형, 6형 등이 있다.

1. 리소좀축적질환(Lysosomal storage disease, LSD)

리소좀(Lysosome)은 단백질, 지질 및 탄수화물의 효소를 이용한 분해를 통하여 세포 내 폐기물을 처리, 분해 및 재활용에 관여하는 세포 내 소기관이다. 리소좀은 50여 종의 산성 가수분해효소를 이용해 외부에서 들어온 불순물이나 체내의 노폐물 등을 분해하는 역할을 한다. 리소좀 효소 중 하나라도 결핍이 되면 세포 내 지질, 글리코겐 또는 뮤코다 당체 등이 축적되면서 해당 장기에 점차적인 기능 저하 등의 증상을 발생하게 되는데, 이를 리소좀축적질환(LSD)이라 한다. 이는 유전자 변이에 의한 리소좀 내 특정 효소의 결핍으로 분해되지 않은 기질이 축적되어 발생하는 유전적 대사 질환이다. 즉 유전자 이상으로 인하여 효소 작용이 결핍되거나 효소경로에 관여하는 주요 리소좀 단백질이 결핍되어 일어나는 질환이다.

따라서 대사되어야 할 기질들이 분해되지 못하고 점진적으로 세포 내 소기관인 리소좀에 축적되어 전신에 걸쳐 다양한 증상을 나타낸다.

축적된 독성물질은 골격, 뇌, 피부, 심장 및 중추 신경계를 비롯한 신체의 다른 부분에 영향을 줄 수 있다. 리소좀축적질환의 발병률은 약 7천 명 중 1명으로 추정된다.

이는 변이 유전자에 따라 영향을 받는 효소의 종류가 달라지면서 파브리병, 고셰병, 폼페병, 뮤코 다당증 등 다양한 종류의 질환으로 다시 분류가 되며, 특정 효소의 기질 종류와 축적 장기에 따라 비특이적이고 광범위한 임상 증상을 야기한다.

따라서 리소좀축척질환은 임상 증상만으로는 질환을 의심하기가 매우 까다로운 질환군으로 알려져 있지만 생물학적 메커니즘에 대한 질환 연구를 통해 현재는 조혈모세포이식, 재조합으로 생산된 효소를 직접 투여하는 효소보충요법, 축적되는 기질의 전구체를 억제하는 기질감소요법, 변이 단백질의 접힘(folding) 구조를 정상화하는 약리학적 샤페론(chaperone) 등과 같은 다양한 치료제들이 이미 승인을 받아 환자에게 제공되고 있다.

2. 리소좀축적질환의 종류

리소좀축적질환은 단일유전자 변이에 따른 희귀질환으로 세포 내에 축적되는 기질에 따라 스핑고지질증(sphingolipidosis), 뮤코다당증(mucopolysaccharidosis, MPS), 뮤코지질증(mucolipidosis), 소당류축적증(oligosaccharidosis), 당원병(glycogen storage disease) 등으로 분류하며 현재 약 50여 종의 질환이 알려져 있다.

리소좀축적질환은 희귀성 유전대사질환으로 신체발달 및 기관(간, 심장, 뼈 등) 기능 저하와 정신 지체 등의 증상이 나타나고, 유아기에 발생하면 생명을 잃을 수도 있다.

1) 스핑고지질증(Sphingolipidosis)

스핑고지질(Spingolipid)은 세포막을 이루는 지질 성분 중 하나로 스핑고신(sphingosine)이라는 탄소, 수소로 이루어진 긴 사슬을 가진 아미노알코올(amino alcohol)에 긴 지방산 사슬이 붙어있는 세라마이드(ceramide)를 기본 구조로 한다.

그리고 이 세라마이드에 인산기가 있는 스핑고마이엘린(sphingomyelin)과 당이 있는 세레브로사이드(cerebroside) 또는 갱글리오사이드(ganglioside)로 구분할 수 있다. 스핑고지질증은 각 해당 지질의 분해 과정을 담당하는 효소의 결핍에 따라 축적되는 기질이 다르며, 대표적인 질환으로 파브리병, 고셔병, 크라베병, 니만-픽병 등이 있다.

(1) 파브리병(Fabry disease)

파브리병은 염색체 Xq22.1에 위치한 알파-갈락토시다제(α-galatosidase, GLA) 유전자 변이로 인한 성염색체 질환으로 GLA 효소의 결핍에 의해 글리코스핑고리피드(glycosphingolipid)의 일종인 globotriaosylceramide(GL-3)가 분해되지 못하고 혈관 내피세포에 주로 축적되어 미세혈관 폐쇄뿐만 아니라 심장근육 조직, 땀샘, 신장, 소화기관 등 다양한 세포 및 조직에도 침착된다.

즉 GLA는 GL-3(또는 galabiosylceramide)를 분해하는데 이 효소의 결핍에 의해 체내에 GL-3 등이 비정상적으로 축적되면 파브리병 증상이 나타난다. 따라서 정상적인 활성을 가진 GLA를 보충하면 혈중 GL-3 양을 감소시켜 증상을 개선한다.

파브리병은 신체 말단의 신경병성 통증, 땀이 잘 안 나는 증상, 각막 혼탁, 단백뇨, 신장 손상, 심장 발작, 뇌졸중, 복부 통증, 설사, 구토, 변비 등의 증상을 유발할 수 있다. 질환의 중증도는 남아있는 효소의 활성도에 따라 달라진다.

파브리병은 알파-갈락토시다제(GLA)를 정맥을 통해 주기적으로 직접 주사하는 효소 보충요법(ERT)을 통해 치료할 수 있다. 국내 승인된 치료제로 재조합 GLA 유사체로 레프라갈주(Replagal®, Agalsidase-α), 파브라자임주(Fabrazyme®, Agalsidase-β)가 있으며, 약리학적 샤페론(pharmacologic chaperone)인 경구제 갈라폴드 캡슐(Gala-fold®, Migalastat)가 '순응변이(amenable mutation)를 가진 파브리병으로 확진받은 16세 이상 청소년 및 성인 환자의 장기간 치료'에 승인되어 있다.

(2) 고셔병(Gaucher disease)

고셔병은 염색체 1q21에 위치한 베타-글루코세레브로시다제(β-glucocerebrosidase, GBA, 또는 acid β-glucocerebrosidase) 유전자 변이로 인한 상염색체 열성 유전질환으로 리소좀 가수분해 효소인 GBA의 결핍에 의해 세포막 지질 성분인 글루코세레브로사이드(glucocerebroside 또는 글루코실세라마이드, glucosylceramide)가 포도당과 세라마이드(ceremide)로 분해되지 못하고 리소좀 내에 축적되어 발생된다.

글루코세레브로사이드는 세포가 노화되어 없어지면서 대식세포에 의해 탐식되어 리소좀에서 처리되는데, 효소 결핍으로 대식세포에 쌓여서 고셔세포(Gaucher cell)가 되고, 이는 주로 망상내피계인 간, 비장, 골수, 폐 등에 침윤되어 증상을 일으킨다.

고셔병의 증상과 신체적인 특징은 매우 다양하지만, 일반적으로 빈혈, 혈소판감소증, 간 및 비장 비대 등이다. 그러나 증상이 심한 경우에는 중추신경계에 관여할 수 있다.

이 증세들은 시간이 갈수록 더욱 심해지고, 결국 신장이 제 기능을 못하게 되어 사망하기에 이른다.

고셔병은 발병 연령 및 임상 증상과 관련하여 3가지 형태가 있다. 제1형은 전체 고셔병의 90% 이상이 되는 가장 흔한 유형으로 일반적으로 뼈 질환, 간 및 비장의 비대, 빈혈, 혈소판감소증, 폐 질환, 그리고 중추신경계에는 침범하지 않는 것이 특징이다.

제2형과 3형의 경우는 유아기에 중추신경계 침범 증상이 나타나며, 2형이 가장 심한 증상을 나타낸다. 서양인에서는 대부분 1형으로 발병하는 것과는 달리 한국인을 비롯한 아시아계 민족의 경우 신경증상이 동반되는 2~3형이 약 60% 정도를 차지하여 예후가 불량하다.

국내에 승인된 효소보충요법(ERT) 약제로서 재조합 GBA 유사체로 세레자임(Cerezyme®, Imiglucerase), 비프리브(Vpriv®, Velaglucerase-α) 등이 있다. 또한 GBA 합성을 억제하는 기전의 기질감소요법(substrate reduction therapy, SRT)로서 세레델가캡슐(Cerdelga®, Eliglustat)는 'CYP2D6 느린 대사자(PM), 중간 대사자(IM) 혹은 빠른 대사자(EM)로서 1형 고셔병(GD1) 성인 환자의 장기간의 치료', 자베스카 캡슐(Zavesca®, Miglustat)는 '효소보충요법에 적합하지 않은 경증~중증도의 제1형 고셔병 질환의 치료'에 승인되었다.

재조합 효소인 알글루세라제(Alglucerase)는 인체 태반세포로부터 추출·정제하며, 대식세포의 당수용체에 특이적으로 인지될 수 있도록 효소적으로 탈 당화시켜 말단의 당이 주로 마노오즈(mannose)가 되도록 변형한 497개의 아미노산으로 구성되어 당단백질이다.

이 효소는 망상내피계 세포의 리소좀에서 당지질인 글루코세레브로사이드를 세라마이드와 포도당으로 가수분해하여 혈구 교체에 따라 유발되는 막지질 대사과정에 관여한다. 이 효소의 결핍은 당지질을 삼킨 대식세포 내에 글루코세레브로사이드의 축적을 가져와 고셔병의 증상을 나타내게 된다. 대식세포 리소좀 내로 재조합 GBA들이 섭취되어지면 글루코세레브로사이드가 분해되면서 고셔세포가 정상화된다.

2) 뮤코다당증(Mucopolysaccharidosis, MPS)

뮤코다당증(MPS)은 뮤코폴리사카라이드(mucopolysaccharide) 또는 글리코사미노글리칸, glycosaminoglycan, GAG)의 분해에 필요한 리소좀 효소의 결핍으로 발생하는 유전병으로 GAG가 세포의 리소좀 내에 축적되고 소변으로 과도히 배설되면서 점차적으로 육체적, 정신적인 퇴행을 보이다가 심한 경우 조기에 사망하게 된다.

뮤코다당증은 전체 리소좀축적질환(LSD)의 약 3분의 1 정도를 차지하며, 결핍된 효소 및 임상 양상에 따라 크게 6가지로 나누어질 수 있다. 뮤코다당증은 결핍되는 효소의 종류나 정도에 따라 GAG에 포함 되는 dermatan sulfate, eparan sulfate, keratan sulfate의 대사에 장애가 생겨 체내의 각 장기에 축적됨으로써 다양한 증상이 발현된다.

즉 관련된 효소의 결핍에 따라 다양한 증상을 보이는 특징이 있으며, 대부분에서 뮤코다당의 축적에 의한 심각한 지능장애와 신체이상 소견을 보인다.

표 10-1. 뮤코다당증(Mucopolysaccharidosidosis, MPS)의 분류

Type	Syndrome	결핍 효소
MPS I형	Hurler syndrome(MPS type I-H)	α-L-iduronidase
	Hurler-Scheie syndrome(MPS type I-H/S)	
	Scheie syndrome(MPS type I-S)	
MPS II형	Hunter Syndrome	Iduronate-2-sulfatase
MPS III형	Sanfilippo syndrome	Heparan sulfate 대사 관련 4가지 효소의 결핍 (A-D형)
MPS IV형	Morquio syndrome	Keratan sulfate 대사 관련 2가지 효소의 결핍 (A, B 형)
MPS VI형	Maroteaux-Lamy Syndrome	Arylsulfatase B
MPS VII형	Sly Syndrome	β-glucuronidase

(1) 뮤코다당증 I형(Mucopolysaccharidosis, MPS Type I)

뮤코다당증 I형(MPS 1형)은 증상의 중증도에 따라 3가지 종류로 나누어지는데, 헐러 증후군(Hurler syndrome), 샤이에 증후군(Scheie syndrome), 그리고 두 가지 경우로 구분되기 어려운 헐러-샤이에 증후군(Hurler-Scheie syndrome)이 있다. 이 중 증상이 가장 심한 경우가 헐러 증후군이며, 정상 지능을 가지며 성인에서도 볼 수 있는 경우는 샤이에 증후군이다. 또한 지능은 정상이나 정상에 가까우나 신체적 증상이 샤이에 증후군보다 심한 타입은 헐러-샤이에 증후군이다.

MPS I형은 황산헤파란(heparan sulfate)과 황산더마탄(dermatan sulfate)이라는 gly-cosaminoglycan(또는 mucopolysaccharide)를 분해하는데 필수적인 알파-엘-이두로니다제(α-L-iduronidase)의 결핍으로 발생하며, 이 효소의 결핍으로 GAG이 세포와 조직에 쌓이는 현상이 나타나게 되어 진행적인 세포 손상이 일어나면서 결국에는 외모나 몸의 기능 발달에 영향을 미쳐 손상을 주게 된다. 가장 심한 임상 경과를 보이며 대부분 영아기에 시작되고 서서히 진행되어 10세 전에 사망하는 상염색체 열성 유전 질환이다.

국내에서의 MPS I형 치료는 포유동물의 세포에서 재조합 되어 만들어진 알파-엘-이두로니다제를 직접 환자의 말초혈액에 주입하는 효소보충요법으로 알두라자임(Aldura-zyme®, Laronidase)가 '헐러 증후군, 헐러-샤이에 증후군 및 중등도 이상의 증상을 가진 샤이에 증후군 치료'에 승인되어있다.

① 헐러 증후군(Hurler syndrome, MPS type I-H)

헐러 증후군은 가장 심한 형태로 영아기에 시작되고 서서히 진행되어 10세 전에 사망한다. 지능 저하가 심하고 청력 소실이 흔하며 각막 혼탁과 망막 변성이 있어 시력이 소실된다. 키가 작고 얼굴 모양이 조악(gargoly like)해지며 간비종대가 심해지고 뼈의 심한 이상과 관절 변형, 척추후만 등이 나타나며 뇌수종이 흔히 동반된다. 또한 제대와 서혜부 탈장이 흔하게 나타나며 상기도 감염이 흔하고 승모판 및 대동맥 판막의 침윤으로 심근기능장애를 일으킨다.

② 헐러-샤이에 증후군(Hurler-Scheie syndrome, MPS type I-H/S)

헐러-샤이에 증후군은 헐러 증후군과 샤이에 증후군 중간에 해당하는 임상 양상을 보이는 형으로, 다발성골형성부전증(dysostosis multiplex)을 포함하는 점진적인 신체 변화가 3~8세에 나타나며 정상의 지능이나 미약한 학습장애를 보일 수 있고 성인까지 생존한다.

③ 샤이에 증후군(Scheie syndrome, MPS type I-S)

샤이체 증후군은 MPS 1형 중 가장 경한 형으로 주로 5세 이후에 증상이 발현되어 진단은 10~20세에 이루어지며 지능은 정상이다. 뻣뻣한 관절이 특징적이며 갈퀴모양의 손이나 발의 변형이 나타난다. 각막혼탁, 녹내장, 망막변성 등의 안과적인 문제가 심각하며 시력의 손실을 가져온다. 또한 대동맥판막증이 흔하여 판막 교체수술이 필요한 경우도 있지만 상대적으로 경한 임상소견을 보인다.

(2) 뮤코다당증 II형(헌터 증후군, Hunter Syndrome)

헌터 증후군은 X-염색체 내 리소좀효소의 유전자 이상으로 나타나는 선천성 대사이상 질환으로 이두로네이트 2-설페타제(Iduronate 2-sulphatase, IDS)의 결핍으로 발생한다. 이 증후군은 지능 저하의 정도에 따라 중증(MPS IIA)과 경증(MPS IIB)으로 나누어지는데, 두 가지 형 모두 검사 상 IDS 효소의 활성도는 거의 보이지 않으므로 임상 양상에 의해서만 가능한 분류이다.

이 증후군 환자는 머리가 크고 목이 짧으며 코가 납작하고, 관절과 골격계 문제로 인한 특징적인 손 모양 및 자세 불균형(척추후만증)의 형태학적 특징을 보인다.

현재 재조합 이두로네이트-2-설페타제(iduronate-2-sulfatase)로서 엘라프라제(Ela -prase®, Idursulfase)가 국내에서 '코다당증 II형(헌터 증후군)'에 승인되어있다.

(3) 뮤코다당증 III형(산필리포 증후군, Sanfilippo syndrome)

산필리포 증후군은 상염색체 열성 유전질환으로 각각 다른 효소의 결핍으로 생화학적으로는 상이하지만, 임상적으로는 매우 유사한 4가지 형(type A, B, C, D)으로 나누어지며, 소변에서는 모두 황산 헤파란(heparan sulfate)만이 검출된다. A형이 다른 형보다 빈도가 높으면서 더 이른 나이에 증상이 발현되고 정도가 심하며 더 일찍 사망하는 것으로 보고되고 있다.

이 증후군은 임상적으로 각막 혼탁은 없고 간비종대나 골격계 변화 등의 신체적 변화는 경하나 중추신경계 증상들은 매우 심하고 진행적인 것이 특징이다.

(4) 뮤코다당증 IV형(모르귀 증후군, Morquio syndrome)

모르퀴오 증후군은 상염색체 열성 유전질환으로 글로코사미노글리칸(GAG)을 분해하는 엔-아세틸갈락토사민-6-설페타제(N-acetylgalactosamine-6-sulfatase, GALNS)의 결핍으로 인해 GAG가 축적되어 일어난다. 특히 황산 케라탄(keratan sulfate), 콘드로인틴-6-황산(chondroitin-6-sulfate)이 분해되지 않고 각 기관에 축적되어 골격계 증상이 두드러지게 나타난다.

또는 베타-갈락토시다제(β-galactosidase) 효소 결핍에 의해 황산 케라틴의 분해에 장애가 있어 발생되며 A형(N-acetylgalactosamine-6-sulfatase 결핍)과 B형(β-ga-lactosidase 결핍)으로 나누어지는데 A형이 임상적으로 중증이고 B형이 경증이다.

현재 재조합 인간 GALNS로서 비미짐(Vimizim®, Elosulfase alfa)이 국내에서 '뮤코다당증 IV형(모르귀 증후군)'에 승인되어있다.

(5) 뮤코다당증 VI형(마르토-라미 증후군, Maroteaux-Lamy syndrome)

마로토-라미 증후군은 아릴설페타제 B(arylsulfatase B, N-acetylgalactosamine-

4-sulfatase) 유전자의 결핍으로 발생하는 상염색체 열성유전질환이다. 이 증후군의 증상으로 뼈의 이상이 심하여 헐러 증후군과 비슷하나 지능이 정상이며, 뇌수종, 경부척수 압박의 증상이 나타날 수 있고 대부분 20대 내지 30대까지 생존한다.

현재 재조합 아릴설페타제 B(arylsulfatase B)로서 나글라자임(Naglazyme®, Galsulfase)이 국내에서 '뮤코다당증 IV형(모르귀 증후군)'에 승인되어있다.

3) 당원병(Glycogen storage disease, GSD)

당원병은 당의 대사 과정에 관계되는 여러 효소의 결핍으로 인하여 글리코겐이 장기 내 축적되는 선천성 대사이상 질환이다. 글리코겐(Glycogen)은 포도당으로 구성되어 있는 고분자 물질로서 거의 모든 조직에 존재하나 특히 간과 근육 조직에 가장 풍부하게 존재하고, 에너지 저장원으로 포도당을 제공하는 기능을 하며 근육에서는 근육 수축을 위한 에너지를 제공한다.

글리코겐의 합성과 분해에는 여러 종류의 수많은 효소들이 관여하는데, 결핍 효소에 따라 10여종 이상의 당원병이 알려져 있으며 I 형부터 XIII 형까지 발견 순서대로 명명하고 있다. 당원병은 글리코겐이 간에 주로 축적되는지 아니면 근육에 주로 축적되는지에 따라 간형 글리코겐증(liver glycogenosis)과 근육형 글리코겐증(muscle glycogenosis)으로 구분된다.

Type I(von Gierke's disease)은 글루코스-6-포스파제(glucose-6-phosphase) 결핍으로 인하여 간종대, 성장발육부전, 저혈당증, 산혈증이 나타나는 상염색체 열성으로 유전되는 간형 글리코겐증이다.

Type II(Pompe's disease)는 acid maltase(α-1,4 glucosidase) 결핍으로 역시 상염색체 열성으로 유전되는 근육형 글리코겐증 대사질환으로 이 효소는 조직내 광범위하게 분포되어 있으나, 결핍 시에는 우선 골격계와 심근에 영향을 준다.

TypeIII(Cori-Forbes disease)는 debranching enzyme(amylo-1,6-glucosi-dase) 결핍에서 초래되는 질환으로 Type I형과 유사하나 증상이 심하지 않고 상염색체 열성으로 유전되는 간형 글리코겐증이다.

Type IV(Andersen's disease)는 아주 드문 형으로 branching enzyme(amylo-1,4, 1,6-transglucosidase) 결핍으로 인한 간형 글리코겐증으로 당원이 간, 비장, 골격근에 축적되나 신장에는 축적되지 않는다.

Type V(McArdle's disease)는 근육의 phophorylase 결핍으로 나타나는 근육형 글리코겐증이다. 간의 phophorylase는 정상이므로 근육에만 당원이 축적되며 효소의 결핍이 있어도 수명에는 지장을 받지 않는다.

Type VI(Hers disease)는 몇가지 형의 질병을 나타낼 수 있는 간형 글리코겐증으로 임상 증상은 Type I과 III와 아주 비슷하나 간비대가 아주 현저하며 골격근과 심장에는 침범하지 않는다.

■ 폼페병(Pompe disease)

폼페병은 세포 소기관 내 글리코겐을 분해하는 효소인 산 알파-글루코시다제(acid α-glucosidase, GAA)의 결핍으로 글리코겐이 근육세포의 리소좀 내에 축적되어 근육 기능에 손상이 오는 질환이다. 즉 리소좀의 GAA는 글리코겐의 일부 결합을 절단하여 포도당을 생산하는 효소로 이 효소가 결핍되면 리소좀 내 글리코겐이 축적되어 폼페병을 일으킨다. 이러한 환자에 GAA 전구체를 주입하면 마노즈-6-포스페이트(man-nose-6-phosphate) 수용체에 의해 매개되어 섭취된 후 단백질 분해효소에 의해 절단되어 미성숙형이 만들어지고 리소좀에서 성숙형으로 전환되어 완전한 활성을 나타내어 축적된 글리코겐을 분해함으로써 세포 내 항상성을 회복시켜 준다.

이 증후군의 증상이나 발현 연령은 다양하며, 대부분 호흡곤란이 서서히 진행되며 영유아기에 발병할 경우 심근병증이 동반된다. 질환의 발생 시기는 초기 유년기부터 성인에 이르기까지 다양한데, 임상적 증상의 중등도는 남아있는 효소의 활성도에 따라 달라진다. 효소의 활성이 거의 없을 경우 보통 유아기에 발병한다.

후기발병형 폼페병은 주로 청소년 및 성인기에 발병하게 되는데, 대부분 골격근 침범에 의한 증상을 보인다. 평균 발병 연령은 20대 후반이며 주로 하지 근위부와 체간부 근력의 저하로 인한 달리기 장애 증상이 첫 증상으로 나타난다.

국내에는 ERT로 재조합 GAA인 마이오자임(Myozyme®, Aglucosidae-α)이 폼페병 치료에 승인되었다.

3. 저인산효소증(Hypophosphatasia, HPP)

저인산효소증(HPP)은 조직 비특이적 알칼라인포스포타제(tissue non-specific alkaline phosphatase, TNSALP)를 코딩하는 유전자의 돌연변이에 의하여 효소 활동의 결함이 유발되는 유전질환으로, 효소의 기질인 PPi(inorganic pyrophosphate), PLP(pyridoxal 5'- phosphate), PEA(phosphoethanolamine)이 분해되지 못하고 세포 외 기질에 축적되는 질환이다.

PLP는 중추신경계 내신경전달 물질을 합성하는데 역할을 하는 물질이며 TNSALP에 의하여 pyridoxal(PL), 비타민 B6로 분해된 형태만 혈액-뇌 관문(BBB)를 통과할 수 있어 HPP 환자는 중추신경계 내 PLP 결핍으로 발작이 나타날 수 있다. 세포 외 PPi는 뼈의 구성 성분인 수산화인회석(hydroxyapatite) 결정 형성을 억제하여 골미네랄화(bone mineralization)를 억제한다. 비미네랄화된 뼈(unmineraized bone)는 뼈 형성 억제, 구루병, 골 변형, 골연화증, 근육 약화, 고칼슘혈증 등으로 증상이 나타나게 된다.

따라서 저인산효소증은 TNSALP 효소의 활성의 결핍으로 인해 발생하며 이는 무기 피로인산염(pyrophosphate)를 비롯한 여러 TNSALP 기질의 상승을 초래한다. 높아진 세포 내 피로인산염 수치는 수산화인회석 결정의 증가를 억제한다. 이는 뼈형성을 억제하여 구루병 및 소아의 뼈변형, 골연화증, 그리고 근육의 약화를 일으킨다.

국내에서 재조합 TNASALP 효소보충요법으로 스트렌식주(Strensiq®, Asfotase alfa)는 TNSALP를 보충하여 TNSALP 기질 내 수치를 감소시키므로 소아기에 발병한 저인산증 환자의 골 증상을 치료하기 위해 근본적인 원인인 TNSALP 결핍을 치료할 수 있으며 골격 무기질화 개선은 호흡 기능을 향상시키고 생존율도 향상시킨다.

4. 아데노신 탈아미노효소 중증 복합형 면역결핍증(Adenosine deaminase severe combined immune deficiency, ADA-SCID)

아데노신 탈아미노효소(Adenosine deaminase, 또는 adenosine hydrolase, ADA)는 DNA→아데노신(adenosine) 또는 디옥시아데노신(deoxyadenosine)→이노신(inosine) 또는 디옥시이노신(deoxyinosine)→요산(uric acid)를 거쳐 소변으로 배설되는 대사과정에서 아데노신의 아미노기를 가수분해적으로 탈아미노화시키는 과정을 촉매 하는 효소이다. 이 효소의 결핍은 T 세포 줄기세포의 발생 장애로 T, B 세포 두 계통에 선천적인 결손 또는 결함이 합병하여 세포성 면역과 체액성 면역 모두 결손된 심각한 면역 이상을 일으킨다. 이는 면역계에서 T 세포를 활성화로 생성되는 단백효소로 T 세포에 의한 세포성 면역을 반영하는 지표이기도 하다.

ADA-SCID는 상염색체 열성으로 유전되는 선천성의 중증 복합형 면역결핍질환의 일종으로 주로 영ㆍ유아 및 소아들의 면역계 손상을 유발하여 각종 감염균과 바이러스, 진균 등으로부터 스스로를 방어하지 못하게 된다. 특히 ADA-SCID 환자들은 진단이 제때에 이루어지지 못할 경우 감염증으로 인해 2세 이전에 사망한다. 하지만 아데노신 탈아미노 효소보충요법으로 조기에 치료가 시작되면 증상을 개선할 수 있다.

현재 페길화(PEGylated) 재조합 아데노신 탈아미노효소로서 2018년 미 FDA는 레브코비 (Revcovi®, Elapegademase-lvlr)가 '소아 및 성인 아데노신 탈아미노효소 중증 복합형 면역 결핍증 환자들을 치료하기 위한 효소보충요법'에 승인되었다.

5. 낭포성 섬유증(Cystic fibrosis)

낭포성 섬유증은 낭포성 섬유증 막횡단 전도조절 유전자(cystic fibrosis transmembrane conductance regulator gene, CFTR)의 돌연변이로 인해 발생하는 상염색체 열성 유전질 환이다. 폐, 부비동, 췌장, 생식기내 상피세포의 염소이온 통로 기능에 관여하는 단백의 양 적 또는 기능적 저하로 다양한 장기에서 점액 배출이 힘들어지고 점액내 수분이 적어지게 되는 외분비선의 이상을 초래하여 다양한 임상적 증상이 나타난다.

재조합 인간 데옥시리보뉴클레아제(deoxyribonulease, rhDNAse)를 고정제한 용액인 풀 모자임(Pulmozyme®, Dornase alfa)은 흡입액으로 환자에 있는 객담 또는 점액에 있는 DNA를 가수분해시키거나 폐에 있는 점도를 저하시키고 배출을 용이하게 하여 호흡기계의 감염 빈도를 줄이고 폐 기능을 향상시키는 작용을 한다.

HIGHLIGHTS
단일유전자 희귀질환의 새로운 혁신 치료제

희귀질환의 80%는 유전성 희귀질환이고 이들 상당수가 특정 단일유전자(monogenic)의 변이 에 의한 다백질의 이상으로 발병되는데, 임상증상에는 차이가 있지만 발병하지 않는 경우는 매 우 드물다.

단일유전자 희귀질환은 단일유전자가 정확히 특정 질환을 일으키는 결정적인 역할을 하는 경우 가 많으므로 해당 유전자(actionable gene) 또는 유전자의 변이(actionable genetic variant)는 희 귀질환 치료제를 개발하는데 있어서 좋은 타깃이 된다. 반면 하나의 유전자 변이로 정의할 수 없 는 당뇨병이나 고혈압 등 만성질환에서는 희귀질환 분야에서 시도되는 다양한 치료적 접근법과 다를 수밖에 없다. 과거 희귀질환은 단순히 임상적 증상이나 표면적 진단만으로는 질환을 이해 하기 어려워 치료제의 개발이 힘들었지만, 최근 분자생물학이 발전하면서 희귀질환 분야는 그 특 징적인 세포, 유전자 수준의 접근 방식들로 치료제 개발이 가능해졌다.

그동안 단일유전자 질환에 시도됐던 치료 접근방법은 기능을 하지 못하는 변이 단백질의 기능적

사본인 재조합 효소를 외부에서 직접 보충하는 효소보충요법이었다. 이는 단일유전자 질환에서는 변이 유전자가 만드는 변이 단백질을 대체할 수 있는 효소를 투여하기만 해도 질환의 예후가 좋아질 수 있기 때문이다.

최근 RNA를 이용해 문제의 유전자의 발현을 차단하는 RNAi(RNA interference) 치료제, 해당 단백질을 발현시키는 유전자나 유전자의 발현 기전을 직접 교정하는 유전자 편집(gene editing) 치료제 또는 유전자치료제(gene therapy) 뿐만 아니라, 줄기세포치료제, 뇌혈관장벽(blood brain barrier) 투과성 생물학적제제 등 다양한 기전의 바이오의약품들이 연구·개발되고 있다.

먼저 RNAi 치료제는 미 앨나일람 파마슈티컬(Alnylam pharmaceuticals)이 주도하고 있는데, 미 FDA는 2018년 유전성 트랜스티레틴에 매개된 아밀로이드증에 의한 다발신경병변증의 치료제 온파트로(Onpattro®, Patisiran), 2019년 급성 간성 포르피린증(acute hepatic porphoria, AHP) 치료를 위한 GalNAc-conjugate RNAi치료제 기브라리(Givlaari®, Givosiran), 2020년 원발성 옥살산뇨증(primary Hyperoxaluria type 1, PH1) 치료제 옥슬루모(Oxlumo®, Lumasiran)을 승인하였고, 유전성 트랜스티레틴 아밀로이드 다발신경증(hereditary ATTR·transthyretin amyloidosis-PN)에 부트리시란(Vutrisiran)은 승인 검토 중에 있다.

유전자 치료는 결핍 효소를 암호화하는 유전자의 발현 카세트(cassette)를 아데노-연관 바이러스(adeno-associated virus), 렌티바이러스(lentivirus) 또는 비바이러스성 기반 시스템 같은 전달체(vector)에 구조화해 세포로 이식한 후 이식한 유전자의 장기적 발현을 가능하게 할 수 있다. 이 카세트 구조에 담긴 교정 유전자의 종류는 비교적 손쉽게 바꿔줄 수 있기 때문에 다양한 단일유전자 질환 치료를 위해 표적 유전자만 바꿔 적용해주는 플랫폼화가 매우 중요하다.

유전자 편집 치료제는 단일유전자 변이에 따른 리소좀축적질환 등 희귀질환 치료에 대해 새로운 치료제로 대두되고 있다. 2020년 세계 최초로 생체(in vivo)내에 직접 크리스퍼를 지질나노입자로 전달하는 방식을 적용한 크리스퍼-카스9(CRISPR-Cas9) 유전자편집 치료제를 트랜스티레틴 아밀로이드증(ATTR·transthyretin amyloidosis) 환자를 대상으로한 임상연구 결과가 발표되어 치료의 가능성을 보여 주었다. 이는 크리스퍼 치료제가 1회 주사로 생체 내 유전자를 직접 교정할 수 있다는 점이며, TTR 단백질 변성에 영향을 미치는 유전적 소인이 매우 크기 때문에 TTR 유전자의 변이 정보를 알고 있고 이를 진단해내기만 한다면 해당 유전자를 교정하는 것만으로도 근치적 치료가 가능해진다는 것이다.

현재 치료제가 존재하는 단일유전자 변이에 따른 희귀질환으로는 낭포성섬유증(cystic fibrosisi), 파브리병(Fabry disease), 고셔병(Gaucher disease), 유전성 혈관부종(Hereditary angioedema), 폼페병(Pompe disease), 저인산효소증(Hypophosphophatasia), 용혈성 요독증후군(atypical hemolytic uremic syndrome), 니만-픽병, C형(Nieman-Pick disease, Type C), 조로증(Progeria) 등이 있다.

1. 파브리병(Fabry disease, α-galactosidase A 결핍)

1) Agalsidase-α(아갈시다제-알파, 제품명: 레프라갈 주, Replagal®)

레프라갈은 인간 섬유아세포(human fibroblast)에 촉진인자(promoter)를 도입하여 알파-갈락토시다제 A(α-galactosidase A) 유전자의 발현을 활성화시켜 생산한다.

2) Agalsidase-β(아갈시다제-베타, 제품명: 파브라자임 주, Fabrazyme®)

파브라자임은 인체 알파-갈락토시다제 A 유전자를 재조합 DNA 기술로 구축한 CHO 세포를 배양하여 생산한다. 이 효소는 398개 아미노산 구조로 당단백질 동종이량체이다.

2. 고셔병(Gaucher disease)

1) Imiglucerase(이미글루세라제, 제품명: 세레자임 주, Cerezyme®)

세레자임은 인체 태반세포로부터 추출·정제한 알글루세라제(alglucerase) 유전자를 재조합 DNA 기술로 구축한 CHO 세포에서 생산한 효소에서 일부 다른 아미노산으로 교체한 베타-글루코세레브로시다제 유사체이다. 이 약제는 제1형 또는 제3형 고셔병으로 확진된 환자에서 장기간 효소보충요법으로 사용한다.

2) Velaglucerase alfa(벨라글루세라제-알파, 제품명: 비프리브 주, Vpriv®)

비프리비는 인체 섬유아세포에서 유전자 활성화 기법에 의해 생산된 천연의 인간 베타-글루코세레브로시다제로 497개의 아미노산으로 구성되어 있다.

3. 헐러-샤이에 증후군(Hurler-Scheie syndrome)

● Laronidase(라로니다제, 제품명: 알두라자임 주, Aldurazyme®)

알두라자임은 인간 L-a-iduronidase 유전자를 재조합하여 구축한 CHO 세포에서 생산한 재조합 당단백질로 658개 아미노산을 지닌 전구체로 생산된 후 일부 아미노산이 절단되고 당화되어 있다.

이 약제는 황산 헤파란 또는 더마탄 등 뮤코폴리사카라이드(황산 글리코사미노글리칸)의 말단 이둘론산(idronic acid)을 제거하는데 이 효소가 결핍되어 리소좀 내 글리코사미노글리칸아 축적되면 헐러증후군을 일으킨다. 이 약제를 환자에게 보충하면 섬유아세포 등에서 수용체에 매개되어 세포에 섭취된 후 리소좀에 축적된 황산 헤파란과 황상 더마탄 등을 제거한다.

4. 헌터증후군(Hunter Syndrome)

- **Idursulfase(이두설파제, 제품명: 엘라프라제 주, Elaprase®)**
  엘라프라제는 인간 이두로네이트-2-설페타제(iduronate-2-sulfatase) 유전자를 재조합하여 구축한 인간 세포주(cellline)에서 생산된 재조합 당단백질로 550개 아미노산를 지닌 전구체로 생산된 후 일부 아미노산이 절단되고 당화되어 있다.

  이 약제는 황산 헤파린 및 황산 더마탄 등 황산 글리코사미노글리칸의 말단 아이두론산에 결합한 황산기를 제거하는데, 이 효소가 결핍되면 헌터증후군이 유발된다. 이 효소를 보충하면 M6P 수용체에 의해 매개되어 섭취된 후 리소좀에 축적된 황산 헤파린 또는 황산 더마탄 등의 대사를 유도한다.

5. 모르퀴오증후군(Morquio syndrome)

- **Elosulfase alfa(엘로설파제 알파, 제품명: 비미짐 주, Vimizim®)**
  비미짐은 재조합 인간 GALNS로서 인간의 GALNS를 재조합 DNA 기법으로 CHO 세포에서 생산한 효소로 황산 케라틴과 콘드로이틴-6-황산(chondroitin-6-sulfate) 등의 글리코사미노글리칸의 말단에 존재하는 galactose-6-sulfate 또는 N-acetyl-galac-tosamine-6-sulfate로부터 황산기를 분해하는 리소좀 내 가수분해효소이다.

  이 약제는 496개 아미노산의 펩타이드에 올리고당 1분자씩 붙은 가용성 이량체 단백질이며 올리고당 중 하나에는 bis-mannose-6-phosphate(bisM6P)가 결합되어 있어 세포막의 M6P 수용체를 통해 섭취된 후 리소좀 내에서 D-galactopyranoside-6-phosphate(-Gal-6S)를 가수분해하여 탈황산시키는데 필요하다.

  따라서 모르퀴오 A 증후군 환자에서 이 약제는 M6P 수용체를 통해 리소좀에 섭취되어 글리코사미노글리칸을 분해함으로써 증상을 완화시킨다.

6. 마로토-라미증후군(Maroteaux-Lamy Syndrome)

- **Galsulfase(갈설파제, 제품명: 나글라자임 주, Naglazyme®)**
  나글라자임은 인간 N-acetylgalactosamine-4-sulfatase(arylsulfate B) 유전자를 재조합하여 구축한 CHO 세포에서 생산한 재조합 당단백질로 495개 아미노산을 지닌 전구체의 일부에서 당화되어 있다.

이 약제는 황산 콘드로이틴이나 황산 더마탄 등 글리코사미노글리칸의 N-acetylgalac-tosamine-4-sulfatase로부터 황산기를 절단하는데 이 효소가 결핍되면 리소좀 내 글리코사미노글리칸이 축적되어 마로토-라미증후군이 유발된다.

이러한 환자에게 이 약제를 보충하면 M6P 수용체 의해 매개되어 섭취된 후 단백질분해효소에 의해 절단되어 3개의 펩타이드가 이황화결합을 한 형태로 성숙되며 성숙된 활성형은 리소좀 내 축적된 황산 콘드로이틴 또는 황산 더마탄 등의 대사를 유도한다.

7. 폼페병(Pompe disease)

- Alglucosidase alfa(알글루코시다제 알파, 제품명: 마이오자임 주, Myozyme®)

  마이오자임은 단상형(haplotype)에서 주류를 이루는 9종의 사람 산 알파-그루코시다제 유전자를 재조합하여 구축한 CHO 세포에서 생산한 재조합 당단백질이다.

8. 저인산효소증(Hypophosphatasia, HPP)

- Asfotase alfa(아스포타제, 제품명: 스트렌식 주, Strensiq®)

  스트렌식은 인간 재조합 TNSALP-Fc-deca-aspartate 구조로 국내에서 '소아기에 발병한 저인산증 환자의 골 증상을 치료하기 위한 장기간의 효소보충요법'에 승인되었다.

  이 약제는 2개의 동일한 폴리펩타이드 사슬로 구성된 가용성 당단백질로서 각 사슬의 726개 아미노산을 함유하고 있으며 각각의 사슬은 인간 TNSALP의 촉매 도메인, 인간 IgG1 Fc 부위 및 뼈 표적화 부위에서 deca-aspartate 펩타이드로 구성되어있다.

국내 재조합 효소의약품 현황

분류	부족한 효소	성분명	제품명(제조사)	적응증
스핑고지질증	α-galatosidase	Agalsidase-α	레프라갈 주 (Repragal®, 다케다)	파브리병
		Agalsidase-β	파브라자임 주 (Fabrazyme®, 사노피아벤티스)	
	β-glucocerebrosidase	Imiglucerase	세레자임 주 (Cerezyme®, 사노피아벤티스)	제1형 또는 제3형 고셔병
		Velaglucerase-α	비프리브 주 (Vpriv®, 다케다)	제1형 고셔병
뮤코다당증	α-L-iduronidase	Laronidase	알두라자임 주 (Aldurazyme®, 사노피-아벤티스)	헐러 및 헐러 슈에이 증후군
	Iduronate 2-sulfatase	Idursulfase	엘라프라제 주 (Elaprase®, 사노피-아벤티스)	헌터 증후군
	N-acetylgalactosamine-6-sulfatase, GALNS	Elosulfase	비미짐 주 (Vimizim®, 삼오)	모르퀴오병
	Arylsulfatase B	Galsulfase	나글라자임 주 (Naglazyme®, 삼오)	마로토-라미 증후군
당원병	Acid α-glucosidase	Alglucosidase α	(마이오자임 주 (Myozyme®, 젠자임)	폼페병
저인산효소증	Tissue non-specific alkaline phosphatase, TNSALP)	Asfoltase alfa	(스트렌식 주 (Strensiq®, 한독)	저인산혈증
백혈병	Antimetabolite (Hydrolysis of the amino acid l-asparagine to aspartic acid and ammonia) Antimetabolite (Hydrolysis of the amino acid l-asparagine to aspartic acid and ammonia)	L-Asparaginase	로이나제 주 (Leunase®, 쿄와기린)	급성 림프구성 백혈병, 악성 임파종
		Pegaspargase (pegylated asparaginase)	온카스파 주 (Oncaspar®, 세르비에)	18세 이하 소아 및 성인 환자의 급성 림프구성 백혈병(ALL) 치료 시 다른 항종양제와의 병용요법
통풍	Recombinant urate oxidase	Rasburicase	패스터텍 (Fastutec®, 사노피아벤티스)	화학요법중인 악성종양 환자에서의 고뇨산혈증

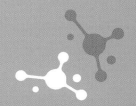

PART 11

세포치료제

PART 11
세포치료제
(Cell Therapy)

◾ 소개

세포치료는 재생의학(regenerative medicine)의 한 부분으로 손상된 조직을 대체하거나 조직이나 기관을 치유하기 위해 인체의 손상·복원 기전을 자극함으로써 손상된 조직이나 기관을 재생시키게 한다.

이러한 세포치료는 사전적으로 동물의 기관과 태아-배(胚) 등으로부터 채취한 세포 또는 세포질을 주입하여 여러 가지 퇴행성질환을 치료하는데 사용하는 치료법이지만, 줄기세포 혹은 전구세포를 이용한 치료뿐 아니라 면역세포치료와 같이 분화된 성체세포를 이용하는 치료법도 포괄하고 있다. 따라서 세포치료제는 살아있는 세포를 치료에 이용하는 것으로 특정 질환의 치료에 살아있는 세포가 직접적으로 이용되기 시작한 사례는 수혈과 조혈모이식 시술이 대표적이다. 이후 유전공학과 세포배양 기술 등의 발달을 통해 세포치료제가 타깃하는 대상과 질환의 종류가 다양해지면서, 세포치료제의 개념 및 유형이 중요한 치료적 위치를 차지하게 되었다.

세포 자체를 약제로 활용하는 세포치료제는 환자로부터 분리한 세포를 원하는 특정 성질을 갖도록 조작 및 배양하여 그 환자에게 다시 주입하는 경우가 많아 불특정 다수를 대상으로 대량생산되는 일반 의약품과 비교하면 '맞춤형 의약품'이라고 할 수 있다.

이에 따라 줄기세포의 발견 및 연구를 통해 다양한 질환이나 결손된 세포, 혹은 상처 입은 세포들을 대체 할 수 있다는 희망을 가지게 되었다. 하지만 원하지 않는 세포로의 분화, 대량 증식, 암 발생 및 면역 거부, 이식된 세포의 장기적 생존 등 해결되어야 할 부분도 많다.

또한 줄기세포 연구가 갖는 특수성(재료 확보의 어려움 등)과 기술적 난이도(고도의 세포 추출 및 배양기술 등) 때문에 전 세계적으로 상업화 사례는 소수에 불과하다.

I. 세포치료와 관련된 전반적인 이해

◈ 서론

세포치료제(Cell therapy product)는 세포의 조직과 기능을 복원시키기 위하여 살아있는 자가(autologus), 동종(allogenic), 또는 이종(xenogenic) 세포를 체외에서 증식·선별하거나 다른 방법으로 세포의 생물학적 특성을 변화시키는 일련의 행위를 통하여 치료·진단·예방의 목적으로 사용되는 의약품(식품의약품안전청고시, 생물학적제제 등 품목허가 및 심사에 관한 규정)을 말한다.

예를 들면, 말초혈액에 존재하는 자연살해세포(natural killer cell, NK 세포)를 체외에서 각종 사이토카인을 이용하여 증폭하여 본인 혹은 다른 환자에게 투여한다면 이러한 '증폭된 자연살해세포'를 세포치료제라고 정의할 수 있다.

그러나 인체에서 얻어 최소한의 조작(생물학적 특정이 유지되는 범위 내에서의 세척·원심분리·냉동·해동)을 하는 경우는 세포치료제에 해당하지 않는다.

또한 의료기관에서 자가 혹은 동종세포를 당해 수술이나 처치 과정에서 안전성에 문제가 없는 최소한의 조작(생물학적 특성이 유지되는 범위 내에서의 단순분리·세척·냉동·해동 등)만을 한 세포도 세포치료제에 해당되지 않는다.

1. 세포치료제의 분류와 정의

세포치료제의 세포는 분화에 따라 크게 미분화된 세포(줄기세포)와 분화된 세포(체세포)로 분류한다. 따라서 줄기세포치료제에는 배아줄기세포치료제, 성체줄기세포치료제, 역분화 줄기세포치료제가 있고, 체세포치료제에는 면역세포치료제, 피부세포치료제, 연골세포치료제 등이 있다.

1) 세포의 분화 여부에 따른 분류

줄기세포(stem cell)는 미분화(immaturity)된 상태로 스스로 영구적으로 복제 및 증식할 수 있으며 다양한 세포로 분화가 가능한 세포이다. 그리고 줄기세포에서 좀 더 분화가 진행된 전구세포(progenitor cell 혹은 precursor)는 제한적인 자기 복제능을 가지고 있고 분화가 진행된 다양한 종류의 세포를 만들어내지만 자기 자신과 같은 세포를 복제하지 못한다는 점에서 줄기세포와 구별된다. 이는 대부분의 경우 줄기세포가 부분적으로 분화된 전구세포의 단계를 거쳐 최종적인 성숙세포로 분화되기 때문이다.

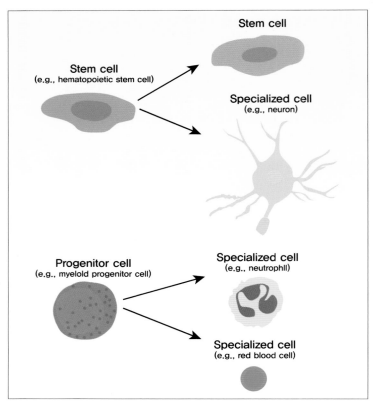

Figure 11-1. Stem Cell and Progenitor Cell

하지만 산업적으로는 분화된 세포와 미분화된 줄기세포의 구분이 쉽지 않으므로 현행법(약
사법)상의 분류에서도 이를 구분하지 않고 세포치료제로 통칭한다.

2) 세포의 기원에 따른 분류

(1) 자가 유래 세포치료제(Autologous cell therapy product)

환자 자신의 몸에서 살아있는 세포를 채취하여 체외에서 배양·증식·선별 등 물리적·
화학적, 생물학적 방법으로 조작하여 제조하는 의약품이다.

(2) 동종동계 유래 세포치료제(Isogenic cell therapy product)

환자 자신과 동일한 유전자를 지닌 타인(일란성쌍둥이 등)으로부터 채취된 세포 또는 조
직을 다시 본인이 이식 받기 위해 공정 처리되어 제조된 의약품이다.

(3) 동종 유래 세포치료제(Allogenic cell therapy product)

타인의 몸에서 살아있는 세포를 채취하여 체외에서 배양·증식·선별 등 물리적·화학적, 생물학적 방법으로 조작하여 제조하는 의약품이다.

(4) 이종 유래 세포치료제(Xenogenic cell therapy product)

사람이외의 종으로부터 적출된 세포나 조직을 사람에게 제공하기 위해 공정 처리되어 제조된 의약품이다.

3) 체외 조작 정도에 따른 분류

(1) 최소한의 조작(Minimal manipulation)

세포나 조직의 원래의 생물학적 또는 관련되는 기능적 특성을 변화시키지 않는 조작으로 절단, 파쇄, 항생물질액으로의 세정, 에틸렌옥사이드나 감마선 멸균, 세포분리, 동결건조, 동결보존(cryopreservation), 냉동 등이 이에 해당한다.

(2) 최소한 이상의 조작(More-than-minimal manipulation)

세포나 조직의 원래의 생물학적 또는 관련되는 기능적 특성을 변화시키는 조작으로 세포증식(cell expansion), 캡슐화(encapsulation), 활성화(activation), 유전자 조작, 세포선택 등이 이에 해당한다.

4) 최종 세포의 종류에 따른 분류

(1) 줄기세포치료제(Stem cell product)

인체의 세포는 종류에 따라 차이는 있지만 정해진 수명이 존재한다. 결국 일정 시간이 지나면 제 역할을 다한 세포는 소멸하게 되는데, 이에 부족해지는 세포를 끊임없이 만들어내는 역할을 하는 것이 줄기세포이다. 간단한 예로 상처가 아물게 되는 것도 이러한 줄기세포의 역할이라 할 수 있다.

그러나 모든 장기에 줄기세포가 존재하는 것은 아니고 특히 뇌, 척수신경, 심장근육 등에는 줄기세포가 없기 때문에 한 번 손상을 입게 되면 회복하기 어렵다. 이와 같은 부위에 줄기세포를 인공적으로 주입한다면 손상된 세포 및 조직의 복구가 가능해질 것이다. 따라서 줄기세포는 여러 기능을 가진 세포로 분화할 수 있는 세포로서, 분화(differentiation)는 세포가 분열·증식하면서 고유한 구조와 기능을 갖게 되는 과정이다. 이는

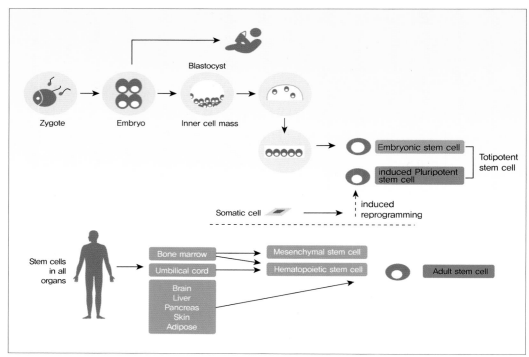

Figure 11-2. Classification of Stem Cell

소아가 성인으로 성장하면서 키와 몸매가 결정되고 성격이 형성되는 과정과 유사하다. 줄기세포는 소아처럼 아직 미성숙한 세포라 미분화 세포로 불리우지만 시간이 지날수록 인체의 줄기세포는 분화 능력이 점차 저하된다.

결론적으로 줄기세포 치료는 질병이나 사고로 손상된 부위에 줄기세포를 주입하여 분화하도록 하는 치료 방법이며, 줄기세포는 분화 능력과 채취 장소, 제작 방법에 따라 구분한다.

① 배아줄기세포(Embryonic stem cell)와 체세포복제 배아줄기세포

배아(Embryo)는 분열을 막 시작한 상태의 수정란(zygote)을 의미한다. 배아줄기세포는 배아에 들어있으며 인체 모든 조직으로 분화할 수 있는 능력을 가지고 있다. 줄기세포로서는 최선의 조건이지만 배아를 생명으로 본다면 이를 사용함에 있어 윤리적 문제가 따른다. 특히 체세포복제 배아줄기세포는 환자 맞춤형 배아줄기세포로서, 환자의 세포에서 핵을 빼낸 다음 수정란의 핵과 교체하면 환자의 유전자를 가진 배아줄기세포가 생긴다. 이 줄기세포는 황우석 박사가 만들었다고 주장한 줄기세포이며, 치료목적으로 인체에 주입했을 때 암을 일으킬 위험도 있어 아직 연구 단계다.

② 태반, 제대혈 및 양막 줄기세포(Placenta, cord blood and amniotic membrane stem cell)

태반은 산모와 태아 사이에서 물질을 주고받는 조직이고, 제대혈은 탯줄에 들어있는 혈액이며, 양막은 태아를 둘러싼 막이다. 공통적으로 아기가 태어난 직후 얻을 수 있는 물질이며 줄기세포가 들어있다. 이들 줄기세포는 분화능력이 배아줄기세포보다 낮고 성체줄기세포보다 높다.

③ 역분화줄기세포(induced Pluripotent stem cell)

역분화줄기세포는 배아줄기세포와 유사한 줄기세포로서 체세포복제 배아줄기세포가 갖는 생명윤리적 문제(난자를 사용하고 배아를 파괴하는 문제)와 기술적 어려움 등을 해결하며 환자로부터 직접 줄기세포를 만들 수 있다.

④ 성체줄기세포(Adult stem cell)

성체줄기세포는 수정란의 발생 초기에 얻게 되는 배아줄기세포와 구별되는 세포로서 발생과정 후 발견되는 줄기세포이다. 즉 신체의 각 부분에 발생과정이 끝난 이후에도 발견되는 다양한 형태의 재생능을 가진 세포로서, 단일 종류의 줄기세포를 말하는 것이 아니라 각 장기에서 발견되는 줄기세포의 총괄적 집합체를 말한다.

따라서 성체줄기세포는 신생아부터 성인까지의 발달된 장기와 기관에서 발견되는 세포로 상처나 사고로 조직과 세포가 손상되었을 때 근육, 뼈, 지방, 신경 등의 세포로 분화되어 손상된 부위를 복구시킬 수 있는 세포를 말한다. 성체줄기세포는 성인 체내 골수, 제대혈, 지방조직, 말초혈액 등에 소량씩 존재하며, 줄기세포 중에서 분화능력이 가장 낮긴 하지만 서로 다른 기능을 가진 세포 몇 가지로 분화할 수 있다. 예를 들면, 골수에 있는 조혈줄기세포(조혈모세포)는 백혈구, 적혈구, 혈소판 등 혈액과 관련된 세포들로 분화할 수 있다.

성체줄기세포는 배아줄기세포처럼 모든 조직으로 분화하는 능력(만능성)은 없지만, 여러 조직으로 분화하는 능력(다분화능)을 가지고 있다. 무릎 연골이 닳아 없어지거나 척수가 손상됐을 때 환자의 줄기세포를 이용하면 면역 거부반응 없이 치료할 수 있고 암이 생길 위험이 적다. 현재 줄기세포 치료제 임상 연구의 97%가 성체줄기세포를 이용한다.

(2) 체세포치료제(Somatic cell product)

체세포치료제는 이미 분화된 세포 또는 조직을 배양하여 사용하는 세포치료제이다. 이

에는 자가연골 재생을 위한 자가연골세포치료제, 피부 재생을 위한 표피세포치료제 등
이 있다. 현재 당뇨병치료에 이용되는 islet 세포, 파킨슨병의 fetal neuronal 세포, 각
막이식용 세포 등이 체세포치료제로 연구되고 있다.

그 중 연골 재생을 위한 세포치료법으로는 자가연골세포이식술(autologous chondro-
cytes implantation, ACI)이 있다. 이는 체외에서 배양된 자가연골세포를 이식함으로써
연골조직의 재생을 유도하는 치료법으로 가장 먼저 임상적으로 적용된 세포치료법이다.
이 이식술은 연골이 비교적 크게 결손된 부위에 적용이 가능하며, 아주 적은 양의 연골
조직을 채취하기 때문에 공여부위의 손상이 매우 적다. 하지만, 환자 자신의 연골을 채
취하기 위한 1차 관절경 수술과 이식을 하는 2번의 수술이 필요하고, 세포이식 시 수술의
난이도가 높고 적응 부위 등에 한계가 있다.

또한 자가유래배양피부(cultured epithelial autograft, CEA)는 환자 자신의 피부를 재
취하여 피부각질세포를 분리하고 배양하여 얻어지는 제품으로 1970년대부터 개발되어
지금까지 발전되어 왔다. 그러나 가격이 비싸고 감염에 취약하다는 단점으로 사용이 제
한적이다.

(3) 면역세포치료제(Immune cell therapy)

면역세포는 외부로부터 인체를 방어하는 세포로서 이에는 수지상세포, 자연살해세포,
T 세포 등이 있고 외부 세균이나 바이러스가 체내 침입 시 이를 제거하는 역할을 한다.
면역세포치료는 환자의 몸에서 면역세포를 채취하여 수천 배로 증식시키고 활성을 최
대한 키운 뒤 다시 체내로 주입하는 방법으로 체내에 들어간 면역세포는 암 등 외부물
질을 제거한다. 특히 면역세포를 외부 유전자 조작을 통해 변형시키고 이 세포를 체내
에 재투여하는 유전자 조작 세포치료제인 CAR-T 면역세포치료제가 많이 연구·개발
되고 있다.

CAR-T 면역세포치료는 T 세포가 운반하는 CAR 유전자 부위가 실질적인 치료 역할을
하므로 면역세포유전자치료제로 부르기도 한다.

(4) 유전자치료제(Gene therapy)

유전자치료제는 세포핵에 들어있는 유전자를 변경시켜 세포를 치료하는 방법이다. 이
는 유전자가 손상되어 세포가 제 역할을 못하거나 태어날 때부터 질병 유전자를 가진
경우에 사용한다.

유전자치료제는 유전자를 체내에 주입하여 치료하므로 세포치료제와는 다른 개념이다. 따라서 이용되는 재료가 다르다는 점에서 세포치료제와 엄연히 구분이 되지만 유전자 치료의 매개체로 세포를 이용하는 기술이 개발 되면서 이 둘을 어떻게 구분할지 판단이 어려운 경우가 발생하기도 한다.

II. 줄기세포치료제

◆ 서론

줄기세포는 '기원한다'는 뜻의 'stem'에서 유래하며 원기세포 또는 뿌리에서 나오는 줄기라 하여 간세포(幹細胞)라고도 한다. 줄기세포는 많은 세포원(cell source)이 있으며 표현형이 변화되지 않으면서 증식을 할 수 있는 세포이다.

줄기세포는 신체 210여개의 장기를 구성 하는 조직의 어떠한 세포로 분화 할 수 있다는 만능 잠재력이 있으므로 인체의 마스터 세포(master cell)로 알려져 왔다.

인체의 줄기세포는 서로 다른 세포들로 구성이 되어 있기 때문에 이를 유지하기 위해서 이들 세포들은 끊임없이 새롭게 생겨났다가 사멸하게 된다. 줄기세포는 이러한 세포들을 지속적으로 공급할 수 있는 능력을 지닌 세포들로서 이론적으로 스스로 자기와 동일한 형태 및 능력을 가진 세포로 복제할 수 있는 자가복제(self-renewal), 모든 종류의 기능세포로 분화가 가능한 분화능력(differentiation) 및 정맥 내 투여 시 손상된 부위를 스스로 찾아갈 수 있는 호밍효과(homing effect)를 가지고 있다.

줄기세포의 무한 증식력과 전분화능(pluripotency)은 기존 의료기술이 해결하기 어려운 난치성질환의 잠재적 해결책으로 기대를 가지게 하였다. 최근 생명공학 전 분야에서 가장 주목받고 있는 유전자 교정(gene editing) 기술이 줄기세포 분야에 도입되면서 유전적 질환에 대한 세포치료제의 개발 분야까지 줄기세포의 적용범위가 확대되고 있는 추세이다.

1. 줄기세포 내 틈새 또는 미세환경(Stem cell Niche)

줄기세포 내 틈새 또는 미세환경은 생체 내(in vivo) 또는 시험 관내(in vitro) 줄기세포의 주변 미세환경을 포함한다. 예를 들어, 배아 발달 동안에 다양한 틈새 인자는 배아줄기세포에 작용하여 유전자 발현을 조절하고 태아의 발달을 위한 증식 또는 분화를 유도하게 된다. 체내에서 줄기세포 틈새는 세포를 정지상태(quiescent state)로 유지하지만, 조직이 손상

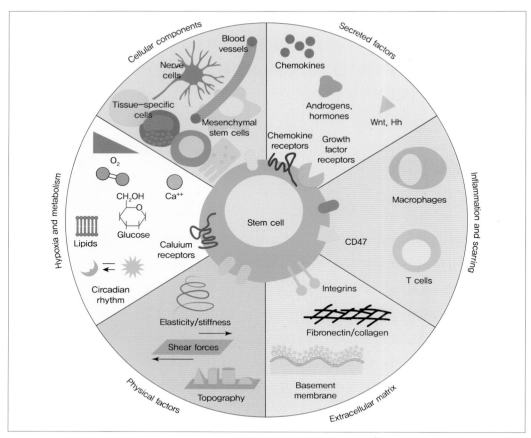

Figure 11-3. Stem Cell Niche

되면 주변 미세환경은 줄기세포에 능동적으로 신호를 보내 자체 재생 또는 분화를 촉진하여 새로운 조직을 형성한다. 이는 여러 요소에 의해 조절된다.

예를 들어, 줄기세포 사이의 세포-세포 상호작용(cell-cell interaction), 줄기세포와 주변의 분화된 세포 사이의 상호작용, 줄기세포와 접착 분자 간의 상호작용, 세포 외 매트릭스(matrix) 성분, 산소 장력(oxygen tension), 성장인자(growth factor), 사이토카인(cytokine) 및 pH, 이온 강도(예: Ca^{2+} 농도) 및 ATP와 같은 대사 물질을 포함한 환경의 물리·화학적 특성도 중요하다. 따라서 줄기세포 집단은 조직의 생성, 유지 보수 및 복구에 참여하는 방법을 규제하는 특정 해부학적 위치인 틈새 또는 미세환경을 이용한다. 이는 줄기세포가 고갈되는 것을 막아주면서 과도한 줄기세포의 증식으로부터 인체를 보호한다. 그리고 유기체에서 필요한 줄기세포의 균형 잡힌 반응을 매개하는 신호를 통합하는 조직생리학의 기본 단위를 구성한다. 그러나 이 틈새 환경은 줄기세포 또는 다른 표적에 비정상적으로 작용하여 질병을 유발 할 수도 있다.

결론적으로 줄기세포와 이 틈새 환경 사이의 상호작용은 조직을 유지하고 줄기세포치료제의 궁극적인 도구로서 사용될 수 있으며, 줄기세포가 위치하고 있는 장소로서는 이 틈새 환경을 충분히 설명할 수는 없으며, 이 틈새 환경은 해부학적, 기능적인 것들을 모두 갖추어야 한다.

2. 줄기세포의 분류

줄기세포에는 모두 분화할 능력을 가진 전분화능 줄기세포와 특정 종류의 세포로 분화할 수 있도록 특화된 조직-특이적 줄기세포(tissue-specific stem cell)로 나눌 수 있다.

줄기세포는 자가복제와 분화능력을 가진 세포로서 이를 획득하기 위한 공급원에 따라 수정란에서 출발한 배아 또는 배반포(blastocyst)에서 얻어지는 배아줄기세포(embryonic stem cell)와 발생과정이 모두 끝난 신생아 또는 성인의 신체 각 조직에서 얻어지는 성체줄기세포(adult stem cell)로 분류되기도 한다.

이 경우 배아줄기세포는 대부분 전분화능 줄기세포에 해당하고, 성체줄기세포는 조직-특이적 줄기세포에 해당한다. 또한 역분화줄기세포(유도만능줄기세포, induced Pluripotent stem cell)라는 일종의 유사 배아줄기세포가 또 하나 줄기세포 분야의 큰 축을 형성하고 있다.

이 중 다양한 종류의 세포로 분화할 수 있는 능력을 보유하고 가장 분화능이 탁월한 세포는 배아줄기세포이다. 그러나 배아줄기세포는 분화 조절이 어려워 암세포로 될 가능성이 높고, 수정란을 파괴해서 얻는다는 점에서 연구 윤리에 대한 이슈가 끊임없이 제기되고 있다. 반면 성체줄기세포의 경우에는 신체의 각 조직에 존재하는 줄기세포로서 배아줄기세포에 비해 암세포가 될 가능성이 낮고 연구 윤리에 대한 이슈가 거의 없지만, 연골 등 특정 조직으로만 분화가 가능하고, 체내에 존재하는 양이 매우 적어 대량생산이 어렵다는 점이 문제이다. 이러한 문제점을 해결하기 위해 등장한 것이 역분화줄기세포로서 배아세포를 사용하지 않고도 다양한 종류의 세포로 분화가 가능한 세포이다. 또한 이는 배아줄기세포의 연구 윤리 이슈를 극복할 수 있다.

1) 줄기세포의 분화능력에 따른 분류

줄기세포는 한 개의 세포가 여러 종류의 다른 세포를 생산할 수 있는 특이한 능력을 가진 세포로 손상 받은 신체 부위의 세포들을 재생할 수 있다.

줄기세포는 세포 유래, 자가 증식력 및 분화능 등에 따라 여러가지로 분류할 수 있다. 줄

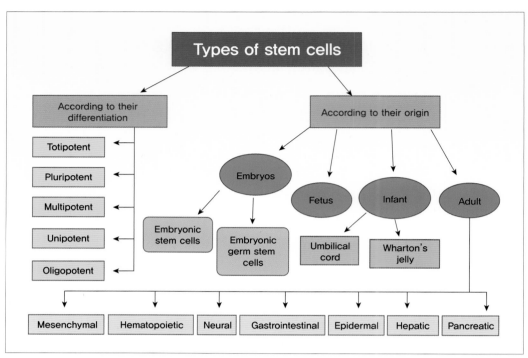

Figure 11-4. Types of Stem Cells

기세포의 분화능을 기준으로 생체의 거의 모든 조직으로 분화할 수 있는 만능성줄기세포 (pluripotent stem cell, PSC)와 피부, 간, 심장 등의 특정세포로 분화 가능한 성체줄기세 포(adult stem cell)로 분류할 수 있다.

줄기세포는 분열능이 매우 높으며 분화가 진행될수록 분열능은 저하된다. 따라서 줄기 세포 분화능력에 따라 진행되면서 전능성(totipotent) → 만능성(pluripotent) → 다능성 (multipotent) → 단능성(unipotent) → 소능성(oligopotent) 순으로 떨어진다.

(1) 전능성 줄기세포(Totipotent stem cell)

전능성 줄기세포는 수정란에 해당되며, 태아는 물론 임신을 유지하는 모든 조직으로 분 화할 수 있는 줄기세포이다. 즉 신체의 모든 종류의 세포와 태반과 같은 배외조직(ex-traembryonic tissue)을 구성할 수 있는 모든 세포로 분화될 수 있는 능력을 가지고 있다.

(2) 만능성 줄기세포(Pluripotent stem cell)

만능성 줄기세포에는 배아줄기세포가 이에 해당되며, 수정 후 5일에 형성되는 인간 배반포(주머니배, blastocyst)는 태반이 되는 영양막세포(trophoblastic cell)와 태아가 되는 내세포괴(내부세포덩어리, inner cell mass)로 이루어지는데, 내세포괴는 인체를 구성하는 모든 배엽, 즉 외배엽, 중배엽, 내배엽에서 유래하는 모든 세포로 분화될 수 있다.

(3) 다능성 줄기세포(Multipotent stem cell)

다능성 줄기세포는 모든 배엽으로는 아니지만 여러 배엽의 세포로 분화할 수 있는 능력을 가진 줄기세포로 주로 가소성(plasticity)를 가진 성체줄기세포가 이에 해당한다. 즉 한 가지 이상의 세포 종류가 될 수 있는 능력이 있으나 분화될 계통이 정해져 있다. 예를 들면, 조혈모세포는 혈액 내 적혈구, 혈소판, 호산구, 호염기구, 단핵구 등으로 분화하는 능력을 가지고 있고, 중간엽줄기세포는 연골세포, 심장세포, 지방세포 등으로 분화할 수 있는 능력을 가지고 있다.

2) 줄기세포를 분리하는 세포원 및 생성 방식에 따른 분류

줄기세포는 장기간 동안 자가복제(long-term self-renewal)를 할 수 있으며, 특정 기능을 가진 세포로 분화할 수 있는 능력(differentiation potential)을 가진 세포로 그 유래(source)에 따라 배아줄기세포와 성체줄기세포로 나누며, 그 분화능력(potency)에 따라서도 분류할 수 있다.

(1) 배아줄기세포(Embryonic stem cell, ESC)

최초의 인간 배아줄기세포주는 1998년 수립되었으며, 불임클리닉의 잉여 인공수정란으로부터 수정란 발생 초기 단계인 배반세포(blastocyst)의 내세포괴(inner cell mass)를 실험실에서 분리·배양하여 세포주를 얻을 수 있었다.

이는 불임부부가 임신 목적으로 체외수정 한 후 남은 잔여 냉동배아를 이용하게 되는데, 이러한 수정란을 기반으로 하는 배아줄기세포는 과학계에 윤리와 철학에 대한 인식을 새롭게 하는 계기가 되었다.

배아줄기세포는 이러한 수정란 배아줄기세포 이외에 확립 방법에 따라 체세포복제 배아줄기세포, 단성 생식 배아줄기세포, 단일 할구 배아줄기세포 등이 있다. 이러한 배아줄기세포는 실험실에서 무한 증식이 가능하고 신체의 모든 세포로 분화할 수 있으나, 이식 시 암이 발생 할 수 있다는 위험을 안고 있다.

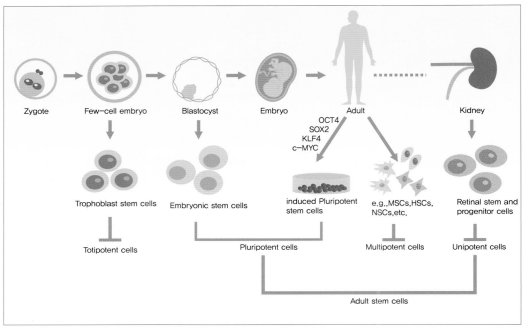

Figure 11−5. Classification of Stem Cells Based on Differentiation Potential

(2) 성체줄기세포(Adult stem cell, ASC)

성체줄기세포는 그 이름 때문에 어른에서만 발견된다고 오해 받을 수 있으나 출생 후 발견되는 다분화성을 가지는 세포를 성체줄기세포라고 하며, 그러한 의미에서 adult stem cell보다는 post−natal stem cell이라는 표현이 더 적절하다.

성체줄기세포는 인체의 모든 장기 또는 조직에 분포한다. 이는 제대혈이나 성인의 골수와 혈액 등 분화가 끝난 인체 조직이나 기관 곳곳에 존재하고 있는 미분화된 세포로서 상처나 사고로 조직과 세포가 손상되었거나 노화가 된 경우 근육, 뼈, 지방, 신경 등의 세포로 분화되어 손상된 부위를 복구시킬 수 있는 세포이다.

성체줄기세포는 뼈와 간, 혈액 등 구체적 장기의 세포로 분화되기 직전의 원시세포로서 조혈모세포와 중간엽줄기세포, 신경줄기세포 등이 있다.

따라서 제대혈줄기세포치료제는 여러 가지 난치성 질환의 치료에 대비하여 조혈모세포가 풍부한 제대혈을 분리·보관해 두었다가 백혈병, 혈액질환, 선천성 면역질환 및 대사질환 발생 시 냉동 보관된 제대혈을 치료에 사용하는 방법이다.

뼈줄기세포치료제는 자신의 건강한 뼈세포를 분리·배양 후 골 괴사와 같은 뼈 손상 시 뼈 손상 부위에 다시 이식하여 뼈의 재생을 유도하는 방법이다.

(3) 역분화줄기세포(induced Pluripotent stem cell, iPSC)

배아줄기세포와 성체줄기세포는 자연적인 줄기세포인데 반하여 역분화줄기세포는 체세포의 생체 시계를 거꾸로 돌려 만든 인위적인 줄기세포이다. 즉 이미 분화가 끝난 세포들을 인위적으로 역분화 과정을 통해 만능분화능(pluripotent)을 가지도록 줄기세포화 시킨 세포이다.

역분화줄기세포는 생체 내 모든 조직으로 분화시킬 수 있고 배아의 희생 없이 면역거부 반응을 해결할 수 있는 가능성이 있어 노화로 인한 질병과 세포 손상으로 인한 알츠하이머병, 심근경색증, 뇌경색 등의 퇴행성 질병에 대한 원인규명과 치료 방법의 상용 가능성을 가시화 시키고 있다

역분화줄기세포는 배아줄기세포와 유전자 발현 양상 및 분화 효율이 다르지만 세포형태, 자가증식, 분화능력 면에서 유사하여 역분화줄기세포 또한 미분화 세포에 의한 암 발생 가능성이 존재한다는 문제점이 있다.

3. 줄기세포의 방식 및 장단점

배아줄기세포와 성체줄기세포가 모두 장기 및 조직의 재생에 응용될 수 있다는 점에서 같지만 세포학적 특성에 있어서는 매우 상반된 특징을 가지고 있다. 즉 성체줄기세포는 세포의 분화(differentiation) 쪽으로의 기능인 반면, 배아줄기세포는 세포의 증식(proliferation) 쪽으로의 기능이라 할 수 있다.

성체줄기세포는 배아줄기세포와는 달리 배아의 형성과 파괴를 거치지 않으므로 실용화를 위한 개발에 있어서 윤리적인 문제의 소지가 적으며, 안전성 면에서도 배아줄기세포보다 뛰어나지만 다음과 같은 단점이 존재한다.

첫째, 성체줄기세포는 조직 내에 극히 제한된 수가 존재하므로 얻을 수 있는 세포수의 한계가 있다. 이러한 한계를 극복하기 위하여 체외에서 확장·배양을 하는 방법을 이용하게 되는데, 체외배양이 진행됨에 따라 줄기세포의 분화능은 감소되며 노화가 일어나므로 세포 분화 유도시에 기능성을 제대로 발휘하기 어렵다.

둘째, 이와 같은 확장·배양에 따른 분화능 감소와 더불어 각 줄기세포가 유래한 조직의 특성을 보유하는 경향을 가짐으로써 보이는 분화능의 한계가 세포 가소성(cell plasticity)의 한계를 결정하므로 특정 성체줄기세포를 이용할 때 특정 계통의 세포로만 분화가 가능하거나 분화능이 제한된다는 단점이 있다.

예를 들어, 지방유래줄기세포는 공여조직을 다량으로 얻을 수 있고, 공여조직을 얻는 과정

에서 공여자 관련 부작용이 발생하지 않으므로 자가유래줄기세포(autologous stem cell)로 이용이 용이하다. 그러나 골수유래중간엽줄기세포에 비교해볼 때 분화능이 현저하게 낮으므로 지방줄기세포의 이러한 단점을 극복하기 위한 연구가 진행 중이다.

역분화줄기세포는 배아줄기세포와 유사한 세포로 체세포복제 줄기세포가 갖는 생명윤리적 문제(난자를 사용 하고 배아를 파괴하는 문제)와 기술적 어려움 등을 해결하며 환자로부터 직접 줄기세포를 만들 수 있어 각광을 받고 있다.

즉 체세포복제 줄기세포의 대안으로 그 중요성이 크게 인식되고 있는데 이 줄기세포는 질병의 원인 규명, 신약 개발, 그리고 면역적으로 적합한 세포치료제를 만들 수 있다는 이점이 있다.

표 11-1. 줄기세포의 방식과 장단점

종류		방식 및 장단점
배아줄기세포	방식	정자와 난자의 인공수정을 통한 배아로부터 줄기세포 추출
	장점	분화 능력이 뛰어나고 연구용 배아획득 용이
	단점	배아 파괴 및 면역 거부 반응
성체줄기세포	방식	분화가 끝난 조직 속에 섞인 극소량의 줄기세포를 분리해 사용
	장점	배아를 사용할 필요 없고 일부 연구는 이미 실용화
	단점	분화 능력이 상대적으로 제한적
역분화줄기세포	방식	분화가 끝난 조직에 유전자와 단백질 등을 삽입하여 역분화 유도
	장점	배아를 사용할 필요 없음
	단점	유전자 사용의 안전성 확보 및 역분화 메커니즘이 불분명

4. 줄기세포치료제의 역사와 개발

1800년대 중반 배아 연구가 시작되면서 특정 세포가 다른 세포를 만들 수 있다는 사실이 알려졌다. 1900년대 초반 생체 밖에서 포유동물의 난자를 만드는 과정 중에 특정 세포가 혈액세포를 만드는 능력을 가진 것이 발견되면서 줄기세포에 관한 연구가 시작되었다. 1908년 러시아의 알렉산더 막시모프(Alexander Maksimov)가 '줄기세포(stem cell)'라는 용어를 사용할 것을 제안했다.

이어 줄기세포의 역사는 1956년 미국의 도널드 토머스(Donald Thomas)가 생체에 골수를 주사하면 골수가 새로운 혈구를 생산한다는 사실을 밝혀 1990년 노벨생리의학상을 수상하면서 시작되었다.

또한 1963년 캐나다의 어니스트 맥콜로치(Ernest A. McColloch)와 제임스 틸(James E. Till)이 쥐의 골수에서 자가 증식하는 세포를 발견한 후, 인간 골수유래줄기세포는 1968년 프리덴스타인(Friedenstein A. J)에 의해 발견되었다.

1978년에 제대혈에서 혈액줄기세포가 발견되었다. 1981년 쥐의 내부세포괴로부터 분리한 배아줄기세포를 마틴 에반스(Matin Evans), 매튜 카우프만(Matthew H. Kaufman)이 처음으로 '배아줄기세포(embryonic stem cell)'라 명명했다.

또한 1996년 영국의 이언 윌멋(Ian Wilmut)과 키스 캠벨(Keith Camp bell)은 체세포 복제 양 돌리(Dolly)를 탄생시켰다.

의학적 관점에서 보면, 1998년 제임스 톰슨(James Thomson) 등에 의해 수정란유래 인간 배아줄기세포 기술이 처음으로 확립되면서 이 시점이 실제적으로 줄기세포의 시작이라 할 수 있다.

수정란유래 배아줄기세포는 자기 세포가 아니므로 면역문제를 야기할 수 있다. 이러한 배아줄기세포의 이식 과정에서 오는 면역 문제를 해결해 보고자 2005년 경 체세포 복제라는 기술에 의해 복제 줄기세포의 수립을 시도했지만 실패하였다.

그 후 배아줄기세포의 윤리적 문제를 뛰어 넘을 수 있는 역분화 줄기세포는 배아를 사용하지 않고 상피와 같은 성체세포로 만든 줄기세포로 2006년 일본의 야마나카(Yamanaka)가 성공하였다.

2012년 야마나카와 존거든(John Bertrand Gurdon)은 생쥐 세포를 이용해 체세포복제 방식과 목적은 같으나 난자나 배아를 사용하지 않는 기술 즉, 성숙하고 특화된 세포들이 인체 세포조직에서 자라날 수 있는 미성숙 세포로 재프로그램할 수 있다는 역분화 기술을 발견한 공로로 노벨생리의학상을 수상했다.

2014년에 미국의 슈크라트 미탈리포프(Shoukrat Mitalipov)는 생쥐의 피부세포를 핵이 제거된 수정란에 융합시켜 체세포복제 배아줄기세포를 제조하였다.

III. 배아줄기세포(Embryonic Stem Cell, ESC)치료제

◆ 서론

배아줄기세포는 1981년 에반스 등에 의해 처음 생쥐에서 수립 보고된 이후, 1998년 톰슨이 인간 배아줄기세포의 수립을 성공하였다. 수정란의 배반포로부터 얻어진 배아줄기세포는 내배엽, 중배엽, 외배엽 발생단계를 거쳐 형성된 생체의 거의 모든 세포로 분화할 수 있는 전분화능을 가지고 있어 대표적인 전분화능 줄기세포라 할 수 있다.

배아줄기세포는 거의 모든 생체 조직세포로 분화할 수 있고 무한히 증식하는 특성 때문에 유용한 새로운 치료제로 기대되었으나 배아를 이용한다는 생명윤리적 쟁점 및 면역적합성에 대한 논란이 제기되어 왔다.

인간 배아줄기세포의 사용 문제는 줄기세포를 얻는 과정에서 포배 단계의 배아가 파괴된다는 점 때문에 윤리적으로 매우 심각한 논란을 일으키고 있다.

배아줄기세포의 출현 이후 면역적합성 문제를 해결하기 위하여 체세포 복제기술을 배아줄기세포에 접목하는 체세포복제 배아줄기세포를 수립하는 연구가 시도되었다.

인간 배아줄기세포의 수립과 체세포복제 기술의 발전은 생명공학뿐만 아니라 사회 전반에서 끊임없는 논쟁의 중심에 서게 되었으나, 재생의학 분야가 극히 제한된 세포나 조직이식 등으로 한정되어 있던 종래의 기술에서 벗어나 거의 모든 세포와 조직을 바꿀 수 있는 맞춤형 치료제 개발로 전환되는 계기를 마련하게 되었다.

1. 배아줄기세포의 분화

배아줄기세포는 착상 전 수정란의 발생 초기 단계인 배반포(주머니배기, blastocyst)의 내부세포괴(속세포덩이, inner cell mass, ICM)를 분리(유래)하여 미분화 상태에서 배양 후 수립된 세포주(cell line)이다.

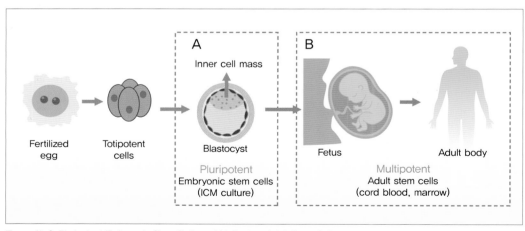

Figure 11-6. Pluripotent Embryonic Stem Cells and Multipotent Adult Stem Cells

포배(주머니배, Blastula) 단계에서의 배아는 수정 후 4~5일 정도 된 상태로 50~150여개의 세포들을 가지고 있으며, 이 세포들은 더 많은 줄기세포로 분열하거나 삼배엽세포로 분화할 수 있는 만능성 분화능력을 가진 줄기세포이다.

따라서 배아줄기세포는 삼배엽으로 분화하기 전의 줄기세포이므로 인체의 모든 장기의 세포로 분화될 수 있다. 삼배엽은 성체줄기세포로서 내배엽(endoderm), 중배엽(mesoderm), 외배엽(ectoderm)으로 분화되며, 내배엽은 주로 소화기관 및 호흡기관을 구성하고, 외배엽은 피부 및 신경계를 구성하며, 나머지 기관들은 대부분 중배엽이 발달되어 이루어진다. 중배엽은 더욱 분화되어 중간엽(mesenchyma)이 된다.

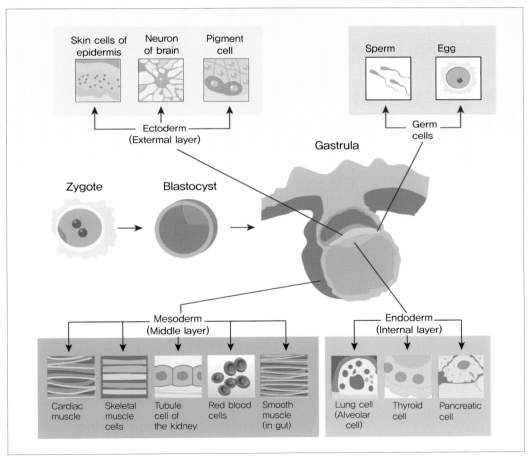

Figure 11-7. Endodem, Mesodem and Ectodem

배아줄기세포는 불임부부가 임신 목적으로 체외수정 한 후 남은 잔여 배아를 이용하게 되는데 이는 체외에서 계대배양이 가능하며, 부유 상태로 배양하면 세포들이 서로 응집하여 배아체(embryoid body, EB)라는 구상의 세포 덩어리가 형성된다. 이 배아체는 배아의 발생과 유사한 분화 양상을 나타내며 여러 형태로의 세포로 분화가 가능하다. 이러한 세포 분화체계는 지방세포, 연골세포, 신경세포 등 여러 형태의 세포분화 연구에 이용되고 있다.

따라서 배아줄기세포는 정자와 난자가 수정된 배아조직 중 배반포라는 조직에서 얻어지는 줄기세포로 신체를 구성하는 거의 모든 종류의 세포로 분화할 수 있는 전분화능을 가지게 된다.

배아복제줄기세포는 환자 세포의 핵 안에 들어있는 유전자를 수정란의 핵과 교체하는 과정인 핵치환 과정을 거치게 된다.

이는 배양 배지에 외부 인자를 추가하거나 유전적 변형을 통해 시험관 내에서 분화될 수 있다. 그러나 시험관 내 분화는 종종 다양한 정도의 비균질성 세포군을 만들 수 있다.

2. 배아줄기세포의 문제점

배아줄기세포는 배반세포의 내부세포괴에서 기원하며 고도의 증식능을 가지고 있고 성체(adult)를 이루는 모든 조직으로 분화가 가능한 특성을 가지고 있다. 그러나 배아줄기세포는 획득과정에서 배아나 난자가 필요하므로 윤리성의 문제가 제기되고 있다.

또한 이종세포이므로 이를 이식할 경우 거부반응의 발생 가능성이 있어 임상 적용을 위해서는 면역조직학적 적합성을 고려한 배아줄기세포주를 확립하여 이용하여야 한다.

특히 배아줄기세포의 분화를 조절할 수 있는 분화 유도 및 세포 선별기술이 확보되지 않은 상태에서는 종양 발생의 가능성을 배제할 수 없다는 것이 현실적으로는 가장 큰 문제이다.

배아줄기세포의 윤리적 논란 및 이종세포라는 단점을 극복하면서 환자 맞춤형 배아줄기세포를 만들기 위해 주로 체세포 핵치환법(somatic cell nuclear transfer), 세포 융합법(fusion with ES cell), 추출 단백질 주입법(treatment with ES cell extract) 및 특정인자 주입법(reprogramming by defined factors) 등이 이용되고 있다.

위와 같은 방법으로 분화된 성체줄기세포를 이용하여 형성된 다분화능줄기세포를 역분화줄기세포(유도만능줄기세포, induced pluripotent stem cell, iPS cell)라 하며 아직은 실험 실적 단계로 임상 연구에 적용되지는 못하고 있다.

따라서 이 같은 현실적인 문제로 인해 성체에 존재하는 줄기세포, 즉 성체줄기세포가 주된 임상적 치료법 개발의 대상이 되고 있다. 성체줄기세포는 자가세포를 이용하므로 배아줄기세포와 달리 윤리적, 면역학적 문제에서 자유로울 수 있다는 따라서 현재 가장 활발하게 세포치료제의 개발·연구의 대상이 되고 있다.

Ⅳ. 성체줄기세포(Adult stem cell, ASC)치료제

◈ 서론

성체줄기세포는 스스로 자가 증식 능력이 있으며 적당한 환경에서 여러 세포로 분화할 수 있고 염증을 억제하는 면역조절 기능 때문에 여러 질환의 다양한 부분에서 장기 및 조직의 손상에 대한 기능 회복을 목표로 한다.

성체줄기세포를 이용한 치료에는 골수이식(조혈모이식)을 이용하여 백혈병이나 혈액암 등에 성공적으로 치료해오고 있으며 중간엽줄기세포이식도 초기 응용 단계에 있다.

이 중 중간엽줄기세포는 다분화능을 가진 가슴샘이나 골수 등의 기관에서 그 기능을 담당하는 세포나 조직에 둘러싸고 지탱하는 세포인 기질세포로 조골세포, 연골세포, 근육세포 및 골수 지방조직을 만드는 지방세포(bone-marrow adipocyte)를 포함한 다양한 세포로 분화할 수 있다.

특히 중간엽줄기세포의 경우 이미 체내에 있던 세포를 주입하는 것이니만큼 부작용이 적고 배아줄기세포보다 윤리적인 문제를 피할 수 있다는 장점이 있다.

1. 성체줄기세포의 특성

성체줄기세포는 성체 조직 혹은 기관에 존재하고 있는 특이적인 세포유형으로 분화가 가능하고 자가재생(self-renewal)를 할 수 있는 미분화된 세포이다. 이들은 세포들을 지지하고 연결하는 틈새 또는 미세환경(niche)이라 불리는 특이적인 환경 내에서 존재한다.

이는 외부의 유해한 자극으로부터 적절한 신호가 활성화되기 전까지 정지된 상태를 유지하지만 조직과 기관의 자극과 손상을 받았을 경우 미세환경에서 벗어나 증식하고 그에 맞는 특이적인 세포로 분화 · 대체하고 기관의 구조나 기능을 유지하는 역할을 한다.

따라서 성체줄기세포는 세포를 유지(maintenance) · 재생(regeneration) · 회복(repair)하는 역할을 수행하며 기관과 조직 내 항상성(homeostasis)을 유지하고 있는데, 이를 위해 네 가지 특성을 가지고 있다.

첫째, 자가재생(Self-renewal)으로 미분화 상태를 유지하면서 수많은 세포분열 주기를 거치는 능력을 가지고 있다.

둘째, 다능성(Multipotency)으로 만능성 줄기세포와는 달리 일반적으로 특정 계통으로 제한되어 특정 기능을 갖는 특이적인 세포로 분화된다. 전구세포(progenitor cell)보다 더욱 세분화된 특성을 가진 자손세포를 생성할 수 있는 능력을 가지고 있다. 즉 자기가 있는 주변조직의 특성에 맞추어 분화하는 능력을 가지고 있는데, 뼈의 성체줄기세포는 뼈세포로, 지방의 성체줄기세포는 지방세포로 분화된다.

셋째, 비대칭적 분열(Asymmetric division)로 제한된 자기 재생능력을 갖는 줄기세포 하나와 특정세포로 분화할 수 있는 전구세포 하나를 생성할 수 있다. 반면 전구세포는 대칭적 분열(symmetric division)은 두개의 동일한 딸세포를 생성한다.

넷째, 가소성(Plasticity, 혹은 분화의 유연성)으로 본래의 세포가 가지고 있던 분화의 프로그램과 다른 종류의 세포로 분화할 수 있다.

2. 성체줄기세포에 대한 인체조직의 종류

성체줄기세포는 인체의 거의 모든 조직에 분포하며 노화, 손상 및 상해에 대해 조직을 재생하여 항상성을 유지하는데, 조직마다 줄기세포 기능과 분획은 다양하다. 인체 조직은 크게 세포회전율(cellular turnover)과 재생능력(regenerative potential)에 따라 세 군으로 나눌 수 있다.

첫째, 세포회전율이 빠르고 재생능력이 높은 조직으로 혈액세포, 표피, 장상피, 혈관내피 등은 줄기세포 분획이 풍부하여 재생 잠재능력이 탁월하므로 이들 조직 중에서 획득이 용이한 골수가 줄기세포 연구에 가장 많이 이용되고 있다.

둘째, 세포회전율이 느리나 재생능력이 높은 조직으로 간, 작은 혈관, 골격근, 췌장, 부신피질 등은 약간씩 다른 기전을 가지고 있는데, 간조직의 경우 분화된 간세포는 일상적인 상황에서 조직의 재형성(remodeling) · 복구(repair) · 대체(replacement)를 담당하지만 중증 손상 시에는 상주하는 줄기세포(resident stem cell)가 이 역할을 담당한다. 골격근의 경우 분화된 근섬유는 증식하지 못하므로 상주줄기세포에 의존하게 된다.

셋째, 세포회전율이 느리고 재생능력이 낮은 조직으로 뇌, 척수, 심장, 신장 조직 등은 상주줄기세포가 제한적인 조직복구 만을 담당하므로 외부로부터의 줄기세포 주입이 필요하다. 이에는 성체에서 얻어지는 줄기세포 이외에도 제대혈(cord blood), 양막(amnion), 제대(cord) 등은 출산전 · 후 획득이 용이할 뿐 아니라 성체줄기세포 중 가장 어리며 면역계가 성숙되지 않아 항원성이 낮음은 물론 면역반응 유발 정도가 약하고 면역 조절기능을 가지는 장점이 있다.

3. 성체줄기세포(Adult stem cell)의 종류

성체줄기세포는 크게 조혈모세포(hematopoietic stem cell, HSC)와 중간엽줄기세포

(mesenchymal stem cell, MSC)로 나눌 수 있는데, 조혈모세포는 적혈구, 면역세포 혈소판 등의 혈구세포로 분화할 수 있고 중간엽줄기세포는 여러 중배엽성 조직(뼈, 연골, 근육, 지방조직 등)으로 분화되는 성격을 갖고 있으며, 플라스틱 배양접시에 부착하여 자랄 수 있는 능력, 세포표면에 발현되는 특정 마커의 존재 여부, 그리고 다양한 계통으로의 분화가 가능한지의 여부를 확인함으로써 줄기세포의 확인 및 특성 분석이 이루어진다.

이러한 중간엽줄기세포와 유사한 성격을 가진 세포는 골수 뿐만 아니라 근육, 연골, 활액막, 치아, 지방, 태반, 제대혈, 건, 말초혈액 등의 내배엽성 및 외배엽성의 다양한 여러 조직에서도 발견되어 확인되었다. 즉 인체 장기에서 발견되는 성체줄기세포 전체를 중간엽줄기세포라고 할 수 있다.

1) 조혈모세포(HSC)

조혈모세포(조혈줄기세포)는 조직 특이적 줄기세포의 한 특정 부류로 모든 조혈계통의 세포 즉, 골수성 세포와 림프구성 세포로 분화할 수 있다. 주로 골수와 재대혈 등에 존재하며 출산 시 태반과 제대혈에는 성인 골수에서 얻을 수 있는 수준의 조혈모세포가 존재한다.

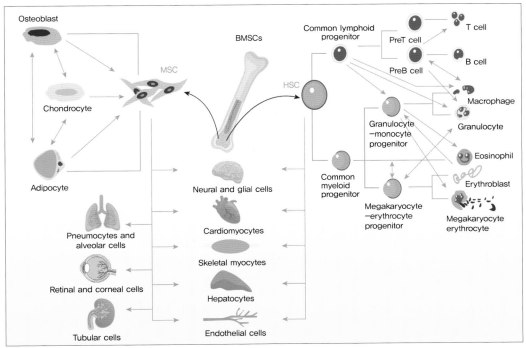

Figure 11-8. Hematopoietic Stem Cell(HSC) and Mesenchymal Stem Cell(MSC)

또한 말초혈액에도 순환하는 조혈모세포가 낮은 빈도로 존재하며 고용량 화학요법 또는 성장인자 투여로 혈액 쪽으로 이동된다. 간, 비장, 근육 등 다른 조직에서도 낮은 빈도로 존재하지만 이들의 기원과 정상적 조혈작용과의 관련성에 대해서는 잘 알려져 있지 않다.

따라서 조혈모세포는 모든 혈액세포로 분화하는 조혈과정을 거치게 되는데, 이를 위해 특별한 조혈모세포 틈새 환경을 필요로 하며 자신을 유지하거나 분화를 수행하는데 필요한 신호를 제공한다.

조혈모세포를 유지하는 역할을 하는 성장인자로는 대표적으로 줄기세포인자인 SCF(stem cell factor), 케모카인 리간드인 CXC-chemokine ligand 12(Cxcl-12)가 있다. 그리고 조혈모세포에게 틈새 환경을 제공하기 위해서는 다양한 세포와의 상호작용이 필요하다.

2) 중간엽줄기세포(MSC)

중간엽줄기세포는 중배엽에서 유래된 조혈 및 결합 조직으로 분화되지만 조혈모세포로는 분화하지 않는다.

중간엽줄기세포는 골수에 위치하고 있으며 조골세포, 연골세포, 근육세포, 지방세포로 분화가 가능한 줄기세포로서 거의 모든 성인 조직에서 혈관과 연결되어 있다. 이들 세포와 상호작용하며 조절되는 세포로는 인간 골수에 존재하는 섬유아세포, 내피세포, 조골세포, 파골세포, 지방세포 및 면역세포들을 포함한다.

또한 중간엽줄기세포는 일차적으로 골수기질, 지방조직으로부터 유래하며 망막, 간, 위점막, 건, 연골, 태반, 제대혈, 말초혈액, 윤활액 등의 수많은 다른 조직에서도 분리된다. 이러한 중간엽줄기세포는 적절한 시험관 내 배양 조건에서 건세포, 신경세포, 신경교세포, 골격근세포 등으로 분화가 가능하다는 것이 알려져 있다. 이들 세포들은 조직 특이적 줄기세포로 제한된 분화능을 가지고 있으며 정상적으로는 해당 조직에 특이적으로 한 종류의 세포 또는 몇 종류의 세포로만 분화한다.

(1) 세포의 형태

중간엽줄기세포는 골수의 단핵세포 중 0.001~0.1% 비율로 존재한다. 중간엽줄기세포는 시험관에서 배양되면서 빠른 속도로 자가 증식을 하고, 크기가 좀 더 큰 세포일수록 50계대 배양에서 증식의 감소를 보이는 것으로 보고되었으며, 분화되지 않은 세포는 방추형 세포(spindle-shape)의 섬유아세포와 유사한 형태를 지니고 있다.

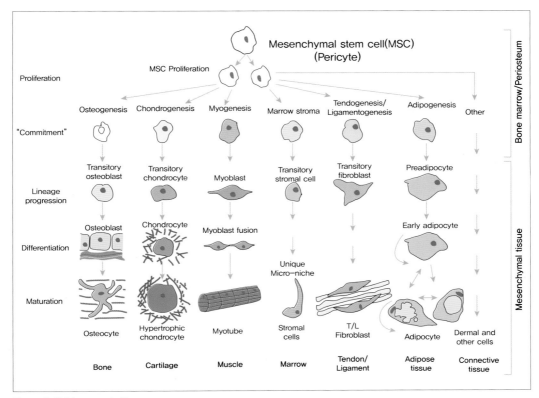

Figure 11-9. Mesengenic Process

(2) 계대배양(Subculture)에 의한 특성 변화

중간엽줄기세포의 증식 및 분화능은 연령, 성별 및 계대 배양 정도 등의 다양한 인자에 의해 영향을 받는 것으로 알려지고 있으며, 특히 성별보다는 연령에 의해 좌우되는 경향을 보이고 있으나, 상반된 결과도 보이고 있다.

또한 세포의 크기가 작은 세포가 증식이 빠르고 골아세포, 지방세포 및 연골세포로의 분화능력도 증가한다.

중간엽줄기세포를 고농도로 분주할 경우 계대배양이 여러번 반복되면서 세포의 형태는 동일하나, 세포 자체의 다분화 능력과 특정 세포로의 분화능이 감소한다.

계대배양뿐만 아니라 여러 요인에 의해 나타날 수 있는 중간엽줄기세포의 제한된 증식력과 분화능력을 향상시키고자 telomerase 형질 도입, 세포 외 기질 및 성장인자의 처리 등 다양한 방법이 시도되고 있다.

아울러 골수유래중간엽줄기세포의 경우 다양한 종류의 세포군으로 형성되어 있기 때문에, 줄기세포 혹은 하나의 단일 줄기세포만을 분리하는 방법이 필요하며, 이러한 방법은 분화의 효율을 최대화 할 수 있다.

(3) 종류

성체줄기세포가 발견된 부위에 따라 골수줄기세포(BM-MSC, BMSC, MSC), 지방줄기세포(ASC, adipose stem cell, aADSC, adipose-derived stromal cell, AD-MSC, adipose-derived multipotent stem cell), 근육줄기세포(muscle-derived stem cell), 건 줄기세포(TSC, tendon stem cell), 치수줄기세포(DPSC, dental pulp stem cell), 치아인대줄기세포(PDLSC, periodontal ligament stem cell), SCAP(stem cells from apical papilla) 등의 이름을 가지고 있다.

3. 성체줄기세포치료제의 종류

자가줄기세포치료제는 환자 본인의 줄기세포를 분리한 후 분화, 발달 시키거나 필요한 조작을 가하여 세포의 형질을 변화시켜 증식시킨 세포를 환자 자신의 손상조직에 이식하는 치료제이다.

동종유래줄기세포치료제는 다른 사람의 줄기세포를 분리하여 분화·발달시키거나 특정한 기능을 부여하기 위하여 필요한 조작을 가하여 세포의 형질을 변화시켜 증식시킨 세포를 다른 환자에게 적용하는 치료제로 면역 거부 반응의 문제점이 있다.

이종줄기세포치료제는 다른 사람의 줄기세포를 이용하는 것이 아니라 사람이 아닌 동물의 줄기세포를 이용하는 세포치료제로 윤리성에 대한 논란이 있다.

4. 성체줄기세포의 유래

성체줄기세포에는 대표적으로 골수, 제대혈, 지방조직 등에서 유래하는 중간엽줄기세포와 조혈모세포가 있고 이외에도 인체의 거의 모든 장기에 줄기세포가 존재하는데 이들을 통틀어 성체줄기세포라고 한다. 아울러 지속적인 세포 교체를 반복하는 기관에서도 발견되며 이러한 기관들에는 피부의 표피층, 소장의 내막, 골수, 뇌, 힘줄 등이 있다.

1) 골수유래줄기세포(Bone marrow-derived stem cell, BMSC)

골수유래줄기세포는 골수에 존재하는 중간엽줄기세포로서 가장 먼저 알려졌고, 오랫동안 연구되어 오면서 줄기세포 성질의 기준(standard) 세포로 간주되고 있다. 이는 주로 장골능(iliac crest)에서 채취하며 특정 배양조건에서 비교적 쉽고 재현성이 높게 뼈, 연골, 지방과 섬유세포로 분화시킬 수 있어 연골 재생을 위한 세포치료제의 세포 공급원으로써 가장 널리 이용되고 있다.

골수유래줄기세포에는 중간엽줄기세포를 비롯하여 조혈모세포, 혈관내피전구세포(endothelial progenitor cell) 외에도 다분화능성체전구세포(multipotent adult progenitor cells, MAPC) 등 다양한 줄기세포로 이루어져 있다.

2) 제대혈유래줄기세포(Umbilical cord blood-derived stem cell, UCB-SC)

제대혈(Umbilical cord blood)은 태반(placenta)과 태아의 제대(umbilical cord)로부터 나온 혈액으로 출산 시에만 채취가 가능하다. 제대혈에는 조혈모세포, 중간엽줄기세포, 혈관내피전구세포 등 줄기세포가 다량 존재하고 있어 줄기세포를 얻기 위한 공급원으로 이용될 수 있으며, 제대혈유래줄기세포는 골수유래줄기세포에 비해 증식이 더 강한 특성을 가지고 있다.

제대혈유래줄기세포는 배아줄기세포보다 다기능성이 떨어지지만 다른 성체줄기세포보다는 그 성장능과 분화능이 뛰어나며 다른 조직에 비해 채취가 용이하고 윤리적인 문제를 피할 수 있기 때문에 치료 목적의 좋은 세포 공급원이 될 수 있다.

또한 골수유래줄기세포는 환자의 연령에 따라 분화능력에서 많은 차이를 보이나 제대혈유래줄기세포는 연령에 크게 제한받지 않으며, 환자가 필요로 하면 언제든지 맞춤식 세포치료가 가능하다. 또한 다른 조직의 줄기세포에 비해 면역 거부반응의 가능성이 매우 낮아 다양한 많은 환자들을 대상으로 치료를 할 수 있다는 점에서 상업적인 이용 가치가 매우 높다. 1978년도에 처음으로 인간 제대혈에서 조혈모세포가 분리 된 이후로 1980년대 후반에는 혈연간 조혈모세포이식이 성공적으로 이루어졌으며, 백혈병(leukemia), 림프종(lymphoma) 및 60여개 이상의 유전적 이상 질환의 환자들에게 사용하고 있다.

3) 지방조직유래줄기세포(Adipose-derived stem cell, ADSC)

지방조직유래줄기세포는 인체의 어느 조직에서든지 쉽게 얻을 수 있다는 장점이 있다. 지방조직이 골수에 비해 더 많은 양의 줄기세포를 포함하고 있다고 보고됨에 따라 지방조직은 줄기세포를 확보하기 위한 유력한 공급원으로 주목을 받고 있다.

지방조직유래중간엽줄기세포는 모양, 세포표지자, 중간엽줄기세포의 분리 성공률이나 배양 효율, 분화능력에서 골수유래중간엽줄기세포와 유사한 결과를 보이고 있다. 지방조직줄기세포에서 혈관내피세포, 골격근, 심근세포로의 분화가 가능함이 알려져 있다.

따라서 지방조직유래줄기세포는 비교적 간단한 지방 흡입 등으로 많은 양의 줄기세포를 얻을 수 있고 세포증식에 많은 시간이 소요되지 않으며, 공여부의 이환을 적게 남기고 부분마취하에 상대적으로 비침습적으로 반복적으로 채취가 가능한 장점들을 가지고 있어 줄기세포치료제의 재료로써 적합하다.

4) 말초혈액유래줄기세포(Peripheral blood-derived stem cell, PBMSC)

그동안 주로 골수로부터 중간엽 줄기세포를 분리하여 사용해 왔으나 골수를 채취하는 과정이 다소 침습적이며 환자에게 고통이 유발되는 문제점이 있어왔다.

반면 말초혈액으로부터 중간엽줄기세포를 분리하는 경우에는 비침습적인 장점이 있으나, 혈액 중 존재하는 중간엽줄기세포의 수가 매우 적어 효과적으로 분리하는 것이 어렵고 현재 사용되는 세포 배양법으로는 장기간 배양이 어려운 한계를 가지고 있다.

V. 역분화줄기세포(유도만능줄기세포, induced Pluripotent stem cell, iPSC)치료제

◈ 서론

역분화줄기세포 연구는 처음 보고된 이후 현재까지 비교적 짧은 기간 동안 급속하게 발전하여 다양한 조직의 세포로부터 전분화능줄기세포를 유도하는 것이 가능하고 수립 효율과 안전성 확보 등 다각적으로 수립 방법이 개선되고 있다. 최근에는 상품화된 키트를 이용하여 연구자들이 비교적 쉬운 방법으로 역분화줄기세포를 만들 수 있게 되었다.

1. 역분화줄기세포의 개발

2007년 야마나카는 인위적으로 발생학적 시간을 돌릴 수 있는 4개의 핵심 유전자(OCT3/4, SOX2, KLF4, MYC)를 체세포에 도입하여 배아줄기세포와 유사한 특성을 가진 역분화줄기세포를 보고하였다. 사람의 난자 또는 수정란과 그로부터 발달하는 배아를 이용한다는 점에서 윤리적으로 논쟁 대상이 되어온 배아줄기세포와 체세포복제배아줄기세포가 안고 있었던 근원적인 문제점을 해결할 수 있는 새로운 종류의 전분화능줄기세포가 탄생한 것이다.

완전히 분화가 종료된 것으로 알고 있던 체세포를 단지 몇 개의 유전자 도입으로 역분화 시킬 수 있다는 사실은 기존의 발생학적인 지식을 뒤집는, 재생의학뿐만 아니라 생물학 전반

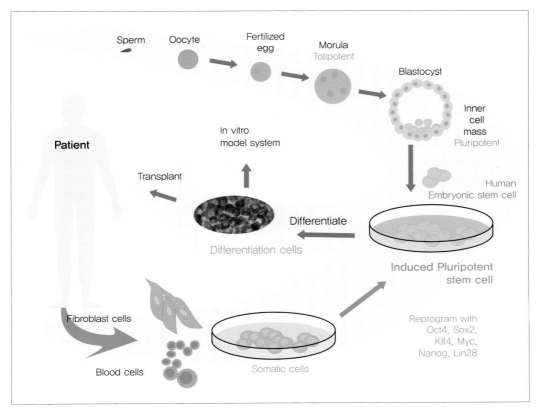

Figure 11-10. induced Pluripotent Stem Cell(iPSC)

에 있어서 완전히 새로운 패러다임이었다. 특히 역분화줄기세포는 자기유래줄기세포를 확립할 수 있어 배아줄기세포에서 해결하지 못한 면역적합성을 할 수 있는 장점을 가지고 있다.

2. 역분화줄기세포의 특징

역분화줄기세포는 성인의 피부나 혈액 등 이미 어른이 된 자기 자신의 세포를 거꾸로 되돌려 미분화 상태의 세포로 역분화시켜 배아줄기세포와 거의 동등한 전분화능을 가지게 된 세포이다.

이 경우 타인의 난자를 사용하는데 따른 윤리적인 문제도 없고, 체세포로부터 복제과정을 거치지 않고도 환자의 유전자와 일치하는 전분화능을 얻을 수 있어 세계적으로 활발하게 연구되는 세포이고, 2012년도에는 이러한 역분화 기술에 노벨의학상이 수여되기도 하였다.

따라서 역분화줄기세포는 인위적으로 만들어진 줄기세포로 피부의 섬유아세포와 같은 성체의 체세포로부터 재프로그래밍 함으로써 만들어진다. 역분화줄기세포는 자가 재생능과 만능분화능, 기형종 형성능 등 배아줄기세포의 특징 중 많은 부분을 공유한다. 다른 성체세포를 이용하여 역분화줄기세포를 생성시키는 경우도 점점 증가하고 있으며, 생성된 줄기세포의 분화능은 원료 세포의 종류와 연령에 따라 달라지는 것으로 보인다.

HIGHLIGHTS
무세포 시스템 기반 무세포 치료제

무세포 시스템(Cell-free system)은 주로 단백질을 합성하기 위해 살아있는 세포를 사용하지 않고 세포막 안의 내용물(cell extract) 일부 혹은 대부분을 정제하여 활용하는 기술이다. 이에는 온전한 세포의 세포벽 및 막을 깨뜨린 후 그 안의 내용물 중 일부를 정제하여 활용하는 하향식 접근법(top-down approach)과 이와 반대로 활용하는 상향식 접근법(bottom-up approach)이 있다. 하향식 접근법은 세포막 또는 세포벽을 부수고 얻는 세포 추출물(cell extract)이 가장 중요한 요소가 된다. 세포 추출물 제조 시 공통적으로 배양(culture) → 수확 → 용균 → 원심분리 → 배양(incubation)의 단계를 거치지만 세포주에 따라 각 단계별 최적화가 필요하다.

이는 어떤 세포주의 세포 추출물을 사용하는지에 따라 목표로 하는 단백질 혹은 생화합물의 수율이 달라질 수 있고, 제조하려는 단백질/생화합물의 종류가 달라질 수 있다. 현재 무세포 시스템에 활용되는 세포주의 수는 수십 개에 불과하므로 보다 다양한 세포주를 이용하여 세포 추출물을 만들고 각각의 생산 기법을 최적화하는 연구가 필요하다.

상향식 접근법은 세포 내 생화합물 중 필요한 부분만 개별 정제한 후 혼합하여 활용하는 방법이다. 이 두 접근법을 활용한 무세포 시스템은 생화합물의 합성을 위해 세포 내 대사경로를 활용하는 것이기 때문에 기존 대사경로의 분석 및 신규 경로 개발에 중요한 부분이 된다.

무세포 시스템은 처음 단순한 폴리펩타이드를 합성하는데 사용되었지만, 기술이 발전함에 따라 금속단백질에서 막단백 질에 이르기까지 다양한 종류의 단백질을 무세포 시스템을 이용하여 합성할 수 있게 되었다.

무세포 시스템을 이용하여 항체를 합성할 수 있고, 이는 일반적인 in vivo 발현 및 정제에 비해 소요시간이 짧고 과정이 단순하다는 점에서 단백질 특성 평가에 활용할 수 있다. 또한 비자연적인 아미노산을 내포한 펩타이드와 단백질을 합성할 수 있다.

이는 20종류에 국한된 자연적인 아미노산이 갖는 한계를 극복할 수 있으며, 현재 인공 아미노산은 100개 이상이 있고 그 활용 방안도 다양하다.

최근 줄기세포치료제를 대체할 차세대 치료로 무세포치료가 연구되고 있으며, 무세포치료제의 핵심 요소인 줄기세포 유래 엑소솜(exosome)을 포함한 세포 외 소포(extracellular vesicle)를 활용해 안전하고 효율적인 난치병 치료제를 개발할 수 있기 때문이다.

엑소솜은 줄기세포 내에서 생성되어 방출된 세포 외 소포로 약 50~200nm 정도의 작은 생체친화적 막소포체의 일종으로 진핵생물체에서 세포간 정보교환을 위해 분비된다. 처음 엑소솜은 적혈구의 성숙과정에서 세포 내 단백질을 제거하는 역할 하는 곳으로 알려졌지만 이후 엑소솜 분리 기술과 함께 엑소솜에 대한 다양한 연구가 진행되었으며 최근에는 엑소솜을 이용하여 질병의 진단, 생물정보학, 약물 전달 시스템에 응용하려 연구 중이다.

이러한 엑소솜은 단백질, 지질, miRNA, DNA 같은 핵산을 함유하고 있으며 다른 세포와 융합하여 내용물을 전달하기도 한다. 또한 혈액응고, 세포간 소통, 노폐물 처리 등의 과정에서 다양한 생리학적 기능을 가지고 있다.

따라서 엑소솜은 줄기세포의 고유 특성인 혈관과 신경의 재생, 세포보호, 항염증 기능 등을 가지고 있으므로 이 물질을 손상된 부위에 정확히 전달하면 치료는 물론 회복이 가능해진다.

VI. 체세포(Somatic cell)치료제

◈ 서론

줄기세포는 미분화된 세포를 사용하기 때문에 다양한 질환에 적용 가능하지만 체세포는 이미 분화가 된 세포를 사용하기 때문에 특정부위 재생에만 이용되고 있다. 따라서 골수나 지방에 존재하는 줄기세포를 추출하여 배양한 후 이를 연골이나 심장근육, 신경세포, 근육세포 손상 질환에 적용하는 것이 줄기세포 치료이며, 자가연골세포를 이용한 관절 연골 재생, 표피세포를 이용한 피부 재생, 암 및 면역질환 치료의 자연살해세포 또는 수지상세포 등을 이용하는 것은 체세포 치료라 할 수 있다.

1. 자가유래연골세포치료제(Autologus cartilage cell therapy)

연골세포는 혈관, 신경, 림프관이 없기 때문에 손상을 받은 후 세포를 보충할 수 있는 방법이 매우 제한적이다. 연골 결손부위로 공급될 수 있는 세포에는 인근 연골로부터 이주(migration)하는 연골세포, 골수와 활막 및 지방조직에 존재하는 줄기세포 등이 있다.

이 중 주위 연골로부터 이주한 연골세포는 이동 속도와 거리가 매우 제한적이기 때문에 연골 재생에 충분하지 않다.

한편 골수의 줄기세포는 전층 연골결손의 경우 연골의 재생이 가능한 반면, 부분층 결손인 경우에는 연골의 재생에 관여하기 어렵다.

또한 활막과 지방조직에 있는 줄기세포의 존재가 보고되고 있으나, 아직 충분한 근거가 제시되지 않고 있다.

이러한 특성 때문에 물리적 손상을 받은 연골은 다시 정상적인 기능과 구조를 가진 연골조직으로 재생되는 데 있어 많은 한계점을 지니고 있다. 게다가 일단 손상된 연골의 경계 부위는 기계적 압력에 취약하여 쉽게 부서지고 마모되어 결손부위가 더 커지게 된다. 아울러 연골의 부스러기(debris)는 염증을 일으키는 원인을 제공함으로써 더욱 연골을 손상되고, 그 결과 골관절염이 빠르게 진행될 수 있다.

이에 연골세포이식에 의한 연골의 재생치료 방법은 크게 나누어 결손된 부위에 세포를 공급하거나 인공적으로 배양된 관절연골을 이식하는 방법으로 구분할 수 있다.

1994년 자가연골세포이식술(autologous chondrocyte implantation, ACI)이 소개된 이래, 세포를 이용한 연골의 재생치료법이 급속히 발전하고 있다. 자가연골세포이식술은 장기적 예후에서 여러 가지 이점이 기대되는 수술로 신체적 활동 요구도가 높은 15~55세의 환자에게 좋은 적용이 된다.

자가연골세포이식술은 체외에서 배양된 세포의 이식을 통한 치료법 중 가장 먼저 임상적으로 적용된 방법으로, 이는 연골 결손 부위에 체외에서 배양된 자가연골세포를 이식함으로써 연골조직의 재생을 유도한다.

자가연골세포이식술은 연골이 비교적 크게 결손된 부위에 적용이 가능하며, 아주 적은 양의 연골조직을 채취하기 때문에 공여부의 손상이 매우 적다. 하지만 환자 자신의 연골을 채취하기 위한 1차 관절경 수술과 이식을 하는 2번의 수술이 필요하고 세포이식부위를 단단히 봉합해야 하므로 수술 난이도가 높고 적용 부위에 한계를 가지게 된다. 또한 4주간의 세포 배양기간을 필요로 하며 이식된 세포가 중력에 의해 한 방향으로 쏠리기 때문에 결손 부위에 균등하게 분포되기 어려운 단점이 있다.

현재 국내 자가연골세포치료제(autologus cartilage cell therapy)는 '무릎 연골결손(ICRS grade III 또는 IV, 결손 면적 2 내지 10㎠)의 치료'에 승인되었으며 이 약제는 환자 자신의 늑골 연골에서 채취하고 성인의 무릎 관절 연골 결손 부위에 깊이를 고려한 결손 용적 1cm2 당 $2.0{\sim}5.0{\times}10^7$개 세포를 이식한다.

2. 피부 재생 체세포치료제

1) 자가/동종 유래각질세포치료제Autologous/Allogenic keratinocyte therapy)

각질세포(Keratinocyte)는 표피의 주요 세포로서 외부의 자극을 받으면 TGF-α, TGF-β, TNF-α, PDGF, bFGF, VEGF 등의 성장인자, GM-CSF, IL-1, IL-6, IL-8, IL-10 등의 사이토카인, fibronectin, laminin 등의 세포 외 기질단백질(extracellular matrix protein), MMP1, MMP2, MMP9 등의 콜라겐 분해효소를 합성 및 분비하여 창상을 치유한다. 각질세포의 이식은 창상 주변과 피부 부속기관 등으로부터 창상의 재상피화가 일어날 수 있는 환경을 만들어주는 역할을 한다. 이 외에도 창상 치유를 촉진시키는 것으로 알려져 있는 약한 염증반응을 일으키고, 표피의 생착에 영향을 주는 기저막 성분을 생성하며, 수분의 유출을 막는 막의 역할로 탈수를 방지 한다. 이러한 각질세포의 복합적인 작용을 통하여 창상 치유가 촉진된다. 이러한 각질세포의 특성에 따라 자가/동종 유래각질세포치료제는 주로 화상치료제에 승인되었다.

2) 자가피부섬유아세포치료제(Autologous fibroblast therapy)

섬유아세포(Fibroblast)는 창상 치유에 있어 가장 중요한 역할을 담당하는 세포로 성장인자 같은 다양한 사이토카인을 분비하고, 이는 세포의 이동과 증식, 세포 외 기질 합성 및 혈관 형성, 염증반응 등을 조절한다. 또한 세포자체가 교원질(collagen), 단백당(proteoglycan) 등의 세포외 기질(extracellular matrix)을 생산한다. 그러나 많은 만성 창상의 경우 섬유아세포의 기능 저하로 인해 창상 치유가 제대로 이루어지지 않는 예가 흔하다. 이러한 피부섬유아세포 특성에 따라 현재 국내에서 자가 피부의 섬유아세포를 채취분리하여 배양 후 피부 진피층에 다시 투여하여 교원질 증식을 유도하는 자가피부섬유아세포치료제가 흉터 및 주름살 제거제에 승인되었다.

VI. 면역세포(Immune cell) 치료제

PART 14. 면역항암제 중 IV. 면역세포치료제 참조

VI. 유전자(Gene) 치료제

PART 12 유전자치료제 참조

1. Autologous chondrocyte
(자가유래연골세포, 제품명: 콘드론, Chondron®)

콘드론은 국내에서 2001년 1월 국내 생명공학 의약품 1호로 '무릎관절의 부분적 연골손상의 환자의 치료'에 승인되었다. 이 약제는 배양한 연골세포와 생체적합성 천연접착물질인 피브린(fibrin) 글루(glue)를 혼합한 젤 형태로 환자 자신의 세포를 이용하는 자가세포치료제로 대량 생산이 어렵고 수술을 두 번 받아야 하는 단점이 있다.

2. Autologous keratinocyte
(자가유래각질세포, 제품명: 홀로덤, Holloderm®)

홀러덤은 2001년 국내에서 심부 2도 및 3도 화상치료로 승인되었다. 자가유래배양세포(cultured epithelial autograft, CEA)는 환자로부터 전층피부를 채취한 생검에서 피부각질세포(keratinocyte)를 분리 · 배양하여 환자자신에게 이식하는 것을 말한다.

이 약제는 국내에서 처음 개발된 CEA 제품으로 표피의 기저층과 유극층으로 구성되어 있으며, 피부줄기세포를 다량 함유한 기저층이 창상에 생착되어 영구적인 피부로 재생되며, 유극층은 시트형태를 유지하여 상처치유에 필요한 성장인자 등을 분비하는 역할을 하게 된다.

3. Allogenic keratinocyte
(동종유래각질세포, 제품명: 칼로덤, Kaloderm®)

칼로덤은 국내 최초의 동종(사람)유래피부각질세포로 2005년 '심부 2도 화상 치료'에 승인되었고 2010년에는 '당뇨성 족부궤양'에도 승인되었다. 이 약제는 신생아의 표피조직에서 피부각질세포(keratinocyte)를 분리 · 배양하여 시트(sheet) 형태로 제조한 동종(사람)유래 상처치유용 세포치료제이다.

4. Autologous keratinocyte
(자가유래피부각질세포, 제품명: 케라힐, Keraheal®)

케라힐은 국내에서 '심부(심재성) 이도 화상이 체표면적의 30% 이상을 차지하는 화상, 삼도 화상이 체표면적의 10% 이상을 차지하는 화상'에 승인되었다.

5. Autologous keratinocyte
(자가유래피부각질세포, 제품명: 케라힐-알로, Keraheal-Alo®)

케라힐 알로는 국내에서 '심부 2도 화상의 재상피화 촉진'에 승인되었다. 이 약제는 피부각질세포에서 다양한 사이토카인을 분비하게하여 손상피부의 면역반응 및 염증반응을 조절하며 피부각질세포의 증식 및 이동을 빨리해 재상피화를 촉진하는 작용을 한다.

6. Autologous bone cell
(자가유래뼈세포, 제품명: 알엠에스 오스론, RMS Ausron®)

알엠에스 오스론은 환자 자신의 골수에서 유래한 뼈 형성 성체줄기세포를 배양한 후 골형성이 필요한 부위에 이식한다. 이 약제는 국내에서 '국소 골형성 촉진'에 승인되었으며, 골절을 비롯한 인체의 여러 뼈 손상부위의 뼈 형성을 촉진할 뿐 아니라, 지연유합 및 골종양 등으로 인한 난치성 뼈 결손부위에 적용해 뼈조직의 재생치료를 도모한다.

7. Autologous fibroblast
(자가유래피부섬유아세포, 제품명: 큐어스킨, Cureskin®)

큐어스킨은 자신의 피부에서 섬유아세포를 채취하여 분리·배양한 후 최대 10억개까지 배양된 자가섬유아세포를 피부 진피층에 직접 투입해 손상된 피부를 원상태로 복원 시키는 원리의 세포치료제이다. 이 약제는 국내에서 '여드름의 치유 과정에서 수반된 함몰된 흉터 부위의 개선'에 승인되었다.
일시적인 피부 부풀림이 아닌 피부 진피층의 콜라겐 생성을 활성화 시켜 피부가 재생될 수 있도록 돕는다.

8. Allogenic umbilical cord blood derivative mesenchymal stem cell
(동종제대혈유래중간엽줄기세포, 제품명: 카티스템, Cartistem®)

카티스템은 국내에서 2012년 세계 최초로 관절염 무릎연골 손상 줄기세포치료제로 '퇴행성 또는 반복적 외상으로 인한 골관절염 환자(ICRS grade IV) 무릎연골 결손의 치료'에 승인되었다.
이 약제는 동종 제대혈로부터 중간엽줄기세포를 순수 분리·배양한 후 반고체형의 폴리머와 섞어 1회의 최소 침습수술을 통해 관절염의 연골결손에 대하여 재생 치료한다.

9. Autologus adipose derived mesenchymal stem cell (자가지방유래중간엽줄기세포, 제품명: 큐피스템, Cupistem®)

큐피스템은 국내에서 '크론성 누공(Crohn's fistula) 치료'에 승인된 줄기세포치료제이다. 이 약제는 PGE2, IDO, HGF를 분비하는 염증 생성과 관련된 모든 경로를 차단하고, IL-10 과 TGF-ß를 분비하여 과면역에 대한 조절세포인 Treg cell의 활성도를 높인다. 지방유 래줄기세포는 골격, 지방, 근육, 연골, 신경세포로의 분화와 해당 세포들의 재생에 있어서 그 활용이 크다.

10. Autologous fibroblast (자가피부유래섬유아세포, 제품명: 로스미르, Rosmir®)

로스미르는 국내에서 '주름살 개선'에 승인되었다.

11. Autologous cartilage cell (자가연골유래연골세포, 제품명카티라이프, Cartilife®)

카티라이프는 환자 본인의 관절외 연골조직으로부터 분리 · 증식한 연골세포를 작은 구슬 형태의 연골조직으로 만든 약제이다. 이 약제는 연골결손 부위에 이식되어 기능을 갖는 연 골층을 형성하고 증상 및 기능을 향상시키는 치료효과를 갖고있으며, 국내에서 '무릎 연골 결손(ICRS grade III 또는 IV 결손면적 2 내지 $10cm^2$)'에 승인되었다.

국내 세포치료제 현황

연번	제조/수입	제품명	성분명	업체명	허가일자	효능효과 (일부 요약)	비고
1	제조	콘드론	자기유래 연골세포	세원셀론텍(주)	2001-01-30	무릎관절의 부분적 연골결손 환자 (결손부위 크기: 단독병변의 경우 15이하, 다발성의 병변의 경우 20이하의 치료)	
2	제조	홀로덤	자기유래 피부각질세포	테고사이언스(주)	2002-12-10	심한 이도화상이 체표면적의 30% 이상을 차지하는 화상, 2 삼도 화상이 체표면적의 10% 이상을 차지하는 화상에 이식하여 기능적인 표피층이 생성되도록 한다.	
3	제조	칼로덤	사람유래 피부각질세포	테고사이언스(주)	2005-03-21	1. 심부이도화상의 재상피화 촉진 2. 혈액공급이 원활하고 감염증 소견이 　 없는 당뇨성 족부궤양의 상처 치유 촉진	
4	제조	케라힐	바솔자가 피부유래 각질세포	(주)바이오솔루션	2006-05-03	심한 이도화상으로 체표면적의 30% 이상을 차지하는 화상, 2 삼도화상이 체표면적의 10% 이상을 차지하는 화상에 이식하여 기능적인 표피층이 생성되도록 한다	
5	제조	크레아박스 -알씨씨주	자가유래 수지상세포	제이더블유 크레아젠(주)	2007-05-15	신적출술이 가능한 전이성 신세포암	수출용
6	제조	이문셀엘씨주	엘씨자가혈액유래 티림프구	(주)녹십자셀	2007-08-06	간세포암 제거술(수술, 고주파 정제술, 경피적 에탄올 주입술) 후 종양제거가 확인된 환자에서 보조요법	
7	제조	알엠에스 오스론	자기유래 뼈세포	세원셀론텍(주)	2009-08-26	국소 골형성 촉진	
8	제조	퀸셀	자가지방소직유래 최소조작지방세포	(주)안트로젠	2010-03-26	피하지방결손부위의 개선	
9	제조	큐어스킨	자가유래피부 섬유아세포	(주)에스바이오 메딕스	2010-05-11	여드름의 치유과정에서 수반된 함몰된 흉터부위의 개선	
10	제조	하티셀그램- 에이엠 아이	자가골수유래 중간엽줄기세포	파미셀(주)	2011-07-01	흉통 발현후 72시간 이내에 관상동맥성형술을 시행하여 재관류된 급성 심근경색 환자에서의 좌심실 구혈률의 개선	
11	제조	카티스템	동종제대혈유래 중간엽줄기세포	메디포스트(주)	2012-01-18	퇴행성 또는 반복적 외상으로 인한 골관절염 환자(ICRS grade IV의 무릎 연골길손 치료	
12	제조	큐피스템	자가지방유래 중간엽줄기세포	(주)안트로젠	2012-01-18	크론병으로 인한 누공 치료	희귀
13	제조	뉴로나타- 알주	자가골수유래 중간엽줄기세포	코아스템(주)	2014-07-30	리루졸과 병용하여 근위축성측삭검화증의 질환 진행속도 완화	희귀
14	제조	케라힐-알로	바솔동종피부유래 각질세포	(주)바이오솔루션	2015-10-16	심부 2도 화상의 재상피화 촉진	
15	제조	로스미르	테고지가피부유래 섬유아세포	테고사이언스(주)	2017-12-27	중등도 이상의 비협곧 고랑의 개선	
16	제조	카티라이프	바솔자가연골유래 연골세포	(주)바이오솔루션	2019-04-24	무릎 연골결손 (ICRS grade III 또는 IV, 결혼민적 2 내지 10㎠)의 치료	

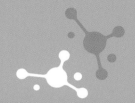

PART 12

유전자치료제

PART 12
유전자치료제
(Gene Therapy)

▣ 소개

인체는 유전자로부터 유전정보를 받아 생산된 단백질이 정상적으로 기능을 유지하는데 유전자에 이상이 발생하여 비정상적인 단백질이 생산되면 인체의 균형이 손상되면서 질병으로 발전한다.

지금까지 질병의 치료는 질병이 발생한 후에 해당 질병의 원인을 물리적으로 제거하거나 유기 합성을 통해 만들어진 화합물을 투여하여 질병의 원인이 되는 물질을 억제하는 방법들이 주류를 이루었다.

하지만 유전자치료는 질병을 가진 개체의 유전체 자체를 변화시켜 질병의 원인을 제거하거나 비정상적인 유전자들이 정상 기능으로 회복되도록 돕는 치료 방법으로서 기존의 치료방법과 달리 질병의 원인 자체를 조절할 수 있다는 장점을 가진다.

유전자치료제의 투여는 주로 바이러스 벡터를 운반체로 하여 DNA 또는 RNA를 포함하는 환자가 필요로 하는 고분자를 환자의 유전체에 도입시켜주는 방법이다.

초기 유전자치료에 대한 연구는 결함이 있는 유전자를 대체하거나 제거하는 방법이었으며, 그 중 단일 유전자 돌연변이로 일어나는 비교적 단순한 질병의 치료가 대다수이었다. 하지만 현재는 유전자가위 등을 이용하여 유전체를 편집하고 원하는 유전자의 발현을 가속화할 수 있는 방법까지도 연구되고 있다.

즉 초기에는 주로 원하는 단백질을 발현시키는 유전자를 투여하는 데에 중점을 두었고, 기술이 발전함에 따라 3세대 유전자가위인 CRISPR-Cas9 등을 사용하여 직접적인 유전체 편집을 시도하는 방향으로 연구가 진행되고 있다.

I. 유전자와 관련된 전반적인 이해

◈ 서론

유전체(Genome)는 유전자(gene)와 염색체(chromosome)의 합성어이다. 유전체는 생물체에 있는 유전자를 포함하는 모든 DNA를 의미하고, 생물체를 만들고 생명을 유지하기 위해 필요한 모든 생물학적 정보를 갖고 있다. 따라서 한 개체의 모든 유전자와 유전자가 아닌 부분을 모두 포함한 총 염기서열(sequence)이며, 한 생물종의 완전한 유전정보의 전체라고 할 수 있다.

인체를 구성하고 있는 세포 수는 60조 개 정도이며, 유전자 약 2만 개는 대략 30억 쌍의 염기대의 DNA에 기록되어 있고, 이 모든 DNA 염기서열을 통틀어 유전체라 하며 이는 44개(22쌍)의 상염색체와 2개(1쌍)의 성염색체(X, Y), 그리고 미토콘드리아 DNA에 나누어 유전된다.

대부분 유전체 프로젝트의 목적은 유전체의 DNA 염기서열을 알아내어 유전체의 유전자와 다양한 구조적 특징에 대한 특성을 찾는 것이다. 한 생명체의 유전체 정보를 파악한다는 것은 그 생명체의 생명현상을 이해하고 유전자형(genotyoe)과 표현형(phenotype) 사이의 관계를 이해하는데 중요한 역할을 한다.

1. 유전물질의 정의

1) 염색체(Chromosome)

염색체는 유전정보를 간직하고 있는 이중가닥 DNA(double strand DNA, dsDNA)를 함유하고 있다. dsDNA는 매우 가느다란 가닥으로 히스톤(histone) 단백질에 감겨 염주 모양의 뉴클레오솜(nucleosome)을 형성하고, 뉴클레오솜들이 뭉쳐 원통형 섬유 다발을 형성한다. 이 섬유들은 응축되어 염색사(chromonema)라고 부르는 끈을 형성하고, 결합하여 하나의 염색체를 이루게 된다.

즉 염색체는 DNA 염기서열이 갖는 모양에 대한 이름으로 매우 긴 DNA 염기서열이 작은 세포에 들어가기 위해 매우 조밀하게 꼬이고 꼬인 상태를 말한다.

인체 세포가 생성되는 유일한 방법은 기존의 세포가 두 개로 분열하는 것뿐이다. 세포분열 전 세포의 필수 성분인 DNA도 DNA 복제과정을 통해 두 배로 양이 늘어나게 된다. 세포 분열과정 중 복제로 두 배가 된 각 DNA는 보다 촘촘하게 응축되어 염색체 구조를 형성하여 현미경 하에서 뚜렷하게 관찰 가능한 상태가 된다.

각 염색체는 DNA 염기서열이 동일한 두 개의 자매염색분체로 구성되는데, 세포분열 과정 동안에 두 자매염색분체는 분리되어 두 개의 딸세포로 나뉘어 들어간다. 그러므로 이러한 염색체 구조의 형성을 통해서 새로운 딸세포로 정확하게 동일한 DNA를 분배하는 것이 가능해진다.

염색체의 각 쌍들은 아버지와 어머니로부터 각각 한 개씩 물려받는 염색체 두 개로 구성된다. 23쌍의 염색체 중 22쌍은 남녀 공통으로 지니는 상염색체(autosomal chromosomes, autosomes)로서 사람의 특성 대부분에 대한 암호를 저장하며 크기와 모양이 동일한 상동염색체(homologous chromosomes) 쌍으로 구성되는데, 크기가 가장 큰 것을 1번으로 하여 22번까지 번호가 지정되어 있다.

상동염색체 상의 동일 위치에 존재하는 유전자들은 사람의 동일한 특성을 암호화하지만 염기서열이 약간 차이 나는 여러 종류(대립유전자, alleles) 중의 하나일 수 있다. 23쌍의 염색체 중 유일하게 한 쌍은 모양과 크기가 다를 수 있으며 남녀 간에 차이가 나는데, 바로 성염색체쌍이다. 이 염색체들은 성을 결정하며 여성은 XX, 남성은 XY 구성을 나타낸다.

2) DNA(Deoxyribo nucleic acid)

유전자는 생명프로그램으로 모든 생물의 생명 활동을 지배하는데 이 유전자의 물질이 핵산이다. 핵산은 유전자의 본체로, 생명 현상에서 유전·생존·번식에 중요한 물질이다. 핵산은 구성하고 있는 당의 종류에 따라 DNA와 RNA가 있으며, 이들은 모든 생물 유전정보의 보관·복제·전달에 사용되는 거대분자이다.

이러한 유전정보를 함유하고 있는 DNA는 탄수화물인 당(sugar)과 인산(phosphate)으로 이루어진 골격에 질소를 지닌 화합물인 염기(base)가 결합되어 이루어져 있다. 이 세 가지의 물질이 결합된 구조를 뉴클레오티드(nucleotide)라고 하며, 이들이 길게 연결된 사슬이 폴리뉴클레오티드(polynucleotide)이다.

5개의 탄소 원자로 이루어진 당은 리보스(ribose)와 리보스에서 2번 탄소에 결합된 −OH기에서 산소가 빠져나간 디옥시리보스(deoxyribose)로 구분이 된다. 따라서 디옥시리보스로 연결된 핵산은 DNA, 리보스로 연결된 핵산은 RNA(ribo nucleic acid)라고 한다.

DNA를 이루는 염기는 퓨린(purine) 계열인 아데닌(A, adnine)과 구아닌(G, guanine) 그리고 피리미딘(P, pyrimidine) 계열의 티민(T, thymine)과 시토신(C, cytosine)의 4종류로 구분이 되며, 이들의 배열에 의해 생물의 형질을 발현하는 유전암호가 프로그래밍 된다. 두 가닥의 폴리뉴클레오티드가 만나 DNA 구조를 이룰 때 A는 T와 G는 C와 수소결합을 통해 서로 손을 잡듯 결합하여 이중나선 구조를 형성한다.

DNA의 염기서열이 생명의 본질인 유전정보이기 때문에 염기쌍의 배열에 따라 유전정보가 다르게 나타난다는 것이 이중나선 구조의 핵심이다. 사람의 경우 하나의 핵에 들어있는 DNA의 염기쌍 수는 약 30억 개 정도 된다.

이들 중 수백에서 수만 개에 이르는 염기서열이 단위가 되어 피부나 눈동자의 색깔과 같은 유전형질을 결정하는 유전정보의 기능적 단위로 작용한다.

3) 유전자(Gene)

1953년 DNA 이중나선이 밝혀진 뒤 과학자들은 DNA의 염기서열 정보가 어떻게 단백질의 아미노산 서열로 번역되는지 밝히는 연구에 몰두하였고, 그 결과 DNA가 먼저 같은 염기 순서인 단일가닥 전령 RNA(mRNA)로 전사된 뒤 리보솜에서 mRNA를 읽어 번역이 일어난다는 사실을 규명하였다.

체내 단백질은 인체의 항상성을 유지하는데 필요한 수많은 기능을 한다. 이러한 단백질을 생산하는 장소는 리보솜이고 단백질 생산 설계도가 DNA이다. 설계도의 유전정보는 DNA,

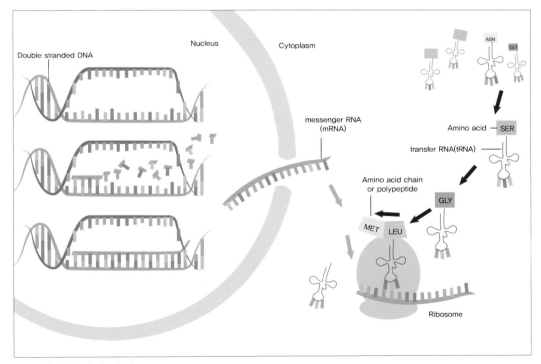

Figure 12-1. Protein Synthesis

RNA와 같은 핵산의 염기 서열(sequence)에 담겨있으며 이를 유전자라고 한다.

유전자는 DNA로 이루어진 염색체 속에 일부 유전정보를 가진 DNA를 말하며, 유전자는 단백질을 만들어낼 정보를 가진 단위로 DNA의 유전정보는 RNA로 전환된 후 단백질을 생성해낸다.

레트로바이러스 등과 같은 일부 바이러스는 유전자 정보를 담고 있는 매개체로 RNA를 이용하지만, 이런 예외적인 경우를 제외하면 지구상에 존재하는 대부분의 생물들의 유전자는 DNA로 구성되어 있다.

DNA는 유전정보를 담고 있는 두 가닥의 이중나선 구조를 이루고 있다. DNA의 유전정보에 따라 RNA가 만들어지고, RNA는 원본 DNA가 가진 정보를 복사해 유전자 발현을 조절하고 단백질 합성에 중추적 역할을 수행한다. 과거 RNA는 DNA를 구성하는 수동적인 존재로 여겨졌으나 점차 그 중요성이 크게 대두되고 있다. 이는 RNA가 매우 안정적인 DNA와 달리 활동적이기 때문이다. 즉 DNA는 유전정보를 전달, RNA는 유전정보를 변환하는 역할을 한다.

2. 유전자 발현과 조절(Gene expression and control)

인체를 구성하는 생체 고분자 화합물의 55%를 차지하고 있는 단백질은 그 종류가 2만 가지가 넘는 것으로 알려져 있다. 이렇게 많은 종류의 단백질이 합성되기 위해서 DNA에 암호화(encoding)되어 있는 유전정보가 전달되고 번역되는 과정이 필요하다.

따라서 모든 생물체가 생명을 유지하고 번식하는 데는 유전자의 발현과 그 조절이 필수적으로 중요하고 이는 DNA에 따라 RNA가 합성하는 과정에서 주로 일어나므로 모든 세포에서 RNA 합성은 DNA 유전자 발현의 첫 단계라 할 수 있다.

유전자 발현은 DNA가 단백질 합성을 지시하는 과정으로 세포는 다양한 단계에서 유전자 발현을 조절할 수 있는데, 유기체는 다른 세포 모형을 생성하고 세포가 내부 및 외부 요인에 적응하는 것을 가능하게 한다. 이는 유전자가 지니고 있는 유전자형(genotype)이 밖으로 보이는 표현형(phenotype)으로 나타나기 위해 DNA에 저장되어 있는 유전정보가 단백질로 전환된다. 유전자 빌현은 DNA가 세포 내에서는 세포 내에 내재적으로 존재하는 전사기구(transcription machinery)에 의해 mRNA로 전사(transcription)되고 이어 번역기구(translation machinery)에 의해 단백질로 번역(translation)되어 유전자가 암호화하고 있던 최종 산물인 단백질을 만들 수 있다.

즉 DNA에서 단백질까지 만들어지는 과정은 전사(transcription)와 번역(translation) 두 단계를 거친다. 이 중 전사는 DNA에서 mRNA로 전환되는 과정이며, 번역은 mRNA에서

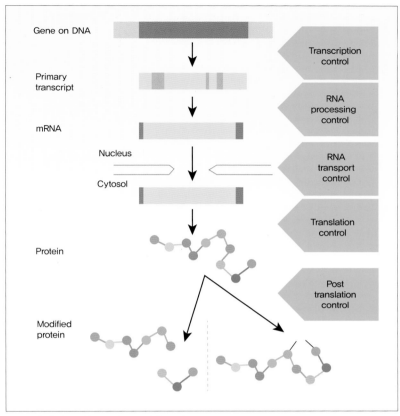

Figure 12-2. Gene Expression and Control

단백질이 만들어지는 과정으로 유전정보가 세포 내 핵 안에 DNA 형태로 보관되어 있다가 mRNA 형태로 다듬어져 세포질(cytoplasm)로 나오게 된다. 전사된 mRNA은 리보솜에서 특정 기능과 형태를 갖는 단백질을 만든다.

1) 유전자의 전사과정

전사(Transcription)는 RNA 중합효소(polymerase)가 DNA 주형(template)의 염기쌍 순서에 따라 핵염(nucleotide)을 차례로 중합하여 중합체 RNA 전사물(transcript)을 합성하는데, 이렇게 DNA 유전정보를 RNA에 옮겨 쓰는 과정을 말한다.

유전자 발현의 첫 번째 단계는 DNA 이중나선 중 한 가닥이 주형이 되어 자신의 정보를 매개체에게 전달해 주는 전사과정이다. 진핵생물의 경우 DNA 정보 매체는 세포의 핵 안에 있는 염색체에 존재하고 단백질의 합성은 세포질에서 이루어진다.

이 과정에서 염색체가 핵 밖으로 나가 번역되는 것은 물리적으로 불가능하기 때문에 단백질의 생산에 DNA의 암호가 직접 사용될 수 없다. 이에 mRNA는 DNA에서 전사를 통해 만들어지고 DNA의 단백질 정보를 전달해주는 중간 매체 역할을 한다.

전사과정은 개시(initiation) → 연장(elongation) → 종결(termination)의 단계가 순차적으로 진행되면서 긴 RNA 분자 하나가 합성된 후, 다시 개시 → 연장 → 종결의 단계가 또한 차례 진행되면서 또 하나의 RNA 분자가 합성되는 식으로 여러 차례 반복된다. 이로써 하나의 DNA 분자로부터 수 백 내지 수 만 개의 RNA 분자가 합성되는 순환·증폭이 일어나게 된다.

이렇게 RNA 합성과정은 RNA 중합효소가 DNA의 특정 구간을 반복적으로 읽어 그 염기서열이 전사물 RNA의 염기서열에 발현되는 것이다. RNA로 발현되는 DNA 구간을 유전자(gene)라고 하고, 나머지 구간은 비유전자 구간(intergenic region)이라고 한다.

전사과정에서 전사가 시작되는 곳을 전사원점(start site)이라고 하며 전사가 끝나는 곳은 전사종점(stop site)이라고 하는데, 전사원점에서부터 전사종점까지가 유전자이며 전사물로 발현되고, 그 이외의 구간은 발현되지 않는다.

개시단계는 유전자의 전사원점이 RNA 중합효소와 결합하여 개시복합체(initiation complex)를 형성하는 단계이며 개시복합체의 형성 여부에 따라 전사 여부가 결정되는 경우가 많다. 유전자 조절은 개시복합체 형성 이후 단계에서 전사의 진행이 조절되기도 하고, 전사과정 이후 RNA의 이어맞추기(splicing) 등 가공(processing) 과정, 단백질 합성의 번역과정, 단백질의 가공과정에서 조절되기도 한다.

유전자 발현 과정 중 마지막 단계인 단백질의 가공을 조절하는 것은 그 단백질의 기능이 필요할 때 가장 빠르게 대응할 수 있는 기작이지만, 필요 없을 때도 비활성 단백질을 합성하므로 비경제적이다. 이와 달리 맨 첫 단계인 전사 개시를 조절하는 것은 필요할 때 유전자 발현의 처음부터 끝까지 긴 과정을 거쳐야 하므로 대응이 오래 걸리고 느리지만, 매우 원천적이며 경제적이다. 따라서 전사 개시 조절 중에서도 개시복합체 형성 조절이 가장 원천적이고 경제적이라 할 수 있다.

이러한 개시복합체는 전사원점을 포함하여 형성되는데, 이 DNA 구간을 촉진자(promoter)라고 한다. 촉진자에는 RNA 중합효소뿐 아니라 개시인자들이 아주 정교하게 결합하여 개시복합체를 완성한다. 완성된 개시복합체에 핵염(nucleotide)이 첨가되면서 RNA 중합효소가 핵염 중합반응을 촉매하여 짧은 RNA가 처음 합성된다. 여기에 핵염이 추가되면서 RNA가 길어지며, 짧은 RNA는 개시복합체와의 결합력이 낮아서 잘 떨어져나가고 일정 길이 이상으로 커져야 비로소 안정적으로 붙어있게 된다.

결론적으로, 먼저 개시단계는 RNA 중합효소와 DNA 촉진자의 접촉이 별로 변하지 않은 채 RNA만 길어진다. RNA가 일정 크기에 이르면 촉진자와의 접촉이 떨어지고 DNA 접촉 부분이 이동하기 시작하여 촉진자가 비워지게 된다. 촉진자 비우기(promoter clearance)까지가 개시단계에 해당한다.

다음 연장단계는 RNA 중합효소가 촉진자를 벗어나 그 아랫부분 DNA의 염기서열을 읽어 그에 합당한 핵염들을 중합하면서 RNA의 길이가 꾸준히 늘어나는 과정이다. 이는 개시복합체보다 연장복합체의 안정성(stability)이 훨씬 높은 것이 특징이며, 높은 안정성이 지속적으로 유지된다. 전사가 시작하면 핵염 1억 개가 중합할 때까지도 연장복합체가 와해되지 않을 정도다. 그러나 연장 속도가 일정하지는 않다. DNA 구간에 따라서 잠깐 멈추었다가 진행을 재개하기도 하고, 심지어 뒤로 후진(backtrack) 했다가 적절한 조치 후 다시 앞

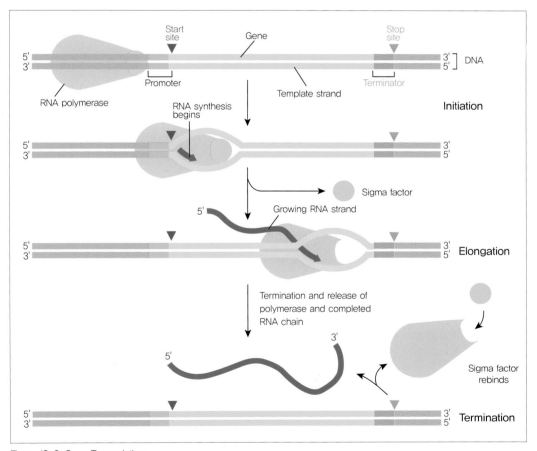

Figure 12-3. Gene Transcription

으로 전진하기도 하는 등 단조롭지 않다. 연장의 속도나 지속성, 연장복합체의 안정성 등을 연장인자가 조절하기도 한다.

마지막으로 종결단계는 연장복합체가 전사종점에 이르면 연장을 끝내고 생산물 RNA가 복합체에서 방출되면서 일어난다. 연장복합체의 안정성이 높기 때문에 복합체의 와해에 에너지가 필요하기도 하고, 개시단계에 못지않게 매우 복잡하고 정교한 기작에 의해서 종결이 일어나고 시공간적으로 조절된다.

2) RNA 이어맞추기(splicing)

유전자들의 염기서열은 엑손(exon)과 인트론(intron)으로 구성되어 있다. 유전자로부터 전사과정을 거쳐 RNA가 합성된 후 RNA 이어맞추기에 의하여 인트론들은 제거되고 엑손들만이 재결합되어 mRNA를 형성하고, 이 mRNA가 번역과정을 거쳐 단백질이 합성된다.

이러한 유전자의 엑손-인트론 구조는 단백질의 도메인(domain) 구조와 밀접한 관계에 있다. 여러 개의 구조 도메인을 가지는 단백질 유전자에 있어서 각 엑손이 하나의 단백질 도메인을 합성한다.

또한 단백질 합성에 전혀 기여하지 않는 인트론에는 DNA 서열 내에 RNA 이어맞추기를 조절하는 정보들이 내재되어 있다. 이는 유전자에서 단백질의 아미노산으로 번역이 되지 않는 부분인 인트론이 단백질 합성에는 직접 기여하지는 않지만 유전자 발현 조절에 있어서 중요한 역할을 하고 있음을 알 수 있다.

최근 잘못 조절된 이어맞추기 오류(missplicing)가 암의 발생, 진행과 항암제 내성과 연관되어 있다고 알려 졌다. 이러한 이어맞추기 오류는 이어맞추기에 필요한 스플라이세오솜(spliceosome) 구성 인자들의 발현 변화 및 돌연변이 뿐만 아니라 암과 관련된 유전자들의 이어맞추기 조절 부위 배열(sequence)에 발생한 돌연변이 등을 통해 일어난다고 보고되었다.

특히 스플라이세오솜 돌연변이는 스플라이세오솜 단백질들이 정상 단백질과는 다른 이어맞추기 부위(splice site) 인식 또는 선택적인 엑손 인식 등을 통해 암과 연관된 이어맞추기 오류를 유도할 수 있다. 따라서 이어맞추기 과정이나 스플라이세오솜 단백질들을 직접 표적화 할 수 있는 신약들에 대한 연구들이 진행 중에 있다.

3) 유전자 침묵(Gene silensing)

유전자 발현이 다양한 형태로 억제되는 현상을 유전자의 침묵이라고 한다. 유전자 침묵

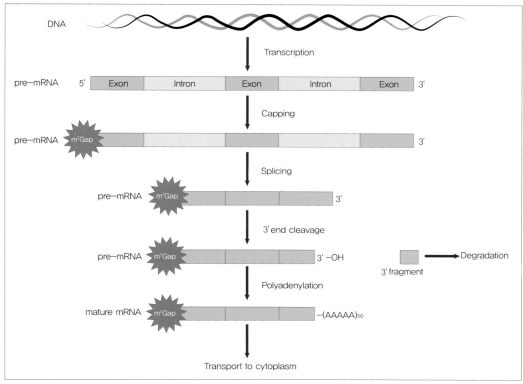

Figure 12-4. RNA Splicing

은 전사 시 유전자 침묵(transcriptional gene silencing, TGS)과 전사 후 유전자 침묵 (post-transcriptional gene silencing, PTGS)으로 크게 나누어진다.

전사 시 유전자 침묵은 DNA로부터 mRNA가 전사되지 않음으로써 침묵을 일으키는 현상으로 유전자의 메틸화(methylation) 또는 염색질(chromatin)의 구조변화 등이 관여하기 때문이다. 또한 전사 후 유전자 침묵은 전사는 평소처럼 이루어지지만, mRNA가 어떠한 원인에 의해 분해되거나 또는 전사가 저해됨으로써 유전자 발현이 억제되는 현상이다. 전사 후 유전자 침묵은 RNA 간섭(RNA interference, RNAi) 현상으로 완전히 이해될 수 있는데, Andrew Fire와 Craig C. Mello는 예쁜꼬마선충(C. elegans)에서의 RNA 간섭 현상을 밝혀낸 공로로 2006년 노벨 생리의학상을 수상하였다.

4) 유전자 암호표(Genetic code)

유전자 암호표는 DNA를 구성하고 있는 4가지의 염기(A, G, C, T)가 서로 조합해 20종류의 아미노산을 코딩하는 유전암호(coden)로 작용할 수 있다. 이들 염기들은 3개씩 조합을 이루어 64(4³)가지의 암호화 코드가 가능하며, 20종류 아미노산의 암호화에 필요한 수보다 훨씬 많은 암호가 생성될 수 있다.

1960년대에 유전암호의 번역과정에서 mRNA 염기서열의 3염기 단위가 코돈으로 작용해 아미노산을 끌어와 단백질 합성이 이루어진다는 사실이 밝혀지면서, mRNA의 특정 3염기 코돈에 대한 연구가 집중적으로 이루어졌다. 그리고 1966년 트리플렛(triplet)의 유전 암호표가 완성되었다.

20종류의 아미노산 중 메티오닌(methionine)과 트립토판(tryptophan)은 하나의 유전암호로 결정되며, 나머지 아미노산들의 결정에는 2~6종류의 트리플렛이 하나의 아미노산을 결정하는 유전암호로 이용된다. 메티오닌의 트리플렛인 AUG는 단백질 합성의 개시신호가 되어 mRNA의 번역에서 첫 번째 유전암호가 된다.

그에 비해 mRNA의 UAA, UAG 및 UGA 트리플렛은 아미노산을 결정하지 않는 단백질 합성의 종말신호로 작용한다. 즉, mRNA에서 단백질 합성의 개시는 AUG 트리플렛에서 시작하여 UAA, UAG, 또는 UGA 트리플렛으로 끝나게 된다.

3. 단백질 합성

전사과정에서 두 가닥의 DNA를 연결해주는 염기쌍에서 수소결합이 끊어져 이중나선 구조가 풀리며 RNA 중합효소(polymerase)에 의해 DNA 염기에 상보적인 mRNA가 합성된다. 이때 DNA 주형 가닥으로부터 G와 C는 각각 C와 G로 전사되며, T는 A로 전사가 되지만, A의 대응으로는 T가 아니라 U로 전사가 일어난다.

이렇게 합성된 mRNA는 세포질 밖으로 나와서 리보솜과 결합하여 유전정보에 따른 번역 과정을 거쳐 단백질이 합성된다. 세포질에 있는 리보솜은 작은 단위체(small subunit)와 큰 단위체(large subunit)가 결합된 구조로 mRNA 가닥을 따라 이동하며 아미노산을 결합해 단백질을 합성한다.

DNA에 간직되어 있는 유전암호는 4가지 염기의 배열에 저장되어 있는 1차원적 정보인데 비해 20종류 아미노산의 결합에 의해 만들어지는 단백질은 입체적인 3차원적 구조를 이루고 있다. 1차원적인 정보 매체인 DNA로부터 3차원적인 구조를 지닌 단백질의 합성과정에는 아미노산을 전달해주는 운반 매체가 필요하게 되는데, 이 어댑터(adaptor)가 운반 RNA로 불리는 tRNA(transfer RNA)이다.

tRNA는 mRNA의 코돈(codon)에 상응해 결합하는 3염기 단위의 안티코돈(anticodon)을 지니고 있다. 예를 들어, AGC 라는 mRNA의 코돈에 대한 tRNA의 안티코돈은 TCG로 세린(ser, serine)이라는 아미노산을 운반해 와서 다른 아미노산과 펩타이드결합을 통해 단백질 합성이 이루어진다.

이렇게 합성된 단백질은 3차원적인 구조화 과정을 거쳐 세포 내에서 물질대사에 관여하는 효소들, 혈액에서 산소를 운반해주는 헤모글로빈, 면역작용을 관장하는 면역글로블린 등과 같은 단백질로 전환되어 생명 현상 유지를 위한 특정 기능을 수행하게 된다

II. 유전자치료

◈ 서론

유전자치료는 이상 유전자를 치료하고자 하는 첨단 치료법으로, 이에는 환자의 세포에 새로운 유전자를 삽입하거나, 잘못 작동하고 있는 유전자를 제거하거나 또는 돌연변이가 일어난 유전자를 정상 유전자로 대체하는 방법 등이 있다. 유전자치료제는 유전물질 발현에 영향을 주기 위하여 투여하는 유전물질 또는 유전물질이 변형되거나 도입된 세포 중 어느 하나를 함유하고 있는 약제이다.

유전자치료제는 이론상 한 번의 처치로 질병의 근본적 원인을 제거하거나 또는 치료 효과가 오래 지속될 수 있다는 장점이 있다. 아울러 유전자치료라 불리기 위해서는 표적으로 하는 DNA가 충분히 구체적이어야 하고 해당 DNA가 질병에 직접적인 효과를 주어야 한다. 따라서 조혈모이식 또는 장기이식은 치료 과정에서 환자에게 다른 사람의 DNA를 사용하는 경우이지만 유전자치료라 부르지는 않는다.

유전자치료가 보다 쉽게 적용 가능한 질환으로는 단일 유전자의 결함에 의해 일어나는 낭포성섬유증(cystic fibrosis), 혈우병(haemophilia), 근위축병(muscular dystrophy), 지중해빈혈증(thalassemia), 겸상적혈구성빈혈증(sickle cell anemia) 등이 주요 대상이 된다. 결론적으로 유전자치료제는 현재 치료 방법이 없는 희귀·유전 질환이나 기존 치료법에 대한 미충족 수요가 높은 퇴행성·난치성 질환을 근본적으로 치료할 수 있도록 연구되고 있으며, 질병의 원인이 되는 유전자의 발굴 증가, 분자진단 기술의 발달, 유전자 전달체에 대한 이해도 증가로 인해 보다 다양한 질병에 대한 유전자치료제 개발이 가속화 될 것이다.

1. 유전자치료의 세포 유형

유전자치료는 표적으로하는 세포의 종류에 따라 체세포 유전자치료(somatic cell gene

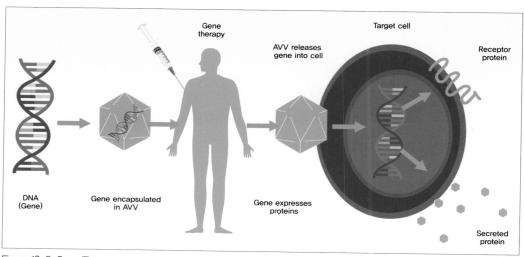

Figure 12–5. Gene Therapy

therapy, SCGT)와 생식세포계열 유전자치료(germline gene therapy, GGT)로 분류할 수 있다. 현재 대부분의 유전자치료는 체세포 유전자치료인데, 이는 치료하고자 하는 유전자를 체세포에 삽입하는 방법으로 삽입한 대상자의 유전자만 치료가 가능하며 다음 세대로의 전달이 되지 않기 때문이다.

1) 체세포 유전자치료

체세포 유전자치료는 시험관 내에서 근육세포, 간세포, 혈관 내피세포 등의 체세포에 정상 유전인자를 넣고 배양한 후 인체에게 다시 주입하는 방법이다. 이 방법은 체세포가 수명이 짧고 대개 세포분열이 잘 일어나는 세포가 아니므로 치료법이 영구적이지 않다는 문제점이 있다.

현재 체세포 유전자치료를 이용한 많은 임상시험이 진행 중이며 면역결핍증, 혈우병, 지중해 빈혈 및 낭포성 섬유증을 비롯한 심각한 유전질환에 중점을 두고있다. 하지만 유전질환의 완전한 교정이나 여러 유전자의 대체는 아직 가능하지 않다.

2) 생식세포 유전자치료

생식세포 유전자치료는 수정란이나 발생 초기의 배아에 생식세포(정자 또는 난자 세포) 유전자를 삽입하는 방법으로 삽입된 유전자가 일생동안 체내에 존재할 뿐만 아니라 다음 세대까지 영구적으로 영향을 미친다는 점에서 여러 기술적 · 윤리적 문제를 야기한다.

특히 유전자의 치료가 힘, 키, 피부 색 등의 변화 등 무분별한 치료를 방지하기 위해 호주, 캐나다, 독일, 이스라엘, 스위스, 네덜란드 등은 인간에게 적용되는 것을 금지하고 있다.

2. 유전자치료의 치료 방법

유전자치료는 투여경로에 따라 체내(In vivo)와 체외(Ex vivo) 유전자치료로 나눌 수 있다. 체내 유전자치료는 유전자를 함유한 전달체(벡터, vector)를 인체 내로 안정적으로 도입하기 위해 대상 세포나 조직에 치료 유전자를 직접 주입하는 방법이고, 체외 유전자치료는 체외에서 대상 세포에 치료 유전자를 도입하여 형질전환한 후 조작한 세포를 환자의 대상 조직에 주입하는 방법이다.

이들 치료 목표 유전자는 체내 혹은 체외 유전자치료 후 세포 내로 전달된 다음 핵 내로 이동하고 전사하여 mRNA가 다시 세포질로 이동하여 단백질의 발현이 원활하게 일어나면 최종적으로 치료가 성공적으로 이루어졌다고 예상할 수 있다.

1) 체내(In Vivo)

체내 방식은 체외 방식과는 달리 환자의 세포를 채취한 후 치료 목표에 대한 치료 유전자를 주입하지 않아도 되므로 특이성이 낮으며 비용이 절약되는 이점이 있다.

하지만 표적(target) 외의 조직 및 장기에서 치료 유전자가 발현되는 현상인 오프-타깃효과(Off-target effect)의 발생 가능성이 높으며 유전자 벡터가 목표 세포에 도달하기 전 면역반응이 일어남으로써 치료 효과가 저해될 수 있는 단점이 있다. 체내 방식의 대표적인 벡터에는 아데노바이러스(Adenovirus) 벡터 혹은 아데노 부속 바이러스(Adeno-associated virus, AAV) 벡터 등이 있다.

2) 체외(Ex Vivo)

체외 방식은 환자의 세포를 채취한 후 치료 목표 유전자를 세포 내로 주입 후 증식하면 유전자 도입세포(gene-modified cell)를 다시 환자의 체내에 주입하는 방법이다. 대표적인 유전자 도입세포의 종류는 T 세포, 줄기세포, 연골세포, 수지상세포, 종양세포 등이 있다. 이 치료방법은 치료 표적세포를 선별할 수 있다는 이점이 있다.

이는 체내 방식의 단점인 오프-타깃 효과 및 바이러스 전달체로 인해 유발될 수 있는 면역반응을 최대한 줄일 수 있다. 또한 체외에서 목표 유전자 전달한 후 환자에게 주입 전 형질전환된 세포의 기능 평가 수행이 가능함으로 최상의 안정성 및 세포의 효능을 확보할 수 있다.

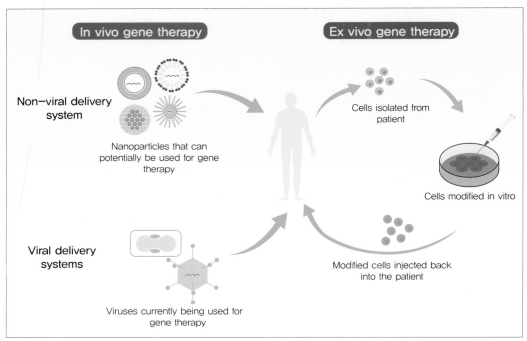

Figure 12-6. In Vivo Gene Therapy and Ex Vivo Gene Therapy

체외 방식의 대표적인 벡터에는 레트로바이러스(Retrovirus) 벡터 혹은 렌티바이러스(Lentivirus) 벡터 등이 있다.

3. 유전자 전달방법

유전자치료에서 다양한 벡터(vector, 운반체)와 유전자 도입 기술들은 화학 · 생물학적 특성에 따라 고유한 장점과 한계점을 보유하며, 이를 극복하는 방향으로 기술 발전이 진행되고 있으며 효과적인 유전자 전달방법의 개발은 유전자치료의 임상적 · 상업적 성공의 가장 큰 요소이다.

유전자를 생체 내로 전달하는 물질인 벡터를 정확한 위치로 운반하기 위해 바이러스를 대표적으로 이용하고 있으며, 벡터의 바이러스 이용 여부에 따라 바이러스성 벡터 혹은 비바이러스성 벡터로 나눌 수 있다.

현재 가장 많이 이용되고 있는 유전자 전달체는 바이러스 벡터이며, 그 다음이 플라스미드 DNA, 그리고 리포솜을 이용한 리포펙션(lipofection) 순이다. 바이러스 벡터 중에서는 아데노바이러스 벡터가 가장 많이 이용되고 있으며, 레트로바이러스, 벡시니아 바이러스, 그리고 아데노 부속 바이러스(adeno-associated virus, AAV)가 그 다음으로 사용되고 있다.

표 12-1. 바이러스성 벡터와 비바이러스성 벡터

구분	바이러스성 벡터	비바이러스성 벡터
종류	Adenovirus, AAV(Adeno-associated virus) HSV(Heroes simplex virus), Lentivirus 등	Naked DNA, Liposome, 고분자, 나노입자, Electroporation, Gene gun 등
장점	효과적인 유전자 도입률 바이러스별로 안정적 혹은 일시적 발현 유도 선택가능	상대적으로 안전하게 유전자 도입 도입 유전자 크기에 제한이 없음
단점	안정성, 면역반응성 유발 가능 도입 유전자 크기에 제한	유전자 도입의 상대적 비효율성 도입 유전자 발현이 일시적임

1) 바이러스성 벡터

바이러스성 벡터는 바이러스 자신이 가지고 있는 유전자를 다른 숙주로 운반하여 복제 및 증식이 가능하게 한다. 이러한 바이러스 특성을 이용하여 병원성을 제거하고 유전자치료에 운반체로 사용한다. 바이러스 벡터는 바이러스 유전자의 대부분 혹은 일부 필수 유전자를 없애 복제할 수 없게 만든 후 치료 유전자를 삽입하여 제조한다.

이들은 상당히 고효율로 유전자를 전달할 수 있으나 바이러스 종류에 따라 대량생산의 어려움, 면역반응 유발 가능성, 독성 혹은 복제 가능 바이러스의 출현 가능성 등의 단점을 지닌다. 바이러스성 벡터는 체액성 면역반응이 유발되어 의도하지 않는 독성 또는 부작용이 나타날 수 있다. 또한 반복 투여를 하는 경우에는 항체의 중화능력이 강화되어 반복 투여에 의한 유효 용량이 문제될 수 있다. 이 문제점들은 비바이러스성 벡터를 활용함으로써 피할 수 있으며 또한 복제 가능 바이러스 오염 위험성도 없앨 수 있다.

바이러스성 벡터는 바이러스 고유의 증식기전을 이용한 유전자 운반체로 레트로바이러스(Retrovirus), 아데노바이러스(Adenovirus), 아데노-연관 바이러스(Adeno-associated virus, AAV), 헤르페스 심플렉스 바이러스(Herpes simplex virus)와 폭스 바이러스(Pox virus) 등이 있다.

(1) 레트로바이러스(Retrovirus) 벡터

레트로바이러스 벡터는 1990년 미국 국립보건원(NIH)에서 최초로 유전자치료 임상시험에 사용된 벡터로서 유전질환, 암질환, 류머티스관절염 등에 대한 유전자치료 임상에 활용되고 있다. 레트로바이러스는 RNA 바이러스로서 입자가 세포막을 통과해 세포 내로 들어간 후 역전사(reverse transcription)에 의해 바이러스의 게노믹 RNA(genomic RNA)가 상보적인 DNA로 전환된다.

전환된 게노믹 DNA(genomic DNA)는 인터그레이스(integrase)에 의해 숙주세포의 게 놈에 삽입되고, 이후 숙주세포의 유전자처럼 전사 · 해독되는 과정을 거쳐 바이러스의 게노믹 RNA와 바이러스 단백질을 생산한다. 만들어진 바이러스 게노믹 RNA는 바이러 스 단백질과 세포막으로 구성된 바이러스 구조물에 포장(packaging)되어 최종적인 바 이러스 입자가 만들어져 세포 밖으로 방출된다.

이 과정에서 게노믹 RNA에 존재하는 특정 염기서열 부위가 포장 신호 역할을 수행한 다. 즉 바이러스 게놈의 다른 부분이 모두 존재하더라도 포장 신호 부분이 결손 되어 있 으면 그 RNA는 포장될 수 없고 반대로 바이러스 게놈의 다른 부분은 모두 없더라도 포 장 신호를 가지고 있는 RNA는 바이러스 입자에 포장될 수 있다.

이러한 특성을 활용하여 레트로바이러스의 게놈에서 바이러스 단백질을 암호화하는 부 위를 제거한 후 이 부분에 치료 유전자를 삽입하면 이 재조합된 RNA는 레트로바이러 스 입자에 포장되어 치료 유전자를 가진 재조합 바이러스가 만들어진다. 이 재조합 바 이러스를 표적세포에 접촉시키면 바이러스는 세포 내로 들어간 후 역전사 과정에 의해 바이러스의 게노믹 RNA가 DNA로 전환되고 이후 숙주세포의 염색체에 삽입되어 치료 유전자가 발현되게 된다.

게다가 재조합 레트로바이러스의 게놈에는 바이러스의 단백질을 암호화하고 있는 유전 자가 결손되어 있으므로 바이러스 단백질을 생산할 수 없어 더 이상 바이러스를 만들 수 없다. 이와 같은 방법을 통해 치료 유전자를 포함하는 재조합 레트로바이러스를 만들 수 있고, 이를 통해 치료 유전자를 표적세포에 전달할 수 있다.

특히 레트로바이러스는 분열하는 세포에만 감염할 수 있기 때문에 표적세포를 체외에 서 배양하면서 유전자를 전달하는 체외(ex vivo) 방식을 통한 유전자 전달에 주로 활용 되고 있으며, 주요 표적세포는 혈액줄기세포를 포함한 다양한 줄기세포들, 면역세포, 섬유아세포 등이다.

(2) 아데노바이러스(Adenovirus) 벡터

아데노바이러스 벡터는 최초로 상용화된 유전자치료제에 사용되고 있는 유전자전달체 로서 암 치료제, 백신 등의 개발에 주로 활용되고 있으며 척추질환 분야 등에서도 그 가 능성이 확인되고 있다.

1세대 아데노바이러스 벡터는 바이러스 복제에 필수적인 E1 유전자를 결손시킨 뒤 치 료 유전자를 삽입하여 제조되고 매우 높은 농도로 생산이 가능하며 유전자 발현효율이 매우 높다. 그러나 생체 내 근육주사 혹은 정맥주사와 같은 투여경로의 경우 강력한 면역반응이 유도되어 유전자 발현 기간이 2주 이상 지속되기 어렵다.

2세대 아데노바이러스 벡터는 1세대 벡터의 면역학적 문제를 극복하기 위해 바이러스 게놈에서 E1 유전자 이외의 다른 부위를 추가로 제거하거나 결손시킨 벡터로 1세대 벡터에 비하여 유전자 발현 지속기간이 연장되었으나, 생산 수율을 낮추는 단점을 지닌다. 3세대 유전자 미함유(Gut-less) 아데노바이러스 벡터는 기존 벡터의 면역학적 문제를 완전히 해결하기 위하여 ITR(inverted terminal repeat)과 포장 신호 부위를 제외한 모든 바이러스 유전자를 제거한 벡터로서 외부 유전자 발현이 80일 이상 유지되며 최대 35 kb 크기의 치료 유전자를 삽입할 수 있는 장점을 지닌다. 하지만 높은 농도의 바이러스를 얻기 힘들어 대량생산하기 어려운 문제점을 가지고 있다.

(3) 아데노-연관 바이러스(Adeno-associated virus, AAV) 벡터

AAV 벡터는 바이러스 복제에 필수적인 rep, cap 유전자를 치료 유전자로 대체하여 제조하며, rep, cap 단백질을 제공할 수 있는 플라스미드와 아데노바이러스와 같은 헬퍼 바이러스(helper virus)를 함께 넣어주어 재조합 AAV 벡터를 생산한다. 이 바이러스 벡터는 혈우병과 같은 유전질환, 류머티스관절염 치료제 등의 개발에 활용되고 있다. 다양한 세포에 효율적으로 감염할 수 있으며 심각한 면역반응을 유도하지 않는 장점을 가지고 있지만, 삽입할 수 있는 치료 유전자 크기의 한계와 대량생산하기 어려운 문제점을 가지고 있다.

2) 비바이러스성 벡터

비바이러스성 벡터는 일반적으로 면역반응을 유도하지 않으며 독성이 낮고 대량생산이 용이하다는 장점이 있지만 유전자 전달 효율이 낮고 그 발현이 일시적이라는 단점을 가지고 있다. 이러한 낮은 전달 효율을 극복하기 위한 방안으로 효과적인 지질 또는 양이온성 고분자 전달체를 개발하거나 전기천공법(electroporation)을 이용하는 비바이러스성 유전자 전달체에 대한 연구·개발이 이루어지고 있다.

(1) Naked DNA

비바이러스성 유전자 전달체의 가장 단순한 형태는 naked DNA이다. 명칭 그대로 다른 물질과의 결합없이 플라스미드 DNA 자체가 유전자치료제로 활용되는 것으로서 가

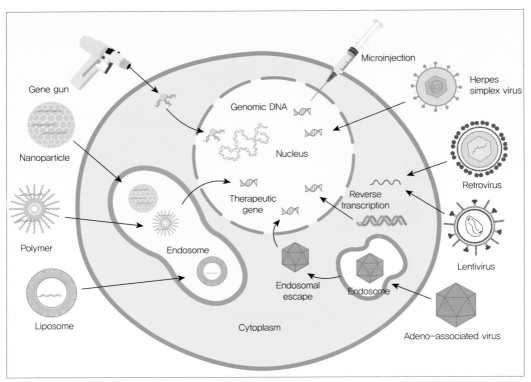

Figure 12-7. Vector Engineering, Strategies and Targets in Cancer Gene Therapy

장 안전하며 대량생산이 용이하다. 그러나 naked DNA를 통해 유전자를 전달할 수 있는 조직은 골격근, 심근, 갑상선, 뇌, 비뇨기 등으로 한정되어 있으며, 유전자 발현 효율이 낮고 발현 기간이 일시적이라는 단점을 지닌다.

따라서 naked DNA는 일시적이고 국부적인 유전자 발현에 의해 치료효과를 기대할 수 있는 혈관신생 유전자치료제 및 DNA 백신 개발에 활용되고 있다. Naked DNA 벡터의 유전자 발현 효율을 향상시키기 위해서 다양한 물리적 · 화학적 방법들이 연구되고 있다.

(2) 양이온성 지질/폴리머의 복합체(Polycationic lipid/polymer, Liposome)

양이온성 지질(리포솜) 혹은 양이온성 폴리머는 폐, 뇌, 암세포, 혈관 내피세포와 같이 naked DNA의 유전자 전달효율이 낮은 조직으로 전달 효율을 향상시킬 수 있다. 그러나 양이온성 지질의 경우 혈액 내 인자들과의 비특이적 상호작용 및 면역 독성을 유발할 가능성이 있다.

(3) 전기천공법(Electroporation)

전기천공법은 원래 체외에서 세포에 유전자를 전달할 때 사용되어 오던 방법으로, 1990 년대 말 생체로의 직접적인 DNA 전달에도 적용될 수 있음이 증명된 후 피부세포, 간세포, 암세포, 골격근 등 다양한 조직으로의 유전자 전달에 활용되고 있다.

Naked DNA에 비해 유전자 발현효율이 높고 발현기간을 연장할 수 있는 장점을 지니고 있으나, 임상에 적용되기 위해서는 광범위한 안전성 시험이 필요하다.

(4) 유전자총(Gene gun)

유전자총은 금 입자를 DNA로 코팅한 후 헬륨 가스를 이용하여 총 모양의 기구로 유전자를 생체 내로 전달하는 기술이다. 금 입자가 침투할 수 있는 깊이의 한계 때문에 주로 피부세포로의 유전자전달체로 이용되며 유전자 발현량이 낮고 발현 지속기간이 짧기 때문에 주로 유전자백신 연구에 활용되고 있다.

표 12-2. 비바이러스성 벡터의 장단점

벡터 종류	장점	바이러스 벡터
Naked DNA / plasmid	• 공정, 보관 등이 간단하고 경제 비용 저렴 • 낮은 항원성 • 우수한 안정성	• 단기간 발현 • 유전자 전달 효율 저조
Polycationic lipid 및 polymer	• 공정, 보관 등이 간단 • 우수한 체외 유전자 전달효율 • 낮은 항원성 • 우수한 안정성	• 체내 유전자 전달 효율 저조 • 단기간 발현 • 임상 연구 사례 미흡
Electroporation	• 우수한 유전자 전달 효율 • 단백질 도입 활용 가능	• 전기적 충격 위험 • 도입부위 세포 및 조직 손상 가능성
Gene gun	• 체외 유전자 전달로의 개발 용이 • 우수한 안정성	• 유전자 전달 효율 저조 • 제한적 사용

4. 유전체 편집(Genome editing)

다양한 벡터가 주로 외래 유전자를 세포에 전달시키는 것이 목적이라면, 유전체 편집 기술은 유전자 첨가 · 제거 · 교정 등이 모두 가능하다. 유전체 편집은 생체 밖에서 유전체를 줄기세포 등에 처치한 후에 이 세포를 인체에 주입하는 방법과 편집 장치를 직접 표적조직에까지 전달해서 편집하도록 하는 방법으로 나누어진다.

유전체 편집을 위해 유전체의 특정 지점에 변형을 가하려면 핵산가수분해효소(nuclease)에 의한 이중가닥 절단(double-strand break)이 필수적인데, 이를 위해 여러 다양한 기술이 개발되어왔다.

이 중 유전자가위는 전체 유전자 중에서 원하는 유전체 부위를 특정하게 절단할 수 있는 기능을 갖는다. 즉 유전자가위는 핵산가수분해효소를 이용하여 인체에 존재하는 수십억 개의 염기쌍 중에 원하는 위치만 특정하게 절단할 수 있도록 만든 물질이다.

유전자가위는 유전자 적중(targeting)→절단(cutting)→복구(repair)의 3단계를 거친다. 유전자 적중은 유전자가위가 원하는 염기서열에만 선택적으로 달라붙는 단계로 유전자 선택에 단백질을 이용한 1세대 및 2세대 기술과 RNA를 이용하는 3세대 기술로 구분한다. 절단은 제한효소와 비슷한 핵산분해효소에 의해 이루어지지만 특정 조건을 만족한다면 어디든지 원하는 위치를 자를 수 있다는 점이 다르다. 복구는 세포의 자체적인 회복 기작에 따라 이루어진다.

이러한 유전자가위는 인공 핵산가수분해효소로 18~40개로 구성된 염기서열을 특이적으로 인식하여 DNA 두 가닥을 절단하도록 고안된 효소이다.

모든 인체세포에는 절단(손상)된 부위에 대해 이를 효과적으로 복구하는 두 가지 수선체계가 존재하는데, 이에는 비상동재접합(non-homologous end joining, NHEJ)과 상동재조합(homologous recombination, HR)이 있다.

먼저, 비상동재접합은 절단 부위를 그대로 이어주는 효과적인 복구 시스템이다. 이를 이용하면 유전자가위를 도입한 세포에서의 높은 비율로 돌연변이를 유도할 수 있다. 즉 특정 유전자의 단백질 암호화 서열에 격자 이동(frameshift)을 야기하여 그 유전자의 기능이 녹아웃(knock-out)된 세포주나 동·식물체를 제작할 수 있다. 이 과정에서 가끔 몇 개의 염기쌍이 삽입되거나 제거되기도 한다.

또한 두 쌍의 유전자가위를 동시에 세포 내로 도입하여 두 군데의 DNA를 절단하면 수천~수백만 단위의 DNA 절편이 만들어지고 이들이 다시 수선되는 과정에서 중복, 결실, 역위, 전좌 등의 구조적 변이가 발생하는데, 이를 통해 특정 유전체를 원하는데로 편집하여 재배열할 수 있다..

다음 상동재조합은 비상동재접합과는 달리 삽입 및 제거(insertion/deletion)를 수반하지 않는 정교한 DNA 수선체계이다. 일반적으로 절단된 이중나선 DNA의 수선은 다른 한쪽의 염색분체(chromatid)와 같이 동일한 염기서열을 가진 DNA 부위를 주형으로 하여 그 유전정보를 복사하여 절단된 부분을 복구하는 것으로 염기서열의 삽입이나 제거 등과 같은 오류가 발생하지 않는다.

이러한 원리를 이용하여 절단된 DNA 주변과 동일한 염기서열을 포함하는 적중 운반체

(targeting vector)를 유전자가위와 함께 세포에 도입하면, 원하는 위치에서 손쉽게 특정 유전자의 발현을 유도 또는 제어할 수 있어 녹인(knock-in)된 세포주나 동·식물체를 제작할 수 있다.

현재까지 개발된 유전자가위로서 1세대 유전자가위는 아연집게 핵산가수분해효소(zinc finger nuclease, ZFN), 2세대 유전자가위는 TALEN(transcription activator-like effector nuclease), 3세대 유전자가위는 CRISPR(clustered regularly interspaced short palindromic repeats)-Cas9이다.

1) 1세대와 2세대 유전자가위

ZFN은 유전자 적중(gene targeting)에 zinc finger motif를 DNA와 결합하는 도메인으로 사용하고, TALEN은 식물 병원체(Xanthomonas spp.)의 TAL effector 단백질을 DNA 결합 도메인으로 사용한다.

ZFN과 TALEN은 기존의 유전자 변이를 일으키는 방법에 비해 특이성과 효율성에서 장점이 있어 세포 수준뿐만 아니라 다양한 동·식물의 DNA 변이를 일으키는데 이용되었지만 표적 DNA가 달라질 때마다 단백질을 변형시켜야 하는 어려움이 있고 비용과 시간이 많이 들며 취급이 어렵다는 단점을 갖고 있다.

특히 ZFN은 유전자 적중에 이용되는 인식 부위가 짧아 비의도적인 오프타깃 효과(Off-target effect)를 일으킨다는 점에서 안전성도 낮은 편이다. 이에 비해 TALEN은 인식 부위가 상대적으로 길고 단백질 기반으로 결합하기에 특이성이 높아 오프타깃 효과가 거의 일어나지 않는다는 장점이 있다.

2) 3세대와 4세대 유전자가위

3세대 유전자가위와 1세대 또는 2세대 유전자가위와의 차이는 생산과정의 간소화이다. 유전자가위는 원하는 유전체 부위를 특정하게 인지하는 것이 핵심인데, 이러한 기능을 위해 1세대와 2세대 유전자가위는 복잡한 단백질 공정(protein engineering)을 거쳐야 했지만 CRISPR-Cas9은 Cas9 단백질이 DNA 염기서열과 상관없이 언제나 공통적으로 사용할 수 있어 한 번에 대량생산할 수 있다는 장점을 가지고 있다.

게다가 3세대 유전자가위는 1세대와 2세대에 비해 구현되는 기전이 완전히 다르다. CRISPR은 1987년 일본에서 산업적으로 이용되는 유산균에 감염되는 파지(phage)를 연구하다가 원핵생물체에 짧은 반복 염기서열이 유사하게 존재하는 것을 발견하였다. 이 후 이 염기서열에 CRISPR이라는 이름이 붙여졌고, 2007년 CRISPR은 박테리아가 외부 침입에 대응하는 면역체계의 일부임을 확인하였다.

다른 유전체 편집기술들이 대개 표적 DNA 서열을 인식하고 절단하기 위해서 까다로운 핵산가수분해효소 설계 과정을 거쳐야 하는 반면에 CRISPR-Cas9는 표적 DNA에 상보적인 서열의 짧은 안내 RNA(guide RNA, gRNA)를 제작하기만 하면 된다는 것은 커다란 장점이다. 유전체 편집기술은 바이러스에 의한 유전자 추가 기술에 비해, 중계 연구(translational research)는 초기 단계에 있지만 그 잠재력은 크다고 볼 수 있다.

최근 4세대 프라임 에디팅(prime editing)은 2019년 미국 브로드연구소에서 최초로 발표한 유전자가위 기술이다. 이는 기존 3세대 유전자가위 기술인 CRISPR-Cas9 유전자가위 기술과 역전사 효소를 이용해 유전자 교정을 하는 방식의 기술이다.

표 12-3. 유전자 교정 기술의 종류와 특성

	ZFN	TALEN	CRISPR	Meganucleases
뉴클라아제	Fok1	Fok1	Cas9	다양함
DNA 결합 방법	Zinc finger 단백	TALE 단백	가이드 RNA	단백질
타입	퓨전 단백질	퓨전 단백질	단백질 + RNA	자연적으로 발생하는 제한효소들
유전자 조작의 용이성	어려움	중간 정도 어려움	쉬움	어려움
결합 부위	2군데 • ZFN monomer (9-18bps) • ZFN pair(18-36bps)	2군데 • TALEN momomer (14-20bps) • TALEN pair(28-40bps)	1군데 18-22bp guide sequence +3gb NGG protospace adjacent motif(PAM) • >44bp for double nicking	1군데 • 14 to 40bp
특이성	매우 높음	매우 높음	매우 높음	매우 높음
멀티플레싱의 용이성	낮음	낮음	높음	높음
면역성	낮음	가능하지만 정도는 알려져 있지 않음	가능하지만 정도는 알려져 있지 않음	가능하지만 정도는 알려져 있지 않음
타깃팅 시 제한점	G가 많은 염기서열이 있어야함	TALEN monomer를 위한 5′서열이 반드시 T여야만 함	원하는 부위에 PAM 염기서열이 존재해야함	새로운 염기서열은 타깃팅할 수 없음

만능 4세대 유전자가위

1987년 대장균의 단백질 유전자를 연구하던 중 특이한 유전자 서열을 발견한다. 이 구조는 일정한 간격을 두고 회문 구조(palindrome) 형태의 유전자 서열이 반복되고, 반복서열과 반복서열 사이에는 항상 일정한 크기의 간격 서열(무작위 스페이서)이 끼워져 있는 형태를 하고 있다. 회문구조는 DNA 염기서열이 역순으로 배치돼 앞뒤 어느 방향으로 읽어도 똑같이 읽히는 구조이다. 1994년 최초의 세균 유전체 지도가 나오면서 이러한 특이한 염기서열을 '앞뒤가 같은 서열인 구조인 짧은 회문 구조가 간격을 두고 반복되는 구조의 집합체' 즉 CRISPR(Clustered Regulary Interspaced Short Palindromic Repeats)라고 하였다.

2007년 유산균의 파지 감염을 막기 위한 연구에서 특이한 회문 구조의 CRISPR 정체를 밝히게 되었다. 대부분의 유산균을 죽게 만든 파지에 내성을 가진 유산균도 획득면역 능력이 있다는 사실을 알게 되었으며, 그 획득면역의 핵심적 역할을 CRISPR 서열이 한다는 것까지 알게 되었다. 이는 침입한 파지 DNA를 기억해 나중에 동일 파지가 침입했을 때 그 파지를 찾아내서 DNA를 잘라버리는 원리이다.

예를 들어, 세균에 파지 DNA를 삽입하면 세균은 DNA의 일부를 잘라서 CRISPR 서열에 삽입시킨다. 이 서열을 전사하게 되면 파지 식별 DNA가 있는 스페이서 부분은 파지 DNA를 인식하는 상보적인 서열이 되고 회문 구조가 있는 반복 부분은 일종의 뼈대(가위)가 된다. 이를 gRNA(guided RNA)라고 하고 Cas9(CRISPR−associated protein9)이라는 효소에 결합하여 파지의 DNA를 자르게 된다.

이로서 Cas9은 gRNA가 인식한 파지 DNA를 잘라서 기능을 못하게하여 파지에 대한 면역능력을 가지게 된다.

이러한 CRISPR는 1987년 처음 발견된 이후 미생물이 바이러스를 없애기 위해 가지고 있는 면역체계로 규명되었다. 즉 세균이 세균 특이적 바이러스인 박테리오파지에 감염되면 대부분 세균은 죽지만 일부는 살아남아 바이러스의 DNA 일부를 잘라 자신의 유전체에 차곡차곡 삽입하여 영역을 만든다.

만들어진 CRISPR 영역은 RNA로 전사되고 잘게 쪼개진 후 세포 내 Cas9 단백질과 결합해 RNA−단백질 복합체를 형성하고 다시 같은 바이러스가 세균에 침입하면 CRISPR−Cas9 복합체가 바이러스 염기서열을 인식해 결합한 후 절단해 세포를 보호한다.

CRISPR는 가이드 RNA(gRNA) 역할을 해 일단 DNA에서 바꾸길 원하는 표적 DNA를 인식하면 CRISPR−Cas9 복합체를 이루어 DNA 이중가닥을 모두 자른다. 다음 절단 부위에 원하는 DNA 시

퀀서를 추가하면 유전자 교정이 완료된다.

2012년 Cas9 단백질에 기반해 DNA 편집을 수월하게 만드는 CRISPR-Cas9 기술이 개발되었고, 이는 이전의 유전자편집 기술보다 간단하고, 빠르고 저렴하고 정확하다는 장점을 가지고 있다.

이러한 CRISPR-Cas9 기술 개발에 대해 2020년 노벨화학상 공동수상자로 제니퍼 다우드나(Jennifer A. Doudna)와 에마뉘엘 샤르팡티에(Emmanuelle Charpentier)가 선정되었으며, 이들은 유전자가위인 CRISPR-Cas9 작동원리를 시험관 실험으로 규명해 새로운 유전체 교정 기법 개발에 기여한 공로를 인정받았다.

이는 CRISPR 유전자가위를 통해 동물과 식물, 미생물의 DNA를 정교하게 바꿀 수 있게 되는 등 생명과학 기술의 혁명이라고 평가할 수 있다.

수상자들은 CRISPR-Cas9 복합체에 기존의 crRNA(CRISPR RNA) 이외에 tracrRNA(trans-activating CRISPR RNA)가 존재함을 알아내고 이 tracrRNA가 CRISRP 영역이 전사된 후 여러 개의 crRNA로 쪼개지는데 결정적 역할을 한다는 사실을 최초로 규명했다.

이어 crRNA와 tracrRNA의 주요 부위를 연결한 single guide RNA(sgRNA)를 결합시킨 Cas9-sgRNA 복합체가 시험관에서 sgRNA와 상보적 염기서열을 지닌 표적 DNA를 절단할 수 있음을 입증했다.

기존의 CRISPR-Cas9의 가장 큰 장점은 DNA에서 원하는 부위를 정확하게 잘라내는 능력이지만 DNA 염기서열은 별도로 넣어 교정한 성공률은 지금까지 10% 이하여서 사실상 유전자치료에 적용하기 어렵다는 한계가 있었다. 이 때문에 CRISPR-Cas9의 한계를 극복할 유전자 교정 기술을 계속 연구해왔고, 현재 프라임 에디팅(prime editing)이라는 새로운 4세대 유전자 가위 기술이 등장하게 되었다.

다시 말하면 CRISPR 유전자가위는 유전자의 제거·삽입·치환을 유도해 기초 연구 및 유전자치료 등 다양한 분야에 이용되어 왔지만 낮은 정확도로 유전질환 치료에 적용하기에는 한계가 있었다. 이를 극복하고자 기존 CRISPR 유전자가위보다 높은 정확도로 유전자를 편집하는 프라임 에디팅 기술이 개발되었다. 이러한 프라임 에디팅은 기존 CRISPR와 작용 기전에 차이가 있다. 기존 CRISPR는 DNA의 이중가닥을 모두 절단한 후 세포가 DNA를 자연적으로 복구하는 기전이다. 반면, 프라임 에디팅은 DNA 이중가닥 중 단일가닥만 절단한 후 역전사효소를 통해 원하는 염기서열을 직접 삽입하는 기전이다.

결론적으로 유전자가위는 인간을 비롯한 생명체의 DNA를 교정해 주는 생명과학 실험실내 혁명을 넘어섰다고 볼 수 있으며 특히 신약 개발과 동·식물 생명공학 분야에 막대한 영향을 미칠 것으로 예상한다.

III. 유전자치료제의 개발

◈ 서론

유전자치료(Gene therapy)는 유전자(gene)를 환자에게 투여함으로써 난치 · 희귀질환을 치료하는 새로운 전략이다. 즉 기존의 화학 치료법에서 화학물질이 의약품으로 사용되고, 단백질 치료법에서 단백질이 의약품으로 사용되는 것처럼 유전자치료법에서는 유전자가 의약품으로 사용된다.

따라서 유전자가 의약품으로 사용되어 환자의 몸속에서 기능을 발휘하기 위해서는 유전자가 환자의 세포 안으로 잘 전달된 후 유전자 발현과정이 효과적으로 이루어져 유전자의 최종 산물이 효과적으로 생산되어야 한다. 하지만 유전자 자체만으로는 환자 세포로의 전달 및 유전자 발현과정이 제대로 이루어지지 않기 때문에 이 과정을 효과적으로 매개할 수 있는 유전자전달체(벡터, gene delivery vehicle, gene delivery vector)가 필요하다.

유전자치료의 개념이 1980년대 이전부터 있었음에도 불구하고 1990년 최초의 임상시험이 시작된 것은 유전자치료에 사용할 수 있는 수준의 유전자전달체가 개발되었기 때문이다. 이와 같이 유전자치료제(gene therapeutics, gene medicine)는 치료 유전자(therapeutic gene)와 유전자전달체의 두 가지 요소로 구성된 의약품이다.

1. 유전자치료제의 연구

유전자치료제는1972년 데오도어 프리드만(Theodore Friedmann)이 단일 유전자 장애 (monogenic disorder)를 치료하는 하나의 방법으로 유전자치료의 가능성을 제시한 것이 그 시초라 볼 수 있으며, 1990년대 초반에 임상시험의 형식으로 환자에게 시행되기 시작 하였다. 이러한 시도는 일부 성공적인 결과를 가져온 경우도 있었지만, 치료 효과가 없거나 또는 예기치 않은 부작용으로 환자가 사망하는 결과를 반복적으로 초래함으로써 많은 논란을 가져왔다.

이에 1996년 미국 국립보건원 자문단은 이러한 사태의 원인으로 바이러스 벡터(vector)나 표적세포, 그리고 질병에 대한 생물학적 지식이 아직 충분하지 못한 점을 지적하고 연구자들에게 유전자치료방법에 관한 기초과학에 보다 집중할 것을 권고하였다.

이후 임상시험은 새로운 벡터의 개발과 표적세포에 대한 보다 깊은 이해를 바탕으로 1990년대 후반에서 2000년대 초반에 다시 본격적으로 활기를 띠게 되었다.

이 당시 임상시험은 일반적으로 표적세포에서의 안정된 유전자 변형과 일부 사례에서 치료

효과 또한 입증하였으나, 오히려 유전자 전달 효율성이 높아져서 유전자 삽입과 관련한 유전독성(genotoxicity)이 생긴다거나, 유전자 변형세포가 환자 면역계에 의해 파괴된다거나 일부 벡터에 대해 면역반응이 일어나는 등의 심각한 문제들이 발생하게 된다.

이에 지난 10년간 유전자치료와 관련한 기초과학은 많은 발전을 이루었으며 안전성과 효율성이 상당한 정도로 개선되었다. 이에 따라 미국에서는 2017년 유전자 또는 유전자 변형세포에 기반한 치료제들이 처음으로 미 FDA의 승인을 받았으며 수십 개의 치료법들이 미국을 포함한 전 세계의 규제기관으로부터 획기적인 치료법이라는 평가를 받게 되었다.

2. 유전자치료제의 승인

최초 유전자치료제로는 2012년 유럽연합(EU)에서 승인된 지단백 리파제결핍 치료제인 글리베라(Glybera®, Alipogene tiparvovec)가 있었으나 2017년 수요 부족으로 판매가 중단되었다. 이후 2015년 미 FDA에서 승인된 흑색종 치료제인 항암백신 임리직(Imlygic®, Talimogene laherparepvec)이 유전자치료제의 시작이라 할 수 있다.

2017년 환자에게서 추출한 T 세포를 유전적으로 변형한 후 다시 주입하는 CAR-T 세포치료제로 킴리아(Kymria®, Tisagenlecleucel)와 예스카르타(Yescarta®, Axicabtagene ciloleucel)가 미 FDA에서 승인되었는데, 이 두 약제는 암 치료를 위한 면역세포·유전자치료제로서 면역세포의 유전자를 조작함으로써 항암 능력을 높였다.

따라서 킴리아를 최초의 면역세포·유전자치료제라 할 수 있지만 2017년 미 FDA가 럭스터나(Luxturna®, Voretigene neparvovec)를 '유전성 망막질환 치료'에 승인하면서, 이 약제가 실제적으로 최초의 유전자치료제라 불리우고 있다.

그 이유는 CAR-T 세포치료제는 환자에게서 채취된 면역세포의 유전자를 변형하여 재주입하는 방식(ex vivo)이라면 럭스터나는 유전자 변이로 인한 질환을 정상 유전자의 발현(in vivo)으로 치료한다는 점이기 때문이다.

이후 2019년 미 FDA에서 졸겐스마(Zolgensma®, Onasemnogene abeparvovec-xioi)를 승인하였는데, 이 약제는 in vivo 형태의 단 1회 정맥주입용으로 '척수성근위축증(SMA) 치료'에 사용하는 국내 최초의 유전자치료제이다.

3. 유전자치료제의 미래

유전자치료의 개념은 유전병에 대한 치료 전략에서 출발하였다. 단일 유전자 결함에 의한 유전병은 하나의 유전자에 결함이 있어서 이 유전자에 암호화되어 있는 단백질이 체내에 만들어지지 않아 발생하는 질환이다.

예를 들어, 현재 혈우병 A는 재조합 Factor VIII 단백질을 환자에게 투여함으로써 임상증상을 개선시킬 수 있다. 하지만 혈우병은 유전자의 결함으로 발생한 질환이므로 이론적으로는 결함이 있는 유전자를 보완할 수 있는 정상 Factor VIII 유전자를 환자에게 전달함으로써 근본적인 치료가 가능한 것이다.

이와 같이 결함이 있는 유전자를 보완·대체할 정상적인 유전자를 환자에게 삽입함으로써 질병을 치료한다는 치료 개념은 단일 유전자 결함 질환뿐만 아니라 암의 치료에도 적용될 수 있다.

암세포의 경우 대체로 돌연변이 등에 의해 유전적 결함을 지니고 있으며 많은 경우 p53, Rb(retinoblastoma)와 같은 종양억제유전자(tumor suppressor gene)에 결함을 지니고 있기 때문이다. 따라서 암세포에 결손 되어 있는 종양억제 유전자를 환자의 암세포에 전달하여 종양을 치료하는 전략이 가능하다.

종양억제유전자를 이용하는 방법 이외에도 HSV(herpes simplex virus), tk(thymidine kinase)와 같은 자살유전자, IL-12, GM-CSF와 같이 면역반응을 촉진할 수 있는 사이토카인 유전자, CEA(carcinoembryonic antigen), HER2(human epidermal growth factor 2) 등과 같은 종양특이적 항원 유전자 등이 치료 유전자로 사용될 수 있다.

이 중 자살유전자의 경우 암세포로 전달된 후 암을 사멸시키는데 사용되며, 사이토카인 유전자 혹은 종양특이적항원유전자의 경우 암에 대한 면역반응을 활성화시켜 암세포를 공격하는데 이용된다.

또한 환자의 해당 유전자에 결함이 있는 것은 아니지만 질병을 치료할 수 있는 특성을 지닌 유전자를 환자에게 전달하여 치료하는 방법도 있다.

예를 들어, 허혈성 심혈관질환은 동맥경화 등의 다양한 원인에 의해 관상동맥 혹은 말초동맥이 협착 폐색되어 나타난다. 이러한 경우 혈관신생을 촉진할 수 있는 유전자를 허혈 부위에 투여함으로써 측부혈관(collateral vessel)의 형성을 유도하고 새로이 생성된 혈관들이 기존 혈관을 기능적으로 대체함으로써 치료 효과를 거둘 수 있다.

1. Onasemnogene abeparvovec-xioi (오나셈노진 아베파르보벡, 제품명: 졸겐스마, Zolgensma®)

졸겐스마는 척수성근위축증(spinal muscular atropy, SMA) 치료에 사용하는 유전자치료제로서 2019년 미 FDA와 2021년 국내에서 'Survival motor neuron1(SMN1) 유전자에 이중대립형질 돌연변이(bi-allelic mutation)가 나타나는 2살 미만의 소아 척수성근위축증 환자의 치료'에 승인되었다.

이 약제는 척수성근위축증의 원인을 표적으로 하는 아데노-연관 바이러스 벡터-기반 유전자 치료제(adeno-associated viral vector-based gene therapy)로서 재조합 자가-보완 아데노 연관 바이러스 9(recombinant self-complementary AAV9)으로 형질전환되어 유전자를 암호화한 인간 SMN(survival motor neuron, 생존운동뉴런) 단백질을 함유하고 있으며, 이는 cytomegalovirus(CMV) enhancer/chicken-β-actin hybrid promoter에 의해 조절된다. 즉 재조합 AAV9 기반 유전자치료제로서 인간 SMN 단백질을 암호화한 유전자의 복제본(copy)을 전달할 수 있도록 설계되었다.

이 약제는 Type I SMA 환자에게 1회 치료(one-time therapy)만으로 유전자적 원인을 근본적으로 해결하는 치료제이다. 단 한번 주사로 결손 또는 결함이 나타난 SMN1 유전자의 기능을 대체하는 복제 유전자가 SMN 단백질을 생성시켜 SMN의 기능을 개선하고 생존기간을 연장하게 된다.

이 약제는 미 FDA 권고에 따라 '급성 중증 간 손상이 수반될 수 있음을 유의토록 하라'는 내용의 돌출 주의(boxed warning) 문구가 제품 라벨에 삽입되었다. 이는 치료 시작 전 간손상이 나타났던 환자들의 경우 중증 간 손상이 수반될 위험성이 증가할 수 있기 때문이다. 따라서 약제를 투여하기 전 간 기능을 완전하게 평가하기 위해 임상검사와 실험실 검사가 이루어져야 한다. 아울러 약제 투여한 후 최소한 3개월 동안 환자들의 간 기능 모니터링이 수반되어야 한다.

이 약제는 ICER에서 9만달러(약 9500만원)로 책정하였으나 1회성 치료제라는 점에서 4~5백만 달러(약 50억 원)로 책정되어도 비용효과적일 수 있다고 제약사에서 주장한 바 있다. 현재 212만 5,000 달러(약 25억)로 책정되어 전 세계 최고의 단일 치료제가 되었다.

이 약제의 미 FDA 승인은 STR1VE(3상)와 START(1상) 임상시험에 의해 이루어졌다. 유효성은 생존과 도움없이 일어서기 같은 발전된 운동발달단계의 성취도를 토대로 하였다.

임상 결과, 22명의 영아중 21명은 9.5개월까지 생존한 반면 치료 받지 않은 Type I 영아는 10.5개월차에 50%가 사망하거나 영구적인 기계호흡이 필요한 것으로 나타났다.

SMA는 SMN1 유전자에서 이대립인자성(bi-allelic) 돌연변이에 의해 발생하여 불충분한 SMN 단백질의 발현을 초래하는 질환으로 두 임상시험에서 이 약제의 정맥주입은 SMN 단백질 세포의 도입과 발현됨이 관찰되었다.

이 약제는 미 FDA로부터 최종 승인받은 후 신약 신청 당시 일부 동물임상 데이터의 오류가 제기되었다. 이에 미 FDA 측은 일단 승인 결정은 그대로 유지할 계획이지만 문제가 확인될 경우 적절한 제재조치를 강구한다고 발표한 바 있다

2. Voretigene neparvovec-rzyl
(보레티진 네파르보벡, 제품명: 럭스터나, Luxtuna®)

럭스터나는 HEK293 세포주와 AAV2(adeno-associated virus vector 2) 벡터를 사용한 세계 최초의 유전자치료제로 2017년 미 FDA와 2021년 국내에서 '이중대립유전자성 (biallelic) RPE65 돌연변이에 의한 유전성 망막디스트로피(Inherited retinal dystrophy, IRD)로 시력을 손실하였으며, 충분한 생존 망막세포를 가지고 있는 성인 및 소아의 치료' 에 승인되었다.

이 약제는 IRD 발생원인 중 하나인 결핍되거나 결함이 있는 RPE65 유전자를 대체할 수 있는 정상적인 유전자를 복제해 운반체에 삽입한 후 망막하 공간에 단 1회 주사해 투여한다. IRD 환자에 투여된 정상적인 RPE65 유전자 복제본은 기존 유전자와 별개로 독립적으로 자리잡아 RPE65 단백질을 정상적으로 생성시킴으로써 시각회로를 복구시킬 수 있다.

IRD는 망막 시세포의 구조와 기능을 담당하는 유전자에 돌연변이가 생겨 발생하는 희귀·난치성질환이다. 이 중 RPE65 유전자에 돌연변이가 발생하면 시각 회로에 필수적인 RPE65 단백질이 감소해 망막세포가 파괴되면서 시야가 점차 좁아지다가 결국 실명에까지 이를 수 있다.

국내 유전자치료제 현황

성분명	제품명 (제조회사)	형태	적응증	사용법
Onasemnogene abeparvovec (오나셈노진 아베파르보벡)	Zolgensma®, 졸겐스마 주 (노바티스)	In vivo	Survival motor neuron 1(SMN1) 유전자에 이중대립형질 돌연변이가 있는 척수성근위축증(Spinal Muscular Atropy) 환자에서 다음 중 어느 하나에 해당하는 경우 – 제1형의 임상적 진단이 있는 경우 – 유전자의 복제수가 3개 이하인 경우	이 약은 단회 투여한다. 이 약은 체중 킬로그램 당 1.1×10^{14}개 벡터 게놈(vg/kg)을 60분에 걸쳐 천천히 정맥 주입한다
Voretigene neparvovec (보레티진 네파르보벡)	Luxturna®, 럭스타나 주 (노바티스)	In vivo	이중대립 유전자성(biallelic) 돌연변이에 의한 유전성망막디스트로피(Inherited)로 시력을 손실하였으며, 충분한 생존 망막세포를 가지고 있는 성인 및 소아의 치료	이 약은 각 눈에 1.5×10^{11}vg을 망막하 공간에 단 회 투여한다.

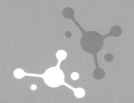

바이오의약품 임상약리학

PART 13

RNA 치료제

PART 13
RNA 치료제
(RNA Therapy)

▣ 소개

인간 게놈 지도가 만들어지기 전까지는 인체를 구성하는 모든 단백질은 DNA의 유전정보로만 결정되고, RNA는 DNA의 유전정보를 단순히 복사하는 것으로만 여겨졌지만 지금은 RNA도 독자적으로도 유전자 변형을 일으킨다는 것으로 알고 있다. 현재까지 보고된 RNA 변이 현상만 1,800가지가 넘는다.

RNA의 변형은 전사과정에서 DNA에 없던 변이가 새롭게 생기거나 염기서열의 순서가 바뀌는 방식으로 발생한다. 이는 RNA만의 잘못된 변이가 이상 단백질을 합성해 질병을 일으킬 수 있다는 데 있고 RNA 자체가 변이를 일으킨다면 DNA만으로 인체의 유전정보를 제대로 파악할 수 없다는 점이다.

이에 대해 약물을 통해서 조절할 수 없는 많은 비정상 RNA를 표적하는 RNA 기반 치료제들이 개발되고 있으며, 암에서부터 유행성 인플루엔자, 알츠하이머병에 이르는 질병들에서 새로운 치료 패러다임을 창출할 수 있는 중대한 잠재력을 가지고 있다. 이러한 RNA 치료제에는 small-interfering RNA(siRNA), microRNA(miRNA), antisense oligonucle-otide(ASO), 압타머(aptamer), 합성 mRNA 및 CRISPR-Cas9 제제 등이 있다.

RNA 치료제 중 현재 임상에 소개된 RNA 간섭(RNAi) 치료제로는 siRNA, ASO 및 압타머가 있으며, siRNA와 ASO는 결과적으로 특정 mRNA를 분해한다는 공통 점이 있지만, ASO는 한 가닥으로 구성된 인공 유전자로 목표 mRNA에 결합한 후 RNase 효소에 의해 분해된다. 반면 두 가닥으로 이루어진 siRNA는 같은 음전하를 띄는 세포막을 통과하지 못하기 때문에 세포 안 전달체를 통해 세포질로 들어가 RISC 효소와 결합하여 작용한다. 또한 아타머는 항체의약품과 유사하게 특정 목표 mRNA에 결합하여 손상되거 나 해로운 단백질의 기능을 차단한다.

I. RNA와 관련된 전반적인 이해

◆ 서론

RNA에는 인체 내 단백질 합성에 관여하는 mRNA(messenger RNA)와 비암호화된 ncR-NA(non-coding RNA)로 구분할 수 있는데, ncRNA는 유전자의 98% 이상을 차지하고 그 크기에 따라 short ncRNA, medium ncRNA, long ncRNA로 분류한다. 이는 RNA의 역할과 전사 후 변형 등의 차이에 따라 다시 나누어진다(Figure 13-1). 이 중 short ncRNA인 miRNA(microRNA)와 long ncRNA는 여러 질병에 관여하는 것으로 알려져 있다.

특히 short ncRNA는 mRNA의 발현을 세포 내에서 조절하는 역할을 하며, 이에는 siR-NA(small interfering RNA)와 miRNA(microRNA) 등이 있다. 이들 두 RNA는 mRNA에 상보적으로 결합해 mRNA의 기능을 조절하는데, 이러한 현상을 RNA 간섭(RNA inter-ference, RNAi)이라고 부르며 전사 후 유전자 침묵(gene silencing)이라는 다른 이름으로도 알려져 왔다.

최근 RNA 간섭에 착안해 short ncRNA를 응용하여 암이나 여러 난치성 질환 치료제 개발에 활용한다. 암과 관련된 유전자가 세포 내에서 과발현 됐을 경우 이 과발현된 암 유전자에 short ncRNA 기술을 접목하여 mRNA 수준에서 암세포를 억제하는 것이다.

즉 목표 mRNA에 상보적인 siRNA를 실험실에서 디자인해 인체 내로 주입하면 이 siRNA와 목표 mRNA가 결합을 통해 mRNA 기능이 억제된다. 이러한 siRNA 기술을 적용하여 다양한 항암제 치료제를 개발하고 있다.

이 외에도 miRNA는 형태 형성 시간을 조절하거나 줄기세포와 같이 미분화되거나 불완전하게 분화된 세포 유형을 유지하는 등의 발생 과정을 조절할 때 중요한 역할을 담당한다. miRNA는 동·식물 기관 형성, 생명체 탄생과 성장, 신호전달, 면역, 신경계 발달, 세포사멸 등 생명 현상 전반에서 중요한 작용을 하는 것으로 보고되었다.

1. RNA(Ribonucleic acid)의 종류

1) mRNA(messenger RNA, 전령 RNA)

mRNA가 전달하는 메시지인 유전정보는 염기 종류와 길이로 표현된다. DNA는 아데닌(A), 구아닌(G), 시토신(C), 티민(T) 네 가지의 염기로 이뤄져 있는 반면 RNA는 티민 대신 우라실(U)이라는 염기를 가지고 있다. 유전정보는 이 염기들의 조합으로 구성되어 있다.

RNA 중 mRNA는 모든 전사 후 처리가 끝난 RNA로 5'-cap과 poly A tail이 붙어있고, 이

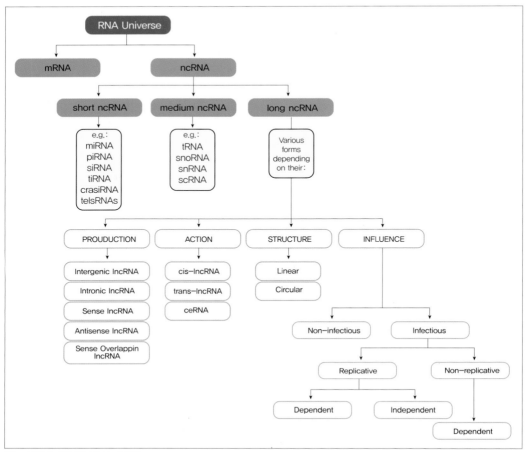

Figure 13-1. Classification of RNA

어맞추기(스플라이싱)가 끝난 상태이다. DNA의 유전정보를 번역해 리보솜에서 단백질을 합성할 때 번역 서열(translation sequence) 역할을 하기 때문에 mRNA의 발현 수준을 세

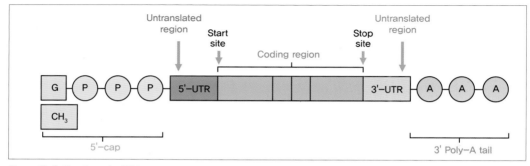

Figure 13-2. Structure of mRNA

포 내에서 조절하는 것은 생명현상을 조절하는데 매우 중요한 역할을 한다.

성숙한 mRNA는 긴 poly A tail(아데닌 꼬리)를 가지고 있는데, 이 꼬리는 mRNA의 분해를 막고 정상적으로 기능하는데 도움을 준다. 긴 아데닌 꼬리가 탈아데닐화 효소에 의해 짧아지면서 mRNA의 분해가 일어나게 되며, mRNA에 붙은 혼합 꼬리는 아데닌 꼬리 제거과정을 방해한다. 그 결과 mRNA의 분해가 억제되어 안정성이 높아지고 혼합 꼬리는 mRNA의 생존에 기여하는 것으로 알려져 있다.

2) ncRNA(non-coding RNA, 비암호화 RNA)

센트럴 도그마에 따르면 단백질을 생성하지 못하는 RNA를 비암호화 RNA(ncRNA)라고 하였다. ncRNA는 비록 단백질을 생성하지는 못하지만, 전사 후 과정(post-trascriptional regulation)과 후성유전학(Epigenetics)적 메커니즘들을 작동시키는 주요한 요인들을 제어하는 역할을 하는 것으로 밝혀짐에 따라 큰 관심을 받고 있다.

즉 전사 후 과정 및 후성유전학적 메커니즘들은 단백질 생성과정에 중요한 조절자의 역할을 하기 때문에 ncRNA들의 생물학적 기능이 매우 중요할 것이라는 추측이다. ncRNA들은 그들의 물리적 길이에 따라 크게 두 부류로 나누며 염기서열 200개가 분류의 기준으로 사용되고 있다.

이러한 ncRNA는 그 역할에 따라 하우스키핑 비암호화 RNA(housekeeping ncRNA)와 제어 비암호화 RNA(regulatory ncRNA)로 구분하고, 제어 ncRNA는 크기에 따라 200개 이

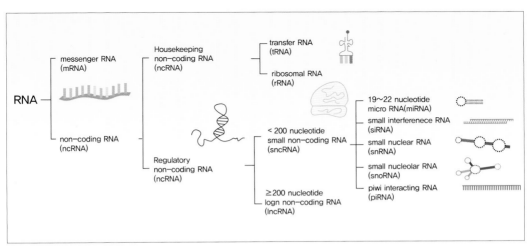

Figure 13-3. Family Tree of RNA

하의 뉴클레오티드로 구성된 small ncRNA(short ncRNA, medium ncRNA), 200개 이상의 뉴클레오티드로 구성된 long ncRNA(lncRNA)로 분류하며, 역할과 전사 후 변형 등의 차이에 따라 다시 나누어진다.

(1) 하우스키핑 비암호화 RNA(Housekeeping ncRNA)

① tRNA(transfer RNA, 운반 RNA)

tRNA는 단백질 합성에서 mRNA의 코돈(codon)에 대응하는 안티코돈(anti-coden)을 가지고 있어 아미노산을 운반해주는 역할을 한다. mRNA를 번역할 때 그 코돈에 해당하는 아미노산을 운반하고, 기존에 만들어지던(elongated) 아미노산들에 그 아미노산을 결합시키는 역할을 하는 RNA 이다.

pre-tRNA는 5′ 끝과 3′ 끝에 추가로 전사된 염기를 가진 tRNA의 초기 형태로 안티코돈 고리에 인트론을 포함하고 있기도 한다.

② rRNA(ribosomal RNA, 리보솜 RNA)

rRNA는 리보솜을 구성하는 RNA로 전사된 후 단백질과 결합하여 리보솜을 형성하게 되며 세포 내 약 80%를 차지한다. pre-rRNA는 rRNA의 초기 형태로 pre-rRNA가 알맞게 잘라지고 몇 개의 염기가 변하면서 rRNA가 형성된다.

(2) 제어 비암호화 RNA(Regulatory ncRNA)

인간유전체의 30억 개의 염기서열 중 단 1% 정도만이 단백질 생성에 의미 있는 역할을 하는 유전자들이라고 여기고, 이에 대해 연구한 것이 ENCODE(Encyclopedia of DNA Elements) 프로젝트이다.

이로써 1960년대부터 그동안 쓰레기 DNA(junk DNA) 혹은 암흑 물질(dark matter)이라고 불리어지던 ncRNA가 재조명을 받게 되었다. 즉 아무런 기능도 갖지 않는 쓰레기 DNA로 여겨지던 부분들도 생화학적 활성을 갖는다는 것이 알려지게 된 것이다.

ENCODE 프로젝트를 진행하는 과정에서 유전체 염기서열 분석기법들의 비약적 발전에 힘입어 실제로 전사되는 부분이 유전체의 1%가 아닌 무려 80%에 이른다는 사실들이 밝혀지게 되었다. 이는 유전체의 80%가 어떠한 생물학적 기능을 하기 위하여 의도적으로 전사된다는 것이다.

① small ncRNA(sncRNA)

a. miRNA(micro RNA, 마이크로 RNA)

miRNA는 RNA 간섭과 매우 유사한 자연적인 세포의 생명현상으로 존재하며 사람에서 수백 종의 miRNA가 확인되었으며, 총 50,000 종류를 넘을 것으로 예상하고 있다. miRNA는 22개의 염기로 이루어진 작은 RNA로서 mRNA의 일부와 상보적인 염기를 가지고 있어 mRNA와 상보적으로 결합해 mRNA의 번역(translation)을 방해하여 세포 내 유전자 발현과정을 조절한다.

b. siRNA(small interfering RNA, 소간섭 RNA)

siRNA는 인위적으로 긴 사슬의 dsRNA를 체외에서 세포에 주입하여 ATP−의존성 RNase인 Dicer에 의해 절단된 21~23염기쌍 길이의 작은 이중가닥의 RNA이다. siRNA는 성숙한 miRNA(mature miRNA)와 구조적으로 유사하지만 특성과 역할은 완전히 일치하지 않는다.

siRNA는 자신의 서열과 완전히 들어맞는 서열을 지닌 특정한 표적에만 결합하지만 miRNA에는 특히 동물에서 표적유전자에 불완전하게 결합하는 성질이 있어 상보적으로 비슷한 서열을 지닌 수많은 mRNA 번역의 억제가 가능하다.

c. snRNA(small nuclear RNA, 소형 핵 RNA)

snRNA는 핵 내 pre-mRNA에서 이어맞추기에 의해 인트론을 제거하는 역할을 하는 5개의 작은 핵 RNA이다. 어떤 경우 인트론에서 5개 중 2개가 변하는데 이 2개의 핵 RNA도 snRNA에 포함된다.

d. snoRNA(small nucleolar RNA, 소형 인 RNA)

snoRNA는 핵에서 DNA 변형을 일으키는 작은 RNA로 rRNA의 성숙과정에서 염기들의 변화와 RNA의 절단을 정상적인 방향으로 유도하는 RNA이며 목표 pre−rRNA와 상보적인 염기를 가지고 있다.

② long ncRNA(lncRNA)

lncRNA는 200nt(nucleotides) 이상의 길이를 가지고 있는 비암호화 RNA로 정의하는데, 상대적으로 포유류의 전사체에 풍부하게 존재하며 염색체 구조 변형효소(chromatiu modifying enzyme)의 모집을 통해 유전자 전사를 조절하는 등 세포기능에 다양한 작용을 한다.

이들은 주로 생물학적으로 세 가지 형태로 기여한다. 첫째 시스(cis) 혹은 트랜스(trans)에서 전사조절제로, 둘째 RNA 가공과정의 조절자나 전사 후 과정의 통제자 및 단백질 활성의 조절자로, 셋째 핵 도매인 구성에 기여한다.

특히 기능적 전환은 조직이나 세포에 특이적인 성향을 나타내는데, 전체적으로 하나의 세포 당 1개 미만의 사본이 검출되지만 특정 유형의 세포나 핵 구획에서는 그 양이 풍부하게 검출되기도 하며 복잡성이 나타난다. 이러한 lncRNA는 특히 암화과정을 등과 같이 암 형성에서 중요한 역할을 한다고 알려져 있다.

2. RNA 간섭(RNAi, RNA interference 혹은 RNA silencing) 현상

1998년 미국의 앤드루 파이어(Andrew Z.Fire)와 크레이그 멜로(Craig C.Mello)는 우연히 예쁜꼬마선충(Caenorhabditis Elegans)에서 antisense RNA 또는 sense RNA가 유전자 발현을 효율적으로 억제하지 못하지만, antisense RNA와 sense RNA를 분리하지 않고 동시에 합쳐서 형성된 이중나선의 RNA(double-strand RNA, dsRNA)를 예쁜꼬마선충의 세포 안으로 도입시키면 표적 RNA만을 특이적으로 파괴하여 매우 효율적으로 유전자 발현을 억제한다는 사실을 밝혀냈다. 이러한 현상을 RNA 간섭이라고 명명하였으며, 이들에게 2006년 노벨생리의학상이 수여되었다.

즉 RNA 간섭은 작은 분자의 RNA(small RNA, sRNA)에 의해 유전자 발현이 억제되는 유전자 침묵(gene silencing) 과정이다. 이로써 21~23염기쌍의 짧은 dsRNA가 단일가닥 RNA보다 더 효과적으로 그리고 염기순서 특이적으로 유전자 발현을 억제한다는 사실이 발견된 후 RNA 간섭현상이 밝혀지기 시작했다.

따라서 RNA 간섭현상은 세포 내 유전자 발현 과정에서 DNA와 함께 중요한 기능을 담당하고 있는 miRNA(microRNA)가 mRNA를 방해하거나 안정성을 저하시키고, 경우에 따라 파괴하여 단백질 합성 정보가 중간에서 전달되지 못하게 함으로써 유전정보의 발현을 제어하는 생명현상의 조절 기전이라 할 수 있다.

특히 RNA는 활동성이 높기 때문에 다른 DNA 또는 RNA끼리 쉽게 결합하는데, 이런 특성 때문에 RNA는 생체 내에서 다양한 역할을 수행할 수 있으며 RNA 간섭현상도 RNA의 이런 특성 때문에 일어난다.

예를 들어, miRNA가 세포질 내에서 돌아다니다가 염기서열이 꼭 맞는 부위를 가진 mRNA

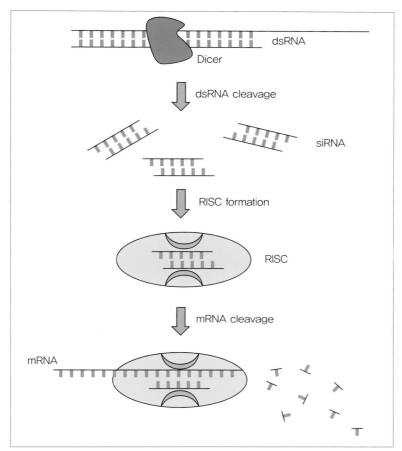

Figure 13-4. RNA Interference

를 만나 결합하면 결합한 mRNA는 단백질을 만들어내지 못하고 작은 조각으로 부서져 없어진다. 즉 miRNA는 불필요한 RNA를 제거하는 역할을 한다.

따라서 RNA 간섭현상은 바이러스와 이동성 유전인자(transposon)와 같은 기생 유전자(genetic parasite)로부터 세포를 보호하는 기능을 가짐과 동시에 일반적인 유전자의 발현을 조절하는 기능을 한다. 소형 RNA(small RNA)들은 다른 RNA에 결합하여 이들의 활성을 증가시키거나 감소시키며, 특히 mRNA가 단백질을 발현하는 것을 억제한다.

이러한 RNA 간섭현상의 특성이 알려짐에 따라 이를 치료 및 진단시약, 생체 내 주요 단백질의 기능 규명 등에 이용하기 위하여 메커니즘 및 화학적 변형을 통한 다양한 연구가 이루어져 왔다.

RNA 간섭현상을 이용한 연구에는 기능이 밝혀지지 않은 유전자를 억제(knock-down)

하고 나서 세포의 변화를 관찰하는 방법과 질병의 발병에 관련하는 유전자를 억제시킨 후 유전자 치료 등에 응용하는 방법 등이 있다. 특히 바이러스 감염, 암 등을 연구하는 분야에 유용한데, 이는 바이러스나 암세포가 해로운 단백질을 만들지 못하도록 인위적으로 siRNA(small interferibg RNA)를 주입해주면 RNA 간섭현상을 유도할 수 있기 때문이다. 하지만 RNA 간섭현상을 기반으로한 치료제를 개발하기 위해서는 세포 내의 안정성과 세포 투과성의 증진이라는 근본적인 문제점을 가지고 있다.

결론적으로 RNA 간섭은 dsRNA에 의해 RNA의 염기서열에 해당하는 표적 mRNA를 선택적으로 분해하여 표적 유전자의 전사와 단백질 합성을 중단시키는 과정 및 현상으로, 외인성의 dsRNA에 의한 siRNA 뿐만 아니라 miRNA에 의해 내인성으로 유도된(endogenously induced) 유전자 침묵(gene silencing) 효과를 모두 포함한다.

1) miRNA(microRNA)

예쁜꼬마선충의 유전자 복제과정에서 22개의 염기로 이루어진 짧은 RNA들이 작용하면 성장이 억제된다는 것을 발견한 이후 이들 RNA들은 단백질을 합성하는 유전정보가 없는 small size RNA로 밝혀져 stRNA(small temporal RNA)라고 명명하였다.

이후에도 mRNA 염기서열과 80~90%의 상보성을 나타내는 새로운 small size RNA의 유전자들이 발견되었고 stRNA를 포함하여 이 RNA들을 miRNA(microRNA)라고 명명하였고, 인체에는 약 수천여 종의 miRNA가 존재하는 것으로 알려져 있다.

체내 유전자들 중에서 약 50%가 miRNA에 의해 단백질 생산이 미세 조절되고 있다. 보통 단백질을 만들 수 있는 RNA는 수천 개의 뉴클레오타이드(nucleotide)로 이루어진 데 비해 단백질을 만들 수 없는 miRNA는 20~22개로 적고 4개 염기로 구성되어 있다.

miRNA에 의한 RNA 간섭 기작은 핵 내에서 자체적인 miRNA 유전자로부터 전사되면서 시작한다. 전사된 miRNA보다 길이가 훨씬 긴 primary microRNA(pri-miRNA)는 핵 내에서 드로셔(Drosha) 복합체에 의해 절단되어 염기서열 70개 길이의 stem-loop 구조(hairpin, 머리핀) 모양의 pre-miRNA로 만들어지고 이는 exportin 5 효소의 도움을 받아 세포질로 방출된다.

세포질에서 다시 Dicer라는 효소에 의해 pre-miRNA의 hairpin의 머리 부분이 작은 입방체(dice, 주사위) 처럼 절단되어 이중가닥(miRNA duplex)이 되고 AGO(Argonaute)라는 단백질에 결합하여 이중가닥 중 한 가닥 passenger(sense) strand는 떨어져 나가고 나머지 한가닥 guided(antisense) strand는 mRNA-miRNA-RISC(RNA-induced silencing

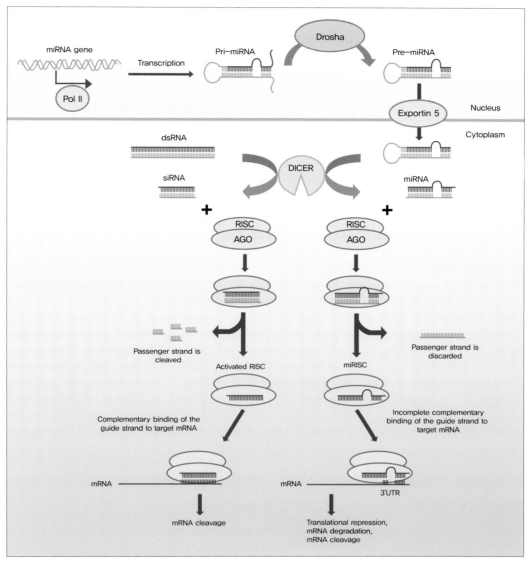

Figure 13-5. miRNA and siRNA Biogenesis Pathway

complex) 복합체를 완성시킨다.

최종적으로 miRNA는 염기서열 상 상보적인 mRNA의 위치에 특이적으로 결합하여 완전한 상보성(perfect complementarity)의 RNA 절단(cleavage) 및 불완전한 상보성(imperfect complementarity)의 전사 억제(translational repression)를 통해 단백질 발현을 억제하게 된다.

따라서 생명체에 존재하는 miRNA는 RNA 간섭현상을 통해 유전자 발현을 억제하고, 또한 암 발생유전자 등의 목표 유전자의 발현을 막을 수 있도록 디자인된 맞춤형 dsRNA를 주입하면 질병 유발 유전자의 mRNA 발현을 억제하여 질병을 치료할 수 있을 것이다.

2) siRNA(small interefering RNA)

2001년 인간을 비롯한 포유동물에서도 RNA 간섭현상을 효율적이고 특이적으로 유도할 수 있는 siRNA를 개발하였다. 여러 연구에서 long dsRNA가 Dicer라는 효소에 의해 절단되어 siRNA가 만들어지며, 이는 RISC라는 단백질복합체와 결합하여 표적 mRNA에 작용한다는 기전을 규명하였다.

siRNA에 의한 RNA 간섭현상은 세포질에서 인위적으로 주입된 상보적인 dsRNA로부터 시작된다. dsRNA는 RNA 절단효소인 Dicer에 의해 siRNA duplex로 절단되고 AGO(Argonaute)라는 단백질에 결합하여 이중가닥 중 한 가닥 passenger strand는 떨어져 나가고 나머지 한가닥 guided strand는 mRNA-siRNA-RISC 복합체를 완성시킨다. 이는 Dicer에 의한 절단과정 후는 miRNA와 동일한 과정을 거친다.

최종적으로 siRNA는 염기서열 상 상보적인 mRNA의 위치에 특이적으로 결합하여 완전한 상보성(perfect complementarity)을 통해 표적 mRNA는 절단되고 단백질 발현은 억제되며 단백질 합성이 저하되어 유전자 정보 흐름이 차단된다.

현재 항암제의 경우 암세포 단백질의 특정 부위에 결합하고 정상세포의 단백질에도 결합하여 부작용을 일으킨다. 이에 비해 miRNA나 siRNA는 목표하는 단 하나의 단백질만 막을 수 있기 때문에 부작용이 적을 수 있다. 다만 siRNA를 생체 표적세포로 이동시킬 이상적인 전달체(vector)가 필요한데, 이는 혈액 중 siRNA를 인식해 파괴하는 효소가 존재하여 siRNA가 목표까지 안전하게 운반할 수 없기 때문이다.

(1) siRNA의 염기서열의 설계

siRNA의 세포 내 도입은 유전자 침묵을 유도하기 위해 RNA 간섭현상을 이용하는 가장 효과적인 방법으로 siRNA 염기서열은 유전자 침묵의 정도와 기간을 결정하는 가장 중요한 요소가 된다.

현재 많은 바이오기업에서 siRNA를 소프트웨어를 이용해 표적 mRNA에 완벽히 상보적이면서 다른 mRNA에는 상보적이지 않은 대략 21개의 염기서열을 이미 이미 설계 · 제작 · 판매하고 있다.

효과적인 siRNA 염기서열의 선정에는 열역학적 특성, 염기서열의 길이, GC 함량(guanine-cytosine content), RNA 2차 구조, mRNA 상에서의 상보적인 염기서열의 위치, 단일염기 다형성 위치, 표적 유전자 이외의 유전자와의 결합 등을 고려해야 한다.

(2) siRNA에 대한 면역반응

단일가닥 또는 이중가닥 RNA는 Toll-like receptor 3(TLR3), TLR7/8 경로, 비TLR 경로인 Retinoic acid inducible gene I(RIG-I) 또는 PKR(dsRNA-dependent protein kinase) 경로 등을 통해 선천면역계를 자극할 수 있다.

하지만 siRNA의 화학적 특성을 바꾸면 외부에서 도입되는 siRNA에 의해 유도되는 선천면역 반응을 현저히 감소시킬 수 있고, RNA의 RNase에 대한 감수성을 감소시켜 혈청 내 안정성을 향상시킨다. 예를 들어, dsRNA에서 RISC와 복합체를 이루지 않는 기능이 없는 sense 가닥에 2'-O-methyl-modified purine nucleosides를 결합시키면 표적 유전자 특이성은 유지하면서 인터페론 반응을 감소시킬 수 있다.

(3) siRNA 운반체

siRNA는 음전하를 띠고 있고 상대적으로 큰 분자이기 때문에 세포막을 투과하기 힘들다. 따라서 리포솜 등을 포함한 transfection 용액을 이용해 siRNA를 세포 내로 도입하는 것이 일반적인 방법이다. 하지만 일차세포(primary cell)와 생체 내 적용을 위해서는 특별한 운반체가 요구되기도 한다.

혈액을 통해 전신적으로 운반하기 위해서는 화학적으로 변조된 siRNA를 운반체로 포장하는 것이 가장 흔한 방법이다. 일반적인 예로, 지질기반 운반체나 sense 가닥에 콜레스테롤을 결합시키는 방법이 있는데, 현재 제품화화되어 있는 콜레스테롤이 결합된 siRNA는 혈청에서 저밀도지질단백(low-density lipoprotein, LDL)과 결합함으로써 간으로의 유입을 향상시킨다. 친지질성의 siRNA 또한 고밀도지질단백(high-density lipoprotein, HDL)과도 결합하여, HDL 수용체를 가지고 있는 장, 신장, 질의 상피세포와 뇌의 희돌기교세포(oligodendrocytes)로 운반이 용이하다.

3) miRNA와 siRNA의 차이
(1) 생성 및 기작

miRNA는 핵에서 miRNA 유전자로부터 전사되고 드로셔(Drosha) 복합체에 의해 절단되어 만들어지고 siRNA는 인위적으로 합성한 RNA로 세포질에서는 duplex(이중가닥)

형태로 존재한다. 하지만 siRNA는 세포 내에서 endogenous하게 발현되는 siRNA(en-do-siRNA)가 존재하기도 한다.

세포질에서 miRNA 및 siRNA 둘다 Dicer에 의해 절단되고 이어 이중가닥 miRNA 및 siRNA이 단일 가닥으로 RISC와 복합체가 되어 목표 mRNA에 결합하여 miRNA는 mRNA의 생성을 억제하며 siRNA는 제거하는 역할을 한다.

miRNA는 합성 siRNA와 다르게 mismatch가 하나 있어서 target gene이랑 bulge를 형성한다. 따라서 합성 siRNA의 경우 RNA 간섭 기작이 유전자 부해(gene degradation)만 있지만 miRNA의 기작은 다양하다

(2) 이중가닥(Duplex)의 구조적 차이

miRNA는 primary transcript인 pri-miRNA형태로 여러개의 hairpin 구조가 한 clus-ter를 형성하고 있고 특징적인 hairpin 구조로부터 생성되며 하나의 hairpin에서 하나의 miRNA duplex만이 만들어지며, siRNA는 long dsRNA가 Dicer에 의해 sequential하게 절단되면서 이중가닥 형태로 만들어진다.

(3) mRNA와 결합

miRNA는 RISC와 복합체응 형성된 이후 표적 유전자의 3'UTR에 있는 상보적인 염기서열을 찾아간다. 그러나 miRNA가 3'UTR의 결합할때 관여하는 염기서열은 전체 길이(21개 전후)에서 일부인 5'쪽의 2-8번까지 대략 7개 정도 밖에 없다. 다른 부위들은 결합에 거의 관여하지 않는다. 이렇게 전체 21개 길이 중에 일부만 관여를 하기 때문에 하나의 표적 mRNA가 아닌 다수의 표적 mRNA에 결합하게 된다.

반면 siRNA는 보통 21개 염기서열 전체가 표적 mRNA에 결합하도록 제조되었다. 하지만 miRNA처럼 7개에만 결합한다면 의도하지 않은 다양한 mRNA에 결합하여 off-target effect를 일으킬 수 있다.

(4) 표적 mRNA

siRNA와 miRNA의 더 큰 차이는 결합 이후의 결과이다. siRNA는 기본적으로 표적 mRNA를 제거하는 것이 목적이므로 RISC의 endonuclease activity를 사용해서 mRNA를 반으로 자른다. 그리고는 다른 nuclease들이 해당 mRNA를 완전히 제거한다.

반면 miRNA의 목적이 단백질 생산량의 미세 조정이므로 3'UTR에 결합한 후 리보솜

복합체와 상호작용하여 단백질 생산량을 30~50% 정도 저하시킨다. 만약 여러 종류의 miRNA가 한 유전자의 mRNA 3'UTR쪽에 결합하면 더 많이 단백질 생산량을 저하시킬 수 있다.

그리고 하나의 miRNA가 결합하는 표적 mRNA들은 작게는 몇 개에서 많게는 수십 개가 된다. 동시에 한 유전자 mRNA에 보통 여러가지의 miRNA 가 결합하게 된다. 매우 복잡한 경우의 수들이 만들어지게 된다.

이런 측면에서 만약 암세포가 특정 유전자를 많이 만들어 낸다면 siRNA 를 이용해서 해당 유전자의 mRNA를 완전히 잘라버리는 방법이 효과적이고, 만약 대사질환과 같이 여러 유전자들 이 관여를 하면서 과발현 차이가 크지 않을 경우는 miRNA를 이용해서 여러 해당 유전 자들을 약간씩 줄여주는 방법이 효과적일 수 있다.

표 13-1. mRNA와 siRNA의 비교

	Precursor의 기원	작용기전의 주요 기능	관련 단백질들	표적 mRNA 숫자	mRNA 결합 관여 nt 숫자	mRNA 결합 부위	표적 mRNA 관련 작용
miRNA	자체 유전체에 있는 유전정보로부터 만들어짐	단백질 생성 정도 조절을 위해 mRNA 조절	Drosha Dicer Argonaute miRISC	다수 (때로는 수백)	5'쪽 일부 (~8nt)	3' UTR	mRNA 단백질 생산 저해
siRNA	외부 기원 침입 유전자들	침입유전자로부터의 유전체 보호 위해 침입 mRNA 제거	Dicer Argonaute siRISC	한개	전체 (~20nt)	다양	mRNA 절단/제거

3. Antisense RNA(asRNA)

asRNA는 세포 내에서 전사된 RNA 가닥에 대한 상보적인 단일가닥의 RNA이다. asRNA 는 miRNA와는 달리 단순히 전사과정에서 생기는 RNA라고 생각했지만, 유전자 발현에서 DNA에서부터 단백질이 만들어지는 모든 단계에 걸쳐 관련하고 있는 중요한 역할로 재인 식되어 asRNA를 miRNA라 명명하지 않는다.

asRNA는 유전자 발현을 조절하는 조절 스위치로서의 역할을 하며 단백질 복합체를 위한 기본 골격을 제공하기도 하고, 또한 유전자 발현 조절 시 연결 통로 같은 역할을 하기도 한다. asRNA의 유전적 재배열은 sense 유전자의 반대되는 가닥에 존재하며, 이는 sense mRNA 자체를 조절할 수 있도록 자기 조절 회로 역할을 한다. 이러한 asRNA의 특성을 이용하여 DNA 염기서열의 변화 없이 특정 유전자의 발현을 조절할 수 있다.

RNA의 재조명

1958년 센트럴 도그마가 발표된 이래 분자생물학계의 중심축은 DNA → RNA → 단백질의 합성이었으며. RNA 중 mRNA는 유전정보를 일시적으로 보관하는 저장소 역할로, tRNA는 핵산 염기 서열과 단백질 서열간의 전환을 담당하는 역할로, rRNA는 단백질 생성을 시작하도록 유도하는 역할을 하는 것으로 이해되어 왔다. 하지만 RNA 염기서열(sequencing) 기술의 발달과 분자생물학계의 다른 연구 분야들에서 여러 사실이 새로이 밝혀지면서 RNA들이 주목받고 있다.

생명의 기원이 DNA나 단백질이 아니라 RNA일거라는 가설에 무게가 실리는 이유는 RNA를 구성하는 염기(A, U, G, C)도 DNA처럼 4가지인데, 그 중 한 가지만 서로 다르다. DNA의 티민(T) 대신 RNA에는 우라실(U)이 있다. 생체 내에서 생성되는 순서를 따져보면 U가 먼저 만들어지고, 복잡한 과정을 거쳐 T가 만들어지기 때문에 U가 먼저 존재했을 것으로 추측할 수 있다.

또한 RNA는 특이하게도 그 자체가 효소로서 작용하는 리보자임(ribozyme)도 있기 때문에 단백질을 스스로 합성해 효소로 사용할 수 없었던 초기의 생명체는 스스로 효소의 역할을 할 수도 있는 RNA를 유전물질로 사용했을 것이라고 추측하기도 한다. 최근 RNA에 대한 연구는 RNA가 생명의 기원일 가능성이 높아서만이 아니라 미래에 치료 패러다임을 바꿀 수 있는 강력한 후보로서의 가치를 가지고 있다. DNA와 단백질은 각각 생명현상을 유지하는데 필요한 유전정보와 효소 기능을 가지고 있지만 RNA의 핵심 기능이 제대로 조절되지 않을 경우 질병이 발생한다. 게다가 RNA도 DNA의 유전물질과 단백질의 효소 능력을 다음과 같이 가지고 있다.

먼저, RNA는 유전물질로서의 역할을 한다.

상당수 바이러스에서 RNA 자체가 DNA처럼 유전물질로서 역할을 한다. 대표적인 예로 독감에 감염된 사람의 세포 내에서는 독감 바이러스의 RNA가 자신을 계속해서 복제해낸다. 독감 바이러스는 이중나선인 DNA와 달리 한 가닥 RNA 나선 구조로 이루어졌다. 인체 세포 내로 들어간 RNA는 일단 주형 틀이 될 반대쪽 나선을 만든 다음 그로부터 자신을 복제해 증폭시킨다. 마치 DNA의 이중나선이 풀리면서 각각을 주형 틀로 이용해 RNA가 만들어지는 전사과정과 유사하다. 이를 통해 독감 바이러스는 DNA 없이도 자신의 유전물질을 전달한다. 또한 HIV(후천성 면역결핍증 바이러스)는 단백질과 RNA로 된 바이러스로 CD4+ T 세포라는 면역세포를 공격한다. HIV의 RNA는 역전사를 통해 RNA를 바탕으로 DNA를 만들고, 여기서 다시 RNA를 만든다.

다음, RNA는 리보솜에서 효소 능력 발휘한다.

DNA는 DNA 복제와 RNA 합성의 두 가지 역할만 하지만 RNA는 다양한 역할을 한다. DNA 상에서 하나의 RNA를 만드는데, RNA를 통해 단백질을 만들어내는 유전자는 3만~3만 5,000개 정도

된다. 단백질을 합성하는 과정에서 mRNA는 리보솜 세포 내 구조물에 붙어서 tRNA의 도움을 받아 단백질을 생산한다. mRNA 상에는 정확히 어떤 단백질을 만들어야 하는지에 대한 정보가 암호화해 담겨 있다. 이러한 mRNA 외의 RNA들은 단백질 정보를 직접 가지고 있지 않은 비암호화 RNA(ncRNA)로 단백질 생산까지 오는 과정에서 만들어졌을 뿐 별다른 기능이 없을 거라고 생각했다. 그런데 1990년대 초반 예쁜꼬마선충의 성장을 조절하는 중요한 유전자가 단백질을 암호화하지 않는 작은 RNA를 만들어낸다는 사실이 발견되면서 이를 miRNA(microRNA)라고 하면서 ncRNA의 역할이 밝혀지게 되었다.

mRNA가 평균 1,000개 이상의 염기로 이뤄져 있는데 비해 miRNA의 염기는 20여개밖에 안되지만 생체 내에 없어서는 안 될 존재다. 특정 단백질이 지나치게 만들어지는 것을 억제하고 침입자인 바이러스의 RNA에 달라붙어 복제를 방해하거나 문제가 생긴 DNA에 결합해 이상 단백질이 생기지 않도록 RNA 합성을 저해하는 등 다양한 방식으로 유전자와 단백질 발현을 조절하기 때문이다. 또한 ncRNA인 rRNA는 몇몇 단백질과 함께 세포 내 리보솜을 구성하며 단백질 합성 과정의 핵심인 아미노산 연결 반응이 원활하게 일어나도록 돕는 촉매 작용을 한다. 따라서 생체 내에서 화학반응의 촉매 작용은 효소(단백질)가 담당하지만 rRNA도 스스로 효소로서의 기능을 보여주고 있다는 사실을 밝힌 연구는 효소=단백질이라는 공식을 깨며 노벨상을 받았다.

이러한 RNA는 DNA에 비해 매우 불안정 상태를 유지하고 있다. 즉 RNA가 갖고 있는 수산기(−OH)는 화학반응에 적극적이라는 특성에서 매우 불안정하다. 반대로 DNA의 디옥시리보오스처럼 다른 원소와 잘 반응하지 않는다는 점은 안정적이라고 할 수 있다.

이처럼 RNA 분자구조는 DNA에 비해 불안정하지만 RNA 바이러스가 돌연변이를 자주 일으키는 현상은 또 다른 차원이다. RNA 바이러스는 단백질 외피로 RNA를 감싼 형태로 대부분의 RNA 바이러스는 자신의 유전자를 복제하는 동안 돌연변이가 발생해도 이를 고치지 못한다. 즉 유전정보를 복사하는 과정에서 오류가 생겨도 수정을 못하는 반면 DNA 바이러스는 자체적으로 오류를 감지하고 수정하는 기능을 갖고 있다.

이는 RNA 바이러스에서 돌연변이가 일어날 확률은 DNA 바이러스보다 매우 높기 때문에 RNA 바이러스를 예방하는 백신을 제조하기 어려운 이유이다. RNA 바이러스에는 에볼라(Ebola), 에이즈(AIDS), 구제역, 인플루엔자바이러스 등이 있고 코로나바이러스 계열인 메르스(MERS)나 사스(SARS)도 포함되는데 코로나바이러스에는 돌연변이 수정 기능이 일부 있어 변이 확률이 다른 RNA 바이러스에 비해 낮다. 이와 같은 RNA는 비정상적인 세포 이상을 파악할 수 있어 질병 진단에 이용할 수 있고 예방백신의 제조 및 암을 통제할 수 있다. 예를 들어, 특정 환자의 암세포가 자신의 생존을 위해 만들어내는 물질(항원)을 찾아 이를 합성하는 RNA를 디자인한 다음, 이를 환자의 면역세포에 발현되도록 하는 것이다. 또한 이미 병이 한참 진행된 경우 RNA를 정기적으로 검사할 수 있다면 세포 상태에 따라 어떤 병이 나타날 위험이 있다는 판단이 가능해질 것이다.

II. RNA 치료제

◆ 서론

RNA 치료제는 지금까지 약물이 적용되지 않았던 인간 및 바이러스 유전자의 발현 억제, mRNA의 이어맞추기 조절, 비암호화 RNA(noncoding RNA, ncRNA) 표적, 표적유전자의 증가, 유전자의 발현 그리고 유전체 교정 등에 선택적으로 적용할 수 있다. 이는 소분자억제제나 항체의약품를 통해 실현될 수 없었던 부분으로 치료적 장점을 가지고 있다.

이러한 RNA 치료제는 안전성을 크게 향상시키고 의도하지 않은 부작용을 감소시키며 표적을 향한 약리 활성을 최대화 시킬 수 있다. 하지만 약물 전달 문제가 지속적으로 대두되고 있는데, 이는 생명체는 원시 RNA와 고분자 용액들이 지질이중층(lipid bilayer)에 의해 캡슐화되어 외부의 RNA와 거대 분자들의 간섭 없이 독자적으로 화학반응이 가능하기 때문이다.

세포의 지질이중층은 생명을 창조하고 침입하는 RNA를 방어하는 가장 기본적인 장벽(barrier)으로서 1,000 daltons 보다 작은 중성, 약간의 소수성 분자의 수동확산(passive diffusion)을 허용하는 반면 RNA와 같은 큰 분자의 이동은 제한한다. 아울러 장벽 표면에는 RNases와 선천면역 패턴인식 Toll-like receptor(TLR), 이중나선 RNA 수용체, PKR(protein kinase receptor) 등을 포함하여 침입하는 RNA로부터 세포를 더욱 보호하기 위한 방어 장치가 있다.

따라서 RNA 치료제는 분자량이 크고 고전하량의 거대분자 물질이므로 지질이중층을 통과할 수 있는 능력이 없으며 세포막 포집현상(endocytosis)에 의해 통과하더라도 엔도솜(endosome) 내부에 포획되어 세포질과 핵 밖에 존재하게 된다.

그러므로 RNA 치료제는 인체 세포의 진화적 방어체계를 무너뜨리는 것이 필요하며 엔도솜에서 세포질 내로 독성 없이 전달하는 것이 핵심 기술 과제라 할 수 있다.

이러한 RNA 치료제는 유전자치료제와는 다르다. RNA 치료제는 인체에 해로운 단백질을 만들지 못하게 mRNA 단계에서 파괴하는 것이 목표라면, 유전자치료제는 DNA나 RNA를 투여하여 체내에서 치료용 단백질을 만드는 것이 목표이다.

1. RNAi 치료제의 특징

RNA 간섭(RNAi) 현상은 이중가닥의 RNA(dsRNA)를 세포 안으로 집어 넣어 주면, Dicer라는 리보핵산 가수분해효소에 의해 잘려 21~23bp의 작은 RNA로 전환된다. 절단된 작은 RNA 형태를 siRNA(small interfering RNA, 소간섭 RNA)라 하는데, 이는 RISC(RNA induced silencing complex)복합체와 결합한 후 활성화된 Argonaute-2에 의해 mRNA를 분해하여 mRNA의 작용을 간섭한다.

따라서 RNAi 분야는 실질적으로 모든 유전자의 발현을 억제시킬 수 있으므로 mRNA의 서열 특이적인 유전자를 억제시키는 siRNA를 표적세포에 전달시키면 다양한 질환에 적용이 가능해진다. RNAi 치료제는 핵산을 이용해 세포 내에서 질병을 일으키는 유전자를 조절해 다양한 질병을 치료한다. 이는 화학적으로 dsRNA를 합성·제작한 후 인체에 투여, 질병을 일으키는 표적유전자를 변형시켜줌으로써 기존 질병 유발 유전자의 발현을 억제하는 기전으로 병을 치료하는 바이오의약품이다.

따라서 RNAi 기술은 DNA에 저장된 유전정보를 전달해 단백질을 생성하는 RNA를 이용해 문제 유전자의 발현을 막는다. 즉 RNAi 치료제는 질병을 유발하는 특정 단백질이 만들어지지 않도록 사전에 차단해 병을 치료하는 3세대 신약 기술이다. 질병을 일으키는 유전자 염기서열을 알아내면 해당 유전자의 발현을 억제하는 방식으로 치료제를 만들 수 있다. 단순하고 짧은 RNA 서열만으로 특정한 목표 유전자를 효과적으로 억제할 수 있다는 점 때문에 장점은 있지만, 2000년대 후반 siRNA를 사용한 임상시험에서 독성이 보고되면서 RNAi 치료제로의 사용 가능성이 재고되기도 했다.

2. RNAi 치료제의 종류

RNAi 치료제 중 ASO(antisense oligonucleotide)와 siRNA는 모두 구성 원료가 올리고뉴클레오타이드(oligonucleotide)이므로, 다른 용어로 올리고뉴클레오타이드 치료제라고도 한다. 하지만 예외적으로 단백질 생성을 촉진시키는 RNAi 치료제인 압타머(aptamer)는 항체의약품과 유사한 기능을 하는 RNAi 치료제이다.

ASO는 자신과 똑같은 유전자 서열을 갖는 mRNA에 결합하여 RNase H라는 효소로 분해시키거나 결합한 상태 그대로 번역과정이 일어나지 않게 함으로써 해로운 단백질의 생성을 억제한다.

이에 siRNA는 ASO와 작동원리는 유사하다. 다만 RNase H가 아닌 RISC라는 효소복합체를 통해 mRNA를 파괴한다. 또한 한 가닥(single strand)의 핵산으로 구성된 ASO와 달리 siRNA는 두 가닥(double strand)으로 되어 있고 길이가 더 짧다. 일반적으로 siRNA는 약 21~25개의 뉴클레오티드가 연결된 형태이다.

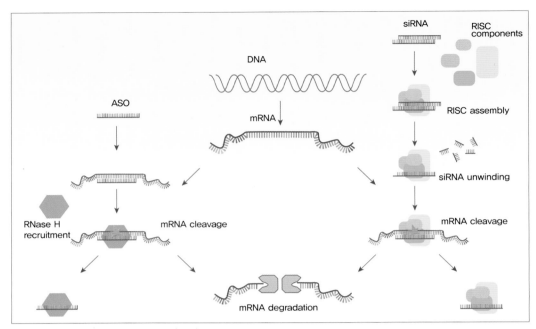

Figure 13-6. Antisense Oligonucleotide(ASO) and siRNA

1) Antisense oligonucleotide(ASO, 안티센스 올리고뉴클레오타이드)

생명체의 유전정보는 DNA에 저장되어 있고 이러한 유전정보는 pre-mRNA로 복제되고 이어맞추기 과정을 통하여 mRNA로 변환된 후 mRNA에 저장된 유전정보는 단백질로 발현된다.

하지만 특정 단백질이 질병을 유발할 경우 해당 단백질의 활성을 저해하거나 단백질의 발현을 억제하면 질병을 치료할 수 있다. Pre-mRNA가 변환되는 이어맞추기 과정은 세포핵 안에서 일어나는데, 세포막을 통과한 후 세포핵까지 전달된 올리고뉴클레오타이드를 이용하면 이어맞추기 과정에서 특정 엑손을 뛰어넘어(exon skipping) 상향조절(up-regulate) 혹은 하향조절(down-regulate)하여 단백질 발현을 억제하거나 높일 수 있다.

2016년 미 FDA에서 승인된 splice-switching oligonucleotide(SSO)인 스핀라자(Spinraza®, Nusinersen)는 척수성근위축증치료제로서 불안정하고 부분적인 운동기능을 억제하는 SMN2-directed ASO 약제이다.

2) siRNA(small interfering RNA, 소간섭 RNA)

siRNA는 체내 생명현상 가운데 miRNA에서 착안한 기술로 인위적으로 만들어진 이중가닥의 RNA를 세포 안으로 주입하면 리보핵산 가수분해효소에 의해 센스 가닥(sense strand)

이 제거되고 남은 안티센스 가닥(antisense strand)이 목표 mRNA에 상보적으로 결합해 mRNA의 기능을 소멸시킨다. siRNA는 원하는 조직으로의 전달성과 체내 안정성 등의 문제점이 존재 한다. 따라서 이중가닥 RNA의 구조를 화학적으로 변화시켜 안정성을 높였고, 지질나노입자(lipid nano particle) 전달기술을 이용해 siRNA 입자를 보호하고 목표에 정확히 전달할 수 있도록 하였다. 온파트로(Onpattro®, Patisiran)는 transthyretin-directed small interfering RNA(트랜스티레틴-직접 목표로 한 siRNA를 이용한 최초의 약제로 2018년 미 FDA는 '성인의 유전성 트랜스티레틴에 매개된 아밀로이드증(hereditary transthyretin- mediated amyloidosis)에 의한 다발신경병변증(polyneuritis)의 치료'에 승인하였다. 이 약제는 비정상적인 TTR(transthyretin) 단백질과 관련된 단백질 모체(mRNA)를 억제하여 TTR 단백질이 체내에 축적되는 것을 차단하는 RNAi 치료제다.

이후 2019년 급성 간성 포르피린증(acute hepatic porphoria, AHP) 치료를 위한 GalNAc-conjugate RNA 치료제 기브라리(Givlaari®, Givosiran), 2020년 원발성 옥살산뇨증(primary Hyperoxaluria type 1, PH1) 치료제 옥슬루모(Oxlumo®, Lumasiran)을 승인하였다.

3) 압타머(Aptamer)

압타머는 그 자체로 안정된 3차구조를 가지면서 표적분자에 높은 친화성과 특이성으로 결합할 수 있는 특징을 가진 단일가닥 핵산(DNA, RNA 또는 변형 핵산)으로 "fitting"의 의미를 가지는 라틴어 "aptus"에서 그 어원이 유래했다.

압타머는 고유의 높은 친화성과 특이성으로 표적분자에 결합할 수 있다는 특성 때문에 단일 항체와 비교가 되고, 특별히 화학적 항체(chemical antibody) 라고도 불리는 만큼 대체 항체로서의 가능성도 매우 높다.

압타머는 올리고뉴클레오타이드로 구성되어 있으며 여러 폴리머(polymer)가 화학적으로 결합된 개량된 형태의 압타머도 있다. 압타머는 항체의약품과 유사하게 3차원적인 구조가 특정 목표 단백질에 결합할 수 있도록 설계되어, 손상되거나 해로운 단백질의 기능을 차단하는 기능적인 측면과 구성성분 측면에서 RNAi 치료제로 분류하고 있다.

하지만 압타머는 항체의약품과는 달리 화학적으로 쉽게 대량생산이 가능하고 화학적 생산과정이 세균 및 바이러스 오염의 영향을 받지 않으며 면역원성 문제가 없다는 장점이 있다. 특히 분자량이 작으므로 더 효과적으로 생체 구역에 진입할 수 있어 특정 물질 및 세포표면을 표적으로 할 수 있다. 반대로 분자량의 크기가 작아 신장으로 빠져나가기 쉽고 약물동력학 및 기타 속성이 다양하여 예측하기 어렵고 혈액 속에서 쉽게 분해될 수도 있다.

2004년 압타머치료제인 마쿠젠(Macugen®, Pegaptanib sodium)이 처음으로 미 FDA로부터 '노화와 연관된 황반 변성(age-related macular degeneration, AMD)'에 승인되었다. 이 약제는 28개 nucleotide가 연결된 핵산구조이고 마지막 3' 말단에 monomethoxy polyethylene glycol이 연결되어 있다.

이 약제는 노화와 연관된 황반 변성을 유발하는 VEGF 165 단백질과 특이적으로 결합하며 그 결과 VEGF 165 단백질이 VEGF 수용체와 결합하는 것을 저해한다.

3. siRNA 치료제와 ASO(Antisense oligonucleotide)와의 다른점

siRNA는 다른 올리고뉴클레오타이드를 이용한 대부분의 시스템과는 달리, 더욱 적은 양의 핵산으로도 세포에 전달될 수 있다. 또한 mRNA에 작용해 목표한 유전자를 억제하기 때문에, 단백질 수준에서 억제하는 치료제가 존재하지 않거나 개발이 불가능한 유전자를 대상으로 하기에 매우 적합한 기술로 알려져 있다.

아울러 점돌연변이(point mutation)와 같이 단백질 수준의 억제제가 구분할 수 없는 돌연변이를 반영해 디자인할 수 있어 보다 타깃 특이적인 치료제로 개발하기에도 용이하다. 하지만 siRNA는 지속적이 아닌 일시적으로만 작용할 수 있다는 단점이 있고 세포가 분열하면서 siRNA 분자가 희석되기 때문에 시간이 지날수록 그 효능이 점차 감소하는 한계점이 있다. 또한 세포질 내로 반드시 들어가야 작용을 하는 RNA의 특성상 목표로 하는 세포 안까지 정확하게 전달해야 한다. 체내로 들어간 siRNA가 목표하지 않는 기관의 세포에서 miRNA로 오인되어 원하지 않은 단백질 합성 저해 반응을 나타내는 오프-타겟효과(Off-target effect)가 발생할 가능성이 존재한다.

특히 siRNA 치료제는 ASO와는 달리 전달체가 반드시 필요하다. 그럼에도 불구하고 siRNA 약물은 서열 특이적으로 유전자 발현을 억제할 수 있으므로 질병을 치료할 무한한 가능성을 갖고 있다.

최근 새로운 기술과 연구의 발달로 siRNA의 작용을 변화시켜 치료 가능성을 증가시켰으며, Off-target effect의 발생 가능성도 감소시켰다.

따라서 siRNA 치료제 효과를 높이기 위한 좋은 전달 시스템만 구축된다면 siRNA 치료제는 심혈관계, 퇴행성 뇌 질환, 안과적 질환, 대사 질환, 바이러스 감염과 같은 질병은 물론, 암에도 부작용을 최소화하면서 적용할 수 있을 것으로 기대된다.

4. RNAi 치료제의 개발

RNAi 치료제의 시작은 2016년 처음으로 미 FDA에서 survival motor neuron−2(SMN−2) directed antisense oligonucleotide(ASO)인 스핀라자(Spinraza®, Nusinersen)가 '척수성 근 위측증 치료'에 승인되면서 시작하였다. 이후 미 FDA는 2018년 siRNA로서 첫 번째로 지질나 노입자로 캡슐화된 transthyretin−directed siRNA인 온파트로(Onpattro®, Patisiran)를 '유 전성 트랜스티레틴에 매개된 아 밀로이드증에 의한 다발신경병변증'에 승인하면서 RNA 간섭 (RNA interference, RNAi) 치료제가 급부상하기 시작했다.

이후 2019년 미 FDA는 두 번째 siRNA로 δ−aminolevulinic acid synthetase 1−directed siRNA인 기블라리(Givlaari®, Givosiran)를 '급성 간성 포르 피린증 성인 환자 치료'에 승인하 였다. 이어 2020년 세 번째 siRNA로 HAO1(hydroxyacid oxidase 1)−directed siRNA인 옥 슬루모(Oxlumo®, Lumasiran)를 '원발성 옥살산뇨증'에 승인하였다.

개발 중인 siRNA로 국내에서 2019년 안티트롬빈(antithrombin) 표적 RNAi 치료제 후보물질 인 피투시란(Fitusiran)을 '응고인자 VIII 또는 응고인자 IX에 대한 억제인자를 보유하거나 보 유하지 않은 A형 또는 B형 혈우병 환자'를 대상으로 임상시험을 허가한 바 있다.

참고로 2020년 미 FDA는 SMN−2 mRNA splicing modifier로 에브리스디(Everysdi®, Ris−diplam)을 '척수성근위축증치료'에 승인하였다. 이 약제는 스핀라자와 유사한 기전을 가지고 있는 저분자(small molecule) 의약품이다.

RNAi 치료제는 모든 유전자를 특이적으로 공략하기 때문에 치료제가 없는 난치성질환에 새 로운 해결책으로 여겨지고 있으며, 다양한 질병에 적용이 가능하다는 점에서 차세대 미래 신 약 기술로 인정받고 있다.

그 중 siRNA 분야는 실질적으로 모든 유전자의 발현을 억제시킬 수 있으므로 antisense, ribozyme보다 훨씬 더 큰 잠재력을 가진 것으로 평가된다. 다만 siRNA는 ASO 와는 달리 전 달인자가 필요므로 siRNA 가닥의 말단에 phosphorothioate를 결합 등을 통해 RNAi 반응의 안정성, 효력, 지속기간을 향상시켜야 할 것이다.

1. Nusinersen sodium(뉴시너센, 제품명: 스핀라자 주, Spinraza®)

스핀라자는 세계 최초의 ASO로서 2016년 미 FDA와 2017년 국내에서 '5q 척수성 근위축증(spinal muscular atrophy, SMA)의 치료'에 승인되었다. 이 약제는 요추천자(lumbar puncture)로 척수와 뇌를 둘러싸고 있는 뇌척수액인 척수강 내로 투여(intrathecal injection)하며 도입량(induction dose)으로 12mg(5ml)를 네 차례 사용한다. 즉 첫 세 번(0, 14, 28일째) 도입량으로 투여하며 마지막 네 번째(63일째) 도입량을 투여하며 이후 유지량(maintenance dose)은 매 4개월마다 투여한다.

이 약제는 혈액 뇌 장벽(BBB)을 통과할 수 없지만 척수강을 통한 직접 뇌척수액(CSF)으로의 투여가 뇌 실질 조직 전반에 걸쳐 광범위하게 약물이 분포되어 뉴런 및 다른 세포에 흡수되고 엔도솜을 벗어나서 세포 내로 들어갈 수 있다.

이 약제는 SMN(survival motor neuron, 생존운동뉴런) 유전자 돌연변이로 생긴 종결코돈이 단백질 발현과정에 관여하지 않도록 막으며, 이 약제의 투여로 SMN 단백질 발현량이 증가하면 운동뉴런의 퇴화를 지연시켜 환자의 생존 기간을 연장할 수 있다.

이 약제는 단일가닥 핵산물질을 이용하는 ASO 기반 기술로 엔도솜 지질이중층 장벽을 통과하는 능력이 없는 이중나선 siRNA와는 달리 엔도솜 지질이중층을 통과해 세포질과 핵으로 빠져나가는 능력이 있다. 이 약제는 SMN1에는 작용하지 않으며 SMN2에만 직접 작용하는 ASO(SMN2 directed ASO)로서 인트론에 결합하여 mRNA의 전사에 관여하는 hn-RNPs(heterogeneous nuclear ribonucleoproteins)의 작용을 차단한다.

즉 SMN2 pre-mRNA의 intron 7에서 발견되는 ISS(intronic splicing silencer)-N1에 결합하여 SMN2 mRNA 전사체 내 exon 7의 비율을 증가시키는 반면 exon 7 skipping을 억제하여 exon 7이 결여된 불안정하고 부분적인 운동뉴런 기능을 가진 mRNA2△7의 생성을 억제시킨다. 결국 exon 7 inclusion을 증가시켜 매우 안정되고 충분히 운동뉴런 기능을 가진 전체 길이 SMN 단백질(SMN2 full length, SMN2FL)로 전사되게 한다.

2. Risdiplam(리스디플람, 제품명: 에브리스디 건조시럽, Everysdi®)

에브리스디는 최초 경구용 척수성근위축증 치료제로서 2020년 미 FDA와 2021년 국내에서 '5q 척수성근위축증(SMA)'에 승인되었다. 이 약제는 SMN2 mRNA splicing modifier로써 SMN2 유전자의 미성숙 mRNA(pre-mRNA)에 결합, 유전자 돌연변이로 인한 결함

부분을 보완해 SMN 단백질의 농도를 증가시키고 유지한다.

이 약제는 혈관-뇌 장벽(BBB)을 통과할 수 있으며 중추신경계를 포함한 신체 모든 부분에 고르게 분포, 전신에 SMN 단백질을 증가시킨다. 또한 연령, 체중에 따른 환자맞춤처방으로 권장 용량에 해당하는 액상형 제제를 1일 1회 경구 복용하며 자가 관리가 가능하다. 게다가 경구용 액상형 제제로 척추 변형이 있는 환자도 제한 없이 치료가 가능하다.

국내 RNA 치료제 현황(척수성근위축증)

분류	성분명	제품명 (제조사)	적응증	용법용량
Survival motor neuron-2(SMN2)-directed splice-switching oligonucleotide	Nusinersen sodium (뉴시너센 나트륨)	스핀라자 주, (Spinraza®, 바이오젠)	5q 척수성 근위축증의 치료	이 약은 요추천자로 경막내 투여한다. 권장용량은 1회 12 mg (5 mL)이다. 척수성 근위축증으로 진단 후 가능한 빨리 0일, 14일, 28일, 63일에 4회 도입 용량(loading dose)으로 투여를 시작하며, 이후에는 4개월마다 유지용량으로 투여한다.
Survival motor neuron-2(SMN2) mRNA splicing modifier	Risdiplam (리스디플람)	에브리스디 건조시럽 (Everysdi®, 로슈)		이 약은 1일 1회, 식후(또는 모유 수유 이후), 가능하면 매일 같은 시간(예; 아침)에 제공된 경구용 주사기를 이용하여 투여한다.

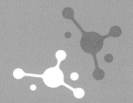

PART 14

면역항암제

PART 14
면역항암제
(Cancer Immunotherapy)

▣ 소개

면역항암제(Cancer immunotherapy 또는 immuno - oncology therapy)는 인체의 면역
체계를 활성화시켜 암세포를 사멸하도록 유도하는 치료제로 3세대 항암제라 불리고 있다.
이는 기본적으로 암환자의 면역세포가 암 항원에 대해 내성(tolerance)이 생기면 암세포를
인식할 수는 있지만 기능적으로 억제되어 있어 암세포를 효과적으로 제거하지 못하기 때문
이다. 이를 치료할 면역치료제에는 인터페론-감마, IL-2, 등 사이토카인치료제, 수지상세
포를 이용한 항암백신, T 세포를 이용한 면역세포치료제, 면역억제 단백질을 차단하는 면
역관문억제제 등이 있다.

1세대 화학항암제는 암세포를 직접 공격하여 사멸시키는 방식으로 정상세포까지도 공격해
심각한 부작용을 유발하는 단점이 존재한다. 암세포가 성장하는 원인(표적)을 억제함으로
써 암을 사멸시키는 2세대 표적항암제도 정상세포 공격에 따른 부작용은 줄지만 약제 내성
등의 문제가 여전하다. 이에 3세대 면역항암제는 인체의 면역체계를 강화하기 때문에 부작
용이 적고, 효과가 광범위하며 면역체계의 기억 능력을 통해 장기간 효과가 지속된다는 장
점을 가지고 있다. 대표적인 면역항암제로는 면역관문억제제, 면역세포치료제, 항암바이
러스 치료제 등이 있다.

I. 암과 관련된 전반적인 이해

◆ 서론

인간의 몸을 구성하고 있는 가장 작은 단위인 세포는 정상적으로 세포 내 조절 기능에 의해

분열하며 성장하고 죽어 없어지기도 하면서 세포 수의 균형을 유지한다. 따라서 어떤 원인으로 세포가 손상을 받는 경우 치료를 받아 회복하여 정상적인 세포로 역할을 하게 되지만 회복이 안되는 경우 스스로 죽게 된다(apoptosis, 세포자멸사).

게다가 여러 가지 이유로 인해 세포의 유전자에 돌연변이가 일어나면 비정상적으로 세포가 변하여 불완전하게 성숙하고 과다하게 증식하게 되는데 이를 암이라 할 수 있다.

이러한 암은 주위 조직 및 장기에 침입하여 이들을 파괴할 뿐 아니라 다른 장기로 퍼져 갈 수 있는 특징이 있고 억제가 안 되는 세포의 무한 증식으로 정상적인 세포와 장기의 구조와 기능을 파괴하여 생명을 위협하게 된다.

따라서 암세포는 세균처럼 외부에서 인체로 들어 온 것이 아니고, 인체의 정상세포가 어떤 이유로 인해 세포 내의 유전자(DNA 서열)에 변화가 일어나 암세포로 변형된 것이다.

1. 암의 특징

암의 특징은 일반적으로 ① 지속적인 증식신호를 유지함으로써 성장신호를 자급자족(Self-sufficiency), ② 성장억제 기전을 회피함으로써 증식 억제 신호에 대하여 무감각(Insensitivity to antigrowth signals), ③ 면역 파괴 회피(Avoiding immune destruction), ④ 무제한 복제를 할 수 있는 잠재력(Limitless replicative potential), ⑤ 종양을 촉진하는 염증(Tumor-promoting inflammation), ⑥ 조직에 침습하거나 전이(Tissue invasion and metastsis), ⑦ 혈관신생을 유도하여 지속적인 혈관 형성(Sustained angiogenesis), ⑧ 유전체 불안정성과 돌연변이(Genomic instability and mutation), ⑨ 세포자멸사 회피(Evading apoptosis), ⑩ 세포 에너지의 조절 실패(Deregulating cellular energy)이다.

추가하여 기존에 알려져 있던 암의 특징을 암과 관련한 대사 변화를 초점으로 정리하면 ① 포도당과 아미노산의 완화된 섭취, ② 기회주의적 영양소 획득 방식의 사용, ③ 생합성 및 NADPH 생산을 위한 당 분해 및 TCA cycle 중간 산물의 사용, ④ 질소 수요의 증가, ⑤ 대사산물에 의한 유전자 조절의 변화, ⑥ 미세환경과의 대사 상호작용 등으로 구분할 수 있다.

2. 암대사(Cancer metabolism)와 대사 재프로그래밍(reprogramming)

1920년대에 노벨상을 수상한 오토 와르버그(Otto Warburg)의 'Warburg effect'라는 가설에 의하면 암세포는 정상세포보다 엄청난 양의 포도당을 소비하며, 주로 산소를 필요로 하지 않는 해당과정(glycolysis)을 통하여 ATP 뿐만 아니라 세포 분열에 필요한 구성 요소

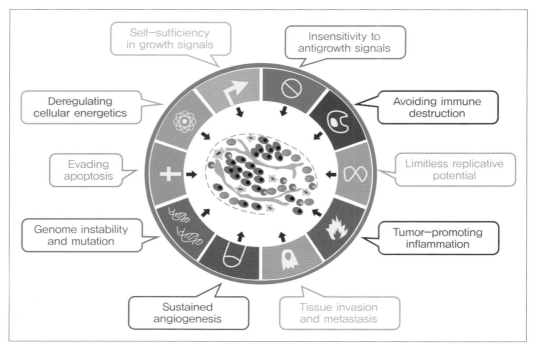

Figure 14-1. Characteristics of Cancer

(핵산, 아미노산, 지질 등)를 만들어 낸다는 것이다. 그는 실제 암세포가 정상세포에 비해 산소 소모량이 적다는 사실과 암환자의 복수에서 엄청난 양의 젖산(lactate)이 존재함을 밝혀내어 암이 일종의 대사질환일 수 있다는 것을 증명하였다.

이를 이용한 것이 현재 임상에서 종양의 위치 파악과 관찰에 광범위하게 사용되어지는 방사성 동위원소로 표지된 포도당을 이용한 PET/CT 촬영기술이다. 또한 이러한 암세포만의 특이적인 대사신호를 이해한다면 종양을 선택적으로 겨냥하고 제거하는 것도 당연히 가능하리라 오래전부터 생각되어왔다.

1) 암세포의 대사와 성장(Cancer metabolism and growth)

정상세포가 흡수한 포도당은 해당과정을 거쳐 미토콘드리아 내부에서 산소를 이용한 산화적 인산화(oxidative phosphorylation, OXPHOS)−전자 전달과정을 통하여 최대한의 효율로 36개의 ATP를 생산하게 된다. 하지만 암세포는 산소가 충분한 조건하에서도 혐기성 대사과정을 통하여 2개의 ATP 만을 생산하게 된다.

이러한 비효율적인 대사과정을 사용하는 이유는 암세포가 해당과정과 OXPHOS 중간체를 이용하여 빠른 세포 성장에 필요한 핵산, 아미노산, 지질, 등을 생산하기 위해 사용하기 때

문이다. 실제 암세포는 정상세포의 약 200배 이상 포도당, 글루타민(glutamate)를 흡수한
다고 알려져 있다.

따라서 암세포의 세포 대사는 ATP 생산이나 효율에 초점이 맞추어진 것이 아니라 성장에
초점을 맞추어 재프로그래밍 되어있으며 이를 통하여 암세포는 빠른 세포분열과 성장이 가
능하게 된다.

2) 암세포의 생존과 세포자멸사 회피(Cancer survival and evading apoptosis)

암세포는 대사 재프로그래밍으로 암세포의 생존성 향상시키는데 첫째, 암세포는 산소를 필
요로 하는 에너지 대사과정인 OXPHOS보다 산소가 필요하지 않는 해당과정을 주로 이용
함으로써 정상세포가 살 수 없는 저산소환경(hypoxia)하에서도 생존이 가능해진다.

둘째, 대부분의 암세포에서는 미토콘드리아로부터 시작되는 세포사멸 조절 기작인 미토콘
드리아 외막의 투과성(mitochondrial membrane permeabilization, MMP) 과정이 비활
성화되어 있다.

셋째, 해당과정 단백질 중에 하나인 헥소키나제(hexokinase)와 MMP를 이루는 미토콘드
리아 막 단백질 중에 하나인 전압-의존성 양이온 채널(voltage-dependent anion chan-
nel, VDAC)과 결합되어 포도당 대사에 의한 암세포 에너지 생성과 물질합성이 촉진된다.

3) 면역감시의 회피(Avoidance of immunosurveillance)

암세포의 대사 재프로그래밍은 인체 내 강력한 항암 기작 중의 하나인 세포독성 T 세포
(cytotoxic T lymphocyte, CTL)와 자연살해세포(natural killer cell, NK cell)와 같은 면
역세포들의 기능을 억제한다. 암세포는 해당과정을 주로 이용함으로써 이 대사과정의 최종
결과물인 젖산을 다량 분비하게 된다.

일반적으로 암환자의 혈액 내 젖산이 고농도로 존재함이 알려져 있으며 이처럼 증가된 젖
산은 암의 악성도와 연관되고, 암세포로부터 분비된 젖산은 암세포 주변 환경을 산성화
(acidification)시켜 면역세포의 활성화를 저해 한다.

또한 이러한 미세환경의 변화는 종양관련대식세포(tumor-associated macrophage,
TAM)의 모집(recruit)을 유도하며, TAM은 다양한 사이토카인들을 분비하여 혈관신생, 암
세포의 전이 및 면역 억제를 유도하게 된다.

4) 유전자 발현 조절대사체(Metabolite driven gene regulation)

암세포의 대사신호의 역할에 대한 연구는 대사신호의 변화에 따른 유전자 발현의 조절이다. 거의 모든 후성 유전성 변형(epigenetic modification) 단백질은 대사체의 활성화를 위하여 보조인자(cofactor 또는 직접적인 기질(substrate)을 이용한다.

Histone acetyltransferase(HAT)는 Acetyl CoA를, DNA methyltransferase(DNMT)와 Histone methyltransferase(HMT)는 methionine으로부터 만들어지는 S-adeno-sylmethionine과 metylation을 위한 기질로 이용한다. NAD+는 deacetylase 단백질인 Sirtuin의 cofactor이며 α-Ketoglutarate(α-KG)는 demethylase 단백질인 JHDM과 TET1/2의 보조인자이다. 따라서 암세포에서의 대사신호 재프로그래밍을 통한 대사체의 변화는 후성 유전성 변형 단백질의 활성도를 조절한다.

5) 암세포 대사 재프로그램밍의 기작(Mechanism of metabolic reprogramming)

지금까지 밝혀진 여러 대사관련 유전자의 돌연변이나 과발현, 미토콘드리아 유전자의 돌연변이들이 암세포의 대사 재프로그래밍의 직접적인 원인이라면 다양한 발암유발유전자(oncogene)와 종양억제유전자(tumor suppressor gene)들은 간접적인 방법으로 이러한 암세포의 대사 재프로그래밍을 조절한다고 알려져 있다.

따라서 암의 형성과 성장을 유도하는 다양한 발암인자들에 의한 암의 발달과정은 암세포 대사와 밀접한 관련이 있으며 암세포 대사의 재프로그래밍이 암을 효과적으로 치료할 수 있는 중요한 항암 표적이 될수 있다.

3. 암세포와 면역체계

암조직은 암세포뿐만 아니라 내피세포(endothelial cell), T 세포, 자연살해세포(natural killer cell), 대식세포(macrophage), 섬유아세포(fibroblast), 수지상세포(dendritic cell), 지방세포(adipocyte)를 포함한 다양한 세포들로 구성되어 있다.

암의 이질성(heterogenecity)으로 인해 이러한 다양한 세포들이 암세포의 증식과 전이에 따라 주변에 다양한 대사적 변이를 나타내게 되는데 이를 종양미세환경(tumor microenvironment)이라고 한다.

면역체계의 세포 및 분자는 암대사에 있어 대표적인 종양미세환경으로서 암세포와 면역체계 사이에 직접적인 상호작용을 하므로 면역치료 연구는 종양미세환경을 기반으로 이해하는 것이 중요하다.

암조직 중 암세포는 돌연변이를 일으키거나 비정상적인 조절이 일어나는 데 반해, 면역세포는 외부물질의 침입으로부터 특정 기전에 따라 다양하게 변화한다. 또한 암세포는 충분한 영양소의 섭취와 대사를 유지하여 세포의 성장을 조절하는데, 면역세포는 다양한 대사 프로그램의 균형으로부터 기능을 유지할 수 있어서 암세포보다는 비교적 유연성이 있다고 할 수 있다.

따라서 면역세포와 암세포의 상호작용에 대한 연구들을 통하여 면역세포 또는 면역 신호를 조절하여 암대사를 중단하거나 억제하고자 하는 연구가 중요하다.

1) 종양면역감시(Tumor immune surveillance)

종양면역감시는 암세포의 발생 및 성장 단계에서 숙주의 면역세포 중 T 세포에 의해 처음 인식되고 T 세포에서 분비되는 인터페론 감마 등 사이토카인들이 면역세포들을 동원하여 암세포를 사멸하는 체제를 말한다.

이에 암세포는 적극적으로 T 세포의 면역관용(immune tolerance)을 유도하여 재분포되고 성장하는 종양의 면역편집(cancer immunoediting) 과정을 거치면서 암세포 자신이 성장과 전이를 하기 위해 면역체계의 면역감시를 회피하려 한다.

종양의 면역편집은 암세포의 제거(elimination) → 평형(equilibrium) → 도피(escape)의 3단계를 통하여 면역감시회피(immune evasion)가 이루어진다. 제거 과정은 면역체계가 암세포를 인식하고 효과적으로 제거할 수 있는 과정인 반면 평형 과정부터는 더 이상 면역체계가 암세포를 제거하지 못하는 단계에 이른다.

즉 평형 과정은 면역체계와 암세포간의 평형 상태가 이루어져서 암 성장을 더이상 억제할 수 없는 단계로서 면역체계의 암 제거 또는 조절 능력을 벗어나 암 성장과 전이가 일어나게 된다. 도피 과정은 암세포가 면역체계를 억제하거나 회피할 수 있는 능력을 획득함에 따라 이루어지게 된다. 따라서 면역항암제는 암세포가 획득한 면역억제 또는 면역회피 기전을 극복하기 위하여 면역체계의 종양 인식능력 또는 파괴능력을 회복 또는 강화시키는 기전의 약제라 할 수 있다.

2) 종양미세환경(Tumor microenvironment, TME)

종양미세환경은 암세포 주위에 혈관, 면역세포, 섬유아세포(fibroblast), 골수유래염증세포(bone marrow-derived inflammatory cell), 림프구, 신호전달분자 그리고 세포외 기질(extracellular matrix, ECM) 등이 둘러싸여 있는 세포환경을 말한다.

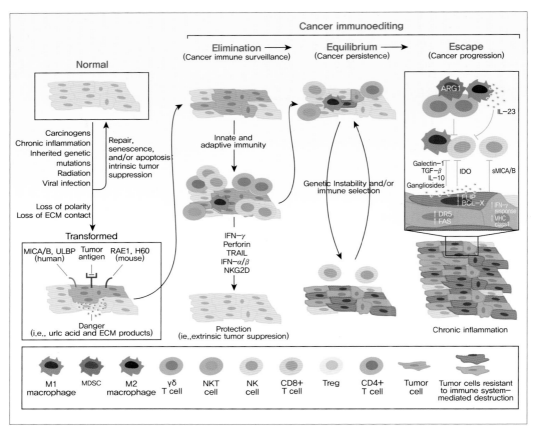

Figure 14-2. Cancer Immunoediting

종양미세환경에서 암세포는 세포외 신호 방출, 암세포 신생혈관 촉진, 그리고 말초 면역관용 등을 유도하여 미세환경에 영향을 준다. 따라서 암세포는 미세환경을 변화시키기도 하고 미세환경이 암세포의 성장 또는 전이에 영향을 미치기도 한다. 이러한 미세환경에 존재하는 여러 변수로 인해 자연히 암의 이종성(heterogeneity)이 증가하게 된다.

3) 종양관련 대식세포(Tumor-associated macrophage, TAM)

대식세포는 골수성 세포로부터 최종 분화된 세포로서 암세포의 경우 혈액을 통해 종양미세환경으로 이동하여 분화한다. 이 대식세포는 다양한 생리적·병적 조건에서 역동적으로 M1 대식세포와 M2 대식세포로 분극화(polarization)된다.

M1 대식세포는 고전적으로 활성화(classically activated)된 대식세포로서 외부 병원균과 인터페론 감마 등의 자극에 의해 활성화되고 IL-12를 분비하여 염증반응을 일으키며 종양

미세환경에서는 암의 성장을 억제하는 작용을 한다.

M2 대식세포는 대체적으로 활성화(alternatively activated)된 대식세포로서 IL-4, IL-10, IL-13 등에 의해 활성화되어 항염증반응을 하는 것으로 알려져 있으며 IL-4, IL-10, IL-13을 분비하여 암의 성장을 촉진시키기도 한다.

또한 M2 대식세포는 면역작용으로 T 세포들의 세포독성을 약화시키며, Th1 세포 대신 Th2 세포의 증식을 촉진하고 조절 T 세포(regulatory T cell, Treg)를 활성화시켜서 면역 관용을 일으킨다. 비면역 작용으로는 혈관신생을 직접 촉진시키고 종양세포의 침습력과 전이능력을 보조하며 항암제로 인한 세포사멸을 억제하여 종양의 성장을 유도한다.

정리하면 암세포와 면역세포 간 상호작용에서 M1 대식세포, 암세포 등은 단백질, 핵산, 아미노산을 합성하기 위하여 높은 비율의 해당과정과 글루타민 분해과정(glutaminolysis)으로 증식과 동화작용(anabolism)을 하며, M2 대식세포, 정지된 암세포 등은 주로 ATP 합성을 위하여 지방산의 산화를 이용하여 이화적 대사작용을 한다는 것이 큰 특징이다.

이러한 종양관련 대식세포는 종양미세환경의 세포군 중에서 50% 정도로 가장 많이 차지하며, 주로 악성 암세포에 영양분을 공급하거나 지원함으로써 암의 진행과정과 내성에 영향

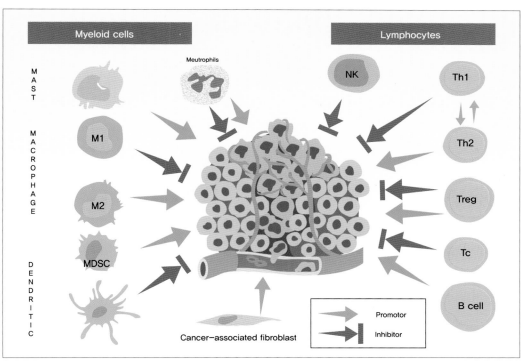

Figure 14-3. Tumor Microenvironment(TME)

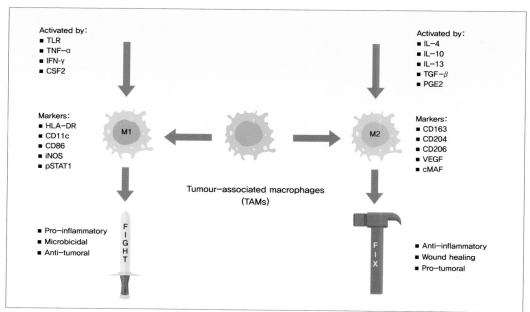

Figure 14-4. Tumor-Associated Macrophages(TAMs)

을 미친다. 그리고 종양관련 대식세포는 식균작용 및 산화 기능을 향상시킨다.

따라서 종양관련 대식세포의 존재가 임상적으로 나쁜 예후와 연관됨이 여러 암에서 보고된 이후 종양관련 대식세포의 분극화를 차단하여 암 성장을 억제하는 치료 등 대식세포의 대사를 조절하여 그 기전을 밝히고 새로운 암치료법으로서 하나의 타깃이 될 가능성이 크다.

4) 골수유래억제세포(Myeloid-derived suppressor cell, MDSC)

골수유래억제세포는 면역억제 기능을 가지는 골수유래 미성숙 골수성 세포의 집합군이다. 건강한 경우에는 이들 세포들이 존재하지 않고 만성 감염, 염증, 암 등의 병적인 상태에서 말초혈액, 림프기관, 비장, 암 조직 등에 축적된다.

이들 세포들은 암이 성장하면서 유도되는 G-CSF, VEGF, SCF와 같은 여러 가지 인자에 의해 생성되어 T 세포, 자연살해세포들의 면역반응을 억제하고 다른 면역억제세포인 조절 T 세포(Treg)의 생성을 유도함으로써 암세포의 성장을 촉진시키고 암세포의 원격 전이를 유도하기도 한다.

골수유래억제세포의 면역억제 기전에는 크게 네 가지가 있다.

첫째, 림프구가 필요로 하는 영양소인 L-arginine, L-cysteine 등의 아미노산을 고갈시켜 T 세포수용체 사슬(chain)의 합성을 방해한다.

둘째, 활성산소종(reactive oxygen species, ROS)이나 활성질소종(reactive nitrogen species, RNS)의 산화스트레스를 형성시켜 T 세포의 다양한 과정을 저해한다.

즉 T 세포 항원수용체(TCR) 사슬의 합성과정을 소실시키거나 TCR을 탈감작화시키기도 하고 IL-2 수용체 신호전달을 방해하기도 한다.

셋째, T 세포가 림프절로 재순환하는 과정을 저해하거나 암세포 주위로 T 세포가 이동하는 것을 방해기도 하고 T 세포의 세포지멸사를 유도하기도 한다.

넷째, 항원특이 조절 T 세포를 증식시키고 미접촉 CD4+ T 세포를 조절 T 세포로 전환하는 과정을 촉진한다.

II. 면역항암제

◈ 서론

항암제는 1세대 화학항암제, 2세대 표적항암제 및 3세대 면역항암제로 구분할 수 있다. 1세대 화학항암제는 암세포뿐만 아니라 정상세포도 같이 손상을 주기 때문에 부작용이 심하다. 즉 암세포를 사멸하기 위해 정상세포까지 공격하여 환자의 면역체계를 파괴하고 강한 독성으로 인해 탈모, 구토, 식욕저하, 피로감, 극심한 체력 저하 등 각종 부작용이 발생한다.

2세대 표적항암제는 암세포만을 식별해 공격하는 장점이 있지만 유전자 변이를 가진 환자에만 사용할 수 있어 다양한 암치료가 불가능했고 내성이 생기는 경향이 있어 내성이 생기면 사용할 수 없다는 단점을 가지고 있다.

3세대 면역항암제는 암세포에 의해 억제되어 있던 인체의 면역세포를 활성화시켜서 암세포를 사멸시키는 새로운 기전을 갖고 있다. 특정 유전자 변이가 없어도 대부분의 암에 폭넓게 사용할 수 있다. 면역항암제는 환자 스스로의 면역 강화를 통해 치료를 한다는 점에서 부작용이 적고 암 환자의 삶의 질을 높이고 생존기간도 대폭 연장되는 효과가 있다.

1. 면역항암제의 개발

암치료 패러다임은 10년 주기로 변화되어왔다. 1990년대에는 paclitaxel 등 화학항암제가 주된 치료법이었다. 또한 전통적인 면역치료로서 사이토카인 치료, 암백신 치료, 적응세포 치료 등이 사용되어 왔다.

가장 처음 시도된 사이토카인 치료는 IFN-α으로 현재 일부 백혈병, 악성 흑색종 및 카포시

육종(Kaposi sarcoma) 환자에서 사용되고 있다. 두 번째로 시도된 IL-2는 악성 흑색종 또는 신장암 등에서 사용되고 있다. 또한 TNF-α, GM-CSF 등이 항암효과를 보임으로써 사이토카인 치료법으로 제시되었다. 하지만 이러한 사이토카인 치료는 그 효과가 종양 제한적이고 상당수의 환자에서 심각한 독성을 보인다는 점이 문제이었다.

이후 유전자 기법의 발달과 암세포 자체에 대한 관심이 높아지면서 암세포의 특정 유전자를 표적으로 하는 표적항암제가 등장하였다. 1997년 rituximab과 2001년 imatinib 등을 시작으로 잇달아 등장한 표적항암제들이 항암치료에 본격적으로 사용되었다. 하지만 여러 표적항암제 또한 내성이 생긴다는 사실이 알려지면서 새로운 암치료 패러다임이 요구되었다. 2010년 최초의 면역항암제로 세포면역치료제(cellular immunotherapy)이며 동종종양백신(autologous tumor vaccine)인 프로벤지(Provenge®, Sipuleucel-T)가 미 FDA에서 '전립샘암 치료'에 승인되었으며, 2011년 CTLA-4 억제제인 여보이(Yervoy®, Iplilimumab)가 미 FDA에서 '흑색종(melanoma) 치료'로 승인되면서 면역항암제의 시대가 열리게 되었다.

2015년 8월 지미 카터 전 미국 대통령이 91세의 나이에 흑색종에 의한 전이성 뇌종양 진단을 받고 암 투병 중이라는 외신 보도가 있었다. 워낙 고령에 암에 걸려서 회복이 힘들 것으로 예상되었으나 놀랍게도 불과 4개월 뒤인 12월 자신이 완치(cancer free)되었다고 발표하였다. 이는 2014년 미 FDA에서 '전이성 흑색종의 치료'에 승인된 면역항암제 키트루다(Keytruda®, Pembrolizumab) 덕분이었다는 사실이 알려지면서 국내에서도 큰 반응을 보인 바 있다.

면역항암제는 1세대, 2세대 및 3세대로 다시 구분한다. 1세대 면역항암제에는 여보이(iplilimumab)와 sipuleucel-T가 있다. 여보이의 경우 흑색종에서 치료 후 3년까지 20~26% 환자가 생존하였고 good long-term outcome을 보였다. 한편 sipuleucel-T는 결국 임상으로 도입되지는 못했지만 면역항암제로서 나름대로 의미만 가지는 약제가 되었다.

2세대 면역항암제 중 PD-1 억제제인 옵디보(Opdivo®, Nivolumab)와 키트루다(Keytruda®, Pembrolizumab)가 2014년 미 FDA에서 승인되었다. 이후 PD-L1 억제제인 티센트릭(Tecentriq®, Atezolizumab)이 2016년, 임핀지(Imfinzi®, Durvalumab)가 2017년 미 FDA에서 승인되었다. 또한 CAR-T 세포치료제인 킴리아(Kymriah®, Tisagenlecleucel)와 예스카타(Yescarta®, Axicabtagene ciloleucel)가 2017년 미 FDA에서 승인되었다. 항암바이러스(Oncolytic virus)인 임리직(Imlygic®, Talimogene laherparepvec, T-VEC)도 2015년 미 FDA에서 최초로 승인되었다.

3세대 면역항암제는 다양한 기전과 양상을 통해 광범위하게 항암면역의 확장을 가져올 수 있는 약제들이다. 암이 존재하는 환경에서는 암과 더불어, 다양한 면역세포들(T 세포, 자연살해세포, Treg, 골수유래억제세포, 수지상세포, M2 대식세포, M1 대식세포 등)과 일반 세포들이 종양미세환경(TME)을 형성하고 있다. 이러한 환경 내에서는 암이 환자의 선천면역 혹은 획득면역을 억제시키는 환경을 조성함으로써 환자의 면역체계가 암을 물리치지 못하도록 하고 있다.

따라서 TME 환경에서 암을 제거하는 방법으로 CTLA-4, PD-1 등과 같은 억제성 면역관문(inhibitory immune checkpoint) 차단, HDAC(histone deacetylase) 억제, 백신 등으로 암세포를 사멸하여 면역원성(immunogenic) 암세포로의 유도, 항원 제시(antigen presentation) 또는 보조성(adjuvanticity) 증가, 대식세포 작동자 세포(macrophage effector cell)의 활성을 증가시키는 방법들이 앞으로 3세대 면역항암제가 될 수 있을 것이다.

2. 면역항암제 글로벌 시장동향

글로벌 면역항암제 시장은 세부적으로는 면역조절제(Immunomodulator), 항암백신(Cancer vaccine), 입양세포치료제(Adoptive Cell therapy), 항체기반 표적치료제(Antibody-based targeted therapy), 항암바이러스(Oncolytic virus)로 구분하고 있다.

표 14-1. 글로벌 면역항암제 시장

면역조절제 (Immunomodulator)	면역관문억제제 및 기타 면역조절제(사이토카인 등)를 포함.
항암백신 (Cancer vaccine)	암세포가 가진 종양특이적 항원(tumor-specific antigen)을 암환자에게 투여해 면역체계를 활성화 시킴.
입양세포치료제 (Adoptive cell therapy)	체내의 면역세포를 채집하여 강화시키거나 유전공학적으로 변형시켜 다시 주입하는 세포치료제.
항체-기반 표적치료제 (Antibody-based targeted therapy)	- 표적 항원에 대해 선택적으로 결합하는 항체의 특성을 이용 - 단클론항체는 암세포의 특이적인 부분과 결합하도록 디자인되어 암을 치료하는데 매우 효과적일 수 있음.
항암바이러스 (Oncolytic virus)	복제가 가능하고 감염력이 있는 바이러스로서 암세포 내 유전적으로 비정상 부의를 표적으로 하는 특정 유전자를 주입.

3. 주요 면역항암제의 종류

1) 면역관문억제제(Immune checkpoint inhibitor)

면역관문억제제는 암세포가 인체의 면역작용을 회피하기 위해 활용하는 면역관문수용체를 억제해 면역체계가 암세포를 공격하게끔 유도하는 치료제이다. 즉 면역관문억제제는 암세포의 면역 회피를 억제하여 T 세포의 면역기능을 정상으로 작동케 하여 암세포를 제거하게 한다. 면역억제제는 2011년 미 FDA에서 승인된 여보이를 시작으로 현재 여러 약제가 임상에 적용되고 있다.

2) 면역세포치료제(Immune cell therapy)

면역세포치료제는 체내의 면역세포를 추출해 강화시키거나 유전공학적으로 변형시켜 다시 주입해 항암효과를 내는 치료제이다 T 세포와 같은 면역세포를 환자에게 직접 주입하는데 최근에는 면역세포를 체외에서 유전자조작 등을 통해 치료 효능을 강화해 주입하는 추세이다. 대표적인 면역세포치료제로 CAR-T(Chimeric antigen receptor-T), TCR-T(T cell receptor-T) 세포치료제 등이 있다. 2017년 미 FDA가 최초의 CAR-T 세포 치료제인 킴리아(Kymriah®, Tisagenlecleucel), 예스카타(Yescarta®, Axicabtagene ciloleucel)를 승인하면서 주목받기 시작했으나 높은 효능을 보이는 반면 고가의 비용으로 시장 확산에 어려움이 있다.

3) 항암바이러스치료제

항암바이러 치료제는 증식이 가능하고 감염력이 있는 바이러스에 암세포를 타깃하는 특정 유전자를 삽입해 암을 사멸시키는 치료제이다. 항암바이러스는 암을 공격하는 바이러스로, 바이러스를 증식하는 과정에서 숙주세포(암세포)를 죽이고 새로운 숙주세포를 찾아 이동한다. 항암바이러스는 바이러스의 증식 후, 암세포와 암세포 주변 혈관 내에서 확산되고 이 과정에서 체내 면역체계가 바이러스에 감염된 암을 지속적으로 공격하도록 유도해 면역증진 효과도 기대할 수 있다. 최초의 유전자조작 항암바이러스인 임리직(Imlygic®, Talimogene laherpareprec)은 2015년 미국 FDA에서 '흑색종환자가 수술을 받은 후 재발된 경우에 절제가 불가능한 부위에 국소 투여'에 승인되었다.

4. 면역항암제의 특징

면역항암제는 면역체계의 특이성(specificity), 기억능력(memory), 적응력(adaptiveness)을 증강시킴으로써 항암효과를 나타낸다. 즉 인체의 면역체계를 이용하여 정확하게 암세포만 공격해 부작용이 적고 면역 시스템의 기억능력과 적응력을 이용하기 때문에 면역항암제에 효과가 있는 환자는 지속적인 항암효과를 볼 수 있다.

따라서 면역항암제는 1세대 화학항암제의 부작용과 2세대 표적항암제의 내성을 개선하였고, 장기간 효과 지속(durable response), 장기 생존 가능(long-term survival), 폭넓은 항암 효과(broad anti-tumor activity) 및 낮은 부작용(low toxicity profile) 등을 특징으로 한다.

1) 장기간 효과 지속

면역항암제는 약제를 중단해도 인체의 면역체계가 기억하고 있어 암세포를 계속 공격하므로 치료효과가 오랫동안 지속된다. 표적항암제의 경우 약제에 대한 치료 초기 반응성은 좋지만 시간이 지나면 환자들의 4기 생존율이 현저히 감소되는 반면 면역항암제의 경우 초기 반응이 있는 환자들에서는 2~4년이 지나도 약물 반응이 지속된다.

2) 장기 생존 가능

면역항암제는 기존 항암요법으로 효과가 부족했던 환자에서 생존율을 높일 수 있다. 면역항암제는 초기 보다는 중기 이후에 암세포가 면역 시스템을 회피하는 정도로 진화되었을 경우에 효능이 있으며, 최근에는 기존 항암요법 또는 다른 면역관문억제제제와의 병합요법을 통해 생존율을 높이는 방법으로도 개발되고 있다.

3) 폭넓은 항암효과

면역항암제는 표적항암제가 특정 유전자 돌연변이가 있는 경우에만 효과적인 점에 비해 돌연변이 유무와 상관 없이 효과적일 수 있으므로 다양한 암에서 효과를 보일 수 있다. 이는 면역세포들이 암세포를 식별하는 능력을 활용함으로써 암의 종류에 크게 구애받지 않고 보다 효율적으로 암세포에 대항할 수 있기 때문이다.

III. 면역관문억제제제(Immune checkpoint inhibitor, ICI)

◆ 서론

2018년 노벨생리의학상 수상자인 앨리슨(James Patrick Allison) 교수는 T 세포의 표면에 분포하며 T 세포의 활성을 억제하는 단백질인 CTLA-4에 결합하는 항체(항 CTLA-4 항체)를 사용하면, CTLA-4에 의해 억제된 T 세포 기능이 활성화되면서 정상 면역기능의 회복을 유도하여 결과적으로 T 세포를 활성화시킨다는 점을 발견 하였다.

이는 인체에 존재하는 면역세포를 속이는 면역관문수용체 단백질(CTLA-4)을 억제하는 방법을 찾아낸 것이다. 1996년에 앨리슨 교수는 종양 마우스 모델(종양조직을 이식하여 인위적으로 암을 유발시킨 실험용 쥐)에 항 CTLA-4 항체를 투입하는 경우 종양이 사라지고 항종양 효과가 지속됨을 입증하였다.

그 후 2011년에 항 CTLA-4 항체를 악성 흑색종 환자에 주입한 결과 약 20~25%가 완치되었다는 임상실험 결과를 바탕으로 이 항체를 암치료제로 사용할 수 있음을 제시하였고, 이 항체는 2011년 미 FDA 승인을 받은 최초의 항체면역항암치료제이며 면역관문억제제인 여보이(Yervoy®, Iplilimumab)이다.

한편 2018년 노벨생리의학상 공동 수상자 혼조 교수는 1992년 T 세포의 표면에 분포하여 PD(programmed cell death, 예정된 세포자멸사)를 유도하는 단백질인 PD-1 수용체를 발견하였고 PD-1 이상 현상이 사람의 자가면역 질환과 관련됨을 밝혀내었다.

이는 2002년 혼조 교수가 PD-1이 종양의 면역회피 기작과 관련이 있으며 PD-1이 T 세포를 비활성화(T 세포의 기능을 억제)하기 때문에 PD-1을 인식하는 항체를 사용하여 PD-1을 억제함으로써 면역기전을 회복시키고 T 세포를 활성화시켜 암세포를 공격할 수 있도록 하였다.

이로써 앨리슨 교수와 혼조 교수는 각각 CTLA-4와 PD-1이라는 면역관문단백질의 기능을 규명했다. 암 환자들은 이 두 종류의 단백질 기능이 과도하게 발현돼 T 세포가 약해지는 것으로 나타났다. 두 교수는 이런 면역관문단백질의 기능을 활성화 또는 비활성화시켜 면역기능을 껐다 켰다 할 수 있는 스위치 역할의 면역관문수용체에 이어 면역관문단백질을 억제해 면역기능을 되살릴 수 있는 단클론항체도 발견한 것이다.

1. 면역관문억제제의 기작

1) T 세포의 면역기능

체내 면역기능은 항원 인식과 동시에 공동자극(co-stimulatory) 신호 및 공동억제(co-inhibitory) 신호의 조절을 통하여 전체적인 T 세포 기능을 조절한다. 따라서 면역세포들은 암세포에서 일어나는 돌연변이 등의 변화로 인해 발현되는 종양특이항원을 감지하고 암세포를 제거한다.

하지만 암세포는 면역 공격을 회피하기 위하여 종양미세환경을 변화시켜 면역기능을 억제하거나 T 세포 면역관용(immunetolerance) 또는 면역편집(immuno-editing) 등을 통하여 면역회피(immune escape)를 하려 한다. 이러한 회피 전략의 하나로써 면역관문의 기능

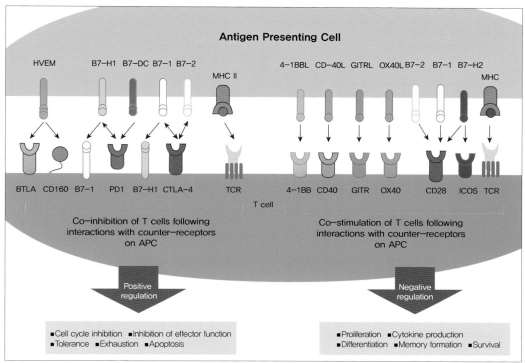

Figure 14-5. Co-Inhibition and Co-Stimulation of T Cell

을 변화시켜 T 세포의 기능을 억제한다. 예를 들면, 암세포에 PD-L1이라는 특정 세포표면 단백질이 발현되면 이는 T 세포에 존재하는 PD-1과 결합하여 T 세포 기능을 억제한다. 따라서 PD-1에 PD-1에 대한 단클론항체를 결합시키면 억제되어 있던 T 세포가 활성화되면서 암세포를 공격하여 사멸시킨다. 이러한 T 세포의 면역반응은 가속기(accelerator) 역할을 하는 동시자극수용체와 제동기(brake) 역할을 하는 동시억제수용체 그리고 각각의 수용체와 결합하는 리간드(ligand)의 상호작용이 시공간적(temporospatial)으로 매우 정교하게 작동된다.

이는 면역체계가 감염 또는 변형된 세포에 대하여 적절하고 빠른 면역반응을 보이도록 하는 한편 폭발적인 면역반응으로부터 정상세포의 손상을 피하거나 최소화하기 위해 노력한다. 우선 T 세포의 활성화는 그 세포표면에 존재하는 T 세포수용체(TCR)가 항원제시세포(APC)의 주조직적합복합체(MHC) 분자에 결합된 항원을 인식하는 것으로부터 시작된다. 하지만 TCR-MHC 결합을 통한 항원의 인식이 이루어지더라도 공동자극신호가 없을 경우 T 세포의 활성은 이루어지지 않는다. 그러므로 T 세포가 충분히 활성화하기 위해서는 항원의 인식과 공동자극신호가 필요한데, 항원제시세포에서 발현하는 CD80, CD40 등이 T 세

표표면의 리간드에 해당하는 CD28, CD40L 등과 동시에 결합함으로써 이루어지며 이를 통하여 사이토카인의 분비가 활성화된다.

한편 활성화된 T 세포는 일정 시간 후 비활성화가 되도록 공동억제신호를 보내는데, 이를 통하여 과도한 면역 자극으로 인한 조직 손상 등을 예방한다. 공동억제신호에서 T 세포의 CTLA-4는 항원제시세포의 CD80/CD86와 결합을 통하여 T 세포의 비활성화 기능을 주로 갖고 있으며, T 세포의 PD-1는 암세포의 PD-L1/PD-L2를 통하여 말초조직에서 T 세포 기능을 조절한다.

2) 주요 면역관문단백질(Major immune checkpoint protein)

면역관문단백질은 세포막 단백질로서 면역세포의 분화·증식·활성을 억제한다. 이 단백질은 대체로 활성화된 T 세포에서 발현되어 T 세포의 증식, 사이토카인의 분비, 세포독성을 감소시키고 T 세포의 과도한 활성을 억제하는 기능을 가지고 있기 때문에 동시억제분자라고 한다.

대표적으로 T 세포에는 공동억제수용체인 CTLA-4와 PD-1이 발현되어 있어서 각각의 리간드인 B7.1/B7.2 혹은 PD-L1과의 결합을 통해 T 세포의 활성을 조절하게 된다. PD-L1은 면역세포 뿐만 아니라 암세포(특히 식도암, 위장관암, 췌장암, 유방암, 신장암 등)에서도 발현되어 있다. 암세포에서 발현된 PD-L1은 암 특이적인 T 세포를 비활성화시키고 세포사멸을 유도하여 T 세포의 면역 공격으로부터 암세포를 보호해주는 중요한 방패(molecular shield) 역할을 하고 있어서 암의 면역회피 기전이 되기도 한다.

또한 암세포에 이소성(ectopic)으로 PD-L1이 발현된 암환자는 그렇지 않은 암환자에 비해 예후가 더 나쁜 것으로 보고되고 있다. 따라서 이러한 결과들은 면역관문단백질이 좋은 암 치료의 표적이 될 수 있음을 시사해 준다.

2. 면역관문억제제의 종류

2011년 CTLA-4 억제제인 여보이(Yervoy®, Iplilimumab)가 면역관문억제제 중 처음으로 전이성 흑색종에 대한 2차 치료제로 미 FDA 승인을 받았다. 2014년 PD-1 억제제인 옵디보(Opdivo®, Nivolumab)와 키트루다(Keytruda®, Pembrolizumab)가 전이성 흑색종에 각각 미 FDA 승인을 받았다.

이후 PD-L1에 대한 면역관문억제제인 티센트릭, Tecentriq®, Atezolizumab)이 '방광염 치료'에, 2016년 바벤시오(Bavencio®, Avelumab) 피부암의 일종인 '머클세포암 치료'에, 임핀지(Imfinzi®, Durvalumab)가 '방광암 치료'에 대해 2017년 미 FDA 승인을 받았다. 2018년 PD-1 억제제인 리타요(Litayo®, Cemiplimab)가 '피부 편평암 치료'에 승인되었다.

현재 이들 7종의 약제들은 치료 적응증을 확대하면서 더 많은 암종의 치료에 적응증을 추가하고 있다. 기존의 CTLA-4, PD-1, PD-L1을 인식하는 면역관문억제제가 개발된 이후 종양면역에 관여하는 면역관문으로 LAG3, TIM3, TIGIT, VISTA 등이 발견되었으며, 이들을 특이적으로 인식하는 단클론항체가 개발되어 이를 면역관문억제제로 사용하는 임상시험이 진행 중에 있다. 이에 2020년 미 FDA는 PD-1 억제제인 nivolumab과 LAG3(lymphocyte activation gene3) 억제제인 relatlimab과의 복합제(Opdulalag®)를 전이성 흑색종 치료제로 승인하였다.

또한 면역관문억제제를 다른 항암치료제와 병용하여 시너지효과를 목표하는 시도도 활발히 진행 중이며, 한 예로 폐암에서 면역관문억제제를 세포독성항암제와 병합하였을 때 그 효과가 상승됨이 밝혀졌다. 이외에도 표적치료제와 병합하거나 방사선 치료와 병합하는 요법도 새롭게 연구되고 있다.

예를 들어, 한 CAR-T 세포치료제인 킴리아가 B 세포 급성림프구성백혈병(ALL) 및 재발성/불응성 거대 B 세포림프종(DLBCL)에서 효과를 보인 점, 그리고 예스카타도 재발성/불

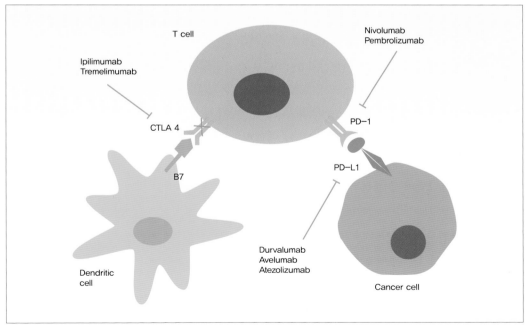

Figure 14-6. Immune Checkpoint Inhibitors

응성 거대 B 세포림프종 치료효과를 나타낸 점을 바탕으로 하여 이러한 면역세포치료제를 면역관문억제제와 병용하는 방법도 기대할 수 있다.

3. 면역관문억제제와 바이오마커(biomarker)

암의 대사 바이오마커에 대한 연구는 최근 10년 동안 급부상한 분야로 실제 암환자의 혈액 시료에서 직접적인 대사 바이오마커를 식별하는 것은 쉽지 않다. 그 이유로 먼저 전체 혈액 양에 비해 대사 바이오마커가 차지하는 비중이 적기 때문이고, 두번째 종양이 신체의 나머지 부분에 비해 작고 혈액으로 새어 나오는 독특한 암대사 프로파일을 가지며, 마지막으로 종양에서 유래한 특정 프로파일이 혈액 속에 혼합되어 정상세포에서 누출되는 동일한 대사 산물에 의해 쉽게 식별하기 어렵기 때문이다.

결과적으로 바이오마커 중 많은 것들이 암대사 기전에 대하여 명확하게 입증된 바가 없기 때문에 바이오마커 연구만으로는 한계가 있다. 하지만 바이오마커는 일반적으로 단백질이나 DNA, RNA, 대사물질 등을 이용해 체내 변화를 알아 낼 수 있는 지표가 된다. 즉 특정 질병이나 암의 경우 정상이나 병적인 상태를 구분할 수 있거나 치료 반응을 예측할 수 있고 객관적으로 측정할 수 있는 표지자를 의미한다.

바이오마커는 정상적인 생물학적 과정, 질병 진행 상황, 그리고 치료 방법에 대한 약물의 반응성을 객관적으로 측정하고 평가할 수 있는 역할을 하여야 한다.

이는 활용도에 따라 약물 타깃의 존재를 확인하는 타깃 마커, 병의 유무를 진단하는 진단 마커, 특정 약물에 대한 반응군과 비반응군을 구별할 수 있는 예상 마커, 약물 치료효과를 모니터링 할 수 있는 대리표지자 마커, 질병의 예후를 알려주는 예후 마커 등이 있다.

암세포는 지속적으로 변화하고 면역체계도 다양하기 때문에 예측 마커를 개발하는 것은 상당히 어렵다. 하지만 사전에 약물 반응이 예측이 안된 환자의 경우 무의미한 약제투여가 예상되기 때문에 바이오마커가 절실하게 필요하다.

암세포의 바이오마커 발현 유무에 따라 키트루다는 PD-L1의 발현 양성인 환자에게만 사용하도록 승인되었고, 옵디보는 PD-L1 발현과 관계없이 사용할 수 있도록 승인되었다.

이는 임상연구에서 키트루다는 PD-L1 발현과 상관없이 전체반응률(overall response rate, ORR)이 19.4%이지만 PD-L1 발현율이 50% 이상인 환자에서는 45.4% 라는 높은 효과가 입증된 반면 옵디보는 PD-L1 발현과 상관없이 docetaxel 투여 환자보다 41% 이상 사망률을 감소시킨 연구결과 때문이었다. 이러한 PD-L1 발현은 암의 진행 시기나 체내 위치에 따라서 변할 수 있는 동적 마커(dynamic marker)이고 PD-L1 발현이 없더라도 효과가 나타나는 환자가 있는 등 바이오마커로서 여러 단점들을 가지고 있다.

따라서 최근 개발되고 있는 추세는 PD-1/PD-L1 억제제를 기존 표준요법과 병용하거나 새로운 병용 전략으로 PD-L1 발현과 관계없이 항체를 사용할 수 있게 하고 1차 치료제로서 활용 가능하도록 노력하고 있다.

4. 면역관문억제제에 대한 치료내성 발현

현재 면역관문억제제들은 높은 치료 반응률을 보이고 있지만 여전히 많은 환자들에서 치료에 반응하지 않으며 일부 환자에서 치료 중 암이 재발되는 등 치료 내성을 보이고 있다. 많은 임상결과 및 차세대 유전자 분석기술을 이용한 분자 프로파일링을 통해 면역관문억제제에 대한 치료 무반응 혹은 치료 내성에 대한 기전들이 제시되고 있다.

면역관문억제제에 대한 치료에 반응하지 환자에서 3가지 반응(내성) 패턴이 나타나고 있다. 첫째, 일차 내성으로 치료에 대한 반응이 전혀 없이 종양이 커지는 경우, 둘째, 적응 내성으로 치료에 반응이 늦게 나타나지만 궁극적으로 종양이 커지는 경우, 셋째, 획득 내성으로 처음에는 치료에 반응하여 암이 줄어들지만 유지되지 못하고 다시 커지는 경우이다.

5. 면역치료법의 조합(combination)

면역관문억제제를 사용한 면역치료법이 밝혀진 후 그 기전과 활용에 대하여 많이 연구되고 있음에도 불구하고, 이런 단일 항원만을 투여하는 면역치료법은 종양미세환경의 높은 면역억제성과 암세포의 낮은 면역원성에 따른 한계점을 가진다. 최근 전이성 흑색종 및 비소세포폐암(non-small cell lung carcinoma)와 같은 난치성 종양에 PD-1 억제제와 CTLA-4 억제제를 조합하여 사용하였고, 환자의 기대 수명을 늘리고 새로운 전이를 억제하는 결과를 얻어 기존의 단일 항체면역요법과 비교하여 더 나은 반응을 보였다.

따라서 기존의 단일 면역치료법의 한계를 넘어서는 효과적인 암치료법을 위하여 면역관문억제제를 서로 조합하거나, 표적요법 등의 다른 화학요법제와 조합하여 투여하는 이른바 면역치료법의 조합이 항암치료의 새로운 전략으로서 주목받고 있다.

6. 면역관문억제제 약제

PART 5. 재조합 치료용 항체의약품 참조

IV. 면역세포치료제(Immune cell therapy)

◈ 서론

면역세포치료제는 인체의 면역세포인 수지상세포(dendritic cell), 자연살해세포(natural killer cell), T 세포 등을 이용하여 체내의 면역반응을 활성화시켜 질병을 치료할 목적으로 주로 암치료에 사용되는 약제이다.

이들 약제들은 항암치료에서 환자의 면역체계가 암세포를 공격하도록 활성화하여 기존의 화학항암제에서 나타나는 면역세포의 사멸로 인한 면역기능의 저하, 위장관계 부작용 및 탈모 등의 부작용을 최소화할 수 있다. 또한 면역세포를 직접 사용하여 인체의 세포면역기능을 증강시킴으로써 암세포를 인식하고 사멸하여 항암 효과를 유도한다.

면역세포치료제에 사용되는 면역세포에는 세포 내로 도입하는 유전자의 특징에 따라 수지상세포(dendritic cell), 림포카인활성세포(lymphokine activated killer, LAK), T 세포(T lymphocyte)가 있고, 다시 T 세포는 종양침윤 T 세포(tumor-infiltrating T lymphocyte, TIL), T 수용체 발현 T 세포(T cell receptor-modified T cell, TCR-T cell), 키메릭 항원수용체 발현 T 세포(chimeric antigen receptor-modified T cell, CAR-T cell) 등으로 구분한다. 그 중 세계 최초의 CAR-T 세포 치료제인 킴리아(Kymriah®, Tisagenlecleucel)를 2021년 국내에서 제1호 첨단바이오의약품(세포치료제와 유전자 치료제 등 살아있는 세포·조직이나 유전물질 등을 원료로 한 의약품)으로 승인하였다.

1. 수지상세포(Dendritic cell) 치료제

1) 수지상세포

수지상세포는 나뭇가지 모양처럼 잘 발달되어 있는 항원제시세포로서 면역 중추세포의 기능을 하는 대표적인 면역세포이다. 수지상세포는 외부 환경에 쉽게 노출되는 피부, 코, 폐, 위나 장 점막조직에 존재하며 혈액에서도 존재한다. 미성숙 수지상세포는 외부 미생물, 병원체 및 항원 단백질 등을 찾아 흡입한 후 이에 대한 정보를 수지상세포 표면에 제공하는 과정에서 활성화되어 림프절로 이동한다.

이곳에서 T 세포와 B 세포에게 항원에 대해 정보를 제공하여 항원-특이적인 면역반응을 유도하여 활성화하거나 억제함으로써 면역반응을 조절한다.

수지상세포를 이용한 면역치료는 수지상세포 표면에 종양항원과 주조직적합복합체(MHC)가 제시된 형태로 증식시켜 투여하는 방법이다. 이를 선택적으로 인식한 T 세포수용체를 가진 T 세포가 활성화되어 자연살해세포의 활성을 유도시켜 체내 항종양 면역력을 높이게 한다.

2) 수지상세포치료제의 개발

Sipuleucel-T(Provenge®)은 최초로 승인된 치료용 암백신으로서 수지상세포를 이용한 세포치료제로도 볼 수 있다. 이 약제는 2010년 미 FDA에서 '호르몬 저항성 진행성 전립샘암의 치료'에 승인되었다.

이 약제는 전립샘암 환자의 95%에 존재하는 종양항원인 전립샘 산성 인산분해효소(prostate acid phosphatase)와 면역기능을 향상시킨 GM-CSF로부터 만들어진 융합단백질에 노출시켜 이에 대한 면역기능을 발휘할 수 있도록 만들어진 수지상세포치료제이다.

이를 환자에게 다시 투여되어 전립샘암에 대한 면역기능을 유도함으로써 항암효과를 보인다. 하지만 부족한 제조시설에 의한 공급량의 제한, 높은 치료비용으로 인한 매출 부진으로 2015년에 생산을 중지한 상태이다.

2. 림포카인 활성세포(Lymphokine activated killer, LAK) 치료제

정상 림프구는 항암 기능이 약하지만 이들을 말초혈액 림프구로부터 체외로 추출하여 IL-2와 함께 수 일간 배양한 림프구는 대단히 강한 항암능력을 가지게 될 뿐 아니라 림프구의 수도 현저하게 증가되는데 이를 LAK 세포라 한다. LAK 세포는 여러 종류의 세포들의 집합체인 비특이적 림프구 배양물이며 항암효과를 일으키는 주된 세포는 자연살해세포와 세포독성 T 세포 등이다.

LAK 세포는 자연살해세포로는 파괴시킬 수 없는 다양한 종류의 암세포를 사멸할 수 있다. 즉 자연살해세포는 일부 암세포만 사멸할 수 있으나 LAK 세포는 인체 암으로부터 분리된 신선 암세포도 사멸할 수 있다. 또한 LAK 세포는 자신의 암세포뿐 아니라 다른 개체의 암세포도 사멸하며 배양된 암세포도 자연살해세포보다 현저하게 잘 사멸한다.

하지만 LAK 세포를 이용한 치료법이 IL-2 단독요법보다 우수하지 못하고 부작용이 더 심한 것으로 나타났고 실제 세포군 제조에 소요되는 고비용이 문제점이다.

3. T 세포기반 면역치료제(T cell-based immunotherapy)

T 세포기반 면역세포치료는 종양침윤 T 세포(TIL), T 세포수용체 발현 T 세포(TCR-T), 키메릭 항원수용체 발현 T 세포(CAR-T) 등 환자의 암 조직에 침투한 T 세포를 증식시켜서

재주입하는 방식이다.

1) 종양침윤(Tumor-infiltrating lymphocyte, TIL) T 세포치료제

종양침윤 T 세포(TIL)는 암세포 주위에 모여 있는 림프구로서 혈액 내 말초혈액 림프구와는 달리 암세포가 있는 곳으로만 선택적으로 이동하는 특성을 가진다.

TIL 치료는 암환자로부터 종양 덩어리를 분리해 낸 후 그것을 실험실에서 암세포를 공격하도록 세포를 활성화하는 기능을 가진 생리조절물질인 IL-2와 함께 배양하면 종양 덩어리에 있던 암세포가 모두 사멸하고 TIL만 남게 되는데, 이렇게 활성화된 TIL를 IL-2와 병용하여 다시 암환자의 체내로 재주입하는 방법이다.

하지만 암조직에서 종양 특이적인 T 세포를 분리하는 공정이 복잡하고 그 수율이 낮으며 종양미세환경에서 TIL의 표면에 존재하는 PD-1이 암세포의 PD-L1 리간드 단백질과 결합할 경우 암세포 살상 기능을 효과적으로 발휘하지 못하는 문제점이 있다.

2) T 세포수용체 발현 T 세포(TCR-T, T cell receptor-T cell)치료제

T 세포수용체(TCR)는 주조직적합복합체(MHC)를 통해 암세포 항원을 인식하는데, MHC는 사람마다 다른 특정한 조합을 갖고 있기 때문에 TCR이 항원을 인식하기 위해선 정확히 MHC 분자와 맞아야 한다.

이러한 정교한 T 세포의 항원 인식 방식 때문에 TCR을 조작할 때 MHC와의 상호작용이 매우 중요하다. TCR-T 세포치료는 종양항원을 공격하는 TCR이 T 세포표면에 발현하도록 제조하여 이를 증식한 다음 생체 내로 재주입하는 방법이다.

하지만 TCR-T 세포를 이용한 환자의 MHC가 TCR을 인식하여야 하므로 환자의 MHC type 및 MHC와 같이 제시되는 종양항원 각각이 TCR에 반응성이 있는지 여부를 미리 스크리닝을 해야하는 문제가 있다. 이러한 문제를 개선한 것이 CAR-T 세포로 암세포의 항원을 인식하는 수용체를 따로 넣어주는 기술이다.

암세포 항원을 CAR가 직접 인식하기에 MHC 형태와는 무관하게 공격할 수 있다. 또한 CAR에 T 세포를 활성화시키는 보조인자를 부착해 암세포 살상 능력을 올릴 수 있으며 체내에 더 오래 머무를 수 있게 하였다.

V. 키메릭 항원 수용체 발현 T 세포(CAR-T, Chimeric antigen receptor-T cell)치료제

◈ 서론

CAR-T 세포치료제는 면역관문억제제제와 더불어 대표적인 면역항암제로서 '연쇄살인마(Serial Killer)', '사냥꾼(Hunter)', 혹은 '살아있는 약물(Living Drug)'이라 불리운다. 이는 환자의 면역 세포를 이용한 일종의 차용세포 면역치료법(adoptive cellular immunotherapy)이다.

CAR-T 세포치료는 암환자에서 T 세포를 채집한 후 바이러스 벡터를 활용해 형질을 도입하여 암세포에 특이적인 CAR를 T 세포표면에 발현시키고, 이를 환자에게 재주입하여 정상 세포 손상은 최소화 하면서 효과적으로 암세포를 사멸시키는 방법이다.

이러한 CAR-T 세포치료제는 1989년 에스하하르(Eshahar)가 최초로 고안하여 제안하였으며 당시 'T-Body'로 명명하였다. 2010년 미국 National Cancer Institute(NCI)의 코첸데르페르(Kochenderfer) 등이 axicabtagene ciloleucel의 모체가 되는 CD28을 2차 신호 전달 부위로 하는 CD19 CAR-T를 소포림프종(follicular lymphoma) 환자에게 투여하여 관해를 성공적으로 유도한 사례를 최초로 보고하였다. 2011년 펜실베니아대학 그룹에서 tisagenlecleucel의 모체가 되는 4-1BB를 2차 신호 전달 부위로 갖는 CD19 CAR-T를 개발하여 치료 불응성 만성 림프구성 백혈병 환자를 성공적으로 치료한 사례를 보고하였다. 마침내 미 FDA는 2017년 두 가지 CAR-T 치료제 킴리아(Kymriah®, Tisagenlecleucel와 예스카타(Yescarta®, Axicabtagene ciloleucel)를 각각 승인하였고, 2020년 테카터스(Tecartus®, Brexucabtagene autoleucel)와 2021년 브레얀지(Breyanzi®, Lisocabtagene maraleucel)와 아벡마(Abecma®, Idecabtagene vicleucel)를 승인하였다.

1. CAR-T 세포치료제의 특성

CAR-T 세포치료제의 핵심부위인 CAR는 크게 표적항원 인식부위와 세포 내부로의 신호 전달부위로 구분한다. 표적항원 인식부위는 항체에서 가져오며, 암세포를 인식하는 역할을 한다. 신호전달부위는 T 세포가 암세포를 인식하고 반응하는데 사용하는 신호전달부위의 일부를 조합하여 만들 수 있다.

T 세포에 만들어진 단백질인 CAR는 세포 외부에서 암세포를 인식하는 역할을 하고, 세포 내부에서는 T 세포를 활성화하는 신호를 전달하여 암세포를 공격하는 역할을 한다.

즉 T 세포수용체의 세포막 외부 부분에 암세포 표면의 특징적인 항원을 인식하는 항체의 단일사슬 가변절편(scFv, single chain variable fragment) 부분을 융합시켜, 이는 T 세포가 암세포의 표면 항원을 특이적으로 인식하게 되면 세포 내 CD3 zeta 사슬(1차 신호) 및 2차 신호전달부위가 활성화되어 T 세포의 자극 · 활성화 · 증식을 유도함으로써 표적세포를 사멸시킨다.

CAR-T 세포치료는 기존 T 세포수용체와 달리 키메릭수용체의 면역글로불린의 항원인식부위를 통하여 표적 항원을 인식하므로 HLA(human leukocyte antigen) 제한을 받지 않게 된다. 따라서 CAR-T 세포치료제는 기존 항암제와 달리 계속 투여하지 않아도 되는 특징을 가지고 있고 암세포를 사멸하는데 외부 물질이 아닌 체내의 면역세포를 이용한다는 점에서 기존 항암제와 다른 점이다. 또한 다른 항암제와 달리 정상세포의 손상은 줄이면서 암세포를 효과적으로 파괴할 수 있다는 장점이 있다.

2. CAR-T 세포의 제조

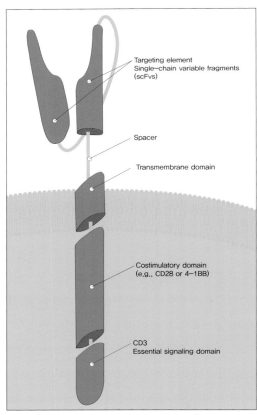

Figure 14-7. Chimeric Antigen Receptor(CAR)

1) CAR-T 세포의 구조

CAR-T 세포는 암세포를 항원으로 인식하는 수용체 유전자를 도입한 유전자 재조합 T 세포로 합성 폴리펩타이드로 이루어져 있다. CAR에는 첫째, 항원을 인식하여 결합하는 단일사슬 가변절편(scFvs), 둘째, space(연결부위) 셋째, 세포막 도메인(transmembrane domain), 넷째, 보조자극 도메인(co-stim-ulatory domain), 다섯째, 필수 신호전달 도메인(essential signaling domain or T cell activation domain)이 있다. scFvs은 항원 결합 도메인(antigen binding domain)으로서 세포막 외부에 있으며 특정 항원이 존재하는 암세포의 세포막 리간드(ligand)를 인식하고 신호를 전달하는 부위이다. 세포막 도메인은 항원 결합 도메인과 보조자극 및 필수 신호전달 도메인을 세포막을 사이로 연결하는 부위이다.

보조자극 도메인은 보조자극 신호가 전달되는 부위로 CD28 등 특정 항원을 인식한 CAR-T 세포가 면역반응을 일으키고 자가증식을 하도록 신호를 전달하는 부위이다. 필수 신호전달 도메인은 CD3ζ로 된 도메인으로 scFv에 결합한 항체에 대해 T 세포 면역반응을 활성화 시키는 부위이다.

CAR-T 세포는 세포 내부의 보조자극신호 부분에서 CAR-T 세포의 자가증식의 능력을 키우게 만들어 작은 세포 수를 주사해도 몸 안에서 암세포에 대항하는 CAR-T 세포들을 많이 만들어 내고 주입 후 오랜 시간 체내에서 지속될 수 있도록 하는 유전자들(보조 자극신호 도메인)로 재조합 되어 있다.

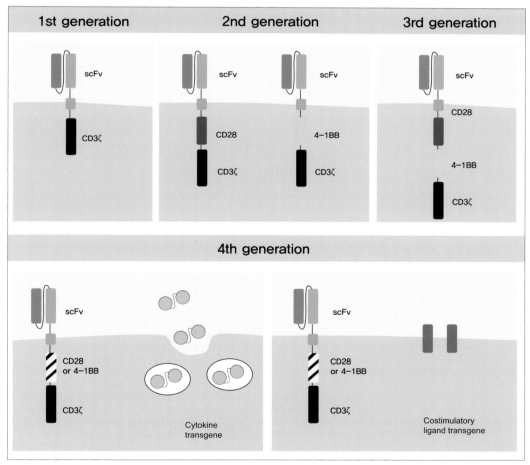

Figure 14-8. Generation of Chimeric Antigen Receptor-T Cell

2) 세대별 CAR-T 세포

1980년대 암세포에서 특이적으로 발현하는 항원과 결합하는 수용체를 갖는 T 세포를 인위적으로 조작하면 암세포만 표적으로 면역반응을 일으켜 암세포를 사멸할 수 있다는 이론이 보고되었고 1989년 T 세포에 CAR를 장착하는데 성공하였다.

하지만 1989년에 개발된 1세대는 보조자극신호 도메인이 CD3ζ 하나밖에 없어 신호전달의 한계가 있어 여러 암세포 항원들에 대해 효과가 미미하였고, 지속 능력도 좋지 않았기 때문에 20여년간 임상적으로 성공하지 못하였다.

이후 2011년 개발된 2세대는 도메인 부분에 특이적으로 악성 B 세포 CD19를 인식하는 항체 CD28 등 추가되어 보조자극 도메인을 통해 T 세포 면역반응을 증폭하는 방향으로 보완되었다. 그 결과 체내 약 천 배가 넘는 CAR-T 세포가 증식되었지만 체내 CAR-T 세포의 지속력의 한계와 부작용이라는 문제점이 있다.

이를 극복하기위해 3세대는 보조자극신호 역할을 하는 신호 도메인 2개와 인공 수용체(additional engineered receptor)가 추가되어 적은 수의 CAR-T 세포의 투여에도 효율적으로 세포 증식이 가능해졌으며 체내 지속시간이 길어졌다. 또한 암세포 특이적 인식 능력을 향상시켜 정상 세포를 공격하는 부작용을 최소화하였다. 4세대는 치료효과를 높일 수 있도록 2세대 구조에 IL-12를 추가하는 방식으로 이는 T 세포의 사이토카인 매개 세포사멸을 통해 T 세포 활성화를 강화하고 선천면역세포를 활성화한다.

현재 미 FDA에서 승인되 약제들은 3세대 CAR-T 세포치료제로서 CD19을 표적으로 하는 4개(킴리아, 예스카타, 테카터스, 브레얀지)이고 아베크마는 B 세포 성숙화 항원(B cell maturation antisen, BCMA)를 표적으로 하고 있다.

최근 보고되고 있는 유도만능줄기세포(induced Pluripotent Stem Cell(iPSC) 유래 CAR-T 세포치료제는 암 억제력이 높고 암환자의 거부반응 없는 면역세포의 제작으로 기존의 CAR-T 세포치료제의 단점을 보완 할 수 있다.

3) CAR-T 세포의 주입

유전자 재조합된 CAR-T 세포를 제조하여 암 환자에게 주입하기까지는 여러 단계를 거치게 된다. 제조방법으로 환자의 혈액에서 백혈구성분분리채집(leukapheresis) 과정을 거쳐 T 세포를 추출한 후 선별 및 활성(selection & activation), 바이러스 벡터를 이용하여 암세포 특이적 CAR로 디자인된 DNA를 T 세포에 주입(CAR transduction)하고 이 세포를 증식(expansion)시켜 제조한다.

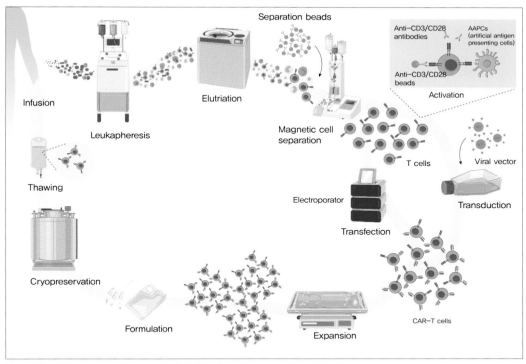

Figure 14-9. Manufacturing Process of Clinical Scale Autologous CAR-T Cell Therapy

먼저 환자의 말초혈액 단핵구(peripheral blood mononuclear cell, PBMC)를 백혈구 성분 채집술을 시행·분리하여 냉장 또는 냉동되어 CAR-T 세포 생산시설로 이송된다. PBMC 로부터 T 세포를 분리하고, 형질도입 효율을 증대시키기 위하여 먼저 T 세포를 활성화한 뒤 CAR 벡터를 형질도입한다. 이를 위하여 일반적으로 레트로바이러스 또는 렌티바이러스 벡 터가 사용된다. 이들 바이러스 벡터를 이용할 경우 형질전환된 T 세포 내 유전체에 CAR 유 전자가 삽입되어 CAR 단백질을 발현하게 된다. 이후 CAR-T 세포를 배양하고 정도 관리 과정을 거쳐 냉동하여 치료기관으로 배송된다. 생산 기간은 약 10~21일 정도가 소요된다. 대개의 경우 투여 전 환자에게는 CAR-T 세포 기능 및 사이토카인 분비를 억제하는 조절 T 세포(regulatory T cell) 등을 제거하기 위한 목적으로 fludarabine 및 cyclophosphamide 근간의 항암 전처치(lymphodepleting chemotherapy)를 먼저 시행한다. 이러한 CAR-T 세포치료제는 바이러스 사용에 대한 안전성과 제작된 CAR-T 세포를 선별하는 기술이 요 구되며, 마지막으로 제조된 CAR-T 세포를 다시 환자에게 주입(modified T cell infusion) 하게 된다.

4. CAR-T 세포치료제(국내외)

1) Tisagenlecleucel

(티사젠렉류셀, 제품명: 킴리아 주, Kymriah®, 노바티스)

킴리아는 최초의 CAR-T 세포 면역치료제로 2017년 미 FDA와 2021년 국내에서 '1. 25세 이하의 소아 및 젊은 성인 환자에서의 이식 후 재발 또는 2차 재발 및 이후의 재발 또는 불응성 B 세포 급성 림프성 백혈병(B cell acute lymphoblastic leukemia, ALL)의 치료, 2. 두 가지 이상의 전신 치료 후 재발성 또는 불응성 미만성 거대 B 세포 림프종(diffuse large B cell lymphoma, DLBCL) 성인 환자의 치료'에 승인되었다.

이 약제는 다른 치료제를 선택하는 것이 제한적인 재발성·불응성 혈액암 환자에게 한 번의 투여로 명백히 개선된 유익성을 보인 혁신적인 면역세포 항암제라고 할 수 있다.

이 약제는 CD19-지정 유전적으로 변화시킨 자가 T 세포 면역치료제(CD19-directed ge-netically modified autologous T cell immunotherapy)로서 B 세포 림프종 및 백혈병 세포의 표면에 발현되는 CD19 단백질을 표적하도록 환자의 T 세포를 유전적으로 변형해 CAR 단백질을 발현시킨 약제이다.

CAR은 CD19를 인식하는 마우스 단일-사슬 항체절편으로 4-1BB(CD137)와 CD3ζ로부터 세포 내 신호전달 도메인으로 융합하였다. CD3ζ는 T 세포 활성과 항면역작용을 시작하고 4-1BB는 이 약제의 확산과 지속성을 증강하는 작용을 한다. CD19-발현세포와 결합하면 CAR은 이 약제의 T 세포 확산, 활성, 표적세포 소실, 그리고 지속성을 촉진하기 위한 신호를 전달한다.

2) Axicabtagene ciloleucel

(악씨캅타젠 씰로류셀, 제품명: 예스카타 주, Yescarta®, 길리어드)

예스카타는 두 번째 CAR-T 세포치료제로서 킴리아와 동일 기전이며 2017년 미 FDA에서 '미만성 거대 B 세포림프종(DLBCL)'에 승인되었고 국내에는 아직 소개되지 않았다.

이 약제는 CD19-지정 유전적으로 변화시킨 자가 T 세포면역치료제로서 CD19 발현 암세포와 정상 B 세포에 결합한다. 단백질을 표적하도록 환자의 T 세포를 유전적으로 변형해 CAR 단백질을 발현시킨 약제이다.

Anti-CD19 CAR-T 세포가 CD 19 발현 세포와 결합하면 CD3ζ 보조자극 도메인이 신호 전달을 단계적으로 활성화시켜 T 세포 활성, 증식, 작동 기능 인식, 그리고 염증성 사이토카인과 케모카인 분비를 유도한다. 이러한 연속반응은 CD19 발현세포를 사멸하게 한다.

3) Brexucabtagene autoleucel

(브렉수캅타젠 오토류셀, 제품명: 테카터스, Tecartus®, 길리어드)

데카터스는 CD19 표적 CAR-T 세포치료제로서 2020년 미 FDA에서 '외투세포림프종 (mantle cell lymphoma, MCL)'에 승인되었다.

4) Lisocabtagene maraleucel

(리소캅타젠 마라류셀, 제품명: 브레얀지(Breyanzi®, BMS)

브레얀지는 CD19 표적 CAR-T 세포치료제로서 2021년 미 FDA에서 '이전에 두 가지 이상의 전신요법으로 치료받은 경험이 있는 재발성 또는 불응성 거대 B 세포림프종 성인환자의 치료제'로 승인되었다.

이 약제는 다른 CAR-T 세포치료제와 동일하게 환자에게서 확보된 T 세포를 림프종 표적화 및 사멸을 촉진하는 새로운 유전자가 포함되도록 유전자 변형하여 환자에게 투여한다.

5) Idecabtagene vicleucel(이데캅타젠, 제품명: 아벡마, Abecma®, BMS)

아벡마는 최초의 B 세포 성숙화 항원(B cell maturation antigen, BCMA) 표적 CAR-T 세포치료제로 2021년 미 FDA에서 '면역조절제, 프로테아좀 억제제, 항 CD38 단클론항체를 포함해 네 가지 이상의 치료를 받은 재발성 또는 불응성 다발성골수종 성인환자의 치료'에 승인되었다.

표 14-2. 미 FDA 승인 CAR-T 세포치료제

	킴리아		예스카타		테카투스	브레얀지	아벡마
제조사	노바티스		카이트파마/길리어드		카이트파마/길리어드	주노테라퓨틱스/BMS	블루버드바이오/BMS
표적항원	CD19		CD19		CD19	CD19	BCMA
신호전달 부위	41BB–CD3ζ		CD28–CD3ζ		CD28–CD3ζ	41BB–CD3ζ	41BB–CD3ζ
적응증	B세포 급성림프구성 백혈병(ALL)	미만성 거대 세포 림프종 (DLBCL)	미만성 거대B 세포 림프종 (DLBCL)	소포성 림프종(FL)	맨틀세포 림프종 (MCL)	미만성 거대 B 세포 림프종 (DLBCL)	다발성 골수종 (MM)
FDA 승인	2017년 8월	2018년 5월	2017년 10월	2021년 3월	2020년 7월	2021년 2월	2021년 3월
임상시험명	ELIANA	JULIET	ZUMA-1	ZUMA-5	ZUMA-2	TRANSCEND	KarMMa
객관적반응률(%)	81	52	83	91	85	73	73
완전관해(%)	81	40	58	60	59	53	33
CRS≥3등급	46	22	13	8	15	2	5
NE≥3등급	13	12	28	21	31	10	3

4세대 대사항암제

1세대 항암제는 독성으로 암세포를 공격하는데 이 과정에서 정상세포에 영향을 미쳐 골수기능 저하와 위장장애, 탈모 등 부작용을 보인다. 2세대 항암제인 표적항암제는 정상세포를 피해 목표로 하는 암세포를 공격한다. 하지만 표적항암제는 내성이 발생한다는 한계가 있다. 비교적 안정적이라고 평가받는 3세대 면역항암제는 체내 면역체계를 자극해 활성화한 면역세포가 암세포를 공격하도록 유도한다. 하지만 면역체계 교란과 항암제 투여 후 암의 진행이 빨라진다는 과다 진행 등 부작용이 문제로 제기된다.

차세대 항암제로 불리는 4세대 항암제에는 암세포 증식을 막는 대사항암제가 가장 앞서가고 있고, 환자 유전체를 분석해 최적화하는 유전체기반 항암제와 나노기술을 결합한 나노항암제 등도 있다. 대사항암제는 정상세포에 비해 폭발적으로 세포분열을 일으키는 암세포 대사 활동을 차단하는 방식이다. 기존 항암제가 암세포를 직접 공격하거나 면역세포가 암세포를 보다 잘 공격할 수 있도록 도와주는 역할인 반면 암세포가 증식하지 못하도록 대사물질의 공급을 차단하며, 이 과정에서 자연스럽게 암세포가 사멸되기 때문에 부작용이 거의 없다는 게 장점이 있다.

유전체기반 항암제에 대한 연구도 활발하게 이뤄지고 있다. 최근 신약 개발의 화두로 부상한 인공지능(AI)을 차세대 염기서열분석 기술과 접목해 환자의 유전체를 분석해 최적의 항암제를 만드는 방식이다. 기존 면역항암제에 반응이 없었던 환자도 이를 활용하면 암치료에 새로운 전기를 가져올 것으로 기대를 모으고 있다.

나노항암제는 항암작용이 있는 물질과 나노기술을 결합해 암세포의 깊숙한 곳까지 약물을 침투시키는 항암제다. 아직까지 획기적인 치료제가 없어 방사선 치료에 주로 의존했던 식도암, 자궁암, 림프종, 췌장암 등에 효능이 뛰어날 것으로 알려졌다.

대사항암제와 관련하여, 암의 대사 이질성(metabolic heterogeneity) 중 암 대사 재프로그래밍 (reprogramming)은 암세포에 내재한 세포의 계통, 분화 진행 상태, 종양유전자(PIK3CA, NRF2, Ras, p53, Rb, VHL 등)의 돌연변이 또는 후성적(epigenetic) 요인들과 영양분의 환경 및 세포 외 기질, 기질과 세포와의 상호작용 및 저산소증(hypoxia)이나 조직 특이적 신호전달 등을 전체적으로 포함하는 매우 다양한 대사경로의 변화에 영향을 미친다.

즉 대사 이질성은 암대사를 조절하는 다양한 인자들과 신호들에 의하여 에너지 형성 방법이나 생합성 경로, 산화 · 환원 조절 기작과 같은 대사 표현형이 공통으로 나타나기도 하고, 다양한 대사 표현형을 나타내기도 한다. 최근 이러한 암세포의 이질성에 대한 연구가 다양하게 진행되고 있다.

또한 암세포는 다양한 방법으로 T 세포의 대사에 영향을 미치는데, 면역세포들의 활성화와 증식의 감소를 통하여 포도당과 아미노산의 고갈, 높은 산도와 젖산 상태, 면역관문(immune check-point)이 상향 조절되며, 결과적으로 당 분해를 억제함으로써 T 세포의 대사에 영향을 준다.

이러한 암 대사 이질성을 기초로 한 대사항암제는 암세포 대사량을 50% 이상 낮추고, 암세포 성장을 억제하는 과정에서 정상세포에 대한 피해가 거의 없다는 것이 특징이다. 따라서 정상세포의 에너지 대사에는 영향을 주지 않고 암세포 에너지 생성 경로의 핵심 물질만 억제해 암세포 에너지 대사를 효과적으로 차단한다.

현재 대사항암제 개발은 미국의 경우 MD 앤더슨 암센터가 대사항암제 개발에 나서고 있으며, 하버드대와 MIT 공대도 임상 연구를 진행하고 있다. 국내의 경우에도 하임바이오, 삼양바이오팜, 뉴지랩, 바이오케스트 등 여러 기업이 대사항암제 개발에 나서고 있다.

따라서 대사항암제는 암세포 에너지 생성경로의 핵심 역할을 하는 물질을 억제해 암의 에너지 대사를 차단하는 기전인 만큼, 정상세포에는 영향을 주지 않아 기존 항암제의 부작용을 극복하고 완치율을 높일 것으로 기대하고 있지만, 학계에서는 개발 가능성을 두고 부정적인 시각이다. 이는 대사항암제가 대사를 조절해 항암 효과를 갖는다는 점에서 이론적으로는 타당한 가설이고 앞으로의 연구 개발 방향과도 부합하지만, 정상세포도 대사활동이 암세포의 대사활동과 다르지 않은데 그 차이를 구분해 암세포만 특정해 대사활동의 차단이 불가능하다는 점, 암도 세포의 일종인 만큼 공격에 대한 회피 전략을 만드는 한편, 인체도 암세포의 에너지를 차단하는 대사항암제 기전에 따라 예측하지 못한 상황이 발생할 수도 있다는 점 때문이다.

VI. 표적 항암바이러스치료제(Targeted oncolytic virotherapy)

◈ 서론

표적 항암바이러스치료제는 항암바이러스가 암세포에 구멍을 뚫고 들어가 암세포로 하여금 자신의 핵산이 아닌 바이러스의 핵산을 증식하게 만들어 결국 암세포가 폭발해 사멸하게 하는 면역항암제이다.

이는 다른 표적항암제와 마찬가지로 암세포 내 유전적 비정상 부위를 표적으로 하여 바이러스의 복제, 이후의 세포용해 및 조직을 통한 바이러스 확산은 암세포와 암종괴 내에서 각각 선택적으로 일어난다.

1. 항암바이러스(Oncolytic virus, OV) 치료제의 개발

항암바이러스 또는 암살상 바이러스는 1800년대에 바이러스에 감염된 암환자들의 암이 종종 사라지는 것을 발견하였다. 1950년~1960년대에는 암환자에게 다양한 야생형(wild type) 바이러스를 감염시켜 연구하였지만 때로는 암이 파괴되었지만 때로는 환자가 사망하기도 하였다.

그 후 유전자조작 바이러스를 사용하여 병독성은 약화시키고 특정 유전자(면역계를 자극하는 단백질을 암호화하는 유전자)를 삽입하여 바이러스의 항암능력을 더욱 강화시켰다. 1904년 Dock G 연구팀이 광견병바이러스를 이용하여 자궁경부암 환자에서 항암작용을 확인 및 보고한 것을 시작으로 조류바이러스, 감기바이러스 등의 바이러스에서 항암 연구가 진행되었다.

마침내 2015년 10월 미 FDA에서 처음 승인된 흑색종(Melanoma) 치료제 임리직(lmly-gic®, Talimogene laherparepvec)을 시작으로 많은 항암바이러스치료제의 연구와 임상 시험이 주목 받고 있다. 이를 시작으로 항암바이러스는 복제가 가능하고 감염력이 있는 바이러스로서 야생형 혹은 약독화된 바이러스에 종양세포 내 유전적으로 비정상 부위를 타깃으로 하는 특정 유전자를 삽입하여 암치료에 사용하게 되었다. 또한 항암바이러스치료제에는 백신을 이용하는 방법도 있다.

이는 질병에 걸리기 이전에 질병을 일으키는 항원의 일부를 체내로 주입하면 면역체계에 의해 항체가 형성되는데, 이후 항원에 재노출되었을 경우 이미 생성된 항체가 항원을 공격한다는 기전이다. 이러한 항암백신은 예방백신과는 다른 치료백신의 개념이다. 이미 질병에 걸린 상태에서 면역체계를 이용해 치료하는 방법이다. 예를 들면, 수지상세포에 암세포의 항원을 인식할 수 있게 유전정보를 주입하면, T 세포는 이런 수지상세포를 인식한 후 암세포를 공격하게 하는 방식이다.

2. 항암바이러스치료제의 작용

1) 직접적인 암세포 용해(Cancer cell lysis)

항암바이러스 유전자의 변형을 통해 암세포 특이적으로 감염 및 공격할 수 있도록 만들어졌다. 예를 들어, 암세포에서 주로 발현하는 효소를 이용하여 자신을 복제할 수 있는 바이러스를 제작하여 사용한다. 이러한 용해된 암세포의 물질들은 항원제시세포(APC)에 의해 포획되어 종양특이적 T 세포(tumor-specific T cell) 반응촉발시킨다.

2) 면역증진 기능(Immunogenicity function)

항암바이러스는 다양한 방법으로 인체의 면역증진 기능을 한다. 감염된 항암바이러스 자체가 인체의 면역기능을 증진시키는 역할을 한다. 이와 더불어 항암바이러스의 벡터에 사이토카인 및 케모카인과 같은 면역조절유전자(immunomodulatory gene)를 삽입하여 인체의 면역기능을 조절하기도 한다.

면역조절유전자 중 IL-2, IL-12, IL-18, IFN-α/β, TNF-α, 과립구·대식세포콜로니자극인자(GM-CSF) 등과 같은 유전자를 벡터에 이식하게 되며 이러한 물질들은 세포독성 면역 세포(cytotoxic immune effector cell)들이 효과적으로 작동하여 암세포를 제거하는 데 도움을 준다.

3) 종양 특이적 억제 유전자 삽입(Tumor-suppressor gene insertion)

최근에는 종양세포의 용해는 물론 암세포 신생혈관(cancer angiogenesis)과 관련된 유전자 및 물질을 억제할 수 있는 vascular endothelial growth factor(VEGF), endostatin, angiostatin, vaculostatin, fibroblast growth factor receptor 등을 타깃으로 하는 억제제 혹은 miRNA 등을 첨부하여 항종양 효과를 높이기 위한 노력들이 진행되고 있다.

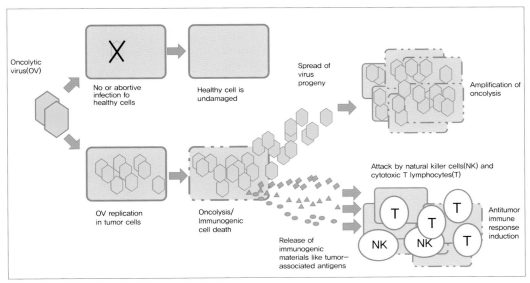

Figure 14-10. Mechanism of Oncolytic Virus

3. 항암바이러스치료제의 특성

항암바이러스치료제는 살아있는 바이러스의 유전자를 조작해 정상세포에서는 작용하지 않고 암세포에만 특이적으로 증식하여 암세포를 파괴하는 특징을 가지고 있다. 또한 직접적으로 암세포를 공격하는 것 외에도 인체의 적응면역반응을 촉진시키는 기능과 더불어 종양 혈관내피세포를 특이적으로 감염시켜 파괴하여 신생혈관 생성을 억제하는 기능도 가지고 있다.

면역관문억제제가 일부 환자들만 치료 효과가 있다는 점에서 면역종양학 분야의 새로운 개념의 약제의 필요성이 대두되었으며, 그 중 하나인 항암바이러스 분야는 바이러스의 항암 잠재성에 대한 이해를 바탕으로 악성종양에 대한 검증된 치료법으로 인정받기에 이르렀다. 그 전환점은 2015년 Herpes Simplex Virus 1 기반 T-Vec(임리직, Imlygic®)이 전이성 흑색종에 대한 치료제로 미 FDA 승인을 받은 이후이다.

항암바이러스치료제의 특징은 종양에 투여된 바이러스가 감염 및 복제되어 종양을 직접 용해시키고, 이후 유도되는 항종양 면역반응이 전신으로 퍼져 나가면서 항암바이러스는 국소적으로 도입되었지만 그 효과가 전신적으로 파급된다는 점이다.

4. 항암바이러스치료제의 종류

다양한 종류의 바이러스가 항암바이러스로서의 가능성을 두고 연구가 진행되고 있다. 바이

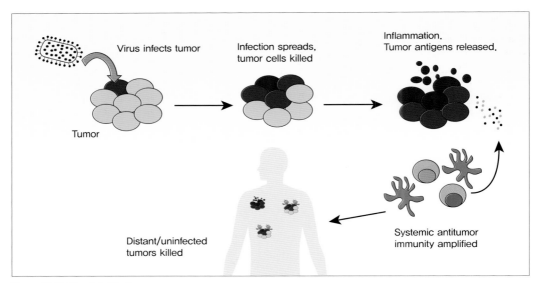

Figure 14-11. Oncolytic Virotherapy

러스의 종류로는 이중가닥 바이러스(double-stranded virus)에 속하는 Herpes Simplex Virus type 1(HSV-1), Adenovirus, Vaccinia Virus, Reovirus 가 있고, 음성 단일가닥 바이러스(negative ss RNA virus)에 속하는 Newcastle Disease Virus가 있다.

항암바이러스치료제는 대상 질환 및 세균의 특성들에 따라 바이러스를 선택해서 연구를 진행하고 있다.

그 특징들로는 접종 가능한 바이러스의 최대 농도(achievable titer), 생활사(life cycle), 항바이러스제의 사용 가능 여부(specific antiviral agent), 유전자 조작의 용이성(ease of genetic manipulation), 투여 시 인체에서 발생하는 면역원성(immunogenicity), 야생형 바이러스의 병독성(virulence of wild type virus)이 있으며, 일반적인 각 바이러스의 특징이 있으며 이와 함께 바이러스는 종양 선택성(tumor selectivity)과 인체의 면역기능(immune function)에 각기 다른 특징들을 가지고 있다.

5. 항암바이러스 약제

● Talimogene laherparepvec(T-VEC, 제품명: 임리직 주, lmlygic®, 암젠)

임리직은 최초의 유전자 조작 암살상바이러스(항바이러스)로서 2015년 미 FDA에서 '흑색종 환자가 수술을 받은 후 재발된 경우에 절제가 불가능한 피부, 피하 또는 결절 부위에 국소 투여(local treatment of unresctable cutaneous, subcutaneous, and nodal lesion in patients with melanoma recurrent after sugery)'에 승인되었고 국내에는 아직 소개되지 않았다.

이 약제는 유전자 조작된 Herpes Simplex Virus type 1으로 흑색종 종양 부위에 직접 주사하면 바이러스가 암세포를 감염시켜 암세포 내에서만 증식하면서 면역계를 자극하여 암세포를 파괴하게 한다. 이때 종양항원과 면역자극단백질인 GM-CSF가 분비되며 항암면역반응이 촉발된다.

즉 GM-CSF는 수지상세포를 끌어 들이고 이 세포들은 종양의 항원을 T 세포에게 제시하는 항원제시세포(APC)로 작용하여 전신의 암세포를 파괴하게 한다.

국내 면역항암제 현황

분류	기전	성분명	제품명(제조사)	적응증
면역 관문 억제	CTLA-4	Ipilimumab (이필리무맙)	여보이 주 (Yervoy®, BMS)	1. 수술이 불가능하거나 전이성인 흑색종 치료의 단독요법 또는 니볼루맙과의 병용요법 2. 이전 치료경험이 없는 중간 혹은 고위험 진행성 신세포암 치료로 니볼루맙과의 병용요법 3. 플루오로피리미딘, 옥살리플라틴 및 이리노테칸 치료 후 재발한, 고빈도-현미부수체 불안정성(microsatellite instability-high, MSI-H) 또는 불일치 복구 결함(mismatch repair deficient, dMMR)이 있는 전이성 직결장암 성인 환자에서 니볼루맙과의 병용요법
	PD-1	Nivolumab (니볼루맙)	옵디보 주 (Opdivo®, 오노)	– 흑색종 – 비소세포폐암 – 신세포암 – 전형적 호지킨 림프종 – 두경부 편평세포암 – 요로상피세포암 – 위선암, 위식도 접합부 선암 또는 식도선암 – 식도암
		Pembrolizumab (펨브롤리주맙)	키트루다 주 (Keytruda®, MSD)	– 흑색종 – 비소세포폐암 – 두경부암 – 전형적 호지킨 림프종 – 요로상피암 – 신세포암 – 자궁내막암 – 삼중음성 유방암
	PD-L1	Atezolizumab (아테졸리주맙)	티쎈트릭 주 (Tecentriq®, 로슈)	– 요로상피암 – 비소세포폐암 – 소세포폐암 – 삼중음성유방암 – 간세포암
		Avelumab (아벨루맙)	바벤시오 주 (Bavencio®, 머크)	1. 성인에서의 전이성 메르켈세포암 치료로 단독요법 2. 백금기반 화학요법치료에 질병이 진행되지 않은 국소 진행성 또는 전이성 요로상피세포암 성인 환자에서의 1차 단독유지요법
		Duvalumab (두발루맙)	임핀지 주(Imfinzi®, 아스트라제네카)	– 국소 진행성 비소세포폐암 – 소세포폐암
면역 세포 치료제	Activated T lymphocytes	엘씨자가 혈액유래티 림프구	이뮨셀 – 엘씨 주 (Immunecell-LC®, 지씨셀)	간세포암 제거술(수술, 고주파절제술, 경피적에탄올 주입술) 후 종양제거가 확인된 환자에서 보조요법
	CAR-T	Tisagenlecleucel (티사젠렉류셀)	킴리아 주 (Kymriah®, 노바티스)	1. 25세 이하의 소아 및 젊은 성인 환자에서의 이식 후 재발 또는 2차 재발 및 이후의 재발 또는 불응성 B세포 급성 림프성 백혈병(B-cell acute lymphoblastic leukemia, ALL)의 치료 2. 두가지 이상의 전신 치료 후 재발성 또는 불응성 미만성 거대 B세포 림프종(diffuse large B-cell lymphoma, DLBCL) 성인 환자의 치료

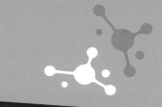

부 록

자주나오는 약어
바이오의약품 색인

AAV	Adeno-associated virus	아데노-연관바이러스
ACI	Autologous chondrocyte implantation	자가연골세포이식술
ADC	Antibody-drug conjugate	항체-약물접합체
ADCC	Antibody-dependent cell cytotoxicity	항체-의존성 세포매개 세포독성
ADCP	Antibody-dependent cellular phagocytosis	항체-의존성 세포성 포식작용
ADSC	Adipose-derived stem cell	지방조직유래줄기세포
APC	Antigen presenting cell	항원제시세포
ART	Assisted reproduction technology	보조생식술
ASC	Autologous stem cell	자가유래줄기세포
ASC	Adult stem cell	성체줄기세포
ASO	Antisense oligonucleotide	안티센스 올리고뉴클레오타이드
asRNA	antisense RNA	안티센스 RNA
AT III	Antithrombin III	항트롬빈 III
BCR	B cell receptor	B 세포수용체
BiTE	Bispecific T-cell engager	이중 특이성 T 세포 관여항체
BMSC	Bone marrow-derived stem cell	골수유래줄기세포
BoNT	Botulinum neurotoxin	보툴리눔 신경독소
bsAB	bispecific antibody	이중특이항체
C	Complement	보체
CAR-T cell	Chimeric antigen receptor-T cell	키메릭 항원수용체 발현 T 세포
CD	Cluster differentiation	세포표면 항원 무리군
CDCC	Complement-dependent cytotoxicity	보체-의존성세포독성
CDR	Complementarity determining region	상보성결정영역
CEA	Cultured epithelial autograft	자가유래배양피부
CH	Constant region heavy chain	중쇄 불변영역
CHO	Chinese hamster ovary	중국산 햄스터 난소
CL	Constant region light chain	경쇄 불변영역
CLR	C-type lectin receptor	C형 렉틴 수용체
CRISPR	Clustered regularly interspaced short palindromic repeats	크리스퍼 유전자 가위
CRP	C-reactive protein	C-반응성단백질
CSF	Colony stimulating factor	콜로니촉진인자
CTL	Cytotoxic T lymphocyte	세포독성 T 세포
DAMP	Danger-associated molecular pattern	위험연관분자패턴
DC	Dendritic cell	수지상세포
DIC	Disseminated intravascular coagulation	파종성 혈관 내 응고
dsDNA	double strand DNA	이중가닥 DNA
ECM	Extracellular matrix	세포외 기질

EGF	Epidermal growth factor	상피성장인자
EPO	Erythropoietin	적혈구생성호르몬
ERT	Enzyme replacement therapy	효소보충요법(효소대체요법)
ESA	Erythropoiesis-stimulating agent	적혈구생성자극제
ESC	Embryonic stem cell	배아줄기세포
Fab	Antibody binding fragment	항체 결합 절편
Fc	Crystalizable fragment	결정화 절편
FcRn	neonatal Fc receptor	신생아 Fc 수용체
FcγR	Fcγ receptor	Fcγ 수용체
FFP	Fresh frozen plasma	신선동결혈장
FGF	Fibroblast growth factor	섬유아세포성장인자
FIX	Coagulation factor IX	IX 응고인자
FR	Framework region	구조형성영역
FSH	Follicle stimulating hormone	난포자극호르몬
FVII	Coagulation factor VII	VII 응고인자
FVIII	Coagulation factor VIII	VIII 응고인자
GAG	Glycosaminoglycan	글리코사미노글리칸
GLA	α-galatosidase	알파-갈락토시다제
GLP-1	Glucagon-like peptide 1	글루카곤-유사 펩타이드-1
GOI	Gene of interest	관심 유전자
GSD	Glycogen storage disease	당원병
H	Heavy chain	중쇄
HAMA	Human anti-mouse antibody	인간 항마우스 항체
hcAb	heavy-chain antibody	중쇄항체
HER2	Human epidermal growth factor receptor 2	인간상피세포성장인자 2
HGF	Hematopoietic growth factor	조혈성장인자
HPV	Human papilloma virus	인유두종바이러스
HSC	Hematopoietic stem cell	조혈모세포
ICI	Immune checkpoint inhibitor	면역관문억제제
IFN Type 1	Type 1 interferon	1형 인터페론
IFN Type 2	Type 2 interferon	2형 인터페론
IFN Type 3	Type 3 interferon	3형 인터페론
Ig	Immunoglobulin	면역글로불린
IGF	Insulin-like growth factor	인슐린-유사성장인자수용체
ILC	Innate lymphoid cell	선천 성림프구세포
iPSC	induced Pluripotent stem cell	역분화줄기세포
ITI	Immune tolerance induction	면역관용요법
L	Light chain	경쇄

LAK	Lymphokine activated killer	림포카인활성세포
lncRNA	long non-coding RNA	긴 비암호화 RNA
LNP	Lipid nanoparticle	지질나노입자
LPS	Lipopolysaccharide	지질다당류
LSD	Lysosomal storage disease	리소좀축적질환
mAb	monoclonal Antibody	단클론항체
MAC	Membrane attack complex	막공격복합체
MAMP	Microbe-associated molecular pattern	미생물-연관분자패턴
MDSC	Myeloid-derived suppressor cell	골수유래억제세포
MHC	Major histocompatibility complex	주조직적합복합체
MHC class I	Major histocompatibility complex class I	1형 주조직적합복합체
MHC class II	Major histocompatibility complex class II	2형 주조직적합복합체
mIg	membrane-bound Ig	막결합형 면역글로불린
miRNA	micro RNA	마이크로 RNA
MPS	Mucopolysaccharidosis	뮤코다당증
MSC	Mesenchymal stem cell	중간엽줄기세포
ncRNA	non-coding RNA	비암호화 RNA
NGF	Nerve growth factor	신경성장인자
NK cell	Natural killer cell	자연살해세포
NKT cell	Natural killer T cell	자연살해 T 세포
NLR	Nucleotide-binding and oligomerization domain(NOD)-like receptor	NOD-유사 수용체
NP	Nucleo-protein	핵단백질
ORF	Open reading frame	열린 번역 틀
pAb	polyclonal Antibody	다클론항체
PAMP	Pathogen-associated molecular pattern	병원체연관분자패턴
PBMSC	Peripheral blood-derived stem cell	말초혈액유래줄기세포
PCC	Prothrombin complex concentrate	프로트롬빈 복합체 농축물
PCR	Polymerase chain reaction	중합연쇄반응
PD	Programmed cell death	예정된 세포사멸
PD-L1	Programmed cell death ligand-1	예정된 세포사멸 리간드-1
PMN	Polymorphonuclear leukocyte	다형핵백혈구
PRR	Pattern recognition receptor	패턴인식수용체
PSC	Pluripotent stem cell	전분화능줄기세포
RBD	Receptor binding domain	수용체 결합 도메인
RLR	Retinoic acid inducible gene-I(RIG-I)-like receptor	RIG-I-유사 수용체
RNAi	RNA interference	RNA 간섭

scFv	single-chain variable fragment	단일사슬가변절편
siRNA	small interfering RNA	소간섭 RNA
snoRNA	small nucleolar RNA	소형 인 RNA
snRNA	small nuclear RNA	소형 핵 RNA
SRT	Substrate reduction therapy	기질감소요법
TALEN	Transcription activator like effector nuclease	탈렌
TAM	Tumor-associated macrophage	종양-관련 대식세포
TAP	Transporter associated with antigen processing	항원가공과 연관된 수용체
TCR	T cell receptor	T 세포 수용체
TCR-T	T cell receptor-T cell	T 세포수용체 발현 T 세포
TF	Tissue factor	조직인자
Tfh	Follicular helper T cell	여포 보조 T 세포
TGF-β	Transforming growth factor-β	형질전환 성장인자-β
Th1	Type 1 helper T cell	Th1 세포(1형 보조 T 세포)
Th17	Type 17 helper T cell	Th17 세포(17형 보조 T 세포)
Th2	Type 2 helper T cell	Th2 세포(2형 보조 T 세포)
TIL-T	Tumor-infiltrating T lymphocyte	종양침윤 T 림프구
TLR	Toll-like receptor	톨-유사 수용체
TME	Tumor microenvironment	종양미세환경
TNF	Tumor necrosis factor	종양괴사인자
TNFR	Tumor necrosis factor receptor	종양괴사인자수용체
TPO	Thrombopoietin	혈소판생성호르몬
Treg	regulatory T cell	조절 T 세포
tsAb	trispecific antibody	삼중특이항체
UCB-SC	Umbilical cord blood-derived stem cell	제대혈유래줄기세포
VEGF	Vascular endothelial growth factor	혈관내피세포 성장인자
VH	Variable region heavy chain	중쇄 가변영역
VL	Variable region light chain	경쇄 가변영역
VLP	Virus-like particle	바이러스-유사 입자
VRP	Viral replicon particle	바이러스레플리콘입자
vWD	von Willebrand disease	폰 빌레블란트병
vWF	von Willebrand factor	본빌레브란트인자
ZFN	Zinc finger nuclease	아연집게 핵산가수분해효소
3'-UTR	3'-untranslation region,	3'-비번역구간
5'-UTR	5'-untranslation region,	5'-비번역구간

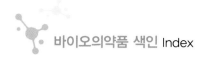

바이오의약품 색인 Index

-영어-

알기쉽게 정리한

바이오의약품
임상약리학
BIOLOGICS & CLINICAL PHARMACOLOGY

발행일　2022년 11월 25일
지은이　최병철
펴낸이　정동명
디자인　서재선
인　쇄　천일인쇄

펴낸곳　(주)동명북미디어 도서출판 정다와
주　소　경기도 과천시 뒷골1로 6 용마라이프 B동 2층
전　화　02) 3481-6801
팩　스　02) 6499-2082
홈페이지　www.kmpnews.co.kr

출판신고번호　2008-000161
ISBN　9788969910387(93510)
가　격　50,000원